Mosaik bei
GOLDMANN

Buch

So einfach ist es wirklich: Bananen gegen Sodbrennen, Makrele gegen Rheuma, schwarze Johannisbeeren gegen Krampfadern – die häufigsten Krankheiten und Beschwerden lassen sich meist gut durch gezielte Ernährung in den Griff bekommen oder von vornherein vermeiden. Gillian McKeith informiert über das richtige Essverhalten bei über 100 verbreiteten Beschwerden von A bis Z und erklärt, wie man sich ganz einfach schlank, schön und gesund isst.

Autorin

Die Ernährungsexpertin Gillian McKeith hat sich mit verschiedenen Fernsehshows und Sendungen in England als Ernährungs-Guru etabliert. Sie präsentierte die Fernsehserie »You Are What You Eat« auf Channel 4, in der sie die Nahrungsgewohnheiten von 10 Kandidaten unter die Lupe nimmt. Die gebürtige Schottin ist eine gefragte Referentin für Vorträge und Seminare. Sie leitet die Londoner »McKeith-Klinik«, in der sie Hollywoodstars, hochrangige Politiker und prominente Sportler betreut.

Außerdem von Gillian McKeith bei Mosaik bei Goldmann

Du bist, was du isst (16756)
Du bist, was du isst – Das Kochbuch (16939)
Das Wohlfühlprogramm (17072)

Gillian McKeith

Iss dich gesund!

Beschwerden lindern
und Krankheiten heilen
von A bis Z

Aus dem Englischen von Imke Brodersen

Mosaik bei
GOLDMANN

Die Ratschläge in diesem Buch wurden von der Autorin und vom Verlag sorgfältig erwogen und geprüft, dennoch kann eine Garantie nicht übernommen werden. Eine Haftung der Autorin bzw. des Verlags und seiner Beauftragten für Personen-, Sach- und Vermögensschäden ist ausgeschlossen.

Jegliche Ernährungsumstellung sollte vorher mit einem Arzt besprochen werden, dies gilt ganz besonders für Schwangere, Kranke, ältere Menschen sowie Kinder und Jugendliche unter 16 Jahren.

Dr. Gillian McKeith hat keine klassische Ausbildung zur Ärztin absolviert, ihren Doktortitel erwarb sie auf dem Gebiet der Ernährungswissenschaften am American Holistic College of Nutrition (USA), auch bekannt als Clayton College. Sie ist Mitglied des Postgraduiertenkollegs am Centre for Nutrition Education (GB).

FSC
Mix
Produktgruppe aus vorbildlich bewirtschafteten Wäldern und anderen kontrollierten Herkünften
Zert.-Nr. SGS-COC-1940
www.fsc.org

Verlagsgruppe Random House FSC-DEU-0100
Das FSC-zertifizierte Papier *Munken White* für dieses Buch liefert Arctic Paper Munkedals AB, Schweden.

2. Auflage
Deutsche Erstausgabe Januar 2010

First published in the United Kingdom by Penguin Books Ltd, 2008
The moral rights of the author have been asserted
Originaltitel: Gillian McKeith's Food Bible
Originalverlag: Penguin Books Ltd.
Umschlaggestaltung: Uno Werbeagentur, München
Umschlagillustration: FinePic®, München
Redaktion: Ruth Wiebusch
Satz: Barbara Rabus
Druck und Bindung: GGP Media GmbH, Pößneck
CH · Herstellung: IH
Printed in Germany
ISBN 978-3-442-17132-3

www.mosaik-goldmann.de

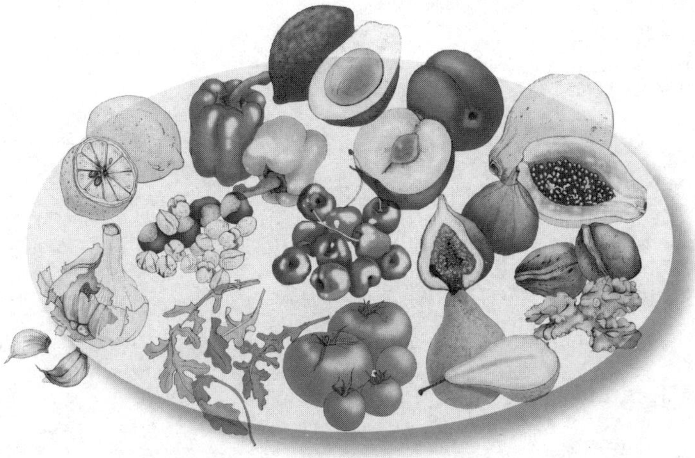

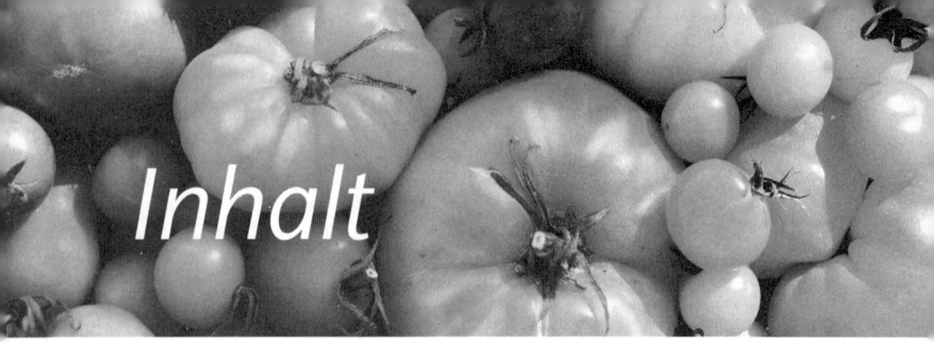

Inhalt

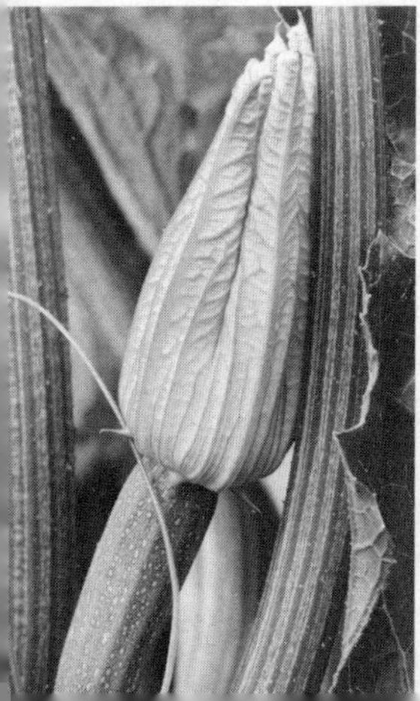
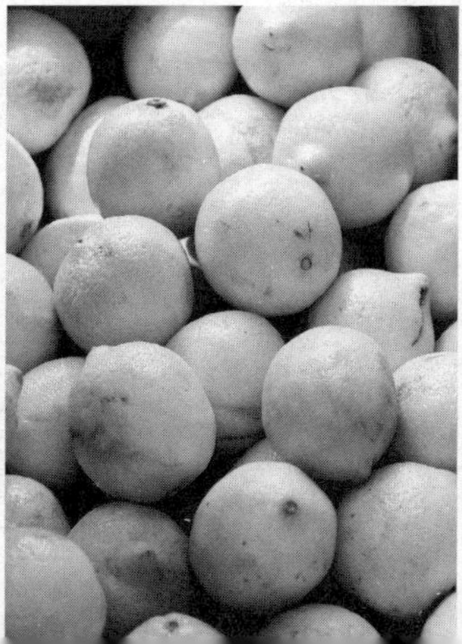
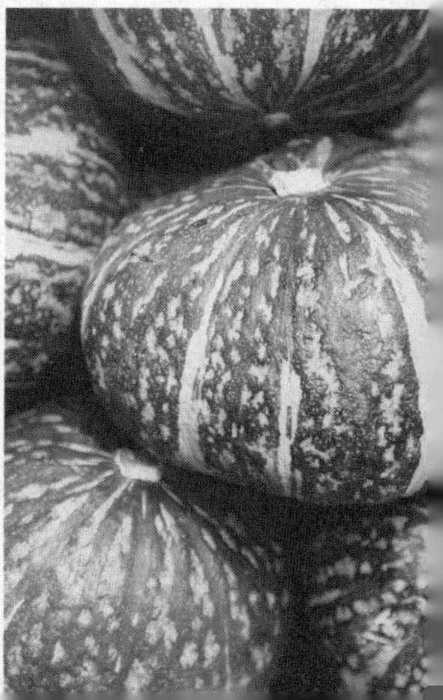

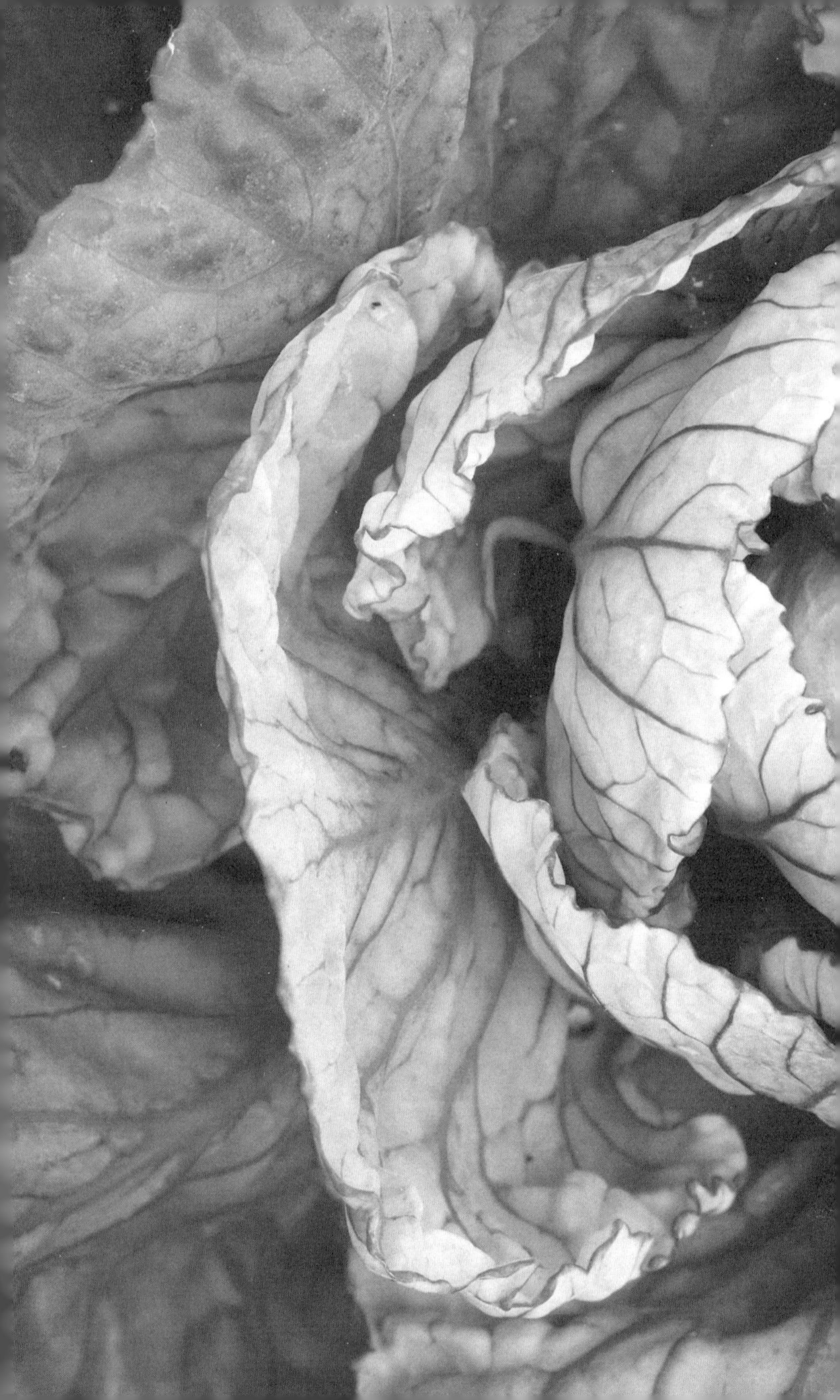

Einleitung

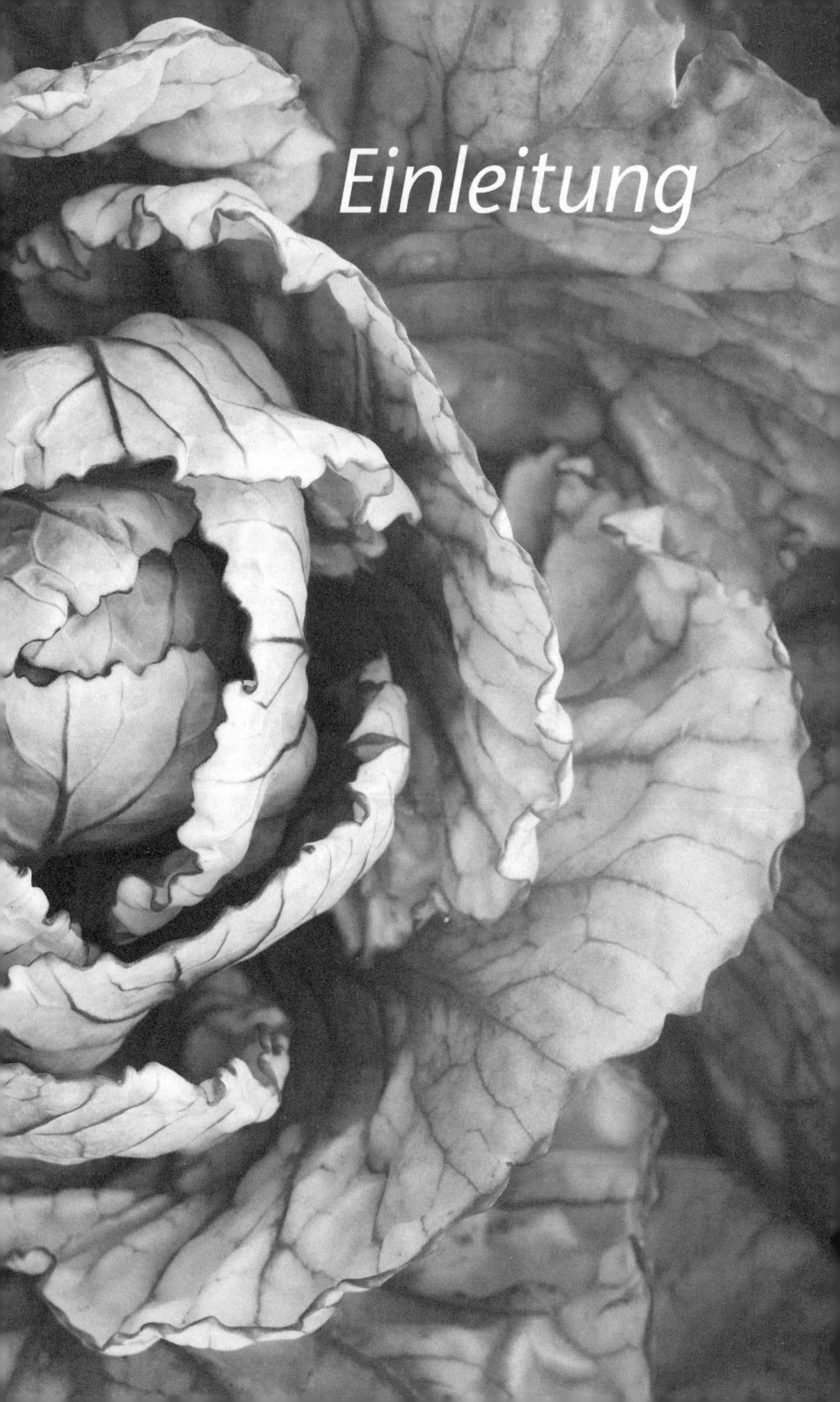

Ich weiß, ich nehme kein Blatt vor den Mund – mein Stil klingt in der Regel mehr nach Erziehungslager als nach Wellnessgeflüster. Doch zum Glück erwartet auch niemand zuckersüße Botschaften von mir. Es ist mir ein Herzensanliegen, Menschen zu einem gesünderen Leben anzuleiten, und die beste Grundlage dafür ist die Ernährung.

Sie haben Ihre Gesundheit im wahrsten Sinne des Wortes in der Hand, direkt in Ihrer Küche. Jeder soll wissen, dass es in seiner Macht steht, Körper, Geist und Seele zu heilen und ihnen neue Kraft zu schenken. Man muss nur willens und bereit sein, die Zügel in die Hand zu nehmen. Ab dem Moment der Empfängnis, ja, schon davor, schenkt Nahrung uns Leben. Sie hat heilende Kräfte, versorgt uns mit Energie, hebt die Stimmung und verbessert sogar die Fruchtbarkeit, damit der Lebenszyklus von Neuem beginnen kann. Deshalb bricht es mir das Herz, wenn ich mit ansehen muss, dass Menschen schlecht mit sich umgehen oder gar ihr kostbares Leben verkürzen, indem sie aus Unwissenheit oder Trägheit die falschen Lebensmittel wählen.

Aber ich möchte nicht jammern, sondern helfen. Deshalb habe ich mich entschieden, all meine Erfahrungen in einem umfassenden Ernährungshandbuch zusammenzufassen. Sie können dieses Buch von vorne bis hinten oder bei Bedarf themenspezifisch lesen. Sie können bestimmte Nahrungsmittel oder Gesundheitsprobleme nachschlagen oder herausfinden, wie die Ernährung Ihr Wohlbefinden von Kopf bis Fuß, von der Geburt bis ins hohe Alter beeinflusst. Ob Sie lernen möchten, welche Lebensmittel im Winter gegen Erkältungen helfen, womit Sie am besten durch die Menopause kommen oder was gegen das Reizdarmsyndrom hilft – in diesem Buch liegen die Antworten für Sie bereit. Sehen Sie mich als Ihr persönliches Ernährungsorakel an. Sie brauchen sich nicht allein durchzuwursteln – fragen Sie einfach Gillian!

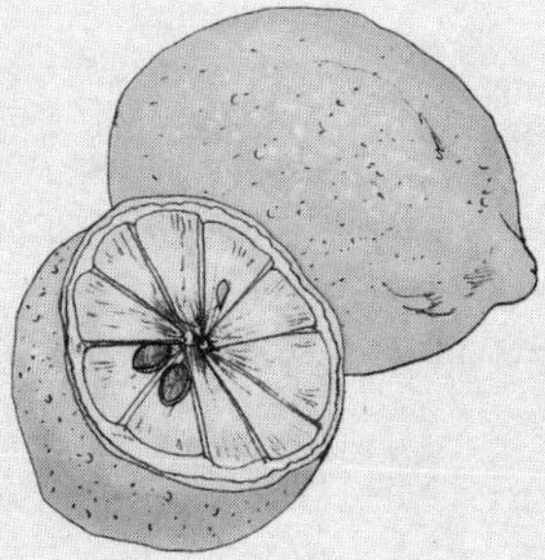

Inzwischen arbeite ich seit über 15 Jahren im Bereich Ernährung und Lebensmittel. Ich habe Hunderte von Klienten begleitet, an Seminaren und Workshops auf der ganzen Welt teilgenommen und zahllose Wissenschaftler intensiver ausgequetscht als jede Zitrone. Die unglaubliche Fülle an Informationen ist zwar faszinierend, aber auch überwältigend. Deshalb bemühe ich mich nach Kräften, all das für Sie aufzunehmen, zu begreifen und zu destillieren. Bei meinen Klienten habe ich oft festgestellt, dass einfache Erklärungen zum Erfolg führen. Und Erfolg ist in diesem Fall eine gesündere, attraktivere, strahlendere und glücklichere Ausgabe von Ihnen selbst.

Meiner Ansicht nach gibt es drei entscheidende Elemente für Gesundheit. Jedes für sich ist ganz einfach, aber sehr wirkungsvoll:

1. Sich öffnen.

2. Wirklich man selbst sein.

3. Nahrung als positive oder negative Energie ansehen.

Die ersten beiden Punkte erscheinen in einem Buch über Ernährung eher irrelevant, doch einen übergewichtigen Mann mit einer Vorliebe für Burger, die er gern mit reichlich Bier hinunterspült, kann man nur für Adzukibohnen begeistern, wenn er sich körperlich, geistig und seelisch öffnet. Dasselbe gilt für jeden, der sich ändern möchte. Wir müssen uns unserem wahren Ich öffnen, dem, was wir wollen, und es dann umsetzen. Werfen Sie allen Ballast ab und sehen Sie in Ihr Innerstes. Öffnen Sie sich für all die neuen, spannenden Lebensmittel, die Sie entdecken werden. Zum Lohn wachsen Ihre Möglichkeiten an Gesundheit und Energie ins Unendliche.

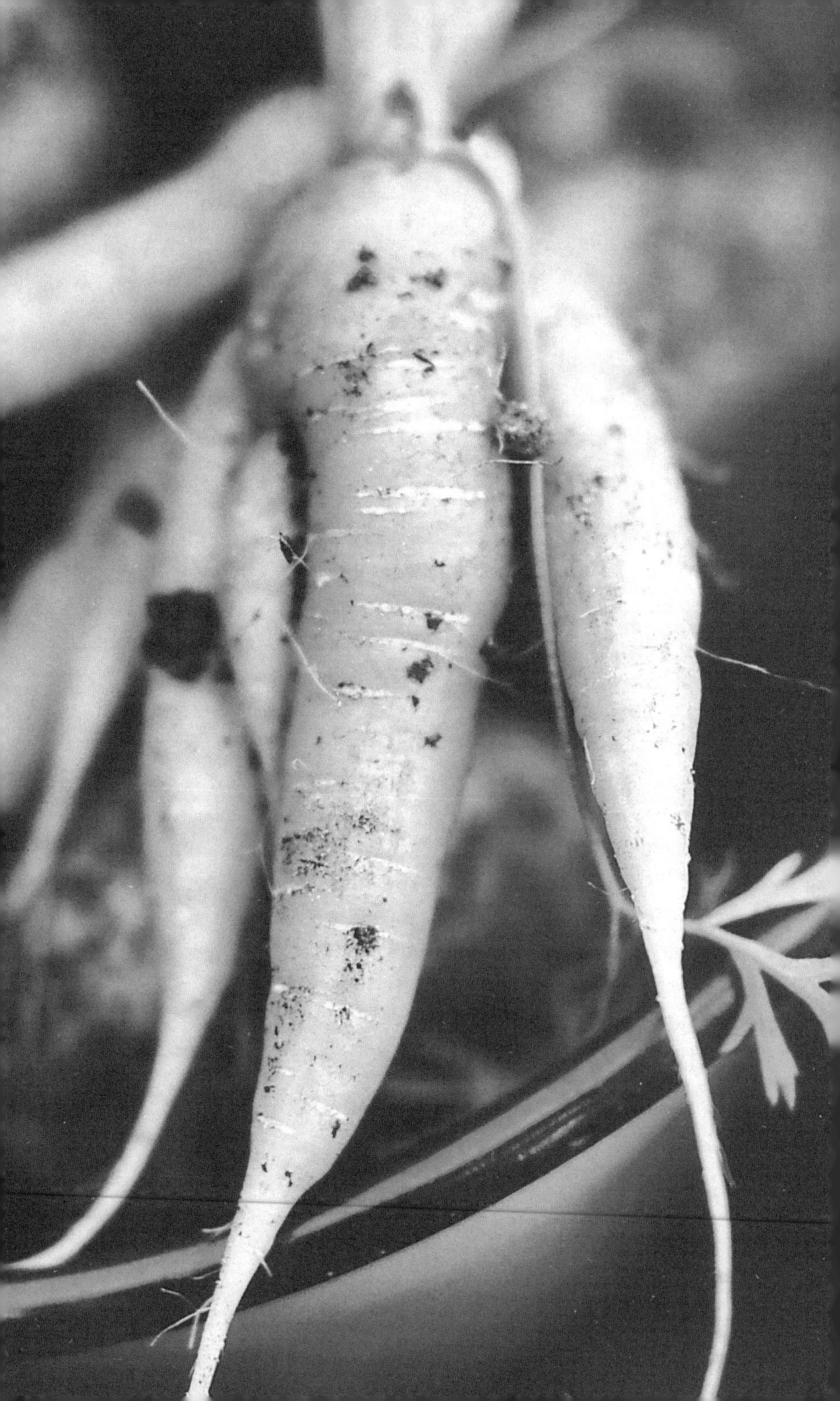

Eine gute Hilfe ist die folgende Übung:

1. Lauschen Sie beim Aufwachen einige Minuten Ihrem Atem. Anschließend geben Sie Ihrem Körper einen leisen Impuls: »Mein Körper ist frei und darf sich vollständig öffnen.« (Wenn neben Ihnen noch der Partner schläft, dürfen Sie das auch lautlos sagen.) Wiederholen Sie diesen Satz dreimal.

2. Anschließend stehen Sie auf und stellen sich barfuß mit beiden Füßen fest auf den Boden. Heben Sie Ihre Arme über den Kopf. Spüren Sie nach, wie Ihr Körper sich dabei anfühlt.

Dabei kommt es darauf an, dass Sie nicht im Kopf bleiben, sondern ganz in Ihrem Körper sind. *Einfach sein.* Hören Sie auf zu denken, und stellen Sie sich nicht so viele Fragen. So können Sie Ihre Gefühle besser verarbeiten und sind neuen Ideen, Gedankengängen, Anweisungen und Nahrungsmitteln gegenüber aufgeschlossener. Das Ergebnis ist ein verändertes Ich-Bewusstsein.

Wenn Sie sich einmal geöffnet haben, sollten Sie Ihren neuen Idealen treu bleiben, um wirklich Sie selbst zu sein. Gesunde Ernährung beeinflusst auch Ihr Denken. Sie sind körperlich kräftiger, denken klarer, hören mehr auf Ihre Intuition und können die richtigen Entscheidungen treffen. Davon könnten sich manche Menschen in Ihrer Umgebung bedroht fühlen. Vielleicht versucht jemand, Ihnen Einhalt zu gebieten, weil es ihn selbst betreffen könnte. Es könnte sein, dass Sie Kommentare hören wie:

- Das ist doch Vogelfutter.
- Das ist so teuer.
- Das setzt du mir aber nicht vor!
- Das schmeckt mir garantiert nicht.

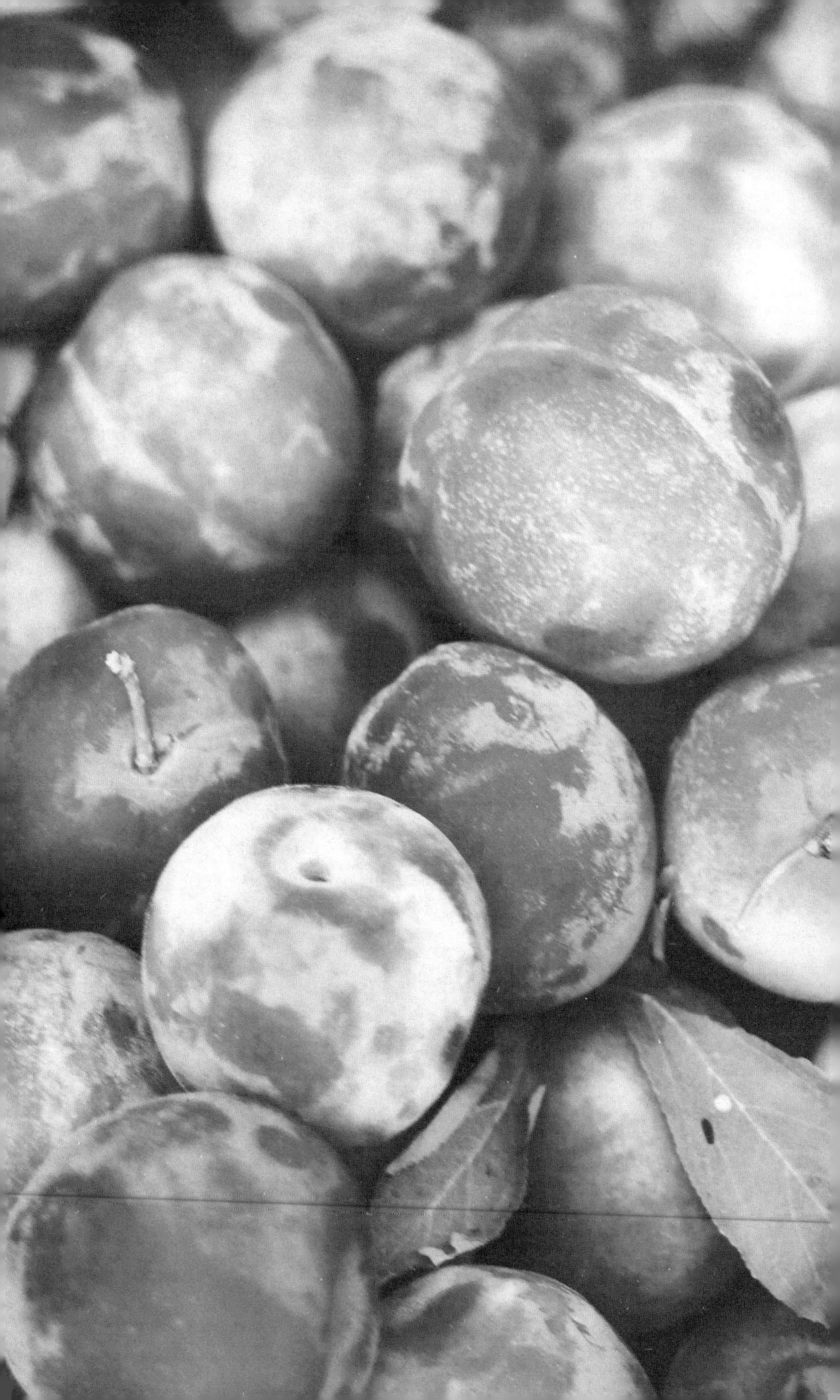

Lassen Sie sich davon nicht entmutigen. Nehmen Sie derartige Bemerkungen zur Kenntnis. Danach dürfen Sie sie loslassen und weitermachen. Wer seine innere Harmonie finden will, muss standhalten können. Seien Sie, wer Sie wirklich sind. Es ist *Ihre* Reise.

Das dritte Element ist einfach, aber unglaublich effektiv, wenn es darum geht, eine echte Verbindung zwischen Ihrer Ernährung und Ihrer Gesundheit herzustellen. Sobald Sie das Konzept begriffen haben, ist es so offensichtlich, dass man sich fragt, wie man jemals anders denken konnte. Ich möchte, dass Sie Nahrung grundsätzlich als Energie ansehen, die positiv oder negativ wirken kann. Stellen Sie sich die pulsierende Energie vor, die Sie schmecken, wenn Sie im Sommer in einen reifen, gelben Pfirsich beißen oder wenn Sie im Herbst Brombeeren pflücken und essen. Reine, positive Energie. Im negativen Sinne können Sie überlegen, wie Ihr Körper wohl auf einen Fast-Food-Burger mit Pommes frites oder eine hellblaue Limonade voller Süßstoffe, Farbstoffe und Chemie reagiert. Sobald der Zuckerschub verflogen ist, fühlt man sich ausgelaugt und lethargisch und wird anfälliger für Krankheiten.

Sobald Sie die Kunst beherrschen, Nahrung als Energie anzusehen, werden Sie großen Wert darauf legen, was Sie essen. Sie möchten dann lieber natürliche, unverfälschte Lebensmittel genießen anstelle von stark verarbeiteten voller Zusatzstoffe. Ich möchte, dass Sie gesundes Essen als köstlichen Happen schwingender Energie betrachten. Rohe Lebensmittel enthalten Enzyme, die eine erstaunliche Quelle positiver Nahrungsenergie darstellen. Überlegen Sie einmal, wie intensiv Gemüse gefärbt ist, solange es noch knackig und voller Geschmack ist. Und dann stellen Sie sich den unangenehmen Geruch und das traurige, leblose Aussehen von überkochtem Kohl vor. Wenn Sie mehr Rohkost oder leicht gedämpftes Gemüse verzehren, das noch frisch und bissfest ist, werden Sie sich rasch anders fühlen. Sie werden anders denken und aussehen – das garantiere ich Ihnen!

Zugegebenermaßen ist es nicht immer einfach, sich im hektischen Alltag perfekt zu ernähren. Wir müssen so viele Entscheidungen treffen, für die wir oftmals viel zu wenig Zeit haben. Das Essen genießt dabei keine hohe Priorität. Mittags gibt es ein belegtes Brötchen am Schreibtisch, wir schieben ein vorgekochtes Essen in die Mikrowelle oder essen später schnell noch etwas vor dem Fernseher. Viel zu viele Menschen sind süchtig nach Zucker, Koffein, Alkohol und künstlichen Aromen. Welch eine Ironie, dass gesunde, naturbelassene Nahrung uns so unpraktisch erscheint!

Ich habe mir vorgenommen, das zu ändern. In diesem Buch werden Sie entdecken, wie praktisch gesunde Nahrung doch ist und wie lecker und gesund sie ihre heilsamen Kräfte entfalten kann. Ich hoffe, dass dieses Buch gleichermaßen inspiriert wie informiert. Es besteht aus vier Kapiteln, in denen man sich leicht zurechtfindet. Dargestellt werden die wichtigsten Gesundheitsfaktoren, Grundlagen einer gesunden Ernährung, Ernährung in verschiedenen Lebensphasen und Gesundheitsprobleme von A bis Z. Alles, was Sie über Ernährung und Gesundheit wissen müssen, ist damit zum Greifen nah. Nutzen Sie dieses Wissen jeden Tag nach Kräften für sich und Ihre Lieben. Jetzt liegt es in Ihrer Hand, gesund und voller Energie die Verantwortung für Ihr eigenes Leben zu übernehmen.

Ich wünsche Ihnen Liebe und Licht.

Gillian

www.gillianmckeith.info

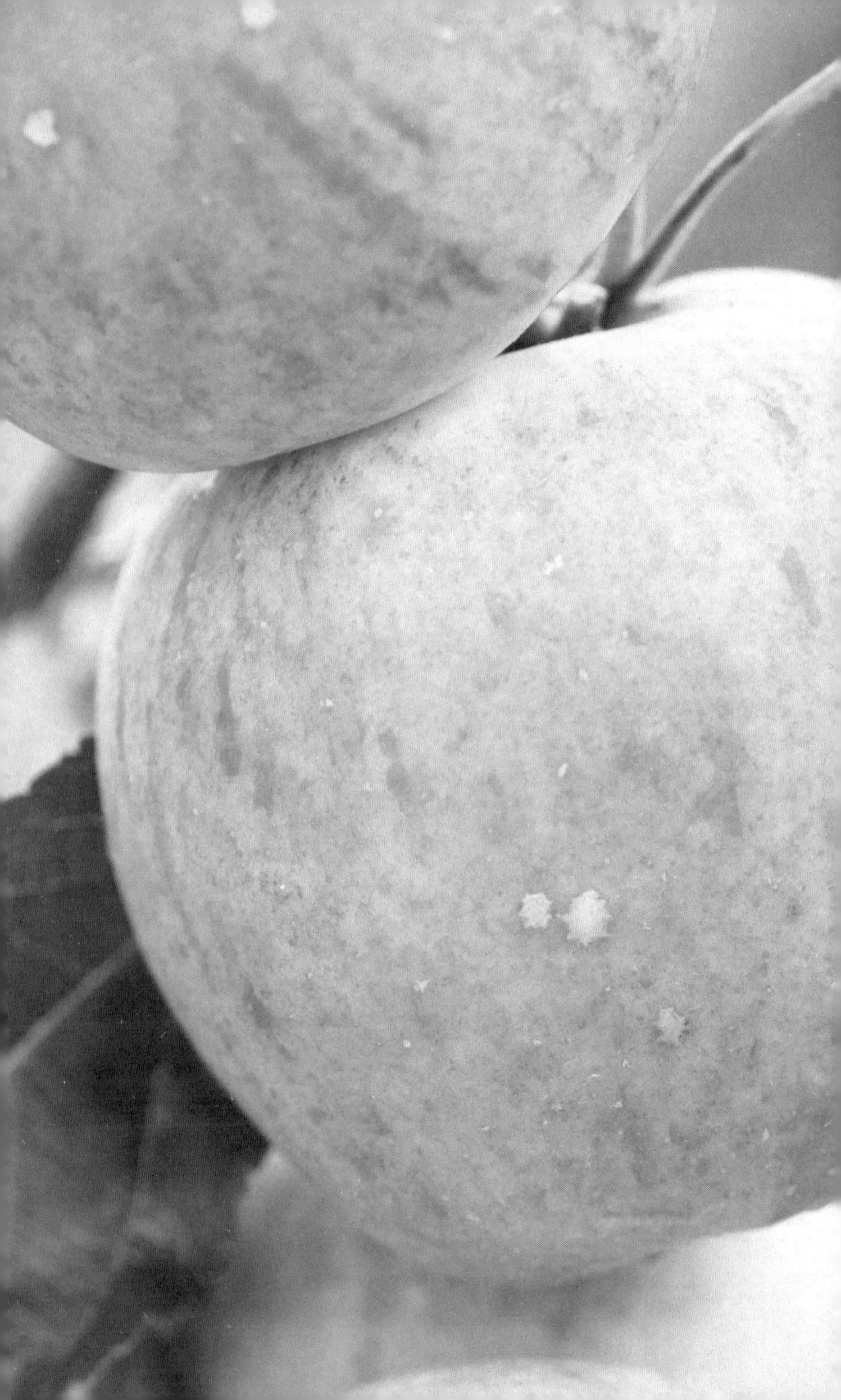

Die wichtigsten Gesundheitsfaktoren

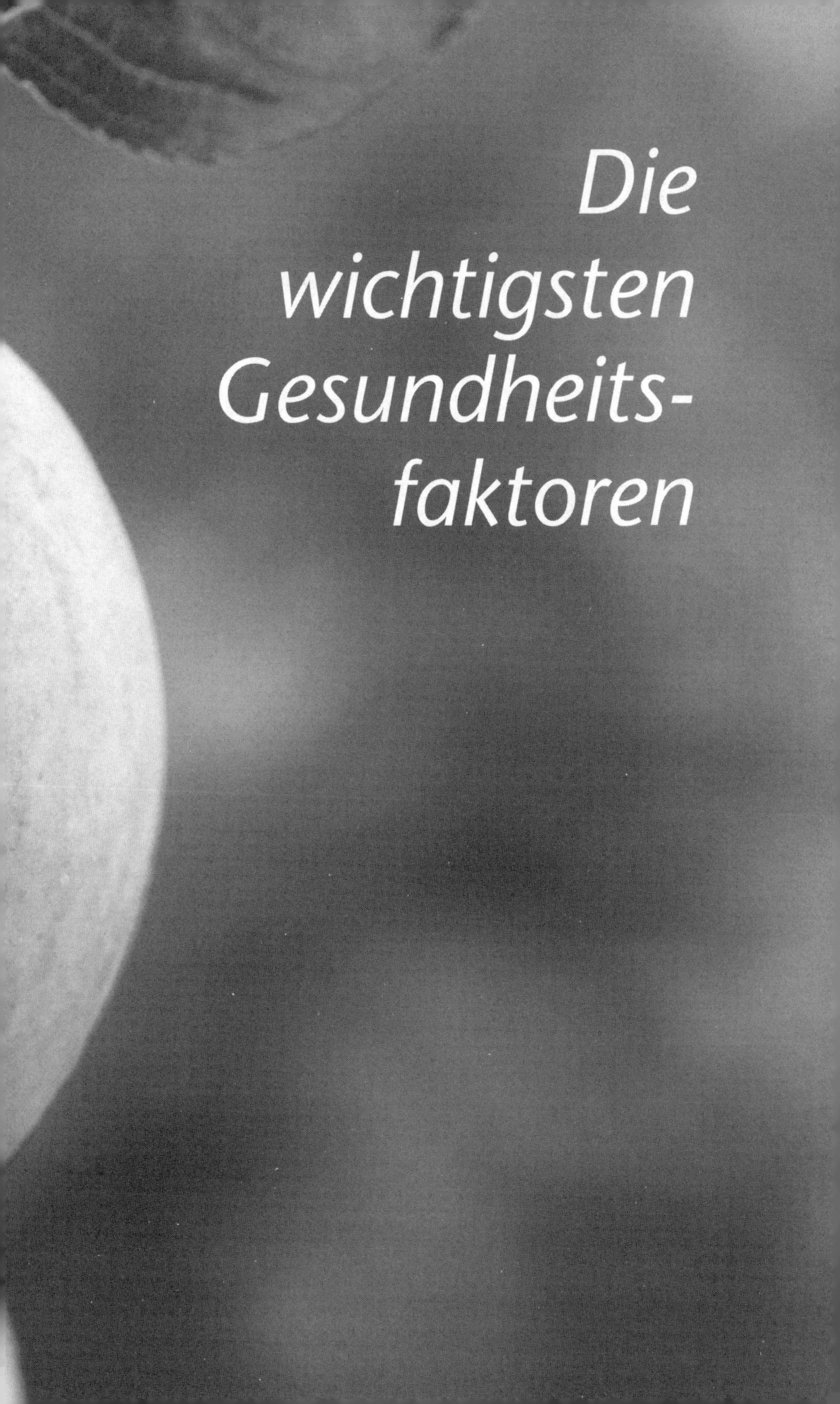

Alle Systeme unseres Körpers benötigen zur ständigen Regeneration Nährstoffe und natürliche, lebensspendende Energie. Mit einer ausgewogenen, vielfältigen und schwingungsreichen Ernährung ist das leicht zu bewerkstelligen. Wer meine Anweisungen zum guten Essen befolgt, dürfte sich ausgesprochen wohlfühlen. Denn ganz nebenbei wirken sie positiv auf folgende Gesundheitsfaktoren:

- *Verdauung*
- *Blutzucker und Energie*
- *Nahrungsmittelunverträglichkeiten*
- *Herz und Kreislauf*
- *Hormone*
- *Schilddrüse und Stoffwechsel*
- *Geist und Seele*
- *Entgiftung*
- *Stress*
- *Immunsystem*

Diese Gesundheitsfaktoren werden von Nährstoffen wie Vitaminen, Mineralien, essenziellen Fettsäuren (EFS), Ballaststoffen, Wasser, pflanzlichen Nährstoffen (Phytonährstoffen) und Aminosäuren beeinflusst. Sobald einer dieser Faktoren aus dem Gleichgewicht gerät, aber auch bei unzureichender Ernährung wirkt sich dies auf unser Aussehen und Wohlbefinden aus. Beides kann zu Gewichtszunahme, Hautproblemen, Energiemangel, Stimmungsschwankungen, sexuellen Schwierigkeiten, Kopfschmerzen, Reizbarkeit und zahllosen anderen Leiden führen, ganz zu schweigen von einer größeren Anfälligkeit für degenerative Erkrankungen.

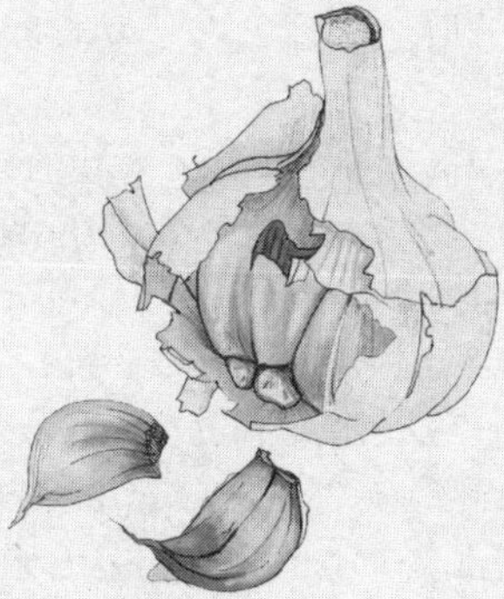

Verdauung

Eine gute Verdauung ist für mich Dauerthema, das gebe ich zu und will mich dafür auch nicht entschuldigen. Denn immerhin waren die meisten Gesundheitsprobleme, denen ich begegnet bin, damit verbunden, wie der Körper verdaut und Nahrung aufnimmt. Wenn Sie noch nie über Ihre Verdauung nachgedacht haben, wird es Zeit, Ihrem Körper diesen Gefallen zu tun.

Vereinfacht ausgedrückt bedeutet Verdauung, dass die Moleküle aus der Nahrung mit Hilfe der Magensäure und der Verdauungsenzyme aus Speichel und Bauchspeicheldrüse so weit zerlegt werden, dass der Körper sie aufnehmen kann. Diesen Vorgang können Sie am besten vorbereiten, indem Sie Ihre Nahrung stets so lange kauen, bis sie flüssig wird. Sie sollen Ihr Essen nicht einatmen!

Rohkost enthält noch eigene Enzyme. Darum sollten Sie mehr davon verzehren, um Ihre Verdauung zu unterstützen. Meine Faustregel lautet, zu jeder gekochten Speise auch etwas nicht Gegartes zu sich zu nehmen. (Sie haben noch keinen rohen Brokkoli probiert? Dann haben Sie etwas verpasst.)

Für den Darm sollte die Ernährung am besten viele Fasern und viel Wasser enthalten. Zu viel industriell verarbeitete Nahrung mit weißem Zucker, rotes Fleisch und Milchprodukte überladen und schwächen das Verdauungssystem und sind eine Einladung für Hefepilze sowie unerwünschte Bakterien, sich in Ihrem Darm einzunisten. Nähere Informationen finden Sie im alphabetischen Teil bei den Einträgen zu Blähungen, Verdauungsstörungen, Reizdarm und Morbus Crohn.

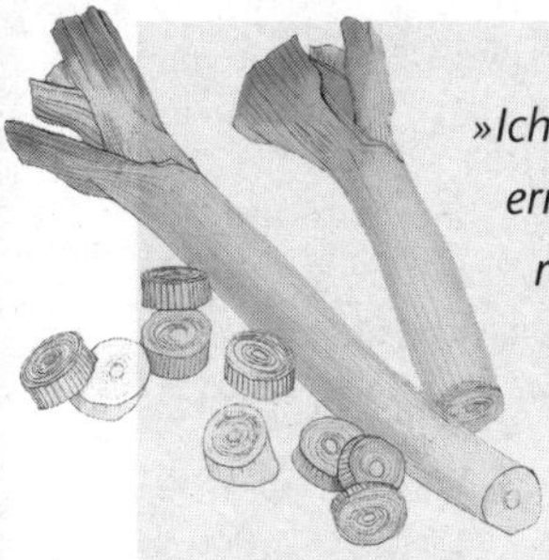

»Ich habe mich von Fertignudeln und Käsetoast ernährt, war stolz darauf, nichts Grünes anzurühren, und mein einziger Sport war, die Wochenenden durchzutanzen. Dann empfahl mir eine Kollegin Ihr Buch. Ich habe den Fragebogen ausgefüllt, und plötzlich dämmerte mir, dass ich zwar noch gesund und erst etwas über 20 Jahre alt war, aber meinen Körper sträflich vernachlässigte. Wenn ich nicht bald etwas unternähme, wäre es nur eine Frage der Zeit, bis er mich im Stich ließe. Kleine Anzeichen kündigten sich bereits an – Energiemangel, chronische Müdigkeit, Blähungen, Stimmungsschwankungen, unregelmäßiger Stuhlgang und so weiter. Hätte ich an diesem Punkt nicht eingegriffen, wären diese Symptome mit Sicherheit bald schlimmer geworden, und irgendwann hätte ich mich mit ernsteren Gesundheitsproblemen herumgeschlagen. Für mich ging es darum, kleine Änderungen vorzunehmen und mehr über Ernährung und die Bedürfnisse meines Körpers zu erfahren. Mit der Zeit habe ich meinen Speiseplan um die meisten Gemüsesorten erweitert. Ich trinke jetzt bewusst mehr Wasser, gebe mir Mühe, dreimal die Woche Sport zu treiben, und habe sogar vor kurzem mit dem Entsaften begonnen, was ich wirklich liebe… Wenn ich irgendwann auch noch meine eigenen Sprossen ziehe, habe ich es geschafft…«

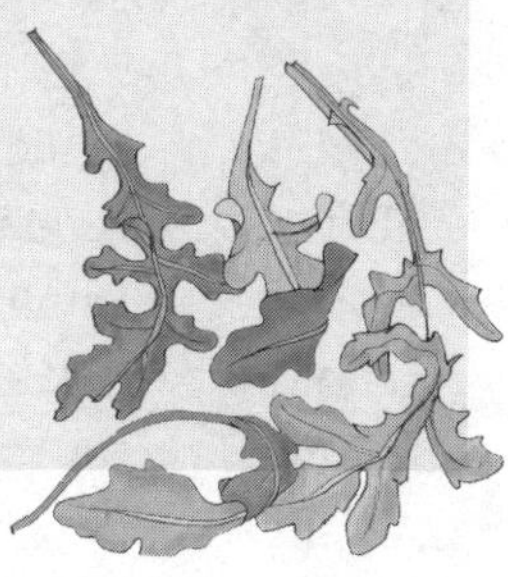

Blutzucker und Energie

Wer seinen Blutzuckerspiegel nicht ausbalanciert, setzt Körper und Geist Tag für Tag einer Achterbahnfahrt aus Zuckerhochs und Zuckertiefs aus und fühlt sich zudem bald unausgeglichen und launisch. Vielen größeren und kleineren Gesundheitsproblemen liegt ein unausgeglichener Blutzucker zugrunde, der durch die falsche Nahrungsauswahl entsteht.

Der Körper ist zur Energieversorgung den ganzen Tag auf einen stabilen Blutzucker angewiesen. Wenn wir komplexe Kohlenhydrate wie Obst und Gemüse, Bohnen, Linsen oder Vollkornprodukte zu uns nehmen, geben diese den darin enthaltenen Zucker schön gleichmäßig ins Blut ab. Stark verarbeitete und zuckerhaltige Nahrung (zum Beispiel Schokolade, Kuchen, Limonade, Süßigkeiten, aber auch Weißbrot, weißer Reis und normale Nudeln) wird sehr schnell abgebaut und erzeugt einen unerwünschten, raschen Anstieg des Blutzuckers. Darauf folgt eine massive Insulinausschüttung, um den Zucker schnell wieder aus dem Blut zu entfernen, und anschließend ein heftiger Abfall des Blutzuckers (Hypoglykämie). So kommt es zum nachmittäglichen Energieloch. Man fühlt sich zittrig, müde, durcheinander und giert – Überraschung! – nach noch mehr Zucker. Dieses Auf und Ab kann zu schwerwiegenden Gesundheitsproblemen einschließlich Herzerkrankungen und Typ-2-Diabetes führen.

Das klingt kompliziert, doch die Lösung ist einfach. Essen Sie regelmäßig Ihre Haupt- und Zwischenmahlzeiten, lassen Sie nie das Frühstück aus und meiden Sie stark ausgemahlene und zuckerhaltige Speisen, Koffein und Alkohol. Noch niemand, der diese Umstellung hinter sich hat, hat später zu mir gesagt: »Weißt du, Gillian, ich glaube, früher ging es mir besser.«

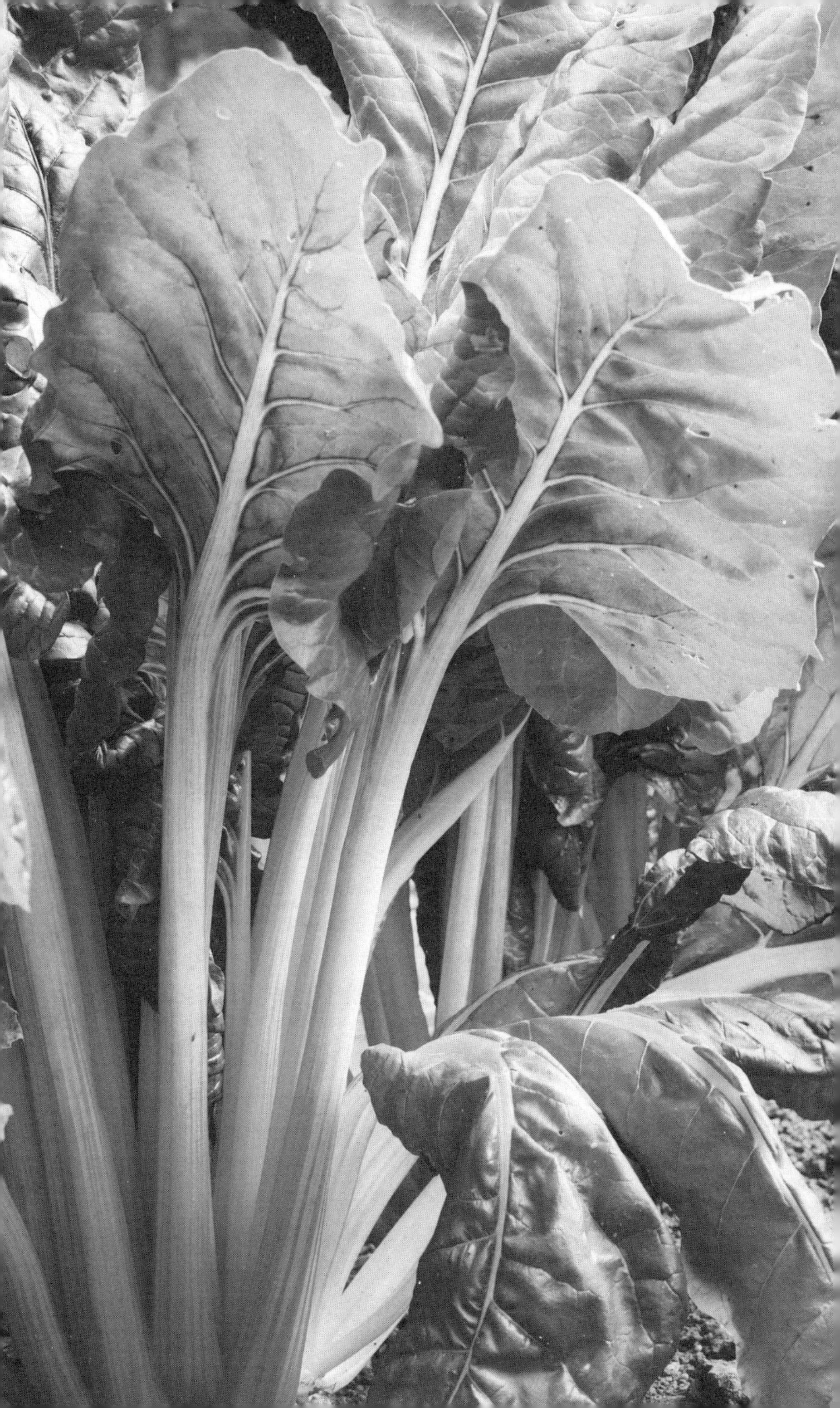

Nahrungsmittelunverträglichkeit

Nahrungsmittelunverträglichkeiten sind eine Epidemie des 21. Jahrhunderts. Manchen Berichten zufolge leidet mitunter schon jeder Dritte an unerkannten Nahrungsmittelallergien oder -unverträglichkeiten. Wieso unerkannt? Weil die Symptome sich nicht immer unmittelbar nach dem Verzehr des auslösenden Nahrungsmittels einstellen. Häufig bestehen ein bis zwei Tage Vorlaufzeit. Auf diese Weise können Sie jahrelang übersehen, dass Ihnen etwas nicht bekommt. Wenn Sie diese Lebensmittel häufig essen, fühlen Sie sich immer gleich, merken also gar nicht, dass etwas nicht stimmt. Wenn Menschen eine Nahrungsmittelunverträglichkeit entdecken und ausschalten, fühlen sie sich oft zum ersten Mal im Leben wirklich gesund. Das ist eine wahre Freude!

Allergien oder Unverträglichkeitsreaktionen auf bestimmte Lebensmittel oder Zusatzstoffe beeinträchtigen nicht nur das Verdauungssystem (auch wenn allein dies schon schlimm genug sein kann). Es können alle möglichen Gesundheitsfaktoren darunter leiden, bis man sich rundum krank fühlt. Oft besteht eine Immunschwäche, deren eigentliche Ursache eine Nahrungsmittelunverträglichkeit ist.

Die häufigsten Verursacher sind Weizen, Kuhmilch und Orangen, aber auch Soja, Schellfisch, Erdnüsse und Hefe. Mit einer Verbesserung der Verdauungsfunktionen, der Arbeit des Immunsystems und der allgemeinen Gesundheit laufen Sie entschieden weniger Gefahr, auf Lebensmittel empfindlich zu reagieren. Außerdem sollten Sie nicht jeden Tag dasselbe essen, sondern für Abwechslung sorgen. Mehr dazu finden Sie im alphabetischen Teil unter dem Stichwort *Allergien*.

Herz und Kreislauf

Das Herz-Kreislauf-System, das aus dem Herzen, den Arterien sowie Venen und dem Blut selbst besteht, versorgt den gesamten Körper mit Blut, welches Nährstoffe und Sauerstoff anliefert und Kohlendioxid und Abbauprodukte abtransportiert.

Bei manchen Menschen liegen Herzkranzgefäßerkrankungen in der Familie, doch die große Mehrheit (auch diejenigen mit entsprechenden Genen) kann ihr Risiko durch die Lebensweise beeinflussen. Bei vielen ist der Verweis auf die familiäre Veranlagung eine Ausrede, um ein gesundes Leben gar nicht erst anzustreben. Mein Vater hatte Herzprobleme und hätte jederzeit zugegeben, dass er diese durch über 50 Jahre Kettenrauchen selbst verursacht hatte. Seine letzten Worte an mich waren: »Bitte sag jedem, der dir zuhört: Lass die Finger von Zigaretten.« Er hätte Ihnen aber auch sofort erklärt, dass zahlreiche wunderbare Lebensmittel und Kräuter bei bestehenden Herzproblemen die Lebensqualität entscheidend verbessern können.

Schützen Sie Ihr Herz vor gesättigten Fetten, Zucker und leeren, kurzkettigen Kohlenhydraten. Besser sind komplexe Kohlenhydrate, Getreide, Obst und Gemüse. Trinken Sie viel frisches Wasser, aber wenig bis gar keinen Alkohol, Tee oder Kaffee. Im alphabetischen Teil sollten Sie die Einträge zu Herzerkrankungen, Arteriosklerose, Bluthochdruck, hohem Cholesterinspiegel und hohem Homozysteinspiegel zu Rate ziehen.

Hormone

Alle Menschen sind ihren Hormonen ausgeliefert, nicht nur Frauen zu bestimmten Zeiten im Monat. Deshalb gilt dieser Abschnitt auch für die Männer. Hormone sind chemische Botenstoffe, die im Blut mitreisen, bis sie bestimmten Zellen gezielte Anweisungen geben. Das hormonelle Gleichgewicht beeinflusst, wie es uns geht und wie wir altern, aber auch unsere sexuelle Leistungsfähigkeit und unsere Stressresistenz.

Ein ordentliches Gleichgewicht hängt von der ausreichenden Versorgung mit essenziellen Fettsäuren, faserreichen Lebensmitteln und Wasser ab. Störend wirken ein instabiler Blutzucker, die Unfähigkeit, bestimmte Fettsäuren zu verarbeiten, und Resorptionsstörungen im Darm. Ungünstig sind auch östrogenähnliche Substanzen in Milchprodukten, rotem Fleisch, weichen Kunststofffolien (oft als Verpackungsmaterial genutzt) und Pestiziden, die in die Nahrungsmittel eindringen – ein weiterer Grund, Produkte aus Bioanbau zu bevorzugen. Alkohol und Koffein bringen den Hormonhaushalt ebenso durcheinander wie Tiefkühlkost oder Angebranntes, hydrogenisierte Fette (in Margarine und vielen verarbeiteten Nahrungsmitteln) und die meisten gesättigten Fette (in Fleisch, Käse und verarbeiteten Nahrungsmitteln). Mehr Informationen zum Hormonspiegel finden Sie im Kapitel »Ernährung in verschiedenen Lebensphasen« (männliche Hormone ab Seite 120, weibliche Hormone ab Seite 126).

Schilddrüse und Stoffwechsel

Die Schilddrüse ist ein einflussreiches Organ, denn sie steuert, wie rasch der Körper Kalorien verbrennt und Energie verbraucht. Wenn die Schilddrüse zu wenige Hormone erzeugt, verlangsamen sich zahlreiche Körperfunktionen. Das beeinflusst Blutdruck, Kreislauf, Energiehaushalt, Stoffwechsel und Körpertemperatur. Bei zu vielen Schilddrüsenhormonen nimmt das Tempo zu, und alle Systeme laufen Amok.

Für eine gesunde Schilddrüse brauchen Sie Jod und die Aminosäure Tyrosin. Algen sind eine gute Jodquelle. Außerdem sollten Sie Nahrungsmittel mit Selen, Kalzium, Zink und den Vitaminen A, C, E und der B-Gruppe wählen. Auch die guten, alten essenziellen Fettsäuren sind von großer Bedeutung. Nebenbei stellen Sie damit eine ausreichende Versorgung mit hochwertigem Eiweiß sicher.

Doch nun kommt etwas, was Sie von mir vermutlich nie erwartet hätten. Sosehr es mich schmerzt: Es ist möglich, dass rohe Kreuzblütler eine bereits angeschlagene Schilddrüse negativ beeinflussen. Brokkoli, Rosenkohl, Weißkohl und Grünkohl sind hochwertige Lebensmittel, doch bei ärztlich diagnostizierten Schilddrüsenproblemen sollten Sie eine Zeitlang weniger davon essen, bis alles wieder im Lot ist. Außerdem sollten Sie in diesem Fall Ihren Kohl stets garen – das ist schonender für die Schilddrüse. Investieren Sie zudem in einen Wasserfilter. Fluoride und Chlor aus dem Leitungswasser sind wenig schilddrüsenfreundlich (verwenden Sie auch eine fluoridfreie Zahnpasta!). Und verschaffen Sie sich Bewegung. Davon profitiert neben der Schilddrüse auch der gesamte Stoffwechsel.

Geist und Seele

Ihr Gehirn gleicht einem komplizierten Chemiebaukasten. Wenn das Gleichgewicht nicht stimmt, können Geist und Seele darunter leiden. Vielleicht haben Sie schon von Neurotransmittern gehört, mit deren Hilfe das Gehirn mit dem Rest des Körpers kommuniziert. Die wichtigsten Neurotransmitter heißen Dopamin, Adrenalin, Noradrenalin und Serotonin. Sie bestehen vollständig aus Molekülen, die aus Nahrung, Luft und Wasser stammen. Eine schlechte Ernährung und Lebensweise kann deshalb leicht das Gleichgewicht der Gehirnchemie stören.

Die Hirnzellen müssen ständig mit Glukose versorgt werden, um richtig zu funktionieren. Deshalb liegt der Schlüssel im Blutzuckergleichgewicht. Verzichten Sie insbesondere auf Koffein und Alkohol. Auch wenn Sie fest davon überzeugt sind, dass beides Sie stimuliert, haben diese Stoffe langfristig fatale Auswirkungen auf die Stimmung – glauben Sie mir! Stillen Sie Ihren Durst lieber mit einem Glas Wasser, denn eine gute Wasserversorgung ist für das Gehirn der optimale Kick. Auf Seite 190 erfahren Sie mehr über gehirnfreundliche Ernährung.

Entgiftung

Manche Menschen sind der Auffassung, sie bräuchten nicht zu entgiften, weil der Körper dies schon von Natur aus tut. Doch in der heutigen Welt voller Umweltgifte, Strahlung, Chemikalien, Pestizide, Herbizide, Zusatzstoffe und Konservierungsstoffe (um nur einen Teil aufzuzählen!) stehen unsere Körper praktisch ständig unter Beschuss. Deshalb möchte ich Sie beim Entgiften unterstützen.

Die wichtigsten Entgiftungsorgane sind Leber, Nieren, Lunge, Darm und Haut. Körper funktionieren unterschiedlich, doch zweimal am Tag sollte man Stuhlgang haben. Ein überladener Darm bindet Energie, und wenn dem Körper das Ventil fehlt, wirkt sich das bald auf Aussehen und Wohlbefinden aus. Letztlich müssen Sie nur sicherstellen, dass alle Toxine den Körper wieder verlassen. Das erreichen Sie am besten durch reichlich Ballaststoffe wie in Vollkornreis, Obst (optimal sind Dörrpflaumen) und Bohnen (wenig überraschend). Rotes Fleisch und Wurstwaren enthalten keine Ballaststoffe. Lebensmittel mit viel Zucker oder Hefe nähren unerwünschte Darmbakterien und führen zu unregelmäßiger Darmaktivität. Auch Eier wirken auf manche Menschen stopfend.

Wenn die Toxinbelastung zu hoch wird, muss die Leber es ausbaden. Schützen Sie Ihre Leber, indem Sie sich möglichst wenigen Schadstoffen aussetzen (Bioprodukte bevorzugen, nicht rauchen und chemische Produkte, Umweltbelastungen und Alkohol meiden), und unterstützen Sie Ihren Körper, alles Giftige auszuscheiden, was doch hineingelangt. Zur Neutralisierung von Toxinen und besonders gegen freie Radikale brauchen wir antioxidative Stoffe, nämlich die Vitamine A, C und E, Betakarotin, Zink und Selen. Entgiftend wirkt auch die Zufuhr gesunder Bakterien, um die ungesunden zu verdrängen. Misosuppe, Sauerkraut und Lebensmittel mit vielen B-Vitaminen können das Wachstum guter Bakterien im Darm fördern.

Zusätzlich sollten Sie mit Bürstenmassagen beginnen. Verwenden Sie eine Bürste mit Naturborsten und streichen Sie damit auf trockener Haut über den ganzen Körper, immer zum Herzen hin. Das bringt die Lymphe in Bewegung und beschleunigt die Entgiftung. Bürsten hilft besonders, wenn man zu Wassereinlagerungen oder Cellulite neigt.

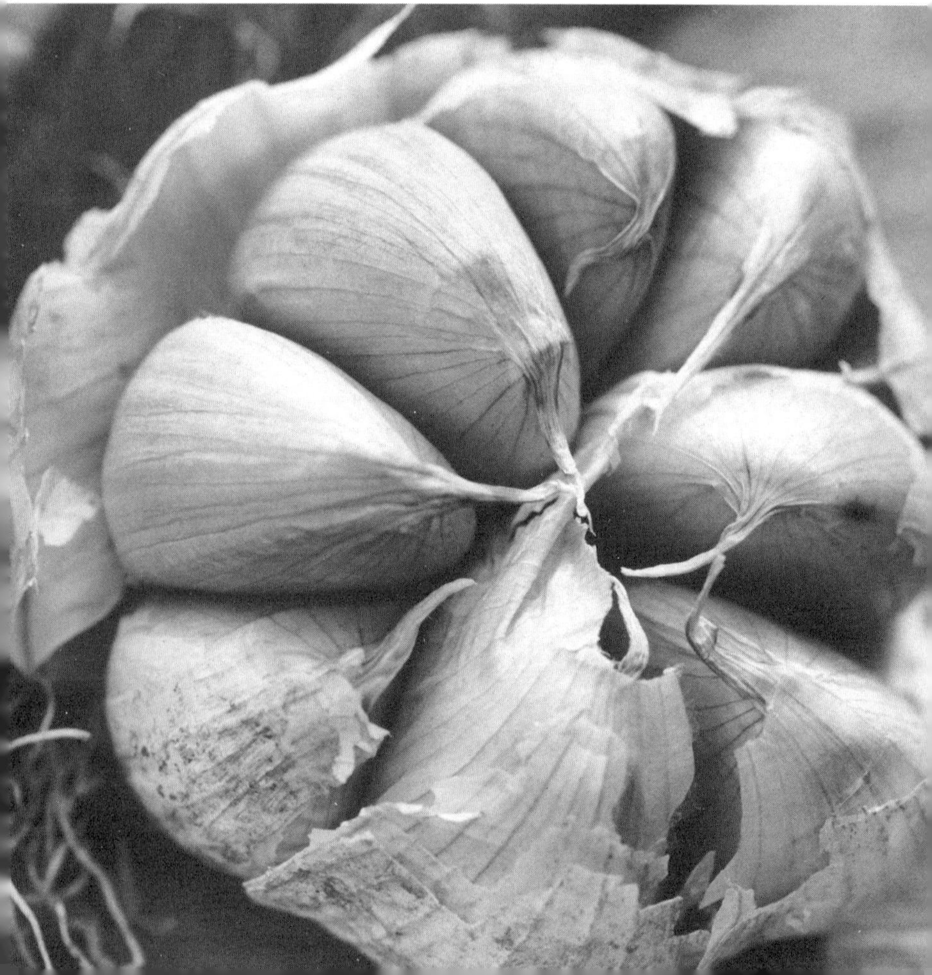

Stress

Menschen sind unglaublich anpassungsfähig. Wir sind dazu geschaffen, Stress zu bewältigen. Doch wenn eine stressige Situation uns über den Kopf wächst oder uns die natürlichen Ressourcen zu ihrer Bewältigung fehlen, leidet unsere Gesundheit. Die meisten Menschen stellen fest, dass sie bei besserer Ernährung und Veränderungen der Lebensweise auch leichter mit Stress umgehen können.

Wer unter Stress steht oder nicht gut damit fertig wird, braucht nährstoffreiche Lebensmittel. Was Ihnen nicht guttut, sollten Sie gar nicht erst essen! Denken Sie an frisches Obst und Gemüse (einschließlich frischer Säfte), rohe Nüsse und Samen sowie Vollkornprodukte. Sellerie, Kohl und Gurken sind natürliche Entstresser. Wenn Sie also das nächste Mal unter Druck stehen, sollten Sie lieber an einer Stange Sellerie knabbern als an Ihren Nägeln. Ein Topf Salatsuppe wirkt binnen Minuten gegen Stress. Ein gestresster Körper braucht B-Vitamine, Vitamin C, Zink, Kalium und Mangan.

Von großer Bedeutung ist zudem regelmäßige, leichte Bewegung sowie täglich Zeit zum Entspannen. »Ich habe keine Zeit« gilt nicht. Lernen Sie ein paar Übungen, bei denen Sie tief durchatmen, um zur Ruhe zu kommen und das Ruder wieder zu übernehmen. Außerdem sollte ausgiebiger Nachtschlaf (jede Nacht!) oberste Priorität genießen. Im alphabetischen Teil finden Sie unter dem Stichwort Stress (siehe Seite 606) genauere Ernährungshinweise, um Stress abzubauen und ihm vorzubeugen.

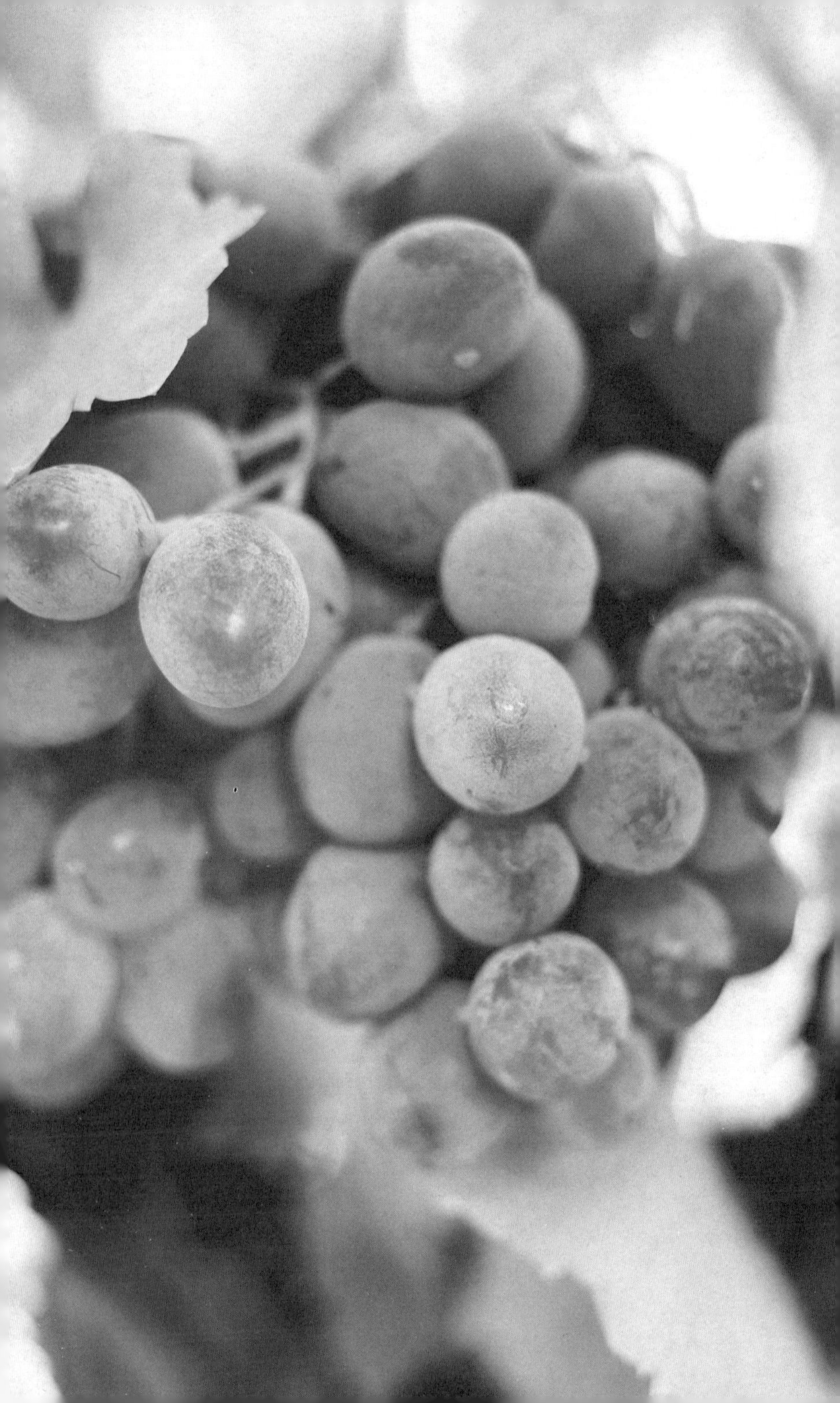

Immunsystem

Sie haben es vielleicht noch nicht bemerkt, aber jeden Tag tobt in uns eine Schlacht. Unablässig wird Ihr Körper von gefährlichen freien Radikalen und Fremdkörpern wie Bakterien und Viren angegriffen. Gegen diesen Dauerbeschuss hilft nur ein starkes Immunsystem. Ihre innere Armee besteht aus zahlreichen Antikörpern mit spezifischen Schutzfunktionen, die auf gute Ernährung und einen unterstützenden Lebensstil angewiesen sind. Wenn Ihr Immunsystem überbeansprucht ist oder nicht ordentlich ernährt wird, kapituliert es und überlässt den Invasoren das Feld.

Die körpereigene Abwehr unterstützt man am besten mit Antioxidanzien, die freie Radikale unschädlich machen. Die wichtigsten Antioxidanzien sind die Vitamine A, C und E sowie die Mineralstoffe Selen, Eisen, Mangan und Zink. Außerdem sollte für die Antikörperproduktion das ganze Arsenal an B-Vitaminen zur Verfügung stehen. Entzündungshemmend wirken die essenziellen Fettsäuren Omega-3 und Omega-6. Darüber hinaus sollten Sie Allicin zuführen, eine Substanz, die Bakterien, Viren und Pilzen den Garaus macht, und in Knoblauch und Zwiebeln vorkommt, aber auch pflanzliche Flavonoide wie Polyphenole, Quercetin und Rutin. Brokkolisprossen und Shiitakepilze sind hervorragend für das Immunsystem. Sie sollten beides probieren.

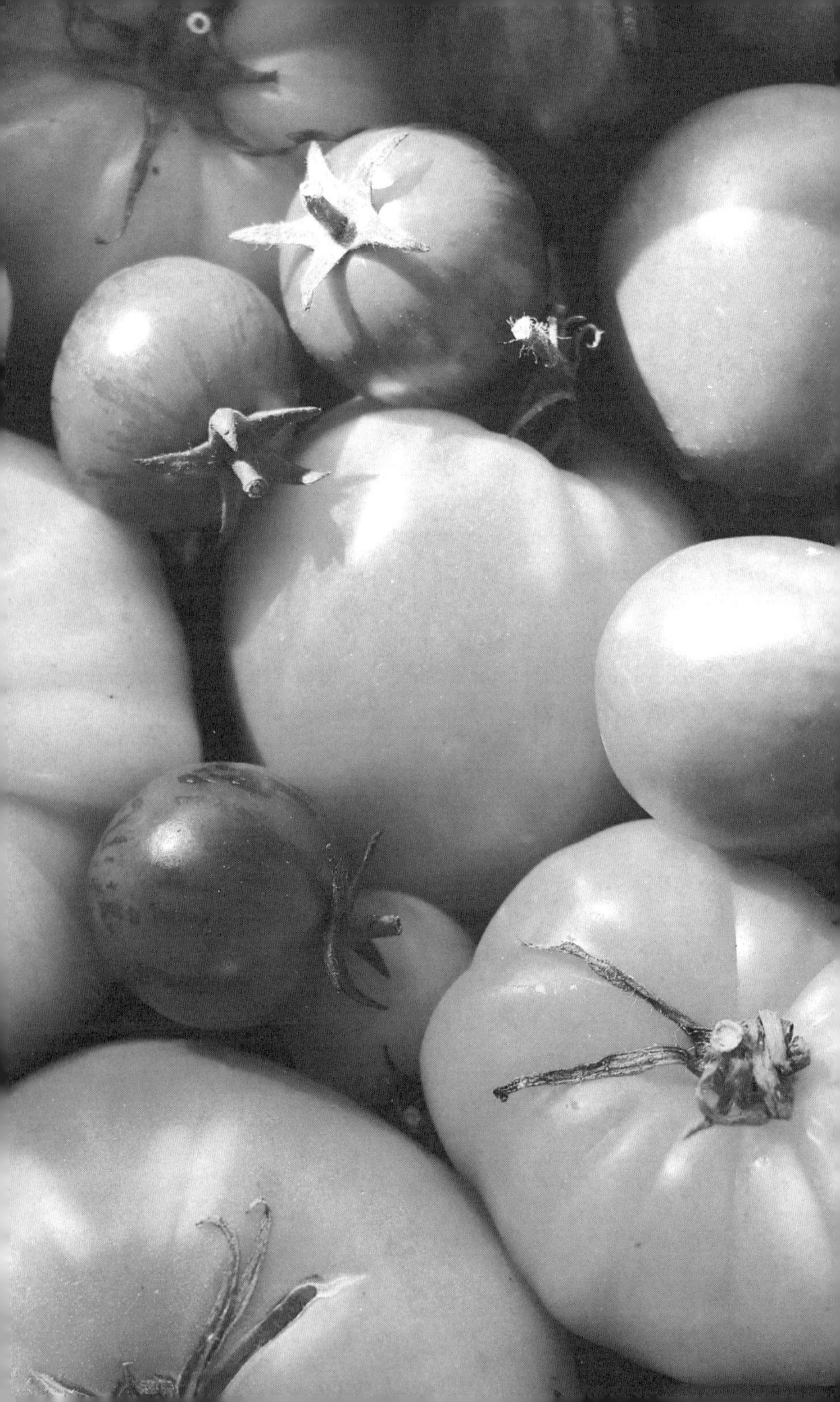

Grundlagen einer gesunden Ernährung

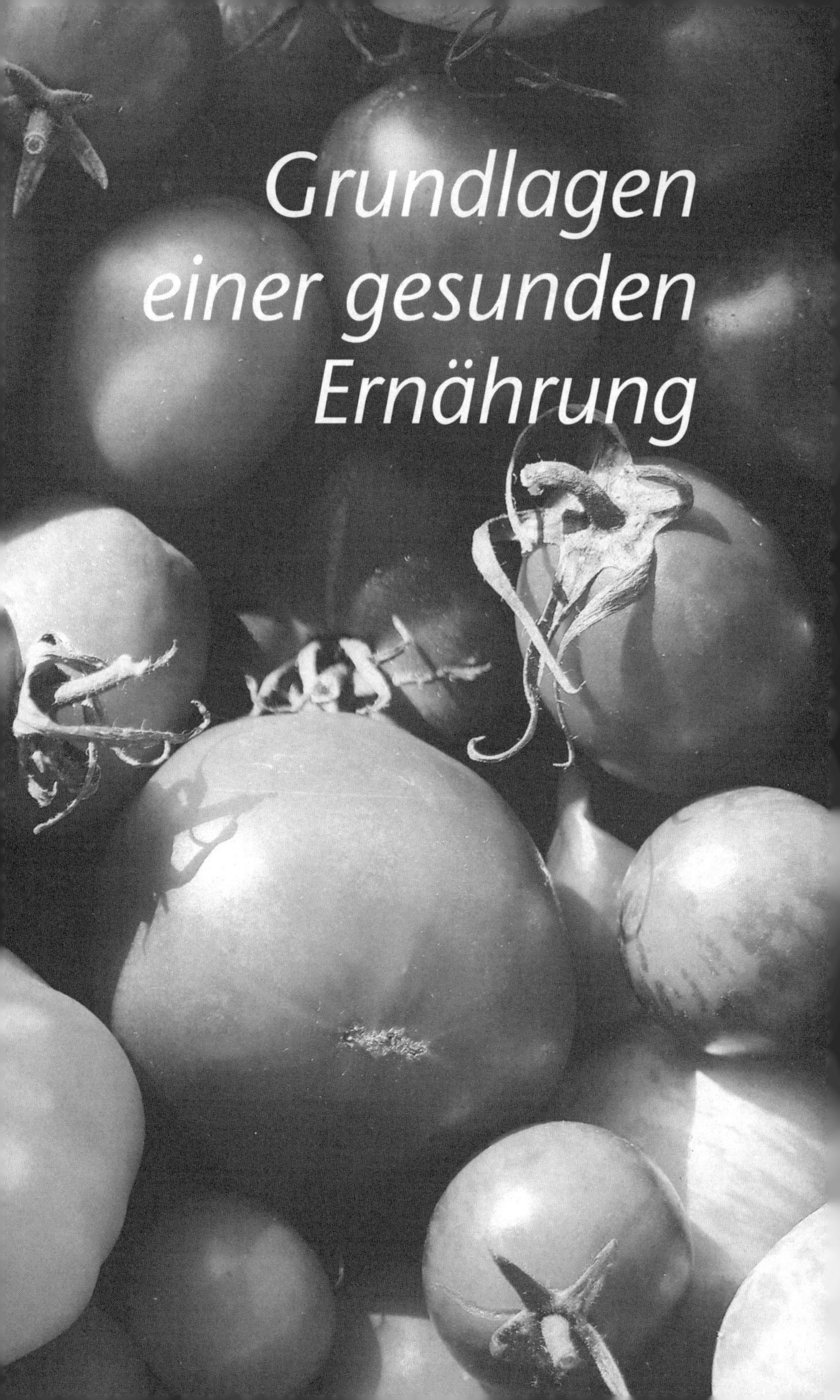

Hier kommt eine komprimierte McKeith-Einführung zu den unerlässlichen Grundlagen einer gesunden, vitalstoffreichen Kost. Da Ernährung für jeden Einzelnen etwas sehr Persönliches ist, lernen Sie die Grundprinzipien kennen, aus denen Sie den für Sie optimalen Ernährungsplan zusammenstellen können.

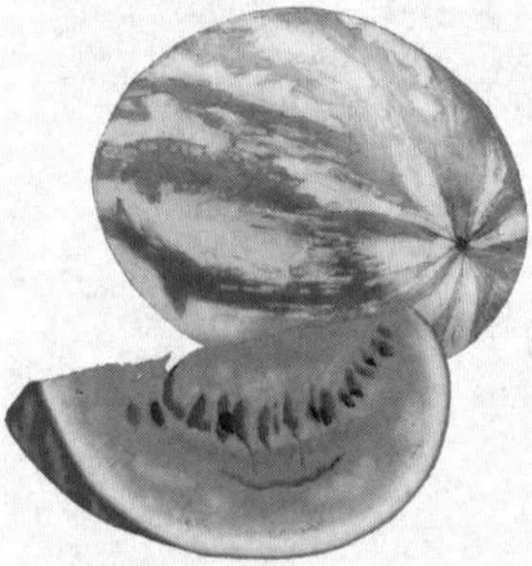

Wasser

Neugeborene bestehen zu etwa 77 Prozent aus Wasser. Dieser Anteil geht mit zunehmendem Alter zurück, so dass Erwachsene nur noch 45 bis 65 Prozent Wasser in sich haben. Muskeln und Gehirn bestehen jeweils zu etwa 75 Prozent aus Wasser. Schon ein geringfügiger Flüssigkeitsmangel kann Körperfunktionen wie Verdauung, Energie, Gehirnfunktion und Reaktionszeiten beeinträchtigen und natürlich auch trockene Haut und trockene Haare bewirken.

Wasser ist der Hauptbestandteil des Körpergewebes und aller Körperflüssigkeiten. Ohne Wasser wären wir nur eine eingeschrumpelte, funktionsuntüchtige Masse. Verdauung, Nährstoffaufnahme, Ausscheidung, Stoffwechsel, Atmung und Temperatursteuerung hängen von einer ausreichenden Wasserversorgung ab. Über Körperflüssigkeiten wie Blut und Lymphe löst Wasser Nährstoffe und transportiert sie durch den Körper. Ohne diesen Transport wäre der Körper lahmgelegt. Daher ist Wasser von unschätzbarer Bedeutung.

Die meisten Menschen trinken in erster Linie Leitungswasser. Das ist jedoch nicht immer ideal, denn es kann unerwünschte Bestandteile wie Chlor, Aluminium, Fluorid, Östrogene, Blei (bei verbleiten Wasserrohren) und Kupfer enthalten (der Körper braucht zwar etwas Kupfer, aber eine zu hohe Zufuhr kann sich aufaddieren und ein Ungleichgewicht hervorrufen). Ich empfehle dringend die Installation eines häuslichen Wasserfilters.

▸ **Kannen- oder Tischfilter.** Solche Systeme filtern in der Tat bestimmte Verunreinigungen aus dem Wasser. Erwerb und Betriebskosten sind verhältnismäßig preiswert. Ein Einbau ist nicht erforderlich, und der Platzbedarf ist gering. Man sollte nur darauf achten, den Filter regelmäßig zu wechseln und das Gefäß sauber zu halten, weil beides sonst besonders bei warmem Wetter zum idealen Nährboden für Bakterien wird.

▶ **Fest installierte Filter.** Hier gibt es erhebliche Unterschiede in Preis, Größe und Filterfunktion. Umkehrosmosefilter werden in der Regel direkt am Zulauf unter der Spüle montiert. Das gefilterte Wasser kann dann durch einen separaten Wasserhahn entnommen werden. Manche Filter werden alle drei Monate gewechselt, andere brauchen nur einmal im Jahr eine Wartung.

Es gibt auch Systeme, die Wasser in alkalisches und saures Wasser aufspalten. Das alkalische Wasser ist zum Trinken und Kochen bestimmt, weil es dazu beiträgt, das Körpergewebe zu entsäuern, und die Gesundheit fördern kann. Das saure Wasser eignet sich hervorragend zum Abwaschen und Putzen, weil es antibakterielle Eigenschaften besitzt.

Wie viel sollten Sie trinken?

Die übliche Empfehlung liegt bei zwei Litern Wasser pro Tag und reicht für die meisten Menschen aus. Wer schwitzt oder stark außer Atem gerät, verliert mehr Wasser. Sport erhöht also offensichtlich den Bedarf und sollte berücksichtigt werden.

Auch Kräutertee und Gemüsesaft tragen zur Deckung des Tagesbedarfs bei. Gemüsesaft kann allen helfen, die das Gefühl haben, das Wasser würde einfach durch sie hindurchlaufen. Der Mineralstoffgehalt in Gemüsesaft bedeutet, dass der Saft offenbar länger im Körper verweilt. Deshalb trägt er besser zur Wasserversorgung der Zellen bei.

Schwarztee, Kaffee, Alkohol und Limonaden zählen bei der täglichen Flüssigkeitsbilanz nicht mit, denn sie wirken entwässernd und können zu Nährstoffverlusten führen.

Wenn Sie stark wasserhaltige Lebensmittel verzehren, brauchen Sie vielleicht etwas weniger Wasser. Manche Speisen sind sehr wasserreich. Aber Wasser ist für unser Wohlergehen so lebenswichtig wie Sauerstoff. Obst kann zu 90 bis 95 Prozent aus Wasser bestehen, auch Gemüse birgt viel Wasser. Gekochte Vollkornprodukte können eine gewisse Menge Wasser enthalten, die zur Hydrierung des Körpers, besonders aber des Dickdarms beiträgt.

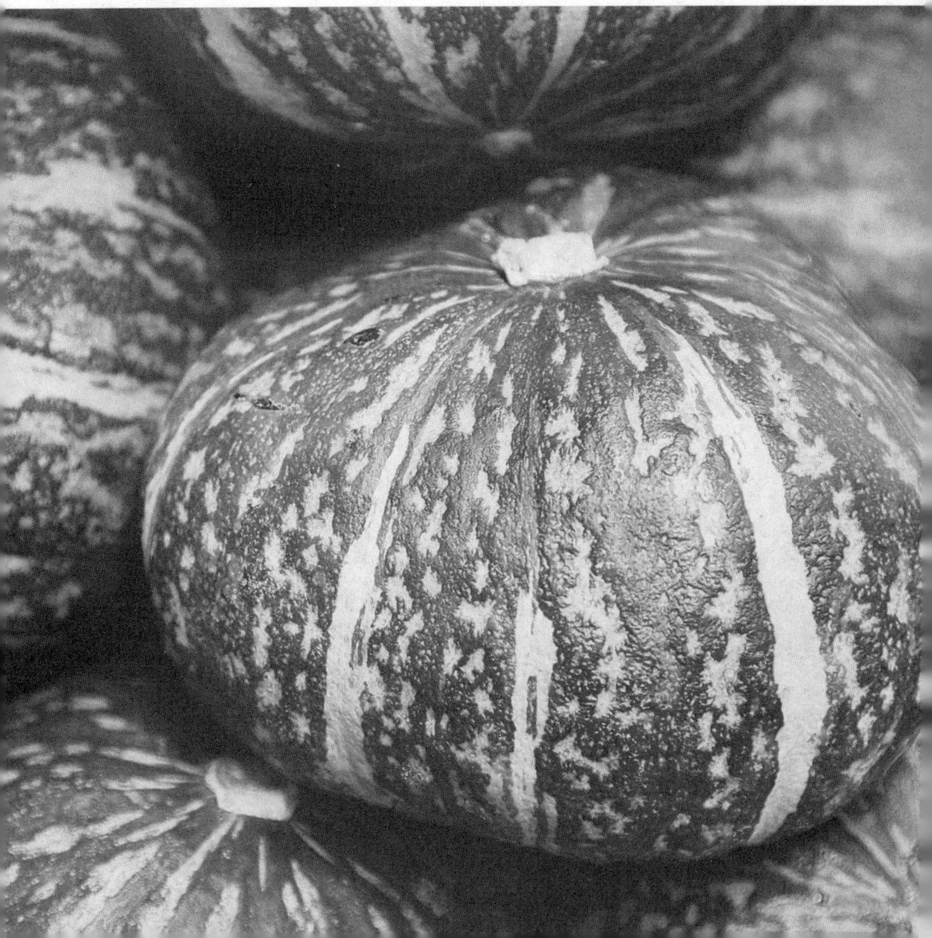

Kohlenhydrate

Kohlenhydrate finden sich in Getreide wie Weizen, Vollkornreis oder Haferflocken, aber auch in Nüssen, Samen, Hülsenfrüchten, Obst und Gemüse. Im Verdauungstrakt werden alle Kohlenhydrate in Glukose zerlegt, die wichtigste Energiequelle des Körpers. Glukose ist auch Brennstoff für das Gehirn. Wenn wir zu wenig Zucker im Blut haben, können wir uns schlechter konzentrieren, werden vergesslich und reagieren gereizt.

Es gibt unterschiedliche Arten von Kohlenhydraten. Zwar werden alle am Ende in Glukose verwandelt, doch bei manchen

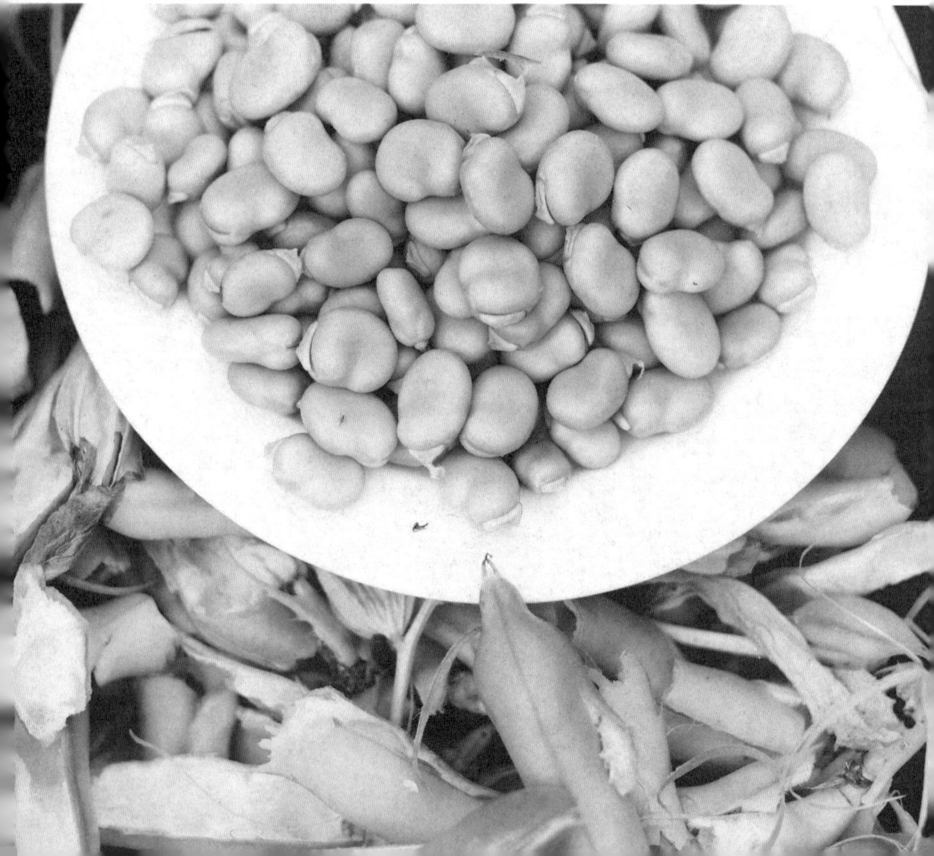

Sorten geht dies schneller als bei anderen. Diese Sorten werden als einfache Kohlenhydrate bezeichnet und umfassen beispielsweise geschälten, polierten Reis, Weißmehl, Weißbrot, helle Nudeln, Zucker, Kuchen und Kekse. Im Rahmen des Verfeinerungsprozesses gehen die meisten Mineralstoffe und Vitamine verloren, ebenso viele Fasern. Deshalb wirken einfache Kohlenhydrate im Körper wie Zucker: Sie schicken den Blutzucker auf eine Achterbahnfahrt und erzeugen neuen Süßhunger. Viele dieser Produkte sind sogar noch zusätzlich mit Zucker versetzt. Nach dem Verzehr fühlt man sich reizbar und müde. Letztlich rauben einfache Kohlenhydrate uns daher unsere Energie.

Komplexe (langkettige) Kohlenhydrate hingegen werden langsamer zerlegt, was insbesondere auf ihren Faseranteil zurückzuführen ist. Diese Fasern (Ballaststoffe) bremsen die Zerlegung und somit auch das Tempo, in dem die Glukose ins Blut übergeht. Zudem enthalten Lebensmittel mit komplexen Kohlenhydraten noch alle Nährstoffe. Damit erreichen wir ein konstantes Energieniveau.

Der Körper funktioniert am besten, wenn der Blutzucker innerhalb eines bestimmten, schmalen Korridors bleibt. Da einfache Kohlenhydrate jedoch sehr rasch zu Glukose zerfallen, steigt der Blutzuckerspiegel nach ihrem Verzehr rapide an. Das erklärt, weshalb jemand sich nach einem Stück Kuchen zunächst gestärkt fühlt, dann aber bald einen ebenso schnellen Energie- oder Stimmungsabfall registriert. So laugen einfache Kohlenhydrate uns aus.

Komplexe Kohlenhydrate geben ihren Zucker ganz allmählich ins Blut ab. Der Blutzuckerspiegel bleibt relativ stabil. Deshalb nähren und erhöhen komplexe Kohlenhydrate unseren Energiehaushalt.

Fazit: Einfache Kohlenhydrate sind schlecht, komplexe Kohlenhydrate sind gut.

Gute Quellen für komplexe Kohlenhydrate sind zum Beispiel:

- **Vollkorn:** Vollkornreis, Wildreis, Quinoa, Hirse, Buchweizen, Amaranth, Hafer, Roggen, Gerste, Vollkornweizen, Dinkel und Kamut.
- **Hülsenfrüchte:** Kichererbsen, rote, grüne, braune und andere Linsen, Adzukibohnen, Butterbohnen, Borlottibohnen, Cannelinibohnen, Fayotbohnen.
- **Gemüse:** Süßkartoffeln, Möhren, Steckrüben, Pastinaken, Zucchini, Kürbis, Mairübchen, Blumenkohl, Erbsen, Zuckermais, Schnittbohnen.
- **Obst:** Äpfel, Birnen, Kirschen, Erdbeeren, Himbeeren, Brombeeren, Heidelbeeren, Pflaumen, Papayas, Ananas, Mangos, Bananen, Pfirsiche, Nektarinen, Aprikosen.

Einfache Kohlenhydrate (in Maßen oder gar nicht verzehren):

- **Ausgemahlenes Getreide:** Weißmehl, Weißbrot, helle Nudeln, weißer Reis, Stärke.
- **Zucker:** Weißer Zucker, Rohrzucker.
- **Kuchen, Kekse, Süßigkeiten:** zum Beispiel Pralinen, Schokolade, Torten, Gebäck wie Muffins, Plunderstücke oder Berliner.

Ballaststoffe

Als Ballaststoffe werden unverdauliche Kohlenhydrate bezeichnet. Die Wände pflanzlicher Zellen bestehen aus solchen Fasern, für deren Verdauung dem Menschen die nötigen Enzyme fehlen. Traditionelle Ernährungsweisen enthalten reichlich unverarbeitete Kohlenhydrate mit intakten Fasern. In den westlichen Ländern, wo mehr verfeinerte Nahrung verzehrt wird, der die Ballaststoffe bereits entzogen wurden, leiden viele Menschen unter Übergewicht, Diabetes, Verstopfung, Hämorrhoiden, Krampfadern, Blinddarmentzündung, Hernien (Eingeweidebruch), Herzerkrankungen und anderen degenerativen Erkrankungen, die alle mit einer ballaststoffarmen Ernährung zusammenhängen können.

Früher wurden Ballaststoffe für überflüssig gehalten, weil sie weder Kalorien noch Nährstoffe bereitstellen. Daher wurden sie entfernt, was zu der Masse an stark verfeinerter Nahrung führte, die heute angeboten wird. Tatsächlich jedoch brauchen wir diese Fasern. Wir brauchen intakte, naturbelassene Lebensmittel. Ballaststoffe wirken günstig auf:

- **Ausscheidung und Verweildauer im Darm:** Sie können bei Verstopfung und Durchfall die Darmbewegung normalisieren.
- **Blutzuckerspiegel:** Ballaststoffe verlangsamen die Zerlegung von Kohlenhydraten in Glukose. Das bedeutet, dass die Glukose allmählich ins Blut übergeht und der Blutzucker nicht schlagartig ansteigt.
- **Verdauung:** Der Verzehr von Ballaststoffen erhöht die Ausscheidung und Aktivität der Enzyme der Bauchspeicheldrüse (die Nahrung in ihre Bausteine zerlegen).

- **Cholesterin und Blutfette:** Lösliche Fasern erhöhen die Ausscheidung von Cholesterin und Lipiden über den Darm und senken damit die Menge, die in der Leber verarbeitet werden muss.
- **Darmfunktion:** Ballaststoffe ernähren erwünschte Darmbakterien und tragen zu einem Klima bei, in dem diese gut gedeihen können.

Faserreiche Lebensmittel

- **Obst und Gemüse:** Die Fasern aus Obst und Gemüse haben eine reinigende Wirkung. Säften sind diese Fasern bereits entzogen, so dass die Nährstoffe dem Körper schneller zur Verfügung stehen. Für den Körper ist das eine feine Sache, doch Saft sollte nicht als Ersatz für ganze Früchte und Gemüse dienen. Smoothies bestehen aus pürierten, ganzen Früchten und enthalten noch deren Fasern. Ich bin ein großer Fan von Smoothies!
- **Vollkorn:** Vollkornreis, Wildreis, roter Reis, Haferflocken, Gerste, Roggen, Hirse, Buchweizen, Quinoa, Amaranth.
- **Nüsse, Kerne, Samen:** Alle Sorten besitzen Ballaststoffe. Leinsamen sind besonders empfehlenswert, weil sie Schleimstoffe enthalten, welche die Feuchtigkeit und Funktion des Darms unterstützen. Ganzen oder gemahlenen Leinsamen sollte man am besten über Nacht einweichen. Anschließend werden die Samen mit dem Wasser verzehrt. Trocken geröstete Leinsamen sind sehr delikat.
- **Hülsenfrüchte:** Alle Bohnen, Erbsen und Linsen enthalten größere Mengen Ballaststoffe. Mehr zu den einzelnen Sorten erfahren Sie beim Stichwort *Proteine*.

- **Sprossen:** Sprossen aus Getreide oder Hülsenfrüchten sind gute Ballaststoffquellen.
- **Algen:** Meeresgemüse versorgt uns ganz ausgezeichnet mit schleimhaltigen Fasern, mit deren Hilfe man dem Körper Toxine und Schwermetalle entziehen kann. Zum Meeresgemüse zählen Nori, Kelp, Dulse, Arame, Kombu, Wakame und Agar Agar.

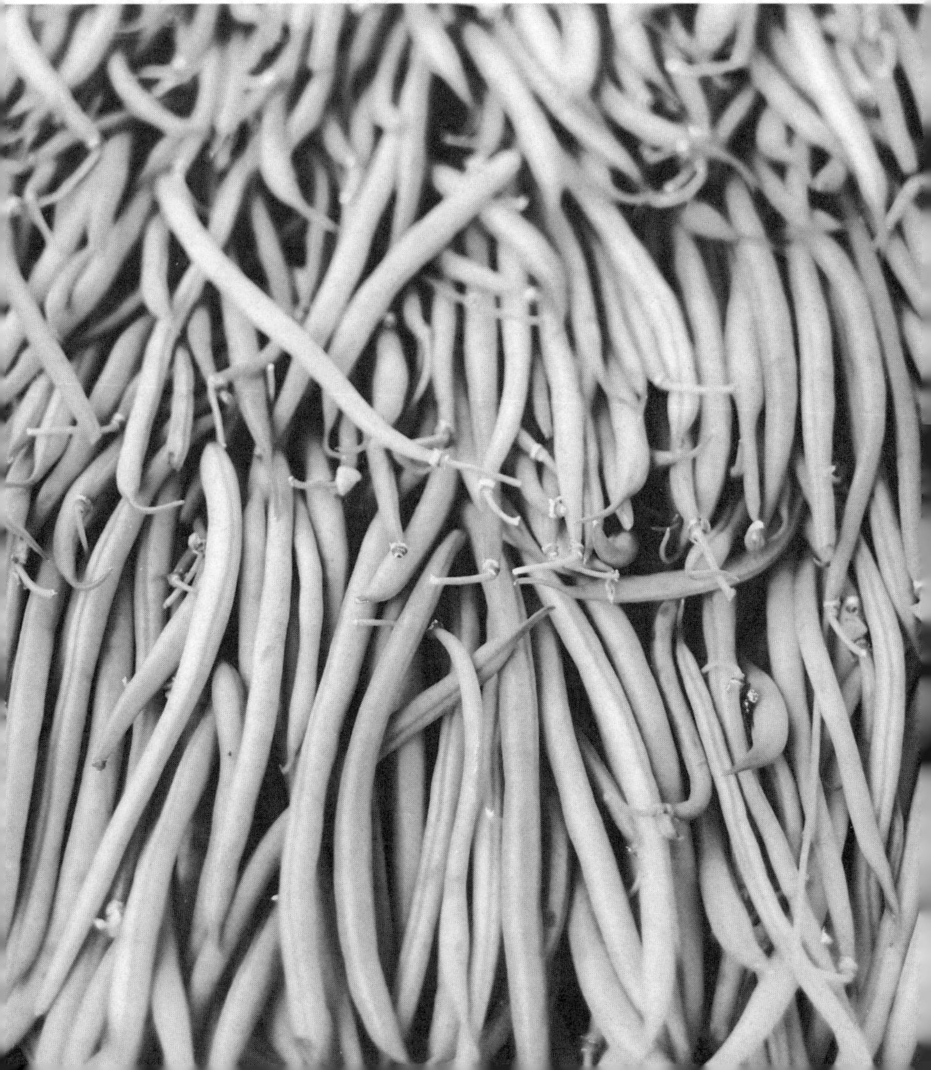

Proteine

Tierische Proteine stammen vom Körper eines Tieres oder wurden von Tieren erzeugt. Zu dieser Gruppe gehören Fleisch, Fisch, Eier und Milchprodukte. Pflanzliche Proteine hingegen finden sich beispielsweise in Hülsenfrüchten, Nüssen, Samen, Quinoa, Amaranth und grünem Gemüse. Beide Proteinarten werden auch als Eiweiß bezeichnet.

Pflanzliche, tierische und auch unsere menschlichen Proteine bestehen aus Aminosäuren. Über die Ernährung müssen wir acht Aminosäuren aufnehmen, damit der Körper alle Proteine herstellen kann, die er für seine Funktionen benötigt. Diese Amino-

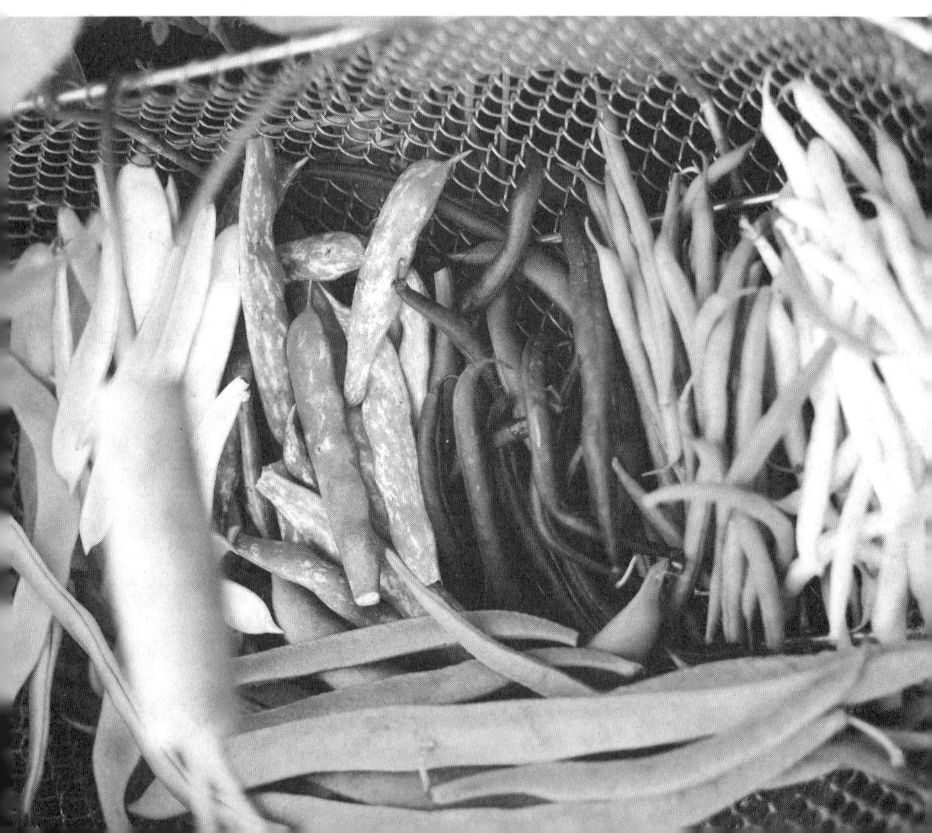

säuren heißen essenzielle Aminosäuren. Wenn nur eine davon fehlt oder nicht in ausreichendem Maße zur Verfügung steht, ist die Proteinsynthese im Körper erheblich beeinträchtigt.

Nahrungsmittel, die alle essenziellen Aminosäuren im richtigen Verhältnis bereitstellen, werden als hochwertige Proteine bezeichnet. So sind alle tierischen Proteine hochwertig. Pflanzliche Proteine liefern nicht unbedingt alle essenziellen Aminosäuren in ausreichender Menge. Das ist jedoch kein Problem, weil die Aminosäuren, die manchen Lebensmitteln fehlen, über andere Nahrungsmittel ausreichend zugeführt werden können.

So enthält Getreide beispielsweise in der Regel nur wenig Methionin, in Hülsenfrüchten wiederum liegt diese Aminosäure in größeren Mengen vor. Wenn man bei vegetarischer Ernährung täglich sowohl Getreide als auch Hülsenfrüchte zu sich nimmt, ist der Bedarf an Aminosäuren insgesamt gut abgedeckt.

Wozu der Körper Eiweiß benötigt

Proteine tragen entscheidend zum Wachstum und zur Erhaltung aller Körperbestandteile bei. Unser gesamtes Gewebe, die Nerven und die Knochen bestehen zu einem großen Teil aus Proteinen. Auch Muskeln, innere Organe, Blut, Haut, Haare und Nägel brauchen Eiweiß für ihre Struktur. Zudem sind Proteine für alle Reparaturarbeiten des Körpers lebenswichtig. Zum Beispiel bildet Kollagen Narbengewebe und stärkt die Wände der Arterien.

Wenn nicht ausreichend Kohlenhydrate und Fett als Energiequellen verfügbar sind, können Körperproteine – beispielsweise aus den Muskeln – in Energie umgewandelt werden. Überschüssiges Eiweiß, das nicht gleich zum Aufbau von Gewebe oder zur Energiegewinnung verbraucht wird, kann von der Leber in Fett umgewandelt und zur späteren Verwendung gespeichert werden.

Auch manche Hormone bestehen aus Proteinen. Hierzu zählen Insulin aus der Bauchspeicheldrüse, das zur Blutzuckerregulierung benötigt wird, aber auch Thyroxin aus der Schilddrüse, das an der Steuerung von Stoffwechsel und Körpertemperatur beteiligt ist.

Enzyme, die alle Körperprozesse anstoßen, sind ebenfalls aus Proteinen zusammengesetzt. Ohne Enzyme wäre der Körper lahmgelegt. Die wichtigsten Enzyme, von denen wir hier sprechen, sind die Verdauungsenzyme, die an der Zerlegung von Eiweiß, Fett und Kohlenhydraten in ihre Bestandteile mitwirken. Es gibt jedoch noch viele weitere Enzyme im Körper, die für geregelte Abläufe notwendig sind.

Beim Gedanken an Proteine kommt einem nicht sofort das Immunsystem in den Sinn, aber auch die Antikörper, die gegen Viren und Bakterien kämpfen, bestehen aus Proteinen.

Damit dürfte die lebenswichtige Rolle des Eiweißes insgesamt klar sein.

Gute Proteinquellen

- **Mageres Fleisch:** Huhn, Pute. Kaufen Sie möglichst Biofleisch, da Fleisch aus konventioneller Aufzucht Antibiotika und Hormonrückstände enthalten kann.
- **Fisch:** Sowohl fettreicher als auch weißer Fisch sind gute Proteinquellen. Wählen Sie unter Lachs, Sardinen, Makrele, Hering, Wolfsbarsch, Scholle, Kabeljau, Schellfisch, Forelle, Red Snapper, Rochen und Heilbutt. Wildfänge oder Fische aus biologischer Aufzucht sind empfehlenswerter als solche aus konventionellen Fischfarmen.

- **Hülsenfrüchte:** Kichererbsen, braune, grüne und rote Linsen, Adzukibohnen, Butterbohnen, Borlottibohnen, Fayotbohnen, weiße Bohnen, Pintobohnen, Cannelinibohnen, Sojabohnen, Mungbohnen, Tempeh, Tofu, Sojajogurt, Miso.
- **Nüsse und Samen:** Mandeln, Haselnüsse, Cashewkerne, Walnüsse, Pinienkerne, Kürbiskerne, Sesamsamen, Leinsamen.
- **Quinoa:** Quinoa wird beim Kochen als Getreide eingestuft, enthält jedoch mehr Eiweiß als die meisten anderen Getreidesorten, insbesondere alle essenziellen Aminosäuren in günstigem Verhältnis. Damit ist es eine sehr brauchbare Proteinquelle.
- **Eier:** Mittlerweile sind viele Sorten Eier erhältlich. Die besten stammen häufig von kleinen Biohöfen, wo die Hühner frei herumlaufen und sich von viel frischem Grün und Samen ernähren können. Mitunter kann man auch Wachteleier oder Enteneier bekommen. Kaufen Sie möglichst Bioeier aus Freilandhaltung.
- **Milchprodukte:** Hierzu zählen Milch, Käse, Jogurt, Sahne und Kefir. Viele Leute reagieren auf Milchprodukte mit Verdauungsstörungen, übermäßiger Schleimbildung oder Allergien. Produkte aus Ziegenmilch oder Schafsmilch sind oft besser verdaulich als Kuhmilcherzeugnisse. Fermentierte Milchprodukte sind meist leichter zu verdauen als die Milch selbst, weil die zugesetzten Bakterien die Proteine und den Zucker schon ein Stück weit aufspalten. Manche milchempfindliche Menschen vertragen deshalb Naturjogurt und Kefir in gewissen Mengen.

Fette

Unser Körper braucht gute Fette. Fette bestehen aus Fettsäuren, von denen zwei Gruppen als essenziell eingestuft werden, die Omega-3- und die Omega-6-Fettsäuren. Im Durchschnitt nehmen wir zu wenig essenzielle Fettsäuren und zu viele gesättigte und Transfettsäuren zu uns.

- **Gesättigte Fette** sind bei Zimmertemperatur eher fest. Zu dieser Gruppe gehören Butter, Schmalz und Palmöl. Es sind sehr stabile Fette, die man schadlos hoch erhitzen kann. Allerdings können gesättigte Fette – mit Ausnahme von Kokosfett – eine Gewichtszunahme begünstigen. Bei übermäßigem Verzehr können sie auch zu hohen Cholesterinwerten im Blut beitragen.
- **Einfach ungesättigte Fette** sind bei Zimmertemperatur meist flüssig, können jedoch im Kühlschrank fest werden. Gute Quellen sind Olivenöl und Avocados. Diese Fette muss der Körper nicht unbedingt aus der Nahrung aufnehmen, weil er sie auch aus anderen Fetten selbst herstellen kann. Dennoch scheint der Verzehr von Olivenöl und anderen einfach ungesättigten Fetten bestimmte Cholesterinarten zu senken und kann eine gesunde Ernährung gut ergänzen. Einfach ungesättigte Fette lassen sich sanft erhitzen – zum schonenden Braten oder Schmoren – oder für Salatsaucen einsetzen.
- **Mehrfach ungesättigte Fette** bleiben bei Zimmertemperatur und im Kühlschrank flüssig. Man sollte sie nicht erhitzen, weil sie dadurch beschädigt werden und dann Transfettsäuren entstehen (siehe unten). Zur Familie der mehrfach ungesättigten Fettsäuren gehören die beiden essenziellen Fettsäu-

ren Omega-3 und Omega-6. Beide muss der Körper über die Nahrung aufnehmen, weil er sie nicht selbst herstellen kann. Sie werden für Funktion und Struktur des Gehirns benötigt, aber auch für die Hormonaktivität, den Stoffwechsel, die Zellmembranen und für gesunde Haut, Haare und Nägel. Mehrfach ungesättigte Fettsäuren wirken entzündungshemmend und sind deshalb besonders bei Erkrankungen wie Arthritis oder entzündlichen Hauterkrankungen wie Ekzem und Schuppenflechte von Bedeutung.

- **Transfette** sind stark verarbeitete oder beschädigte mehrfach ungesättigte Fettsäuren. Beispiele sind Margarine und industriell erzeugte Fette mit hydrogenisierten Fetten. In einer gesunden Ernährung haben Transfette nichts zu suchen. Sie schädigen den Körper durch freie Radikale und blockieren die Verwendung essenzieller Fettsäuren.

Wozu der Körper Fette benötigt

Jede Körperzelle enthält Fett in ihrer Zellmembran. Wichtig ist, dass die Zellmembranen weitgehend aus ungesättigten Fetten aufgebaut sind, weil dies ihnen Flexibilität verleiht und Nährstoffe sowie Abbauprodukte passieren lässt.

Die essenziellen Fette können auch in Prostaglandine umgewandelt werden, die im Körper entzündungshemmend wirken.

Auch für das hormonelle Gleichgewicht sind Fette unerlässlich, weil manche Hormone aus Fetten bestehen. Hierzu zählen besonders die Sterole, wie Cholesterol. Fettabhängige Hormone sind aber auch Adrenalin, Noradrenalin, Östrogen, Progesteron und Testosteron. Deshalb sind fettarme Diäten nicht empfehlenswert, und aus diesem Grund geraten auch die Hormone bei Frauen, die Diät halten, so leicht durcheinander.

Essenzielle Fettsäuren (EFS) werden für Struktur und Funktion des Gehirns benötigt. Haut, Haare und Nägel brauchen ausreichend Fett, um gesund zu bleiben und nicht auszutrocknen. Öle erhalten die Feuchtigkeit von Körpergewebe und Zellen.

Nahrungsfette sind auch erforderlich, um darüber fettlösliche Nährstoffe aufzunehmen. Wenn der Nahrung Fett entzogen wird, gehen dabei auch Vitamine verloren, worunter wiederum Körperfunktionen leiden können.

Außerdem sind gute Fette Geschmacksträger und sorgen für lang anhaltende Sättigung. Deshalb fühlt man sich bei fettarmen Diäten häufig hungrig und unzufrieden.

Der Mythos Cholesterin

In den Augen vieler Menschen gilt Cholesterin als »Bösewicht«, dabei ist es für den Körper lebensnotwendig. Neunzig Prozent des Cholesterins im Körper ist in Gewebe und Zellen gebunden, insbesondere in Gehirn und Nervensystem, Leber und Blut.

Wenn es um hohe oder niedrige Cholesterinwerte geht, spricht man über Blutwerte. Ungünstig ist das LDL-Cholesterin, das Cholesterol zu den Zellen transportiert, oxidieren und die Arterien schädigen kann. Als »gutes« Cholesterin wird das HDL-Cholesterin bezeichnet, welches Cholesterol aus dem Körper abtransportiert.

Das Problem ist nicht das Cholesterol selbst, sondern es kommt auf das Verhältnis von HDL zu LDL an.

Zu den Faktoren, die das unerwünschte Cholesterin im Körper erhöhen, gehören gesättigte Fette, Zucker, schnell verfügbare und übermäßig viele Kohlenhydrate, Alkohol, Stress und Bewegungsmangel. Der Anteil des erwünschten Cholesterins steigt durch Olivenöl, Knoblauch, Zwiebeln, Haferflocken, Obst,

Gemüse, Hülsenfrüchte, Nüsse, Samen, fetten Fisch und Bewegung. Genauere Informationen finden Sie beim Stichwort *Cholesterinspiegel* (siehe Seite 317).

Gute Fette

Omega-3-Fettsäuren

- **Fisch:** Makrele, Lachs, Forelle, Hering, Sardinen, Heilbutt.
- **Nüsse, Samen, Kerne, Öle:** Rohe, geschälte Hanfsamen, Kürbiskerne, Walnüsse, Avocados und Leinsamen sowie deren kaltgepresste Öle. Öle müssen kaltgepresst und an einem kühlen, dunklen Ort gelagert werden, weil Hitze, Licht und Luft diesen Fetten zusetzen und sie in körperschädigende Substanzen umwandeln.
- **Andere tierische Produkte:** Eier von Hühnern, die Körner und Grünfutter fressen konnten, bestimmtes Biofleisch und Milchprodukte von Tieren, die frei grasen durften und Futter mit vielen essenziellen Fettsäuren erhalten haben.

Omega-6-Fettsäuren

- **Samen und Öle:** Rohe, geschälte Hanfsamen, Sonnenblumenkerne, Kürbiskerne, Sesamsamen und deren kaltgepresste Öle. Auch Weizenkeimöl ist eine gute Quelle für Omega-6-Fettsäuren.
- **Nüsse und Öle:** Mandeln, Haselnüsse, Pekannüsse, Cashewkerne, Aprikosenkerne, Pinienkerne, Macadamianüsse und deren kaltgepresste Öle.

Einfach ungesättigte Fettsäuren

Diese Fette sind nicht essenziell, aber nützlich, weil sie höher erhitzt werden können als die oben erwähnten mehrfach ungesättigten Fette. Außerdem sind sie der Gesundheit förderlich, weil sie zum Beispiel das Verhältnis von HDL- zu LDL-Cholesterin verbessern.

- **Oliven und Avocados:** Olivenöl kann zum sanften Anbraten verwendet werden, zum Beispiel für Pfannengerichte und Braten, solange die Temperatur nicht zu hoch wird.

Gesättigte Fettsäuren

Sie sollten keine Nahrungsmittel mit einem hohen Gehalt an gesättigten Fetten verzehren. Eine Ausnahme mache ich bei Kokosfett.

- **Kokosnüsse und Kokosöl** sind zwar reich an gesättigtem Fett, aber vieles davon liegt in Form von mittelkettigen Triglyzeriden vor, die nicht von der Leber verarbeitet werden und einen leichten thermogenen Effekt haben, also den Stoffwechsel etwas ankurbeln können. Da Kokosfett sehr stabil ist, eignet es sich zum Sautieren und für Pfannengerichte.
- **Gheebutter** ist geklärte Butter, also Butter, der alle Verunreinigungen und Milchproteine entzogen wurden. Dadurch wird sie von Menschen mit Kuhmilchunverträglichkeit mitunter toleriert. Wegen ihres hohen Gehalts an gesättigten Fetten sollte man nicht viel davon essen. Wer leicht zunimmt oder hohe Cholesterinwerte hat, sollte lieber ganz von Gheebutter Abstand nehmen.

Darauf sollten Sie verzichten

- **Stark verarbeitete Fette:** Hydrogenisierte Fette (Transfette) sollten Sie keinesfalls zu sich nehmen. Sie schädigen den Körper und behindern die Verwertung essenzieller Fettsäuren. Ihr Verzehr wurde mit vielen gesundheitlichen Problemen einschließlich Herzerkrankungen, Übergewicht, Diabetes und Schlaganfall in Verbindung gebracht. Transfette kommen in manchen Margarinesorten, verarbeiteten Lebensmitteln, Kartoffelchips, Pommes frites, Kuchen, Keksen, Schokolade und angebrannten oder frittierten Speisen vor.
- **Übermäßiger Verzehr gesättigter Fette:** Fettes Fleisch, Eier und Milchprodukte. Mit Omega-3 angereicherte Eier sind in Maßen gesund. Produkte aus Ziegen- oder Schafsmilch, zum Beispiel Naturjogurt, sind in Ordnung, wenn man sie verträgt. Der Jogurt sollte jedoch ohne Zucker und Süßungsmittel zubereitet und am besten aus Biomilch hergestellt sein.
- **Erhitzte oder ranzige Öle:** Viele in Plastikflaschen verkaufte Öle, die nicht aus kalter Pressung stammen, haben ihre guten Eigenschaften längst eingebüßt. Öl sollte kühl und trocken aufbewahrt werden, fern von Hitze, Licht und Luft. Der beste Ort ist oft der Kühlschrank. Wenn Sie die Wahl haben, nehmen Sie lieber Öl in braunen oder grünen Flaschen, das besser vor Licht geschützt ist.

Vitamine und Mineralstoffe

Vitamine und Mineralstoffe haben elementaren Anteil an unserer Gesundheit. Am besten werden sie über Nahrung und Getränke zugeführt, doch auch Ergänzungsmittel können hilfreich sein.

Vitamin A und Karotinoide

- Unverzichtbar für Sehkraft, gesunde Augen und Haut.
- Gut für das Immunsystem.
- Wichtig für Knochen- und Zahnbildung.
- Die antioxidativen Eigenschaften tragen zum Schutz vor Krankheiten bei.

ACHTUNG: Die Einnahme großer Mengen Vitamin A kann giftig sein, insbesondere für die Leber. Während der Schwangerschaft sollte man auf Vitamin A aus Leber lieber verzichten (grünes und orangefarbenes Obst und Gemüse sind natürlich weiterhin zu empfehlen).

Gute Vitamin-A-Quellen

- grünes und orangefarbenes Obst und Gemüse
- Eier

Gute Quellen für Betakarotin
(das der Körper in Vitamin A umwandeln kann)

- Aprikosen
- Bocksdornbeeren (Wolfsbeeren)
- Brokkoli
- Dulse-Algen
- Grünkohl
- Kresse
- Mango
- Möhren
- Papaya
- Paprika
- Pfirsich
- Spargel

Die B-Vitamine

- Unverzichtbar für das Nervensystem.
- Hilfreich für Verdauung, gesunde Muskulatur, Haut, Augen, Haare, Leber und die Gehirnfunktion.
- Gut für die Stimmung und gegen Stress.
- Wichtig für die Energiegewinnung aus Kohlenhydraten.

Quellen

- Eier
- Vollkorngetreide
- Brauhefe
- Rosenkohl
- Spargel
- Haferflocken
- Fisch
- Huhn
- Nüsse
- Shiitakepilze
- Vollkornreis
- Quinoa
- Hülsenfrüchte
- Sonnenblumenkerne

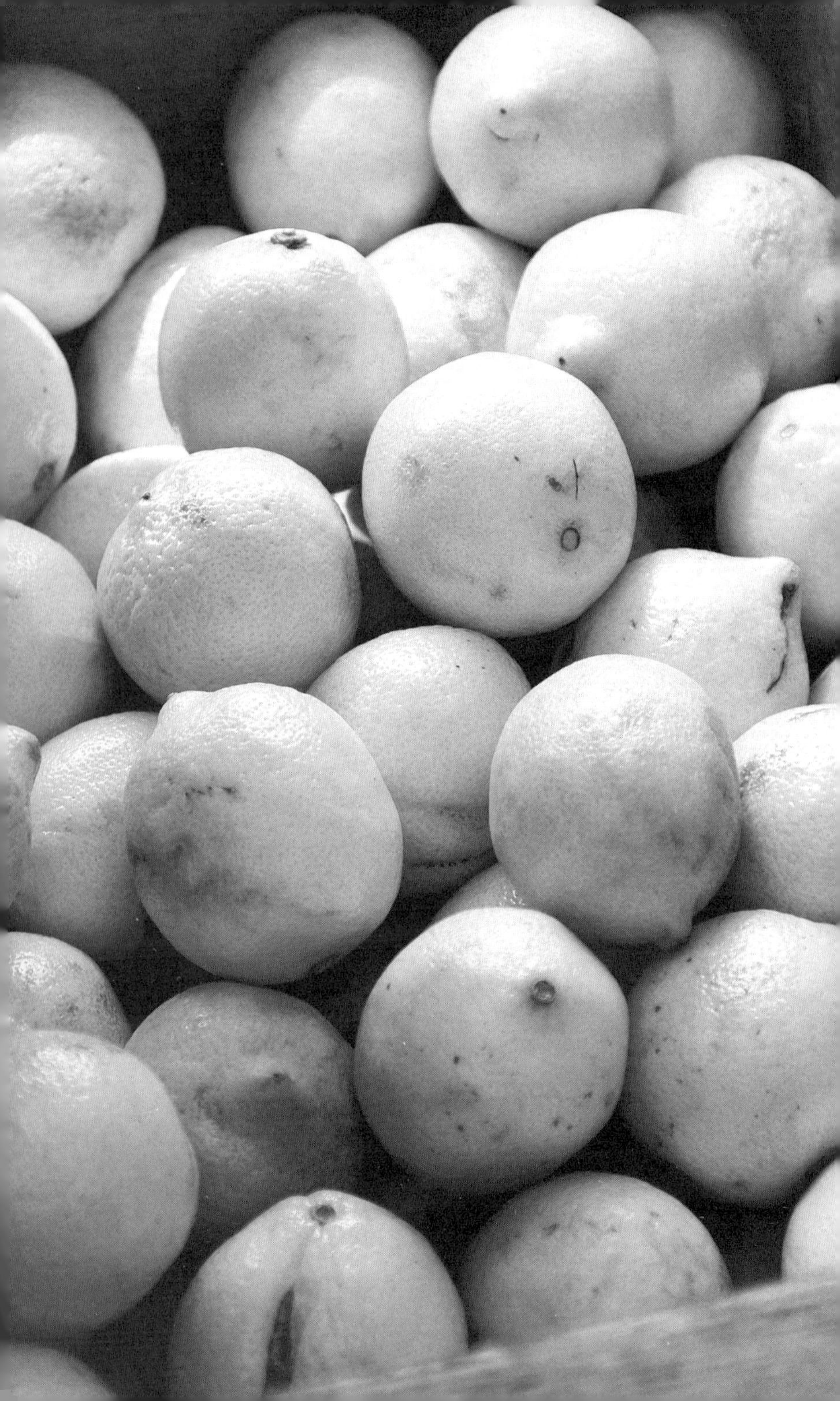

Vitamin C

- Schützt den Körper durch antioxidative Eigenschaften.
- Notwendig für Wachstum und Reparatur von Gewebe, für gesundes Zahnfleisch und gesunde Knochen.
- Besonders wichtig, wenn der Körper unter Stress steht.
- Unterstützt die Eisenresorption.

Quellen

- Schwarze Johannisbeeren
- Brokkoli
- Rosenkohl
- Rote Paprika
- Erdbeeren
- Zitronen
- Tomaten
- Bocksdornbeeren (Wolfsbeeren)
- Himbeeren
- Hagebutten
- Süßkartoffeln
- Erbsen
- Kiwis

Vitamin D

- Notwendig für die Resorption und Nutzung von Kalzium und Phosphor und damit für die Entwicklung eines gesunden Knochengerüsts.
- Hilfreich bei der Vorbeugung vor Osteoarthritis und Osteoporose sowie zu deren Behandlung.
- Schützt vor Muskelschwäche.

Vitamin D lässt sich aus der Nahrung weniger leicht aufnehmen, als es über den Kontakt der Haut mit Sonnenlicht gebildet wird. Wer im Winter zu wenig ins Freie kommt, kann ergänzend Vitamin D einnehmen.

Quellen

- Lebertran
- Lachs
- Hering
- Sardinen
- Forelle
- Makrele
- Tunfisch
- Eier

Vitamin E

- Ein wertvolles Antioxidans, das zum Schutz vor Herzerkrankungen, Krebs und Alterung beiträgt.
- Verbessert die Durchblutung und unterstützt die Reparatur von Gewebeschäden.

Quellen

- Weizenkeimöl
- Sonnenblumen-, Hanf-, Lein- oder Kürbiskernöl
- Sonnenblumenkerne
- Haselnüsse
- Mandeln
- Oliven
- Avocados
- Haferflocken

Vitamin K

- Unerlässlich für eine normale Blutgerinnung.
- Fördert Gesundheit und Funktion der Leber.

Quellen

- dunkelgrünes Blattgemüse
- Brokkoli
- Rosenkohl
- Weißkohl
- Blumenkohl
- Spargel
- Brennnessel
- Miso (Sojabohnenpaste)
- Alfalfa (Luzerne; Hülsenfrucht)

Folsäure

- Unverzichtbar für gesunde Zellteilung und Zellerneuerung.
- Wichtig zur Regulierung des Homozysteinspiegels, der mit einem erhöhten Risiko für Arteriosklerose einhergeht (siehe Seite 238).
- Wichtig während der Schwangerschaft und sogar noch vor der Empfängnis, weil Folsäure die reguläre Zellbildung des Embryos unterstützt und für dessen gesunde Entwicklung lebenswichtig ist.

Quellen

- Spargel
- Gerste
- Brauhefe
- Vollkornreis
- Trockenerbsen
- Linsen
- Brokkoli
- Rosenkohl
- Kichererbsen
- Spinat

Kalzium

- Unerlässlich für gesunde Knochen und Zähne.
- Hilfreich bei der Osteoporose-Vorbeugung.
- Wichtig für Blutgerinnung und Nervenfunktion.

Anmerkung: Kalzium sollte man am besten zusammen mit Magnesium verzehren, damit es optimal aufgenommen wird.

Quellen

- Kombu-/Wakame-Algen
- Brokkoli
- Wirsing
- Grünkohl
- Ziegenmilch
- Haferflocken
- Brunnenkresse
- Sesamsamen
- Feigen
- Nori-Algen
- Rosenkohl
- Toskanischer Palmkohl (Schwarzkohl)
- Chicorée
- Bok Choi (Senfkohl)
- Romanasalat
- Tahini (Sesampaste)
- Haselnüsse
- Alfalfa (Luzerne; Hülsenfrucht)

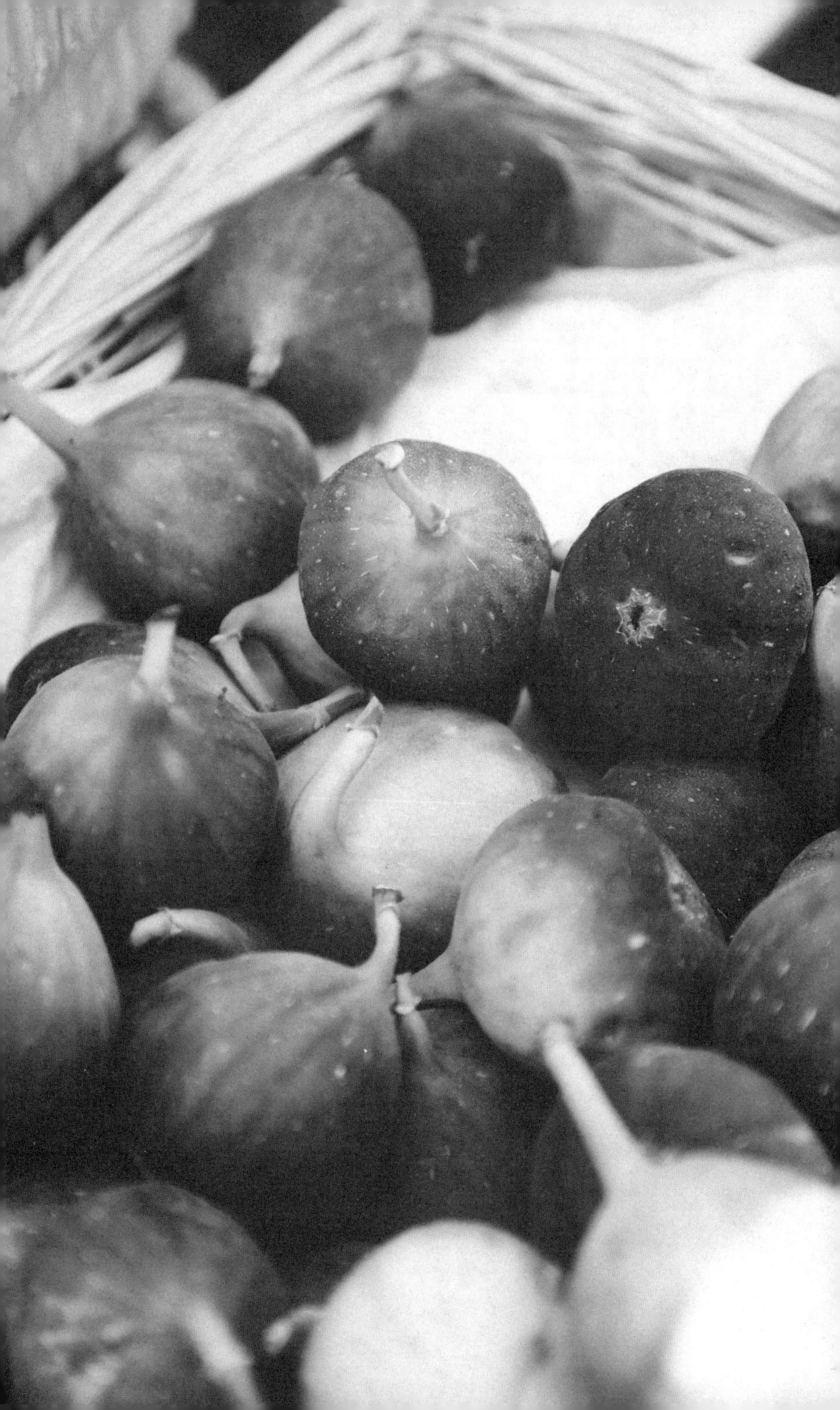

Eisen

- Transportiert Sauerstoff aus der Lunge in alle Körperzellen.
- Notwendig für die Energieerzeugung und ein gesundes Immunsystem.

Quellen

- Nori-Algen
- Linsen
- Eier
- Geflügel
- Kidneybohnen
- Brunnenkresse
- Grünkohl
- getrocknete Aprikosen
- Feigen
- Datteln
- Brennnessel
- Dulse-Algen
- Kelp-Algen
- Petersilie
- Amaranth
- Quinoa
- Fisch
- Rote Bete

Zink

- Äußerst wichtig für die Fruchtbarkeit und gesunde Sexualorgane.
- Gut für gesunde Haut.
- Schützt die Leber.
- Schützt vor freien Radikalen (die Alterung und Krankheiten forcieren).

Quellen

- Kürbiskerne
- Sesamsamen
- Mohnsamen
- Nori-Algen
- Eier
- Fisch
- Kelp-Algen
- Weizenkeime
- Huhn
- Vollkornreis
- Tahini (Sesampaste)

Selen

- Antioxidans, das zum Schutz des Körpers vor Herzerkrankungen, Krebs und Alterung beiträgt.
- Trägt im Zusammenspiel mit Vitamin E zur Gesunderhaltung von Herz und Leber bei.
- Wichtig für Wachstum und die Schilddrüse.
- Gut für Haut und Haare.

Quellen

- Paranüsse
- Hering
- Sardinen
- Brokkoli
- Knoblauch
- Spargel
- Dulse-Algen
- Kelp-Algen
- Weizenkeime

Magnesium

- Sorgt zusammen mit Kalzium für gesunde Knochen.
- Lebenswichtiger Katalysator bei der Energiefreisetzung.
- Gut für ein gesundes Herz.
- Trägt nachweislich zur Linderung prämenstrueller Beschwerden bei (siehe Seite 538, PMS).

Quellen

- Sesamsamen
- naturbelassener Kakao
- Trauben
- Avocados
- Bananen
- Vollkornreis
- Grünkohl
- Brunnenkresse
- Alfalfasprossen
- Dulse-Algen
- Kelp-Algen
- Hirse
- Mandeln
- Haselnüsse
- Rucola

Kalium

- Von großer Bedeutung für die Gesundheit des Nervensystems und einen regelmäßigen Herzrhythmus.
- Unterstützt die gesunde Blutdruckregulierung.
- Reguliert im Zusammenspiel mit Natrium den Wasserhaushalt des Körpers.

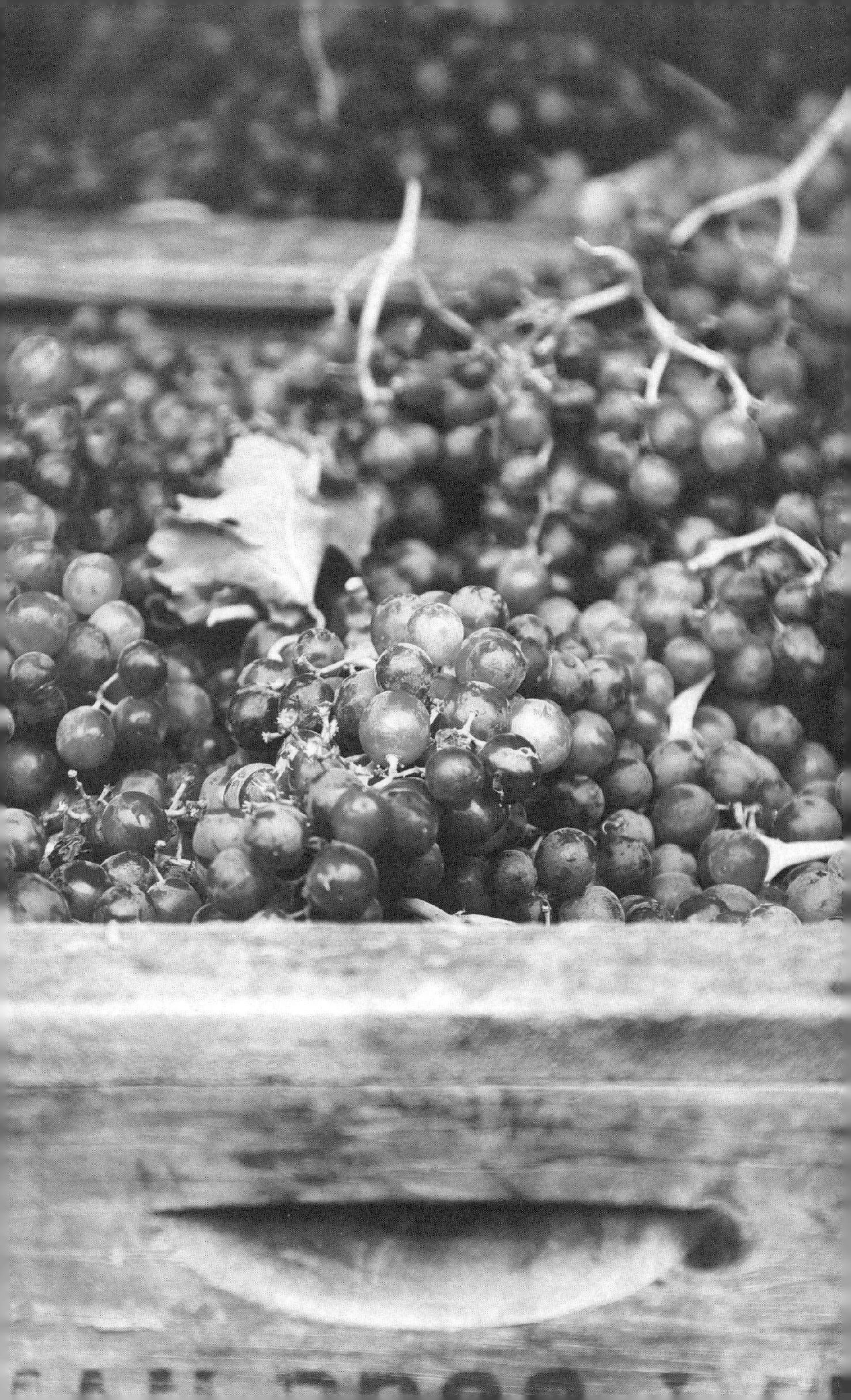

Quellen

- Vollkornprodukte
- Aprikosen
- Avocados
- Bananen
- Vollkornreis
- Datteln
- Feigen
- Dulse-Algen
- Nüsse
- Butternut-Kürbis
- Gartenkürbis
- Brennnessel
- Hülsenfrüchte

Phosphor

- Wichtig für die Umwandlung von Nahrung in Energie.
- Notwendig für die Blutgerinnung.
- Liegt in allen Körperzellen vor. Da Phosphor in den meisten Nahrungsmitteln vorkommt, ist ein Phosphormangel selten.

Quellen

- Sesamsamen
- Sonnenblumenkerne
- Geflügel
- Vollkornprodukte
- Fisch
- Haferflocken

Natrium

- Von großer Bedeutung für den Wasserhaushalt.
- Notwendig für Nerven und Muskeln.
- Die meisten Menschen nehmen über vorgefertigte und abgepackte Lebensmittel zu viel Natrium zu sich. Dennoch

kann es bei älteren Menschen und bei Einnahme von entwässernden Medikamenten gegen Bluthochdruck (und gleichzeitig salzarmer Ernährung) zu einem Natriummangel kommen.

Natürliche Natriumquellen
(besser für den Körper nutzbar)

- Fisch
- Meeresgemüse (Algen)
- Sellerie
- Weißkohl

Andere Natriumquellen
(lieber beschränken, wenn Sie Ihren Salzkonsum reduzieren müssen)

- Speisesalz
- Brühwürfel
- gesalzener Fisch
- Sojasauce
- roher Schinken
- gekochter Schinken
- Räucherlachs
- Salami
- Kartoffelchips
- Tomatenketchup

Antioxidanzien und Phytonährstoffe

Genaueres zu diesen unerlässlichen Bausteinen einer gesunden Ernährung erfahren Sie unter dem Stichwort Alterung (siehe Seiten 178 bis 201). Forschungen haben ergeben, dass bestimmte pflanzliche Substanzen die natürliche Widerstandskraft zum Beispiel gegen Herzerkrankungen und Krebs stärken können. Diese Nährstoffe aktivieren die Abwehrmechanismen des Körpers und konnten im Versuch sogar das Wachstum von Tumoren verlangsamen. Besonders vorteilhaft ist es, wenn Sie die ent-

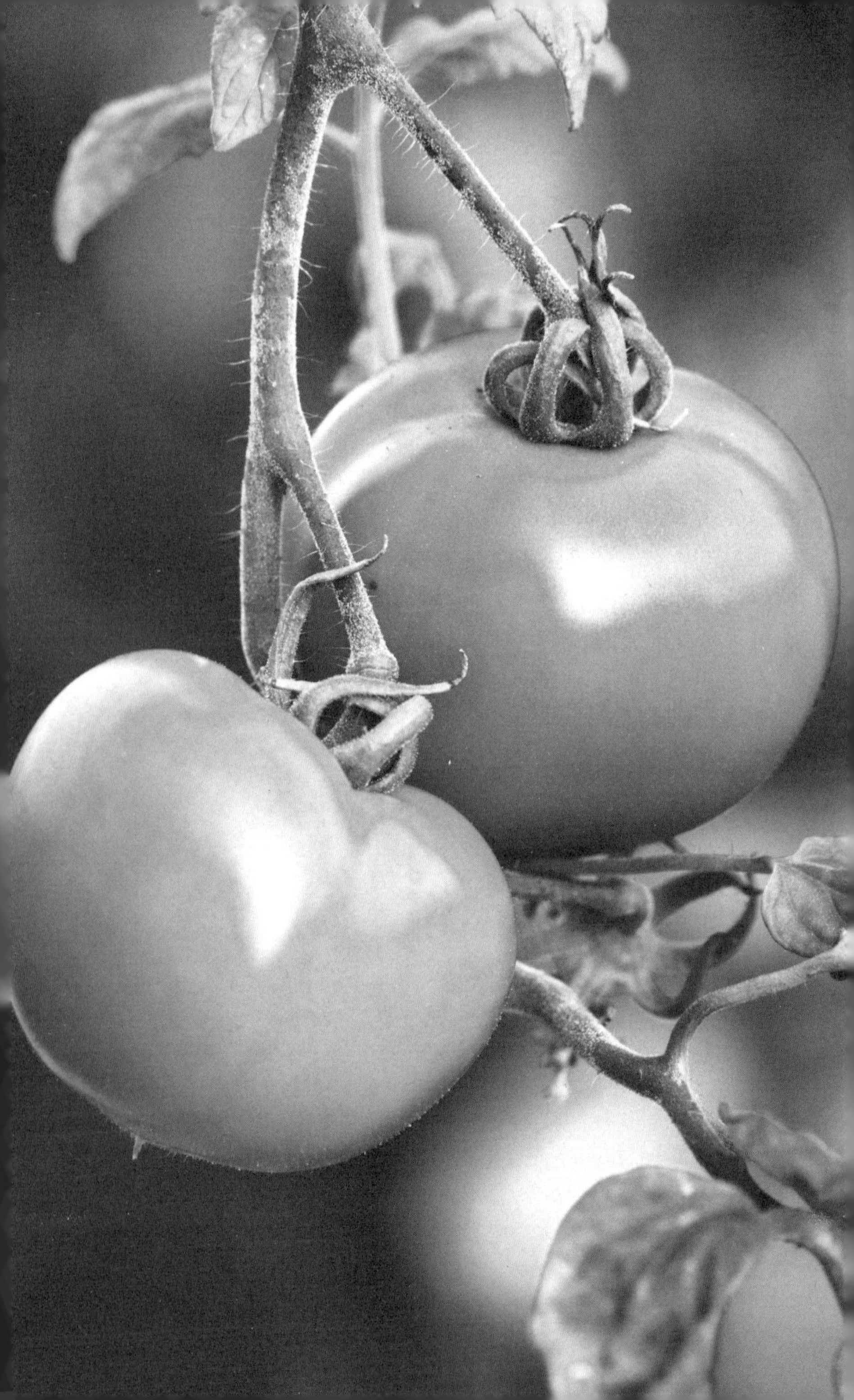

sprechenden Lebensmittel roh oder nur leicht gedämpft verzehren. Fast alle Sorten Vollkorngetreide, Hülsenfrüchte, Gemüse und Obst enthalten derartige Stoffe.

Quellen

- Zwiebeln
- Knoblauch
- Heidelbeeren
- Himbeeren
- Grapefruit
- Tomaten
- Grüner Tee
- Äpfel
- Brokkoli
- Sojabohnen
- Spinat
- Möhren

»Früher war ich sehr sportlich, aber mit der Zeit kamen immer mehr Ernährungssünden hinzu. Langer Rede kurzer Sinn: Dank Gillian habe ich mein Leben verändert. Ich esse nicht mehr ›beige‹, sondern bevorzuge ›leuchtende Farben‹. Damit geht es mir so gut, dass es kaum in Worten auszudrücken ist. Mein Mann ist begeistert, wenn ich vom Einkaufen komme und lauter gesunde Dinge mitbringe. Morgens freue ich mich schon auf das Frühstück – nicht auf Eier mit Schinken, sondern auf das fruchtige Spektakel, das unser neuer Entsafter uns beschert! Mir fehlt nichts, und erstaunlicherweise liebe ich sogar das Gemüse – niemand kann erahnen, wie merkwürdig diese Worte aus meinem Mund klingen. Ich möchte Ihnen danken, nicht für die Veränderung in meinem Leben (denn die war letztlich meine Entscheidung), sondern für das notwendige Rüstzeug für diesen Schritt. Ach, übrigens, ganz nebenbei habe ich in nur fünf Wochen über sechs Kilo abgenommen …«

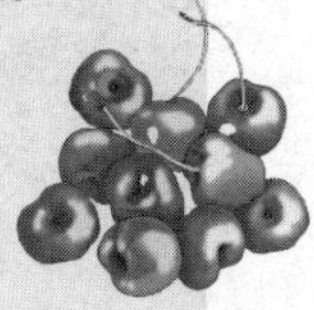

Optimal versorgt – Gillians Ernährungspyramide

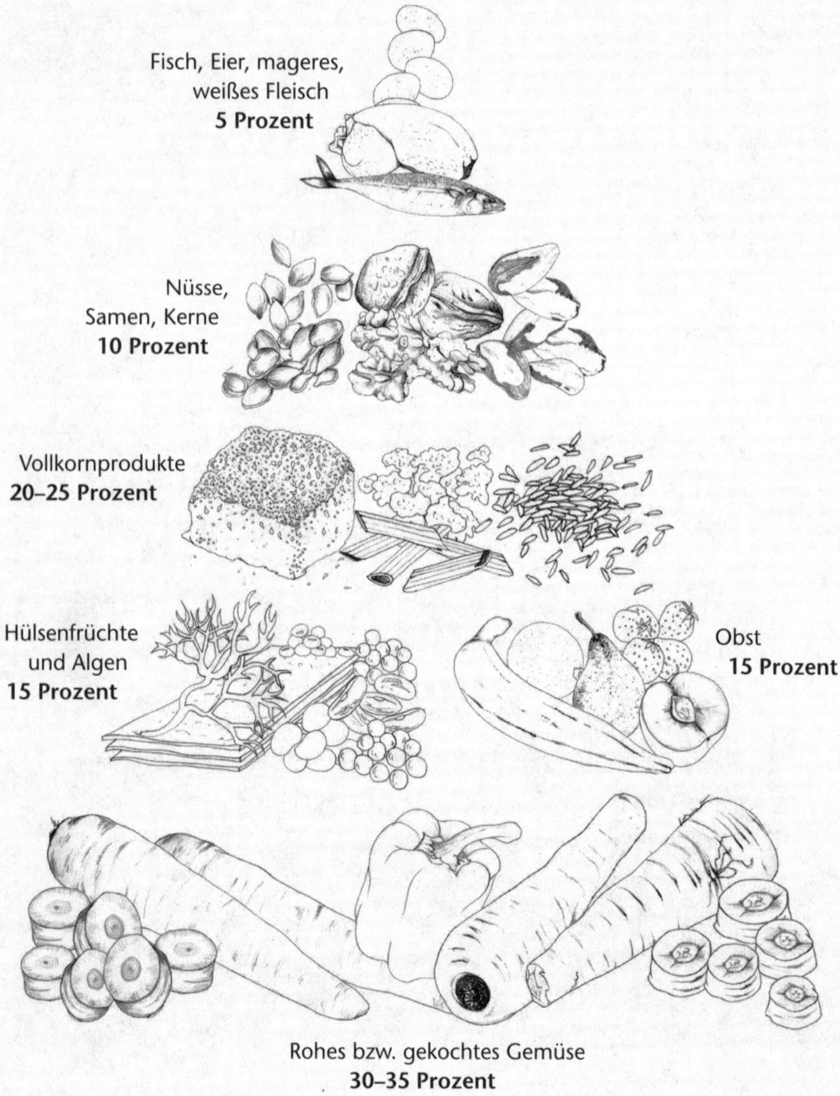

- Trinken Sie morgens zuallererst eine Tasse warmes Wasser mit einem Spritzer Zitronensaft, um die Verdauung in Schwung zu bringen.
- Frühstücken wie ein König, Mittagessen wie ein Edelmann, Abendessen wie ein Bettler – zumindest sollte man morgens kräftig zugreifen, um energiegeladen in den Tag zu starten. Bedienen Sie sich vorzugsweise bei Nahrungsmitteln, die langfristig mit Energie versorgen, also komplexe Kohlenhydrate und Eiweiß enthalten. Abwechslung tut gut – mal Haferbrei, mal ein feiner Smoothie.
- Essen Sie aus der ganzen Vielfalt naturbelassener, unverarbeiteter Lebensmittel und probieren Sie immer wieder Neues. Kaufen Sie nur die Grundzutaten und bereiten Sie Ihre Mahlzeiten möglichst oft komplett selbst zu.
- Laaangsam! Essen bei 100 Stundenkilometern schadet nur. Genießen Sie jeden Bissen und lassen Sie dem Körper Zeit zur Verdauung, damit er alle Nährstoffe aufnehmen kann.
- Lernen Sie Ihren Körper gut kennen. Wie geht es Ihnen wirklich? Leuchten Ihre Augen, oder liegen sie eingefallen zwischen dunklen Ringen? Sind Sie voller Energie oder ein bisschen ausgepowert? Wählen Sie Ihre Nahrung passend zum Körpergefühl.
- Abends sollten die Mahlzeiten nicht zu groß und eher schlicht ausfallen. Essen Sie lieber tagsüber *mehr*. Für einen ruhigen, erholsamen Nachtschlaf sind Suppen und Salate, Gemüseeintopf und Kräutertee empfehlenswerter als rotes Fleisch und anregende Getränke.
- Täglich etwas Obst auf nüchternen Magen, zum Beispiel morgens vor dem Frühstück, aber auch später als zweites Frühstück oder eine halbe Stunde vor dem Mittag- oder Abendessen.

- Mittags und abends sollte es Gemüse oder Salat geben. Besonders am Abend ist es sinnvoll, wenn dieser Teil die Hälfte des Tellers einnimmt. Gemüse und Salat sind auch prima als Zwischenmahlzeit zum Dippen oder Knabbern. Zur Zubereitung eignen sich Dämpfen, Anbraten mit etwas Wasser, Backen oder Schmoren. Auch über Suppen und Aufläufe kann man seine Ernährung gut mit Gemüse aufpeppen.
- Tierisches Protein sollte nur einmal am Tag auf den Tisch kommen. Wenn es mittags bereits Fisch, Huhn oder Ei gab, sollten Sie abends zu pflanzlichen Proteinen greifen. Ich bevorzuge Fisch, weil er auch essenzielle Fettsäuren enthält und leichter verdaulich ist als andere tierische Proteine. Wählen Sie nach Möglichkeit wild gefangenen Fisch oder Produkte aus Biohaltung.
- Experimentieren Sie nach Herzenslust mit Hülsenfrüchten. Man kann sie gekocht oder als Sprossen in Salaten, Eintöpfen, Aufläufen, Suppen und Pfannengerichten verarbeiten. Gekochte Hülsenfrüchte lassen sich schon mit wenigen weiteren Zutaten ganz leicht zu Dips verarbeiten.
- Rohe Nüsse und Samen gehören täglich auf den Speiseplan. Man kann sie gut zwischendurch essen und über Salate oder Müsli streuen. Auch Nussmuse sind praktisch, entweder als Aufstrich oder – mit Zitronensaft und Kräutern – für Dips und Saucen. Kaltgepresste Öle eignen sich gut für Salatsaucen – einfach mit Zitronensaft oder Apfelessig anrühren.
- Jeden Tag etwas Rohkost.

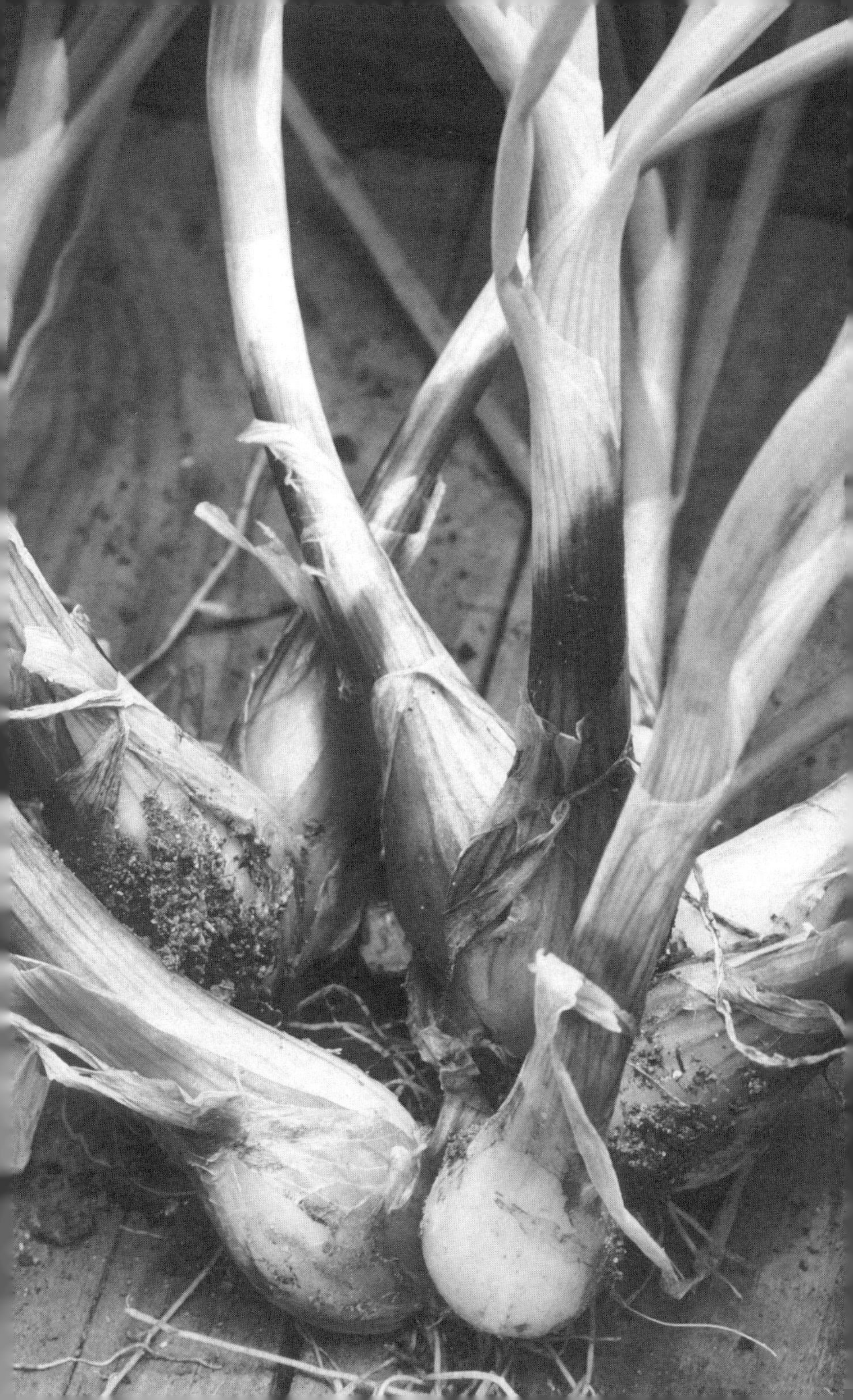

Hier kommen Vorschläge, wie sich all diese Regeln in ausgewogene Mahlzeiten und Zwischenmahlzeiten umsetzen lassen.

Frühstücksideen

- Am liebsten mag ich Smoothies oder Obstsalate, auch wenn ich eine halbe Stunde später häufig noch einen Getreidebrei nachschiebe.
- Eingeweichtes Müsli: Dazu eignen sich Haferflocken, Hirse, Reisflocken oder Buchweizenflocken, die ganz nach Geschmack mit Nüssen, Samen, Kernen, Trockenfrüchten und Zimt ergänzt werden können. Wenn das Müsli über Nacht eingeweicht wird (am besten in Reis- oder Hafermilch oder einer Mischung aus Wasser und Natur-Sojajogurt), ist es besser verdaulich.
- Natur-Sojajogurt mit Nüssen und Samen.
- Roggentoast mit Mus aus Nüssen oder Samen.
- Omelette mit Spinat oder Pilzen.
- Getreidebrei aus Hafer, Hirse, Quinoa, Vollkornreis oder Buchweizen. Mit Zimt oder Ingwer würzen.
- Gekochtes Getreide: Wenn es abends Getreide gibt, gleich etwas mehr zubereiten und den Rest morgens mit neuem Wasser oder Getreidemilch zum Frühstück aufwärmen.

Mittagessen

Achten Sie darauf, mittags immer Gemüse zu sich zu nehmen, ob als Rohkost oder Salat oder als Bestandteil von Suppen und Aufläufen.

- Suppe.
- Salat, zum Beispiel mit Fisch, Huhn, Pute, Ei, Körnern oder Bohnen.
- Sprossen aus Hülsenfrüchten kann man unter den Salat mischen, als Snack verzehren oder zum Dekorieren verwenden.
- Dips und Gemüsewürfel: Hummus und andere Dips auf Bohnen- oder Nussbasis lassen sich mit rohem, gehacktem Gemüse verrühren oder pürieren.
- Reste vom Vorabend: Aufläufe oder Eintöpfe eignen sich gut als Mittagessen für den nächsten Tag. Dazu passt ein grüner Salat. Eintopf kann man auch püriert zur Suppe verlängern.

Abendessen

Gemüse beziehungsweise Salat sollten mindestens die Hälfte des Tellers ausmachen. Kartoffeln gelten nicht als Gemüse!

- Gegrillter oder gebackener Fisch mit Gemüse oder Salat. Kartoffeln zählen nicht als Gemüse, denn sie belasten das Verdauungssystem.
- Gegrilltes Hähnchen mit Gemüse oder Salat.
- Aufläufe oder Pfannengerichte mit Bohnen passen gut zu Vollkorngetreide. Feine Kombinationen sind zum Beispiel Linsen-Dhal mit Vollkornreis, Adzukibohnen-Kasserolle mit Hirse oder Mungbohnen-Eintopf mit Quinoa.

- Omelette mit Salat. Ein großer, grüner Salat ist eine gute Ergänzung zu einem Spinat-, Pilz- oder Tomatenomelette.
- Gemüsepfanne mit Tempeh oder Huhn. Tempeh besteht aus fermentierten Sojabohnen. Es ist eine gute Proteinquelle mit fleischähnlicher Textur. Wenn Sie das Gemüse in Wasser dünsten, passt Tahinisauce gut dazu. Tahini lässt sich mit Zitronensaft, Wasser, Tamari oder Miso und Ingwer anrühren.
- Nüsse, Samen und Vollkornbrot lassen sich auch backen und dabei nach Wunsch kombinieren. Das Backen dauert in der Regel eine halbe Stunde, und man kann das Ganze gut am nächsten Tag zum Mittag mitnehmen. Passt zu gedämpftem Gemüse oder grünem Salat.
- Risotto: Machen Sie ein Risotto aus Vollkornreis, den Sie nach Belieben mit Gemüse und Nüssen aufpeppen. Käse, Sahne oder Butter sind für ein schmackhaftes Risotto nicht erforderlich. Sprossen von Hülsenfrüchten fügt man am besten ganz am Ende des Kochvorgangs hinzu.
- Selbstgemachte Bohnenbratlinge: Verarbeiten Sie Bohnen und gekochtes Getreide zu einem Teig, aus dem Sie Bratlinge formen können. Für den besonderen Geschmack sorgen Kräuter und Miso. Einfach mit Öl einpinseln und 20 bis 30 Minuten im Ofen backen. Als Beilage gibt es gedämpftes Gemüse.
- Spieße mit Huhn, Fisch oder Gemüse sind ein feines Sommeressen. Man kann sie im Barbecue zubereiten oder offen grillen. Die Zutaten werden vorher mindestens eine halbe Stunde im Kühlschrank in Olivenöl, Zitronensaft und Tamari mariniert. Grillen Sie doch mal Zucchini, Pilze, Paprika, Auberginen oder Maiskolben.

Kleinigkeiten für zwischendurch

Um Blutzucker, Energieversorgung und Stimmung zu stabilisieren, sollten Sie im Laufe des Vormittags, des Nachmittags und eine halbe bis ganze Stunde vor dem Schlafen eine Kleinigkeit zu sich nehmen.

- Frisches oder getrocknetes Obst. Trockenfrüchte sind eine konzentrierte, natürliche Zuckerquelle. Oft ist es am besten, sie vor dem Verzehr einige Stunden in Wasser einzuweichen. Kaufen Sie ungeschwefelte Früchte.
- Gemüsestreifen oder -würfel aller Art kann man roh oder mit Dips naschen.

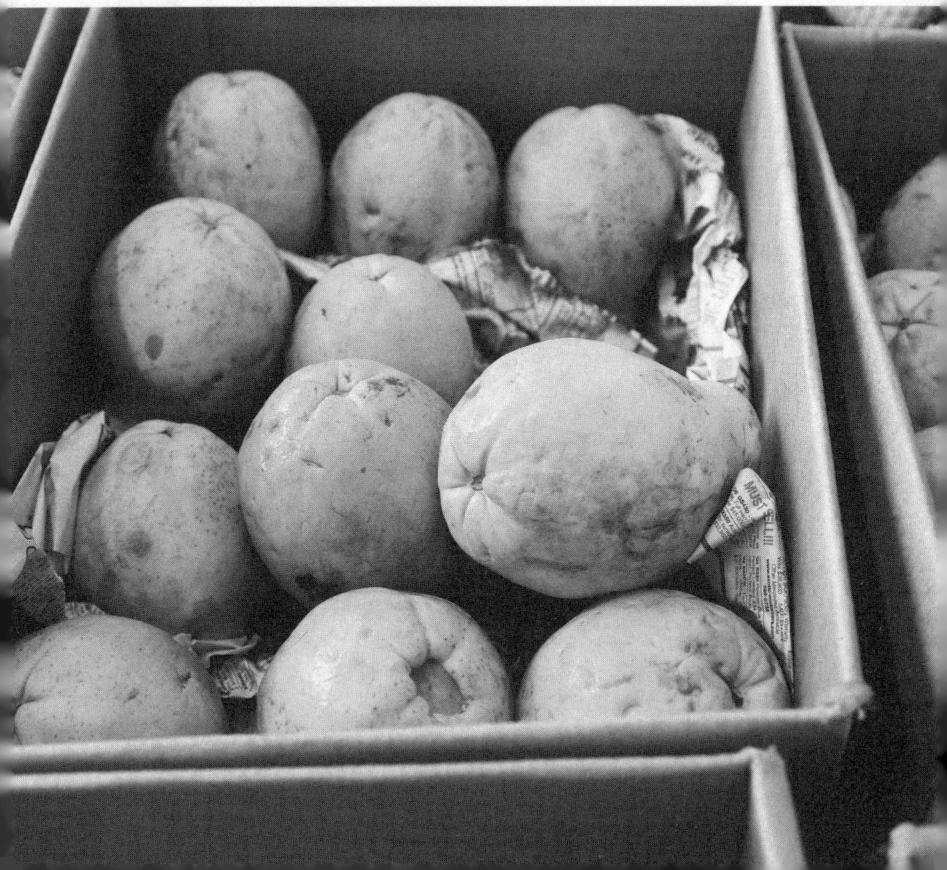

- Avocados lassen sich gut transportieren und müssen kaum zubereitet werden.
- Nüsse und Samen sollten roh und natürlich ungesalzen sein (auch Esskastanien).
- Haferplätzchen mit Nuss- oder Samenmus.
- Smoothies.
- Gemüsesäfte.
- Frucht- oder Nussriegel (zuckerfrei).
- Knusprige Algenstreifen (meine zauberhaften Töchter mögen die lieber als Kartoffelchips!).

Getränke

Trinken Sie ab sofort mehr Wasser. Die meisten Menschen trinken nicht genug, obwohl sie es besser wissen. Alternativ bieten sich an:

- Kräutertee: Brennnessel, Fenchel, Hagebutte, Zitronenmelisse, Verbena, Kamille, Süßholz, Pfefferminze, Löwenzahn, Himbeerblätter und viele andere.
- Gemüsesäfte.
- Kaffeeersatz, zum Beispiel aus Löwenzahnwurzel (Achtung, die Instantvariante enthält Laktose), oder andere koffeinfreie Varianten wie Malz oder Chicorée.
- Warmes Wasser mit Zitronensaft trinkt man am besten frühmorgens. Es alkalisiert den Körper und bringt Leber und Darm in Gang.
- Frisch gepressten Fruchtsaft sollten Sie wegen des hohen Zuckergehalts in Maßen genießen.

Süßigkeiten

Ich nasche wirklich gern, und das dürfen Sie auch. Mit der Zeit wird Ihr Verlangen nach Kaffee und Kuchen von selbst zurückgehen. Hier kommen ein paar gesunde, schmackhafte Alternativen:

- Carobschnitten: Das Rezept steht in meinem Kochbuch »Du bist, was du isst«.
- Obstsalat aus eingeweichten Trockenfrüchten: Getrocknete Aprikosen, Feigen, Pfirsiche und Sultaninen mit etwas Zimt oder Ingwer in Wasser einlegen.
- Müslikugeln: Trockenfrüchte mit eingeweichten Mandeln, Haselnüssen oder Cashewkernen in der Küchenmaschine zerkleinern, zu Kugeln formen und in Rohkakaopulver, Carobpulver, Kokosraspeln oder Sesamsamen wälzen.
- Avocado-Dattel-Smoothie: Eine Avocado mit ein paar Medjool-Datteln pürieren.
- Cashewmus: Cashewkerne einweichen und mit Orangensaft und Orangenschale pürieren.
- Kakaosmoothie: Zwei kleine Bananen, eine halbe Tasse Sojamilch, einige rohe Kakaobohnen und etwas Rohkakaopulver pürieren. Auf Wunsch mit gemahlenem Zimt oder Ingwer abschmecken. Ein wahrhaft köstlicher Energiespender!

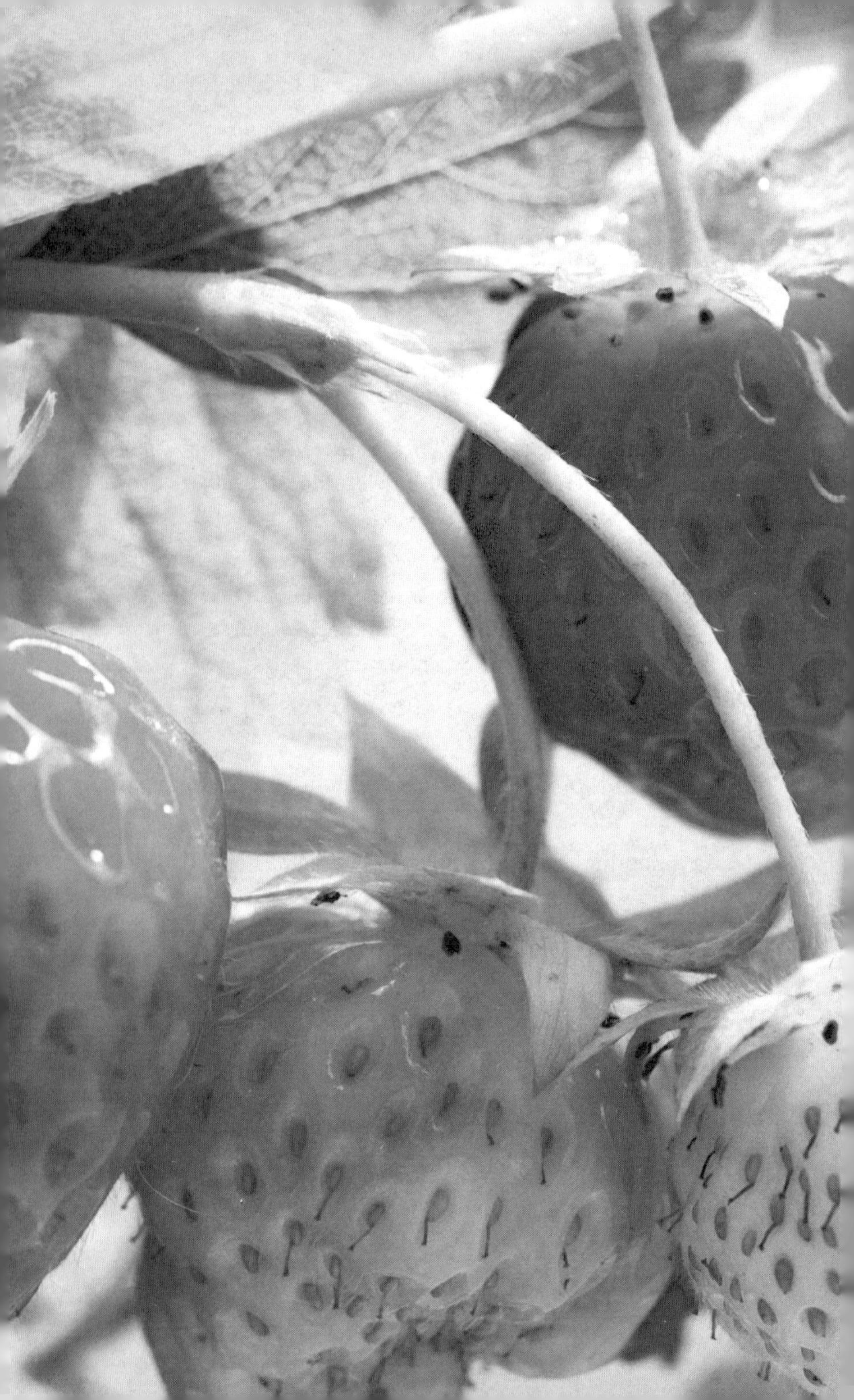

Ernährung in verschiedenen Lebensphasen

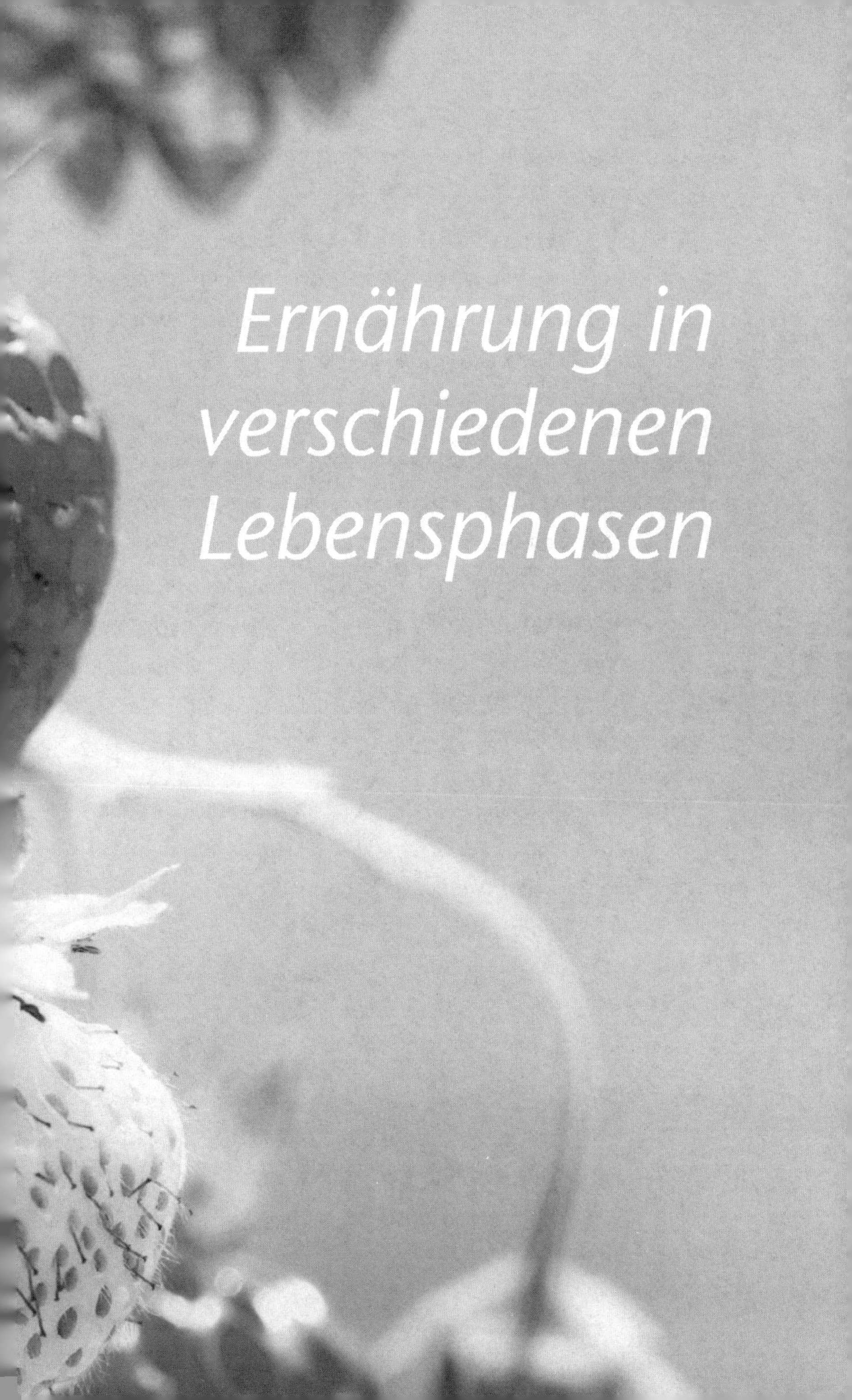

Eine ausgewogene Ernährung deckt in der Regel alle gesundheitlichen Bedürfnisse ab, doch diese verändern sich im Laufe des Lebens in Abhängigkeit von Alter und Lebensweise. Ich lege größten Wert darauf, Ihnen in jeder Phase zur Seite zu stehen, damit Sie das Beste aus Ihrer Gesundheit machen können, ganz gleich wie fit oder wie alt Sie gerade sind.

Bedenken Sie dabei, dass eine gesunde Ernährung zwar stets eine wichtige Grundlage bildet, jedoch an die aktuelle Lebensweise und die Erfordernisse des Alters angepasst werden muss. Jeder Mensch braucht eine vollständige Versorgung mit Nährstoffen, aber bisweilen brauchen manche Menschen mehr als andere. Ein Baby, das noch viel wächst, benötigt natürlich eine ganz andere Kost als ein Junge im Teenageralter, und eine Schwangere hat wiederum andere Bedürfnisse als eine ältere Dame oder ein älterer Herr.

Die einzigen Menschen, die bei ihrer Nahrungsauswahl wenig mitzureden haben, sind Babys und Kleinkinder. Deshalb sollten alle Eltern begreifen, welch hohe Verantwortung wir den Kleinen schulden. Alle anderen können zumindest ansatzweise für sich selber sorgen. Wenn Jugendliche dieses Buch zur Hand nehmen – herzlichen Glückwunsch! Je früher ihr auf eure Gesundheit achtet, desto besser. Es ist wichtig, selbstständig die Verantwortung für die eigene Gesundheit und das gesamte Leben zu übernehmen. Lasst euch nicht von der Welt oder der Gesellschaft gängeln! Greift nach der wahren Macht, die tief in uns allen ruht.

Damit komme ich zu meinem nächsten Thema, dem Alterungsprozess. Kaum haben wir die Pubertät hinter uns, beginnt bei manchen bereits der Kampf gegen das Alter. Plötzlich geht es um Cremes, Seren und Injektionen, die uns jung und glatt erhalten sollen. Viele Menschen reden sich ein, dass mit dem Älterwerden Vitalität und Gesundheit verloren gehen. Das ist nicht wahr! Fangen Sie an, Ihr Alter und Ihre Lebensweisheit zu schätzen. Ich kenne Frauen zwischen 50 und 60, die vor Vitalität und Freude an ihrer Sexualität überschäumen – ganz im Gegensatz zu allem üblichen Gerede über die Wechseljahre. Ich habe Freunde über 80, die sich topfit halten und Hummeln im Hintern haben. Ich denke auch an einen Mann über 90, der sich Jahr für Jahr enormen körperlichen Herausforderungen stellt, um aktiv zu bleiben. Sie brauchen nicht mit 60 in Rente zu gehen und den Rest Ihres Lebens im Sessel zu hocken. Viel zu viele Menschen bremsen sich selbst aus und werden davon im Alter krank. Wer sich nicht bewegt, wird am schnellsten alt, und die Horde der Bewegungsmuffel wird leider immer jünger.

Wenn Sie die Bedürfnisse Ihres Körpers in den verschiedenen Lebensphasen verstehen, können Sie ihn entsprechend versorgen und Problemen vorbeugen. Altern ist keine Geißel, sondern ein wahres Geschenk. Sie und Ihre Familie können in jedem Alter das Beste aus Ihrem Leben machen.
Wer mein Programm befolgt, wird auch belohnt.
Die folgenden Seiten erklären, wie das geht.

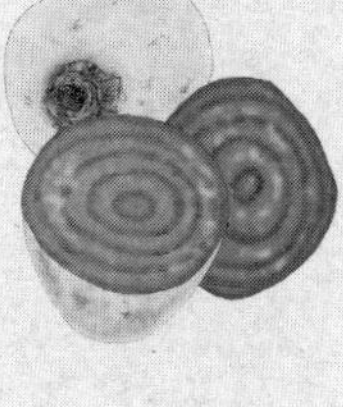

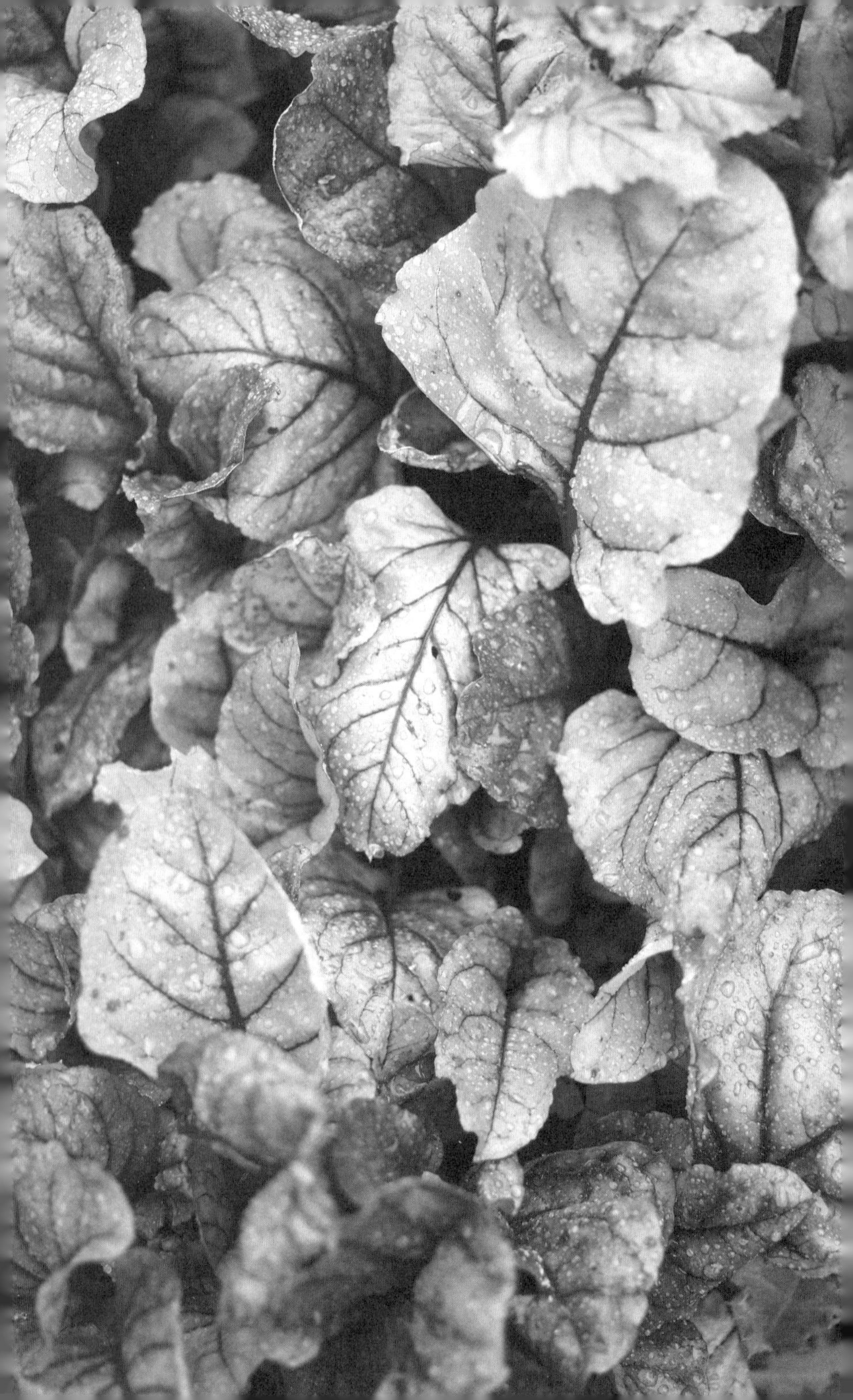

Babys

Schon vom allerersten Tag an spielt die Ernährung eine entscheidende Rolle im Leben. Aus persönlichen wie beruflichen Gründen plädiere ich dafür, nach Möglichkeit zu stillen, denn das ist gut für Mutter und Kind. Beim Baby profitieren Wachstum und Entwicklung, Immunsystem, Intelligenz und Organe. Stillen trägt zur Vorbeugung gegen Allergien bei und fördert mitunter sogar ein ausgeglicheneres Temperament. Für die Mutter kann Stillen entspannend, beruhigend und emotional erfüllend sein. Es stärkt die Bindung zum Kind und das Immunsystem, sorgt für einen ausgeglicheneren Hormonhaushalt und verringert damit das Risiko für »Heultage«, eine Wochenbettdepression oder ähnliche Probleme.

Ich denke sehr gern an die Stillerfahrungen mit meinem ersten Kind zurück. Die Kinderärztin erklärte mir, sie hätte noch nie eine Mutter mit so viel Milch erlebt. Interessanterweise ähneln sich hierin auch die Berichte meiner Klientinnen: dicke Milch und reichlich Milch. Ich weiß, dass gesunde Ernährung der Schlüssel zu dieser Erfahrung ist.

Dennoch möchte ich betonen, dass die Frage der Ernährung immer eine Entscheidung der Mutter bleibt. Machen Sie sich keine Vorwürfe, wenn Sie am Ende doch nicht stillen. Manchmal hat eine Frau keine Wahl – der einen fällt das Stillen leicht, die andere hat Probleme damit. Ich möchte, dass Sie mit Ihrer Entscheidung glücklich sind, ganz gleich, wie sie ausfällt. Unser körperliches und seelisches Wohlbefinden steht und fällt damit, ob wir annehmen, was wir tun und wer wir sind.

Warum Muttermilch so gut ist

Jedes Säugetier erzeugt Milch, doch die Menge und die Art der Proteine, Fette, Mineralien, Vitamine und Spurenelemente unterscheidet sich und ist in ihrer biochemischen Zusammensetzung für jede Tierart einzigartig. Brustmilch ist für Menschenbabys gedacht und deshalb weitaus verdaulicher als industriell gefertigte Säuglingsnahrung oder Kuhmilch. Die menschliche Milch enthält mindestens 100 verschiedene Bestandteile, die in Säuglingsnahrung nicht enthalten sind.

Milch ist für die Entwicklung der Organe und Knochen, des Zellgewebes und des gesamten Körpers des Babys von größter Bedeutung. Eine Studie, die im *American Journal of Public Health* erschienen ist, gibt an, dass Kinder, die in den ersten sechs Monaten ausschließlich gestillt wurden, 30 Prozent seltener krank wurden. Bei den Stillkindern der Studie waren weniger Durchfall, Erkältungen, Ohrenentzündungen, Erbrechen und Fieber zu verzeichnen.

Muttermilch ist besonders reich an Nährstoffen für die Entwicklung des Gehirns, aber auch an gesunden Bakterien für das kindliche Verdauungssystem sowie Eisen und Zink, zwei wichtigen Nährstoffen für das Wachstum. Die Milch der ersten paar Tage ist optimal auf die Bedürfnisse des Babys zu diesem Zeitpunkt angepasst. In diesen ersten Lebenstagen profitiert das Baby besonders vom Kolostrum, der Vormilch, die alle mütterlichen Antikörper enthält. Da das kindliche Immunsystem bei der Geburt noch nicht ausgereift ist, bekämpfen diese Antikörper frühe Infektionen und Krankheiten. Zudem ist das Kolostrum sehr reich an Proteinen und gesunden Fetten für die Entwicklung von Gehirn und Nervensystem. Außerdem ist diese Vormilch so leicht verdaulich und voller Enzyme, dass damit der Grundstein für das Verdauungssystem des Kindes gelegt wird. Mit zunehmender Reife des Verdauungssystems verändert sich der Nährstoffgehalt der Milch.

Mittlerweile geht man davon aus, dass Stillkinder ein geringeres Risiko für Allergien wie Heuschnupfen, Asthma und andere Atemwegserkrankungen tragen und später seltener unter Übergewicht, Herzerkrankungen und anderen Gesundheitsproblemen leiden.

Vorteile für die Mutter

Stillen fördert nicht nur in den ersten Tagen nach der Geburt die Bindung, sondern ist auch für die Mutter gesundheitlich von Vorteil. Es setzt die nötigen Hormone für die Nachwehen frei, mit deren Hilfe die Gebärmutter sich auf die Größe vor der Schwangerschaft zusammenzieht, und verbrennt gewaltige Kalorienmengen. So erreicht die Mutter schneller wieder ihr altes Gewicht.

Stillen kann die beste Behandlung für eine Wochenbettdepression sein, weil der Vorgang des Stillens die Hormone so reguliert, dass sie sich langsam wieder auf das Niveau vor der Schwangerschaft und der Geburt einpendeln. Wenn eine Frau zu früh abstillt, hat der Körper keine Gelegenheit, sich allmählich an diese Veränderungen der Hormonaktivität anzupassen, und es kommt vermehrt zu Stimmungsschwankungen und Depressionen. Bei meinen stillenden Klientinnen fiel mir auf, dass diese Mütter meist ruhiger und ausgeglichener wirkten.

Und die Nachteile?

Damit das Stillen klappt, muss man bereit sein, sich der Nachfrage anzupassen. Nur an der Häufigkeit des Saugens erkennt der Körper, wie viel Milch er erzeugen muss. Je mehr das Baby saugt, desto mehr Milch wird produziert. Wenn Sie die Dauer oder die Häufigkeit des Anlegens begrenzen, wird die Milch dem Baby häufig nicht ausreichen. Bis die Brustwarzen und ihre Umgebung etwas abgehärtet sind, können auch Schmerzen auftreten. Werfen Sie dennoch nicht gleich das Handtuch, falls es anfangs unangenehm ist. Die Empfindlichkeit der Brustwarzen geht zurück, und dann wird es jeden Tag einfacher.

Stillen bei Bedarf kann den Körper und Ihre Energie stark fordern. Deshalb sollten Sie sich eine Weile von Ihrem Selbstbild als Powerfrau verabschieden. Konzentrieren Sie sich ganz auf sich und die Verbindung zu Ihrem Baby.

Nachfolgend ein paar Worte zu verbreiteten Problemen stillender Mütter und den entsprechenden Vorbeugungs- und Lösungsstrategien. Stillprobleme sind insgesamt selten, doch mit diesen Informationen bleiben Sie vielleicht ganz davon verschont.

Milchflussreflex

Mitunter ist der Säugling perfekt angelegt, doch wenn die Mutter sich vor dem Stillen scheut, unter Stress steht oder kein Interesse dafür aufbringt, bleibt der Milchflussreflex unter Umständen aus. Dieser Reflex wird ausgelöst, wenn das Gehirn Oxytocin freisetzt. Die Brust prickelt und spannt sich, die Brustwarzen stellen sich auf, und die Milch tritt so leichter aus.

Ohne diesen Reflex erhält das Kind nur die bläuliche Vormilch oder gar nichts, jedenfalls nicht die fettere, sämigere und nährstoffreichere Nachmilch, die den Hunger stillt. Dieses Phänomen ist daran zu erkennen, dass der Säugling unruhig ist und viel schreit.

Damit die Milch gut fließt, empfehle ich stets Entspannungstechniken, Atemübungen und Visualisierungen.

Zu wenig Milch

Als ich ein Baby war, erklärte der Hausarzt meiner Mutter, dass sie mich nicht stillen könnte, weil sie zu wenig Milch hätte. Meiner Erfahrung nach haben die meisten frischgebackenen Mütter, die so etwas zu hören bekommen, in Wahrheit Probleme mit dem Blut. Viele Frauen geben das Stillen auf, weil sie glauben, dass ihre Milch nicht ausreicht. Wenn Sie jedoch meine allgemeinen Ernährungshinweise befolgen und sich reichlich frische, natürliche Lebensmittel gönnen, sollten Sie genügend Milch für Ihr Kind erzeugen.

Kräuter, die die Milchproduktion anregen

Nehmen Sie bitte nur eines dieser Kräuter auf einmal. Wenn Sie nicht weiter stillen möchten, sollte die Rotation aufhören. Je nach Geschmack kann man frische Blätter für einen Teeaufguss, aber auch Kapseln, Tabletten oder Tinkturen verwenden.

Agnus castus (Mönchspfeffer; Keuschlamm)

Meine Empfehlung für alle Wöchnerinnen. Agnus castus stimuliert die Produktion des Hormons Prolaktin, das zur gesunden Milcherzeugung beiträgt. Am besten beginnt man mit der Einnahme bereits eine Woche vor dem errechneten Geburtstermin und setzt sie danach noch zwei Wochen fort. Falls Sie das Gefühl haben, dass die Milchmenge zurückgeht, können Sie auch drei Wochen fortfahren.

Außerdem empfehle ich

- Benediktenkraut
- Bockshornklee
- Brennnessel
- Chicorée
- Eibischwurzel
- Fenchel
- Himbeerblätter
- Katzenminze
- Löwenzahn
- Rotklee
- Süßholz

Dünne Milch

Häufig lassen Milchmenge und Milchqualität etwa zwei Monate nach der Geburt etwas nach. Manche Frauen stellen fest, dass ihre Milch dünn oder wässrig wirkt. Möglicherweise liegt das am Schlafentzug – schlafen Sie, soviel Sie können. Außerdem sollte das Baby immer wieder angelegt werden, da das Saugen den Milchfluss anregt. Wenn Sie über die Nahrung Milz, Leber und Durchblutung unterstützen, wird die Milch wieder dicker. Nehmen Sie rotierend die oben genannten Kräuter ein und ergänzen Sie Ihre tägliche Ernährung um einen der nachfolgenden Superstars:

- Alfalfa
- Gerstengras
- Spirulina-Algen
- Weizengras
- wilde, blaugrüne Algen

Zu viel Milch

Bei zu viel Milch schwillt die Brust unangenehm an. Sie können eine Milchpumpe kaufen oder leihen, um einen Teil der überschüssigen Milch abzupumpen und für später einzufrieren. Achten Sie jedoch darauf, nicht zu viel auszudrücken, sonst bekommt der Körper dieselbe Botschaft, als ob Sie Ihr Baby anlegen, und erzeugt noch mehr Milch. In der Regel haben Frauen nur beim Milcheinschuss für wenige Tage zu viel Milch. Sobald das Baby einen klareren Rhythmus hat, regulieren sich Angebot und Nachfrage. Manchmal helfen Eisbeutel auf der Brust gegen die Schmerzen. Wenn die Brust sich hart, klumpig und unangenehm anfühlt, kann man die Knötchen unter der warmen Dusche sanft in Richtung Brustwarzen ausmassieren und die blockierte Milch dabei mit der Hand ausdrücken. Normalerweise lindert dies den Druck. Gleichzeitig bleibt so viel Milch zurück, dass der Körper die Produktion auf natürlichem Wege regulieren kann.

Hilfreich bei zu viel Milch und gegen geschwollene Brüste

- Dreimal täglich eine Tasse Salbeitee trinken, bis weniger Milch kommt. Salbei ist auch als Tinktur erhältlich.
- Petersilie enthält spezielle Wirkstoffe, die den Milchfluss eindämmen.
- Reichlich Linsen, getrocknete Feigen, Basilikum, Minze, Papaya und Papayasaft verzehren.
- Es klingt verrückt, doch es hilft, Kohlblätter frisch aus dem Kühlschrank in den BH zu legen. Dank der entzündungshemmenden Wirkstoffe im Kohl geht die Schwellung besser zurück. Das weiß ich aus persönlicher Erfahrung!

Milchstau

Zu viel Milch, aber auch Druck auf einen Milchgang durch einen zu engen BH kann die Milchgänge verlegen. Manchmal ist ein erbsengroßes Knötchen zu tasten. Jetzt kommt es darauf an, rasch zu reagieren, damit keine Infektion entsteht. Das Kind sollte häufig und in unterschiedlichen Positionen saugen, damit jeder Bereich der Brustwarze stimuliert wird. Zusätzlich werden warme Umschläge gemacht und die Brüste nach jedem Füttern nach unten in Richtung Brustwarze ausmassiert. Bei meinen Klientinnen half zudem folgende Mixtur:

Zwei Tropfen Phytolacca, sechs Tropfen Nachtkerzenöl und zehn Tropfen Salbeitinktur in etwas Wasser geben. Alle zwei Stunden trinken, bis Linderung eintritt.

Brustentzündung

Wenn die Brüste über längere Zeit angeschwollen und gestaut bleiben, kann sich das Gewebe mitunter infizieren, und es kommt zu einer Brustentzündung (Mastitis). Der gestaute Bereich ist gerötet und wird immer empfindlicher. Auch die Körpertemperatur steigt an, und die Frau fühlt sich krank. Eine Brustentzündung muss unverzüglich behandelt werden, weil die Symptome sich rasch verschlimmern und zu hohem Fieber führen können. Gehen Sie zu Ihrem Arzt oder Ihrer Ärztin, denn Sie brauchen eventuell Antibiotika. Das Kind sollte regelmäßig auf der erkrankten Seite trinken. Während des Fütterns wird der verhärtete Bereich in Richtung Brustwarze ausgestrichen, damit die Blockierung sich besser löst. Drücken Sie die Milch unter der Dusche oder in der Badewanne von Hand aus. Außerdem sollten Sie 1000 mg Vitamin C einnehmen und alle drei Stunden sechs bis acht Knoblauchdragees, vielleicht auch alle drei Stunden zwei Tabletten Echinacea. Bis zur Besserung können zusätzlich zweimal täglich zehn bis fünfzehn Tropfen Propolistinktur in warmem Wasser getrunken werden.

Ein Umschlag kann ebenfalls hilfreich sein: Hierzu rührt man einen Brei aus Ringelblumen-, Phytolacca- und Slippery-Elm-Pulver mit Wasser an und streicht diesen auf die betroffene Brust. Der Umschlag soll einige Stunden einwirken und trägt zur Reduzierung der Entzündung bei. Die Brust vor dem Stillen immer sorgfältig waschen.

Wunde und rissige Brustwarzen

Wenn die Brustwarzen wund oder rissig werden, liegt das meist daran, dass das Baby die Warze nicht richtig erfasst. Wenn das Kind falsch angelegt ist, bilden sich leicht blutende Risse auf der Brustwarze.

Sprechen Sie mit Ihrer Hebamme oder einer Stillberaterin der La-Lêche-Liga. (www.lalecheliga.de, www.lalecheliga.at, www.stillberatung.ch). Die Liga berät stillende Mütter.

Man kann auch Ringelblumen- oder Johanniskrauttinktur in etwas kochendes Wasser geben und dann auf Zimmertemperatur abkühlen lassen. Nach jedem Füttern damit die Brust oder die Brustwarze abtupfen, damit das empfindliche Brustgewebe heilt und abgehärtet wird. Auch Calendula-Creme kann hilfreich sein. Ein vor dem Stillen aufgelegter Eiswürfel kann die Schmerzempfindlichkeit der Brustwarze herabsetzen.

Bei anhaltend wunden und rissigen Brustwarzen kann eine erhöhte Besiedelung mit Candidapilzen vorliegen. Tauchen Sie die Brustwarzen in reinen Jogurt (mehr Informationen zu Maßnahmen bei Candida-Befall siehe Seite 306).

Das Baby verträgt die Milch nicht

Es kommt vor, dass Babys die Muttermilch nicht bekommt. Sie schreien, verziehen das Gesicht, würgen geronnene Milch hoch oder haben häufigen, grünen Stuhl. Meiner Erfahrung nach ist dies normalerweise ein Hinweis auf ein Leberproblem der Mutter (siehe Seite 31, Entgiftung) oder Verdauungsstörungen (siehe Seite 631). Hilfreich könnte auch ein Tee aus Virginischem Schneeflockenstrauch (Chionanthus virginicus), Baldrian und Weißdorn sein, den man sich in der Apotheke oder im Fachhandel zusammenstellen lassen kann.

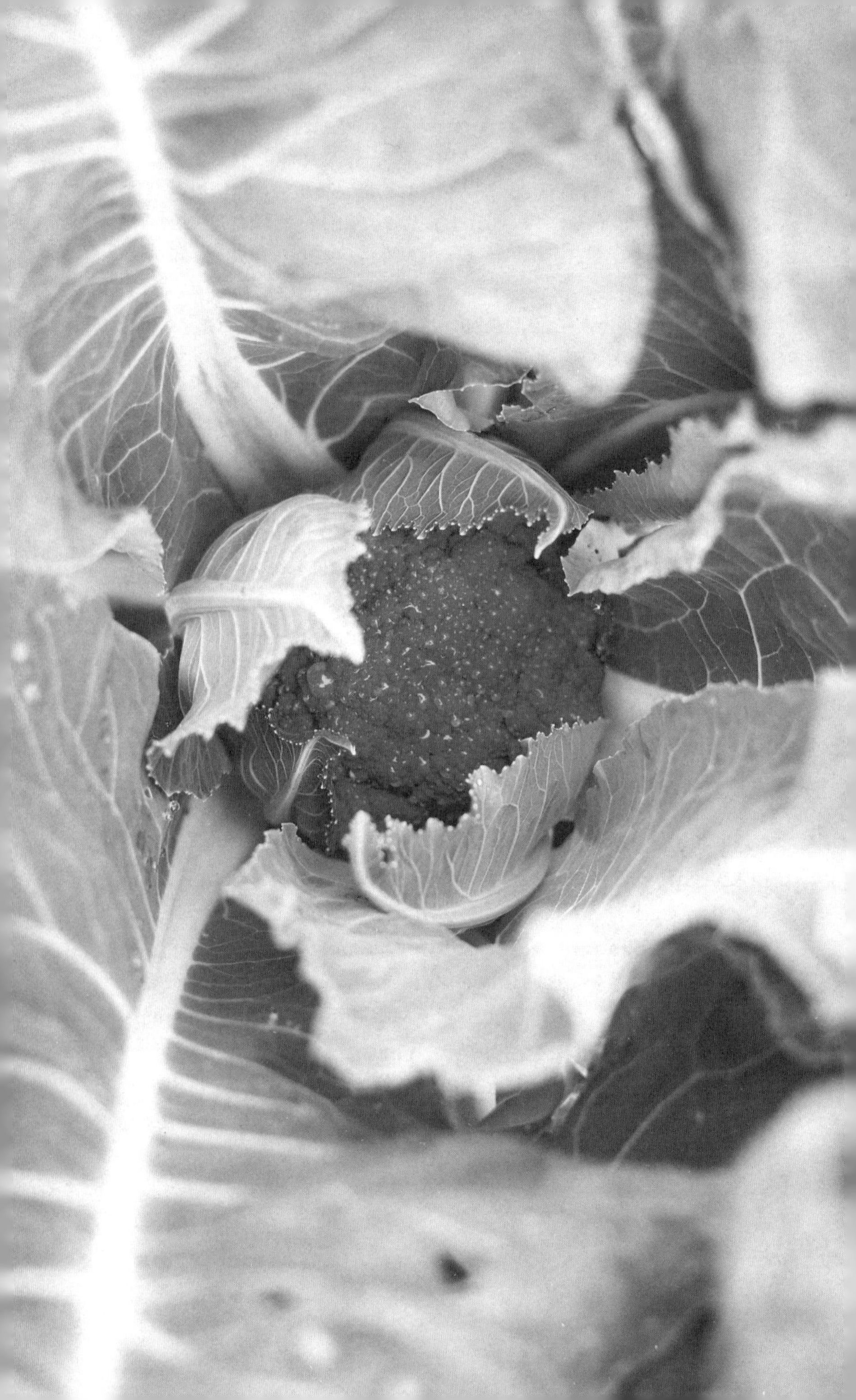

Wie lange sollte die Mutter stillen?

In der Regel empfehle ich, das Kind in den ersten sechs Lebensmonaten ausschließlich von Muttermilch zu ernähren. Nach dem ersten halben Jahr können Sie langsam andere Geschmäcker einführen oder frischen Saft mit ein paar Fasern. Sobald das Kind zusätzlich feste Nahrung oder Saft erhält, braucht es weniger Muttermilch. Vielleicht verkürzt sich die Stilldauer pro Mahlzeit, oder es werden weniger Brustmahlzeiten. Überlassen Sie dem Kind die Führung. Jedes Kind hat andere Bedürfnisse und Wünsche zur Dauer des Stillens. Manche Kinder entwöhnen sich selbstständig um den ersten Geburtstag herum, andere trinken noch mit zwei oder drei Jahren an der Brust. Letztlich sollte eine Frau sich danach richten, was sich für sie selbst und ihr Baby richtig anfühlt.

Abstillen

Beim Abstillen, meist im ersten Lebensjahr, bietet man dem Baby allmählich feste Nahrung an. Jedes Kind und jede Frau ist ein Individuum – deshalb möchte ich zuallererst betonen, dass man sich nie unter Druck setzen sollte. Wenn der richtige Zeitpunkt gekommen ist, geht alles wie von selbst.

Die meisten Mütter beginnen mit dem Abstillen bereits, wenn das Baby zwischen vier und sechs Monaten alt ist. Vorher rate ich davon ab, weil das kindliche Verdauungs- und Immunsystem wahrscheinlich noch nicht auf feste Nahrung vorbereitet ist und unerwünschte Reaktionen auftreten können.

Ein Grund für das Entwöhnen ist der mit zunehmender Größe des Babys wachsende Nährstoff- und Kalorienbedarf. Mit etwa einem halben Jahr brauchen viele Kinder mehr als Milch –

was allerdings auch davon abhängt, wie gehaltvoll die individuelle Milch der Mutter ist. Meine erste Tochter hat feste Nahrung bis zum Alter von zehn Monaten abgelehnt, während die Jüngere bereits mit sieben Monaten so weit war. Irgendwann im Verlauf des ersten Lebensjahres wird das Kind nicht mehr in der Lage sein, ausreichend Milch aufzunehmen, um all seine Bedürfnisse zu erfüllen. Zudem enthält die Muttermilch wenig Eisen, so dass es bei langem Stillen zu Eisenmangel und Anämie kommen kann. In diesem Zeitraum zeigt das Kind normalerweise Interesse an Nahrung und möchte auch häufiger gefüttert werden.

Zufüttern – was kommt wann?

Man sollte dem Baby nicht mehrere Lebensmittel auf einmal, sondern immer nur eines anbieten und dann drei bis vier Tage die Reaktionen beobachten: Wie sieht die Windel aus? Reagiert die Haut? Wie fühlt sich das Kind? In diesem Zeitraum bietet sich ein Ernährungstagebuch an, in dem alle Symptome verzeichnet werden.

Trotz des mannigfachen Angebots an Babynahrung ist selbst zubereitete Nahrung immer die beste. Und es ist wirklich ganz einfach, denn man braucht das Essen nur zu zerdrücken oder zu pürieren. Anfangs gibt es einen Teelöffel püriertes Obst oder Gemüse, das am leichtesten zu verdauen ist. Beim Gemüse bieten sich Süßkartoffeln, Möhren, Steckrüben und Kürbis an. Geeignete Obstsorten sind Birnen, Aprikosen und Bananen. Verwenden Sie nach Möglichkeit Produkte aus biologischem Anbau, damit das Kind wenig Pestizide zu sich nimmt, aber maximal mit Nährstoffen versorgt wird. Zitrusfrüchte, Beeren oder Tomaten sollten erst später angeboten werden. Zu Beginn des Zufütterns kann man gut gekochtes, weiches Getreide wie Reis oder Hirse geben. Auf Getreide mit dem Klebereiweiß Gluten (Weizen, Roggen, Hafer, Gerste) kann das Kind gut noch verzichten, denn diese Sorten sind oft schwerer zu verdauen.

Ab einem Alter von sieben bis neun Monaten hat das Baby seinen Brei meist gründlich satt und freut sich auf festere Kost. Natürlich kann parallel dazu der Speisezettel erweitert werden. Obst und Gemüse braucht nicht mehr püriert, sondern nur noch mit der Gabel mehr oder weniger fein zerdrückt zu werden. Außerdem können Kinder in diesem Alter kleine Stückchen weicher Nahrung wie Banane oder gekochtes Gemüse erhalten, damit sie kauen lernen. Sie werden feststellen, dass das Baby immer weniger Milch trinkt, je mehr andere Nahrungsquellen es sich erschließt. Deshalb gewöhnt man es zu diesem Zeitpunkt auch an eine gesunde Flüssigkeitszufuhr und achtet darauf, dass es ausreichend Wasser bekommt. Als Alternative bietet sich Gemüsesaft an. Ich habe für meine Töchter Sellerie, Möhren und Gurken entsaftet, mit etwas Apfelsaft gesüßt und mit Wasser verdünnt.

Bei Interesse kann man allmählich Proteine in Form von gekochten Hülsenfrüchten, Fisch und Geflügel anbieten, um das bisherige Milcheiweiß zu ersetzen. Alle Proteinquellen müssen gekocht und püriert werden.

Natürlich gibt es auch Lebensmittel und Zutaten, die für ein Baby völlig ungeeignet sind. Grundsätzlich ist darauf zu achten, dass Babynahrung kein Salz zugesetzt wird – die Nieren sind einfach noch nicht weit genug ausgereift, um es zu verarbeiten. Auch Zucker, Erdnüsse und anregende Substanzen wie Koffein sind tabu. Und falls jemand in der Familie an einer Nahrungsmittelallergie oder -unverträglichkeit leidet, sollte das Kind das fragliche Lebensmittel frühestens mit zwei Jahren bekommen.

Mit zwölf Monaten sollte ein Kleinkind in der Lage sein, drei normale Mahlzeiten am Tag zu essen. Zwischendurch gibt es je einmal Milch, dazu kleine Häppchen wie Avocadoscheiben, gekochte Möhren oder gekochte, grüne Bohnen.

Kinder

Wieso ist gesunde Ernährung so wichtig für Kinder?

Ich kann es nur so ausdrücken: Schlecht ernährte Kinder leiden. Für eine gute, gesunde Ernährung unserer Kinder zu sorgen, gehört zu den wichtigsten Dingen, die wir für sie tun können, und ist ein Zeichen unserer Liebe.

Untersuchungen zufolge nimmt eine große Anzahl Kinder heutzutage erschreckend wenig lebenswichtige Vitamine, zum Beispiel die Vitamine A, C und D, sowie Mineralstoffe wie Zink, Eisen, Kalzium und Magnesium zu sich. Sie alle sind unverzichtbar für ein gesundes Wachstum und eine gute Entwicklung. Schlechte Nährstoffversorgung, besonders gepaart mit Bewegungsarmut, gefährdet langfristig die Gesundheit Ihrer Kinder, denn beides erhöht das Risiko für Osteoporose, Herzerkrankungen und Übergewicht. Kurzfristig beeinträchtigen ungesunde Essgewohnheiten Konzentration, Energie, Immunsystem und Cholesterinspiegel. Hinzu kommt etwas, das mir große Sorgen bereitet: der schockierende Anstieg an Typ-2-Diabetes bei Kindern. Er geht auf zuckerlastige Fast-Food-Ernährung und Bewegungsmangel zurück und wäre damit absolut vermeidbar. Tut mir leid, liebe Eltern, aber dafür seid ihr verantwortlich.

Angesichts der Fülle an Beweisen für die negativen Auswirkungen falscher Ernährung auf Wachstum, Entwicklung, Intelligenz und Wohlbefinden von Kindern ist es nie zu früh, gesünder zu leben. Je früher Kinder damit anfangen, desto leichter wird es. Man hat festgestellt, dass Kinder, die gesunde, nährstoffreiche Lebensmittel wie Obst, Gemüse und Vollkorn erhalten, nicht nur aufhören, zu viel zu essen, und satter sind, sondern dass auch ihr Körpergewicht zurückgeht und sie bessere Schulleistungen erbringen. Also entsorgen Sie noch heute die letzte Chipspackung und denken Sie beim Einkauf um. Ihre Kinder werden es Ihnen danken.

So gewöhnt man Kinder an gesunde Ernährung

Mir macht es viel Spaß, wenn Kinder spielerisch in der Küche helfen. Sie sind mit Feuereifer bei der Sache. Wenn man Kinder so früh wie möglich bei der Zubereitung einbezieht, interessieren sie sich eher dafür, was sie essen. Der Gedanke, dass Kinder nicht mögen, was »gut für sie« ist, ist ausgesprochen altmodisch. So dumm sind sie nicht! Gestatten Sie ihnen lieber Experimente. Gesunde Gewohnheiten setzen früh ein und halten – wirklich! – ein Leben lang.

Allerdings wird auch für schlechte Gewohnheiten schon früh der Grundstein gelegt. Wenn es nach den Kindern ginge, würden viele am liebsten ständig das Gleiche essen (was sie sich normalerweise von den Eltern abgucken). Damit die Kleinen jedoch von Anfang an und auf Dauer alle Nährstoffe bekommen, die sie für optimales Wachstum und stabile Gesundheit benötigen, brauchen sie Abwechslung – genau wie wir Großen.

▸ **Vollkornprodukte** wie Vollkornreis, Haferflocken, Roggenbrot und Quinoa (ein Leibgericht meiner Kinder) sollten regelmäßig auf den Tisch kommen. Sie enthalten viele komplexe Kohlenhydrate, also die bevorzugte Energiequelle des Körpers. Versorgen Sie Ihr Kind mit der nötigen Energie zum Spielen, zum Aufpassen in der Schule und für all die anderen Aktivitäten. Vollkorngetreide beliefert Kinder zudem mit Nährstoffen wie dem wichtigen Vitamin-B-Komplex, der dem Körper ermöglicht, aus Eiweiß Muskeln aufzubauen. In Vollkorn stecken Ballaststoffe, die zum Schutz vor Herzerkrankungen und Diabetes beitragen können, den Kleinen zudem helfen, schlank zu bleiben, und für eine regelmäßige Verdauung sorgen. Ich finde es erschütternd, wie viele Kinder unter Verstopfung leiden, weil sie nicht genügend Ballaststoffe zu sich nehmen. Greifen Sie grundsätzlich lieber zu Vollkornprodukten als zu Weißmehlerzeugnissen wie Weißbrot oder poliertem Reis. Solche stark verarbeiteten Lebensmittel sollte man meiden, weil sie einen Großteil ihrer natürlichen Nährstoffe verloren haben.

▶ **Gemüse** versorgt nicht nur Kinder mit vielen lebenswichtigen Vitaminen, Mineralstoffen und Ballaststoffen, die der Gesundheit guttun. Bringen Sie Abwechslung auf den Tisch. Grünes Blattgemüse wie Spinat sowie Brokkoli sind gute Kalziumquellen, die zum Aufbau kräftiger Knochen und Zähne beitragen. Das ist besonders bei Wachstumsschüben wichtig. Verführen Sie die Geschmacksnerven Ihrer Kinder schon frühzeitig mit ungewöhnlichen, aber inzwischen weit verbreiteten Sorten wie Bok Choi, Fenchel oder Butternut-Kürbis. Auch Obst ist eine ausgezeichnete Quelle für Vitamine und Mineralstoffe und gleichzeitig eine naturbelassene, gesunde Süßigkeit. Meine Töchter essen übrigens lieber rohes Gemüse als gekochtes.

▶ **Helles Fleisch, Fisch, Bohnen und Nüsse** versorgen die Kleinen mit den nötigen Proteinen für die Erhaltung und Reparatur von Körpergewebe sowie für den Muskelaufbau. Eiweiß aus magerem Fleisch wie Huhn, Pute und Fisch, aber auch aus Eiern und Bohnen liefert essenzielle Aminosäuren und damit die »Bausteine« unseres Körpers. Beim Wachstum trägt Vitamin A zur Gesundheit von Augen, Haut und Haaren bei. Die B-Vitamine unterstützen den Stoffwechsel. Vitamin D hilft bei der

Aufnahme von Kalzium und dessen Einlagerung in gesunde Knochen und Zähne, spielt aber auch eine Rolle für die Muskel- und Nervenfunktion. Auch Eisen wird für starke Knochen, Zähne und Muskeln benötigt. Das gilt bei Kindern besonders in Wachstumsphasen, bei Stress, Verletzungen und Erkrankungen.

▶ **Fette und Öle** enthalten wichtige Nährstoffe für die Gehirnfunktion, eine gesunde Haut und für die kindliche Entwicklung. Transfette, die in Pommes frites, Kartoffelchips, Kuchen und anderen industriell gefertigten Lebensmitteln vorkommen können, werden mit Herzerkrankungen und Übergewicht in Verbindung gebracht. Deshalb sollte man solche Lebensmittel nur selten verzehren. Besonders viele essenzielle Fettsäuren (vor allem Omega-6 und Omega-3) finden sich in Nüssen (Nussmuse sind ideal für Kinder), aber auch in Oliven, fettem Fisch, Sojaprodukten und Avocados. Omega-3-Fettsäuren, die sowohl in fettem Fisch als auch in Hanf- und Leinsamen vorkommen, sind von großer Bedeutung für die Entwicklung des Gehirns.

▶ **Wasser** ist das wichtigste Getränk und sollte Kindern bei Durst immer angeboten werden. Die Kleinen brauchen Wasser genau wie Erwachsene für eine gesunde Haut sowie für die Zellfunktion.

▶ **Saft** ist für Kinder viel besser als zucker- oder kohlensäurehaltige Getränke. Limonaden werden nicht nur mit Übergewicht, sondern auch mit vielen anderen Gesundheitsproblemen sowie Konzentrationsstörungen in der Schule in Verbindung gebracht. Kinder haben Spaß daran, Säfte und Smoothies herzustellen, also sollen sie es ruhig selbst versuchen. Aus dem Kinderspiel wird eine wunderbare Grundlage für die lebenslange Neigung zu gesundem Essen.

- **Sprossen:** Kinder essen gern Dinge, die sie selbst angebaut haben. Besorgen Sie also ein Keimgerät und ermuntern Sie die Kleinen, sich ihre Sprossen selbst zu ziehen. Gekeimte oder über Nacht eingeweichte Kichererbsen sind eine süße Zwischenmahlzeit, auf der Kinder gern herumkauen. Meine Töchter lieben diese gesunden Kaukugeln.

Kinder brauchen immer wieder etwas zu essen, damit ihr Blutzucker stabil bleibt und sie keinen Heißhunger auf ungesunde Dinge entwickeln. Wutausbrüche sind häufig eine direkte Folge von Blutzuckerschwankungen. Ungesunde Fertigkost löst beim Blutzucker eine wilde Achterbahnfahrt aus, so dass Kinder binnen kurzem die Wände hochgehen. Geeignete Zwischenmahlzeiten sind Samen oder Kerne, zuckerfreies Müsli, Obst, rohes Gemüse, Hummusbrot oder ungesüßter Naturjogurt (Jogurt ist nur gesund, wenn er ohne künstliche Süßungsmittel und Farbstoffe daherkommt). Meine Kinder naschen auch gern Esskastanien, die in den Wintermonaten im Supermarkt oder im Bioladen angeboten werden. Statt Chips und Süßigkeiten können Sie Algen und Nüsse anbieten. Sie werden sich wundern, wie wild Ihre Kleinen darauf sind. Wenn man Mandeln über Nacht einweicht, sind sie morgens gut zu kauen und leicht zu verdauen.

Was man Kindern lieber nicht anbieten sollte

Zuckerhaltige Speisen wie Kekse, Süßigkeiten, gezuckertes Müsli und Ähnliches sollte man Kindern nur in begrenzter Menge anbieten. Der zusätzliche Zucker, den der Körper nicht sofort benötigt, wird in Form von Fett gespeichert und kann zu Gewichtszunahme und anderen Gesundheitsproblemen führen. So macht man Kinder von klein auf zuckersüchtig, eine Sucht, die bis ins Erwachsenenalter anhält. Vor diesem Teufelskreis sollten Eltern auf der Hut sein.

Sie können Ihren Kindern helfen, Naschen nicht automatisch mit Süßem zu verbinden. Obst ist süß und gesund zugleich. Yams, Süßkartoffeln und Kürbis sind süß und zugleich perfekte Zwischenmahlzeiten. Vollkornreis hat einen angenehm nussigen, süßlichen Geschmack. Als gutes Vorbild sollten Sie immer zur gesünderen Alternative greifen. Natürlich können Sie trotzdem hin und wieder beliebte Süßspeisen auf den Tisch bringen, nur nicht jeden Tag. Lernen Sie, wie man vielfältig und gesund kocht und bäckt. Mein supergesunder Carobkuchen schmeckt wirklich fantastisch. Oder probieren Sie mein Rezept für einen Smoothie aus rohen Kakaobohnen (siehe Seite 83).

Durststrecken durchstehen

Mäkelige Kinder sind für Eltern ein Albtraum. Mir ist klar, wie hektisch es im Leben mitunter zugeht und wie frustriert man ist, wenn ein liebevoll gekochtes Mahl rundweg abgelehnt wird. Aber bitte, bitte: Bleiben Sie geduldig und standhaft. Manche Kinder wenden sich von Neuem grundsätzlich ab – das ist ganz normal. Wenn man ihnen die unbekannten Speisen immer wieder voller Zuversicht vorsetzt, lassen sie sich irgendwann darauf ein – vertrauen Sie mir! Wie üblich sollten Sie mit gutem Beispiel vorangehen und auch selbst die gesunden Dinge probieren, die Ihr Kind essen soll. Schließlich können Sie kaum erwarten, dass das Kind fröhlich Sonnenblumenkerne mümmelt, wenn Sie gleichzeitig einen Muffin verputzen.

Erfahrungsgemäß greifen Kinder, die bei der Zubereitung des Essens helfen, besser zu. Die meisten Kinder sind Neuem gegenüber aufgeschlossen und lassen sich in der Küche gern miteinbeziehen. Das kann man nutzen! Sie können sich dabei wunderbar mit Ihrem Kind unterhalten und ihm nebenher gesundes Essen erklären. Ermuntern Sie die Kleinen auch, den Tisch zu decken und mit Messer und Gabel zu essen. Nehmen Sie sie zum Gemüsestand oder auf den Markt mit. Als besonderes Bonbon dürfen sie sich vielleicht ein ungewöhnliches Stück Obst oder das verrückteste Gemüse aussuchen, das sie finden können. Später können Sie es zu Hause gemeinsam probieren.

Wenn Sie versuchen, die Ernährung Ihres Kindes zu verbessern, denken Sie daran, dass Kinder von Natur aus den ganzen Tag über essen. Viele kleine, über den Tag verteilte Mahlzeiten und Zwischenmahlzeiten sind ihnen lieber als »richtiges« Essen. Kinder haben kleine Bäuche. Sie stellen sich nicht nur an, wenn sie sagen, dass sie nicht aufessen möchten. Machen Sie aus dem Essen kein Drama. Stattdessen sollten Kinder lernen, auf ihren Appetit zu achten und entsprechen zuzugreifen. Aufgabe der Eltern ist es, nährstoffreiches Essen anzubieten und den Kindern beizubringen, sich zum Essen hinzusetzen und langsam zu kauen. Niemand sollte nebenbei im Gehen essen (auch wenn viele Erwachsene meiner Beobachtung nach genau das tun!).

Zwischen sechs und elf Jahren

In diesem Alter ist es normal, wenn sich an Bauch und Rumpf Fettpölsterchen bilden – vor jedem größeren Wachstumsschub legen die Kinder an Gewicht zu. Erst werden sie runder, dann schießen sie empor.

⊕ Sinnvoll

- In diesem Alter können Kinder die Grundlagen einer gesunden Ernährung lernen.
- Ermuntern Sie die Kleinen, Ihnen bei der Auswahl und Zubereitung der Speisen zu helfen. Kinder dürfen sich selbst bedienen und aufhören, wenn sie satt sind.
- Die ganze Familie isst gemeinsam dasselbe. Die Mahlzeiten sollten für alle genussvoll sein.
- Ein Fach im Schrank ist für gesunde Naschereien reserviert.
- Optimal ist es, wenn ein Kind am Tag drei bis sechs Portionen Vollkornprodukte oder Vollkorngetreide verzehrt, zwei bis vier Portionen Obst, drei bis fünf Portionen Gemüse und Hülsenfrüchte, zwei bis drei Portionen gesunde Proteine wie Nüsse, Kerne, grünes Blattgemüse und Soja- oder Hafermilch.
- Finden Sie einen passenden Sportverein, damit Ihre Kinder sich regelmäßig bewegen, und zeigen Sie Interesse an ihren Fortschritten.
- Fernseh- und Computerzeiten werden am besten begrenzt.

⊖ Knifflig

- Gesüßte oder kohlensäurehaltige Getränke. Kinder, die mehr süße Getränke zu sich nehmen, neigen nachweislich vermehrt zu Übergewicht.
- Unterschätzen Sie nicht, wie wichtig das körperliche Erscheinungsbild ist. Übergewichtige Kinder werden in der Schule häufig gehänselt oder schikaniert. Sorgen Sie deshalb dafür, dass Ihr Kind sich in seinem Körper wohlfühlt.
- Unbegrenztes Taschengeld. Süßes und Salziges auf dem Schulweg ist verführerisch und eine Hauptursache für Übergewicht.

In der Pubertät

Wohl jeder erinnert sich an die emotionalen und körperlichen Veränderungen während der Pubertät. Können wir es Jugendlichen nicht einfacher machen? Forschungen haben ergeben, dass eine gesunde Ernährung überaktive Hormone ausgleichen und die körperliche und seelische Gesundheit fördern kann. Ein Teenager mit stabilem Blutzucker ist zufriedener und weniger launisch – das ist doch schon mal ein guter Anfang.

In diesem Alter stellt man vielleicht fest, dass sich die Essgewohnheiten verändern. Ein aktives Sozialleben kann dazu führen, dass die Familie seltener gemeinsam isst und dass die Kinder mehr Fast Food zu sich nehmen, Mahlzeiten auslassen oder auf die Schnelle in sich hineinstopfen. Mädchen (und auch manche Jungen) sehen ihren Körper oft sehr kritisch und machen sich Gedanken wegen ihrer Ernährung. Manche greifen dann auf einseitige Diäten zurück. Da sich bei Jugendlichen die Persönlichkeit wie die Lebensgewohnheiten im Umbruch befinden, können sich hier schlechte Angewohnheiten einschleichen. Deshalb brauchen sie unsere Unterstützung und Führung in diesem Alter am meisten. Bitte seien Sie weiter für Ihre Kinder da.

Während der letzten großen Wachstumsschübe sammelt sich bei Jungen mehr Fett am Rumpf, während es an Beinen und Armen zurückgeht – das ist normal. Mädchen wiederum neigen in diesem Zeitraum insgesamt zur Gewichtszunahmen. Das zusätzliche Gewicht ist nicht so wichtig wie das, was die jungen Menschen zu sich nehmen.

Jugendliche ernähren sich üblicherweise einseitig. Das ist gerade deshalb ein Problem, weil während Kindheit und zu Beginn der Pubertät die Qualität der Nahrung besonders bedeutsam ist. Eltern sollten nachfragen, was ihre Teenager außer Haus essen, so schwierig dies auch sein mag. Bleiben Sie schon deshalb vorsorglich immer in Kontakt mit Ihren Kindern.

Abgesehen von der Ernährung kann bei Jugendlichen die Bewegungsfreude zurückgehen. Ich kenne viele Erwachsene, denen schlecht unterrichteter Schulsport die Lust auf Bewegung dauerhaft ausgetrieben hat. Eltern können die Schule zu vielfältigen, attraktiven Angeboten ermuntern. Auch im Familienleben sollte Bewegung einen festen Platz haben. Fahrradtouren am Wochenende, Toben mit dem Hund, schwimmen gehen – wer sich jung an ein aktives Leben gewöhnt, bleibt später eher dabei.

⊕ *Sinnvoll*

- Bieten Sie weiterhin gesunde Mahlzeiten an, auch wenn Sie nur Naserümpfen ernten. Wer hungrig aus der Schule kommt, kann ein Stück Obst bekommen. Für Pausen gibt es gesunde Zwischenmahlzeiten. Vor dem Fernseher wird überhaupt nichts gegessen, sondern am besten nur am Tisch. So oft wie möglich sollte die ganze Familie zusammensitzen. Jugendliche wirken mitunter träge, doch ich glaube fest daran, dass man sie inspirieren und ihnen wirklich zuhören muss. Also treffen Sie Abmachungen mit ihnen. Zum Beispiel sollten sie sich mindestens eine Stunde Bewegung pro Tag verschaffen. Zur Belohnung gibt es lieber einen Ausflug als leere Kalorien. Jugendliche können auch gut Aufträge erledigen und sich am Haushalt beteiligen. Auch das hält sie von Fernseher und Computer fern.
- Halten Sie Jugendliche zum Frühstücken an. Wer morgens gleich etwas isst, stärkt das Denkvermögen und wird besser munter.
- Keine raffinierten Kohlenhydrate und Getränke mit hohem

Koffeingehalt anbieten. Ermuntern Sie Jugendliche zum Verzehr komplexer Kohlenhydrate in Form von frischem Gemüse, Naturreis, Vollkorngetreide sowie Sprossen aus Samen, Nüssen und Kernen. Das beugt nicht nur Blutzuckerschwankungen vor, sondern kurbelt auch die Produktion von Endorphinen an, die körperliches Wohlgefühl auslösen.

- Von einer »Gute-Laune«-Küche mit viel Tryptophan profitiert die ganze Familie. Tryptophan steckt zum Beispiel in fettem Fisch (wie Lachs und Sardinen), aber auch in Avocados, Samen, getrockneten Aprikosen, Walnüssen, rohen Kakaobohnen, Puten- und Hühnerfleisch sowie in Bananen.
- Jugendliche schalten gern auf Durchzug, doch was man freundlich und liebevoll zu ihnen sagt, kommt tatsächlich meistens an. Manchmal bietet sich auch ein Gespräch mit einer Ernährungsexpertin oder mit dem Hausarzt an, denen die Heranwachsenden mehr Autorität zugestehen als den eigenen Eltern.

⊖ *Knifflig*

- Einseitige Diäten sind nichts für Jugendliche, die kräftig wachsen und sich entwickeln. Sie brauchen jede Menge nährstoffreiche Lebensmittel, bis sie das Körpergewicht eines Erwachsenen erreicht haben.
- Nur nichts erzwingen! Übergewichtige oder fettsüchtige Jugendliche schämen sich wahrscheinlich für ihr Gewicht. Gehen Sie bitte sensibel, freundlich und liebevoll mit ihnen um, damit Ihr Teenager sich öffnen kann, um ohne weitere Beschämung zu reden und die Kernfragen zu begreifen. Sprechen Sie offen miteinander. Am besten ändert die ganze Familie ihre Ernährungsgewohnheiten und Freizeitaktivitäten, damit sich gleich alle an ein gesünderes Leben gewöhnen.

»Vor sechs Jahren wurde ich von meinem Mann verlassen. Danach hatten mein Sohn und ich es eine ganze Weile wirklich schwer. Ich habe mich nicht anständig ernährt und geraucht wie ein Schlot. Inzwischen aber habe ich einen wunderbaren Mann gefunden, der mit viel Liebe kocht, und wir werden bald heiraten. Das Rauchen konnte ich aufgeben. Ich esse die ganze Palette an ausgewogenen Lebensmitteln, die Sie empfehlen. Heute bin ich fit, gesund und überaus glücklich. Auch mein Sohn ist zu einem intelligenten Jungen herangewachsen, der sich zu benehmen weiß. Mein Teint war noch nie so strahlend, und ich habe noch nie so viel gelächelt. Danke, Gillian, für all die wunderbar gesunden Ernährungstipps.«

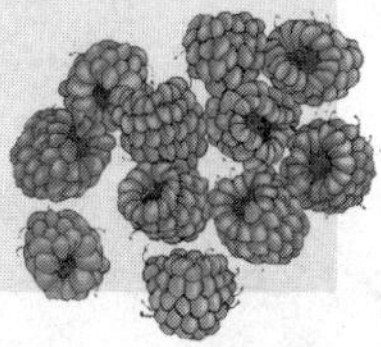

Mädchen

Gerade wenn Mädchen mehr auf ihr Äußeres zu achten beginnen, macht Mutter Natur ihnen das Leben schwer. Die Gestalt verändert sich, sie nehmen an verschiedenen Stellen an Gewicht zu, die Körperbehaarung sprießt, und irgendwann zwischen elf und vierzehn setzt auch die Periode ein. Es dürfte niemanden überraschen, dass eine angemessene Ernährung und regelmäßiger Sport all diese Veränderungen erträglicher und sanfter verlaufen lassen. Im Wechselbad der Hormone neigen alle Teenager zu Stimmungsschwankungen. Doch da die Ernährung eindeutig auch auf das Gemüt schlägt, sollte man ihnen helfen, Unsinnigem zu widerstehen.

Gute Ernährung ist besonders entscheidend, weil junge Mädchen während der Adoleszenz schneller wachsen als zu jedem anderen Zeitpunkt im Leben, abgesehen von den allerersten Jahren. Das erfordert neben durchschnittlichen 2200 Kalorien am Tag eine Unmenge an Vitaminen und Mineralstoffen, die am besten über die Nahrung aufgenommen werden. Doch gerade von diesen elementaren Mikronährstoffen bekommen Mädchen häufig nicht genug. Deshalb empfehle ich Eltern dringend, ihren Kindern während der pubertären Wachstumsschübe zusätzlich Vitamine anzubieten: Täglich ein Multivitaminpräparat, dazu hin und wieder einen grünen Superstar wie Spirulina, Weizengras oder Gerstengras in einem Smoothie. Jungen Frauen mangelt es oft an wichtigen Mineralstoffen wie Magnesium, das den Kalziumeinbau in die Knochen ermöglicht.

Die Hälfte der weiblichen Knochenmasse wird während der Pubertät gebildet. Wer in diesem Zeitraum wenig Kalzium und Magnesium zu sich nimmt, kann später an Osteoporose erkranken. Gute Kalziumquellen sind beispielsweise Naturjogurt, grünes Blattgemüse, Tofu, Sojaprodukte und Sprossen. Magnesium steckt besonders in Sesamsamen, rohen, geschälten Hanfsamen, rohen Kakaobohnen, Trauben, Avocados, Bananen, Zuckerrübensirup, Vollkornreis, Grünkohl, Brokkoli, toskanischem Palmkohl, Chicorée, Romanasalat, Rucola, Kresse, den Algen Dulse und Kelp, Hirse, Mandeln, Haselnüssen und Alfalfasprossen.

Viele Mädchen nehmen nicht ausreichend Eisen auf. Zum einen verlieren sie Eisen durch die Menstruation, zum anderen liefert ihre oft einseitige Ernährung unter Umständen nicht genügend Eisen. Damit haben sie ein hohes Anämierisiko. Eine Untersuchung ergab, dass bereits ein leichter Eisenmangel schlechtere Testergebnisse in Mathe bewirkte. Viel Eisen steckt in Eiern, Fisch, Geflügel, Mandeln, Feigen, Dulse, Kelp, Kombu, Wakame, Petersilie, Kresse, Brokkoli, Palmkohl, Quinoa, Amaranth, Haferflocken, Hirse, Roggen, Zuckerrübensirup, Datteln und Brennnesseln.

Jungen

Über Jungen im Teenageralter existieren so viele Klischees, dass sie mir ehrlich leidtun. Nicht alle sind pickelig, ungewaschen, frech und launisch – besonders wenn die Eltern auf gesunde Ernährung achten. Mädchen müssen mit der Menstruation und allen damit verbundenen Schwierigkeiten fertig werden, aber auch für die Jungen ändert sich in dieser Zeit sehr viel – von Schambehaarung und Bartwuchs bis hin zum Stimmbruch.

Vor der Pubertät stehen Fett und Muskeln bei beiden Geschlechtern in einem vergleichbaren Verhältnis. Doch mit Einsetzen des vermehrten Längenwachstums – bei Jungen im Alter von zwölf bis 18 Jahren, also etwa ein Jahr später als bei den Mädchen – bauen sie eher Muskeln als Fett auf. Phasenweise können sie sehr schlaksig wirken, wenn die Gliedmaßen rasant wachsen. Deshalb ist es wichtig, ein gutes körperliches Selbstbild anzustreben und das Selbstbewusstsein aufzubauen.

Jungen zwischen 13 und 19 brauchen mehr Kalorien (2500 bis 2800 pro Tag), was kein Freibrief dafür ist, sich regelmäßig am Schulkiosk mit Süßigkeiten einzudecken. Wenn sie in der Schule Nüsse, Kerne, Gemüsestreifen, Obst oder Trockenfrüchte dabeihaben, gewöhnen sie sich frühzeitig an gesunde Knabbereien.

Wegen der größeren Muskelmasse benötigen Jungen reichlich Eiweiß für Wachstum und Reparaturarbeiten an den Zellen. Außerdem ist eine gute Eisenversorgung auch für die Energie wichtig. Das gilt besonders für Sportler, die über das Schwitzen Eisen verlieren können.

Essenzielle Fettsäuren sind unverzichtbar für die Hormonproduktion, die Gehirnfunktion, gesunde Haut, Haare, Nägel und altersgerechtes Wachstum. Wenn ein Jugendlicher ungern fetten Fisch isst, sollte er Fischölkapseln einnehmen.

Die Mineralstoffzufuhr ist während des Wachstums für beide Geschlechter entscheidend. Deshalb rate ich dringend dazu, eine ausgewogene Ernährung mit einem täglichen Multivitamin- und Multimineralpräparat zu ergänzen. Bei den Mineralien kommt es besonders an auf:

- **Kalzium** – wichtig für ein starkes Skelett und gute Zähne (zusammen mit Vitamin D, Bor und Magnesium).
- **Zink** – unverzichtbar für die Hormonproduktion und gesunde Spermien. Zinkmangel ist zudem eine Hauptursache für Akne.
- **Magnesium** – für gesunde Knochen, einen ausgeglichenen Hormonhaushalt und ausreichend Energie.

Zu den Hormonen möchte ich abschließend anmerken, dass diese in der Pubertät ständigen Schwankungen unterliegen. Das ist natürlich und erwartungsgemäß, doch eine gesunde Ernährung kann viele Wogen glätten und den Weg durch diese Phase erleichtern. Bei Jungen spielt Testosteron eine Hauptrolle. Es ist verantwortlich für die tiefere Stimme, die Gesichtsbehaarung, die breitere Brust, den Sexualtrieb und unter Umständen für aggressive Ausbrüche.

Eltern wissen, dass viel Zeit, Mühe und Zuwendung erforderlich sind, um heranwachsende Jungen von gutem Essen zu überzeugen. Mädchen achten eher auf ihre Gesundheit, aber Jungen wollen nicht bei »Kaninchenfutter« erwischt werden, wie es ihre Freunde nennen. Zu Hause können Eltern dennoch ein gutes Vorbild sein. Erklären Sie, wie vorteilhaft ausgewogenes Essen für Jungs ist: stärkere Muskeln, höhere Leistungsfähigkeit, mehr körperliche und geistige Ausdauer. Mit anderen Worten, ein Mann, der sich gesund ernährt, ist schlauer, fitter und sieht besser aus.

Was Eltern tun können

- Vorbild sein – davon profitieren auch Ihre Gesundheit und Ihr Gewicht. Sorgen Sie dafür, dass Ihr Kind begreift, wie sich sein Körper im Verlauf seiner Entwicklung verändert und dass es bei einer gesunden Lebensweise nicht nur um das äußere Erscheinungsbild, sondern um bessere Laune, Konzentration und Gesundheit geht.
- Erkennen Sie an, dass jeder Mensch anders ist, auch in Größe und Umfang, und setzen Sie sich mit Ihren eigenen Gefühlen und Gedanken zu Ihrem Gewicht und Umfang auseinander.
- Helfen Sie Ihrem Teenager, etwas zu finden, worin er glänzen kann, dann können Sie sich an seinem wachsenden Selbstvertrauen freuen.
- Ein gesundes Frühstück kann die Schulleistungen nachweislich verbessern.
- Kinder sollten nie achtlos beim Fernsehen vor sich hin essen. Nehmen Sie die Mahlzeiten zusammen ein, wann immer es möglich ist.
- Das Essen sollte weder in einen Machtkampf ausarten noch Belohnung oder Strafe sein.

»Ich habe festgestellt, dass organisch angebautes Gemüse und Kräuter aus unserem Schrebergarten der ganzen Familie guttun. Wir haben Spinat, Frühkartoffeln, Stangenbohnen, Rote Bete, Kohl, Lauch, Zwiebeln und Kräuter. Gillian, Du hast uns alle dazu gebracht, über unsere Essgewohnheiten und die Zubereitung nachzudenken.«

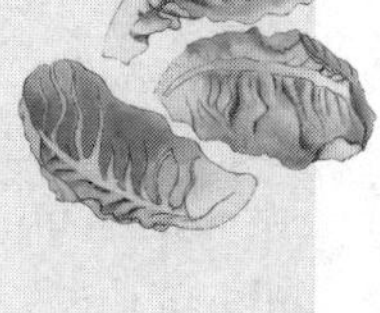

Gesundheitstipp: Wenn Gewicht oder Essverhalten Ihres Kindes Ihnen echte Sorgen macht, sollten Sie zum Arzt gehen. Eventuell bietet sich eine Ernährungsberatung an.

Was ist mit Vegetariern?

Viele Teenager kommen eines Tages nach Hause und erklären, sie seien ab sofort Vegetarier. Das kann eine vorübergehende Phase sein, aber auch eine frühe Lebensentscheidung. Vegetarische oder vegane Ernährung kann sehr gesund sein, wenn man es richtig macht und ausgewogen, vielfältig und nährstoffreich isst. Veganer und Vegetarier müssen Spaß daran haben, die ganze Fülle an Obst, Gemüse, Erbsen, Bohnen, Linsen, Samen, Kernen, Nüssen, Getreide, Algen und Gemüsesäften auszukosten. Schmackhaftes Protein findet sich in Sojaprodukten wie Tofu, Tempeh oder Miso. Vegetarier nehmen am besten zusätzlich Milchprodukte zu sich, sollten aber zur Abwechslung auch mal Milch und Käse von Ziegen und Schafen probieren, die oft besser bekömmlich sind als Kuhmilcherzeugnisse.

Akne

Akne ist hormonabhängig und erscheint normalerweise, sobald der Körper mit der Produktion von Androgenen beginnt. Unter Androgeneinfluss werden die Talgdrüsen in den Haarwurzeln angeregt, sich zu vergrößern und mehr Talg (Fett) abzusondern. Der Talg sammelt sich im Follikel und wandert am Haarschaft entlang nach außen. Unterwegs lagern sich Bakterien ein, und bald ist die Drüse verstopft. Auf diese Weise entstehen Akne, Pickel, Mitesser und fettige Haut.

Alle Körperfunktionen wie Schlafen oder Wachstum werden über Hormone gesteuert. Wenn die Hormone im Gleichgewicht sind, tritt weniger Akne auf.

Meiner Erfahrung nach mangelt es vielen Teenagern mit Akne an Zink. Eine gehaltvolle Ernährung gleicht den Hormonspiegel aus und hilft viel wirksamer gegen Akne als äußerlich aufgetragene Cremes und Lotionen. Mehr zu diesem Thema erfahren Sie im Abschnitt Akne (siehe Seite 212).

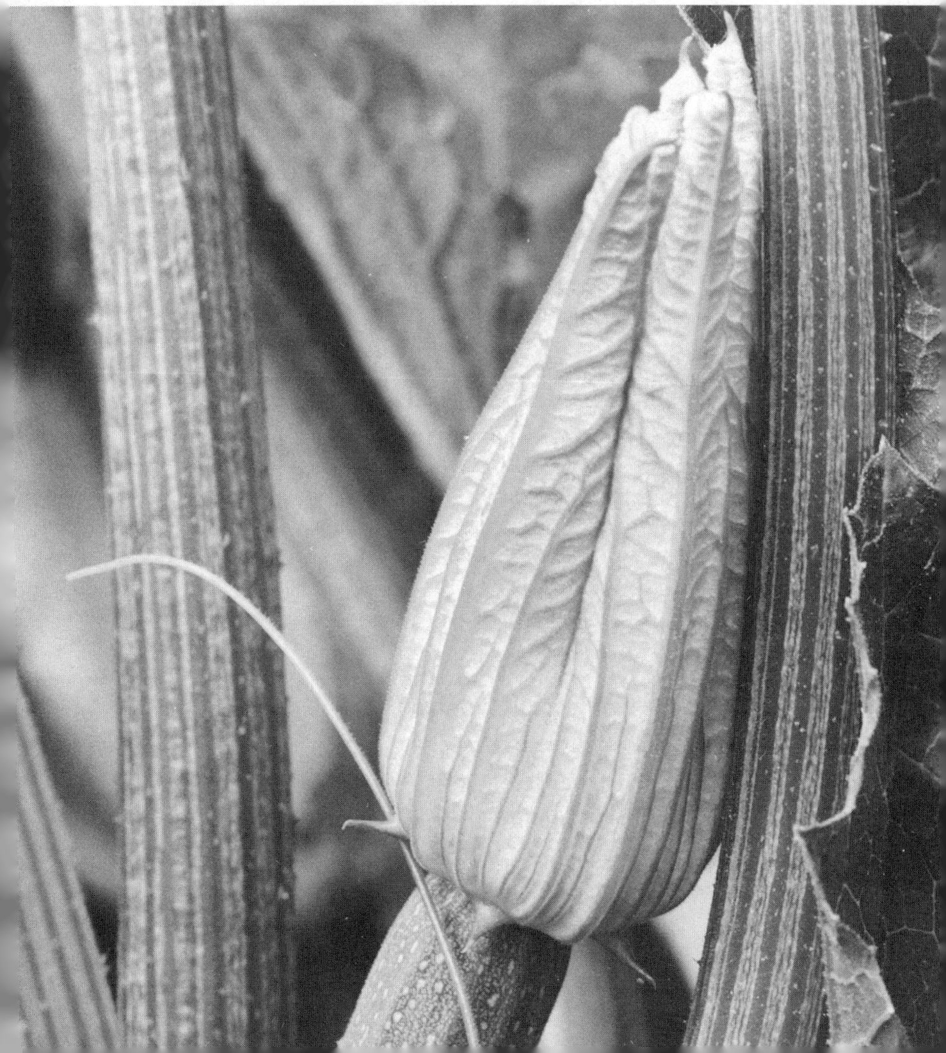

Die Jahre der Fruchtbarkeit

Fast allen Ratsuchenden, die zu mir kamen, weil sie sich ein Kind wünschten, wurde dieser Wunsch erfüllt. Wenn Sie überlegen, wozu unsere Geschlechtsorgane dienen – neues Leben zu erschaffen –, ist wohl verständlich, wie wichtig es ist, Nahrung zu sich zu nehmen, die vor Energie nur so strotzt. Für optimale Fruchtbarkeit brauchen Menschen das ganze Spektrum an Nährstoffen.

Aber Sie sollten gewiss nicht nur an Ihre Fruchtbarkeit denken, wenn Sie sich ein Kind wünschen. Von Kindheit an spielt unsere Ernährung bei der Entwicklung und Reifung der männlichen und weiblichen Geschlechtsorgane eine entscheidende Rolle. Zum Beispiel enthält gesundes Essen ausreichend Zink, das unmittelbar an der Entwicklung der Geschlechtsorgane beteiligt ist. Wenn Kinder weiße Flecken auf den Nägeln haben – was sehr verbreitet ist –, fehlt ihnen wahrscheinlich Zink. Zieht sich ein solcher Zinkmangel bis ins Erwachsenenalter durch, kann er Immunsystem, Menstruation, Sexualleben und Fortpflanzungsfähigkeit gefährden oder einschränken.

Männer

Bei Männern besteht ein direkter Zusammenhang zwischen Ernährung und Zeugungskraft. Ernährungsfehler, Rauchen und zu hoher Alkoholkonsum wirken sich unmittelbar auf Qualität und Menge des Spermas aus. Deshalb kann ich die männlichen Leser nur beschwören: Fühlen Sie sich angesprochen! Glauben Sie nicht, dass Unfruchtbarkeit reine Frauensache ist und dass

Sie in Ruhe weiter trinken, rauchen und essen können, was Sie wollen, solange Ihre Partnerin nur gesund lebt. Wussten Sie, dass knapp die Hälfte aller Zeugungsschwierigkeiten durch den Mann bedingt ist? Zudem können die Experten in der Mehrheit der Fälle nicht einmal feststellen, bei welchem Partner das Problem liegt – möglicherweise bei beiden.

Ob es bei Ihnen schon schwierig ist oder nicht: Die besten Chancen auf eine erfolgreiche Empfängnis und Schwangerschaft bestehen, wenn beide Partner gesund leben und sich ausgewogen ernähren.

Die richtige Kost für echte Männer

Um ein vitales Baby zu zeugen, sollten Männer sich möglichst ausgewogen, gesund und abwechslungsreich ernähren, zu Bioprodukten greifen und auf chemische Zusätze und Konservierungsstoffe verzichten. Eine gesunde Ernährung bedeutet wenig gesättigte Fettsäuren, insbesondere aus tierischen Fetten, aber auch wenig Zucker, Salz und Fertigprodukte. Empfehlenswert sind Vollkornprodukte, Obst und Gemüse. Bei einer Studie an dänischen Treibhausarbeitern fand man bei den Bauern, die ihre Produkte ohne Pestizide und Chemie anbauten, eine unerwartet hohe Spermienzahl. Interessanterweise ist dänisches Sperma auf der ganzen Welt begehrt und wird routinemäßig eingesetzt, um die Spermavorräte der Samenbanken aufzustocken. Also, meine Damen, wenn der Richtige auf sich warten lässt, wissen Sie, wohin Sie sich wenden müssen.

Die wichtigsten Nährstoffe

- **Zink** ist lebenswichtig, weil es für die ordnungsgemäße Entwicklung der Spermien entscheidend ist. Bei nicht nachweisbarem oder niedrigem Zinkspiegel sind keine oder kaum Spermien im Ejakulat vorhanden. Empfehlenswerte Nahrungsmittel sind Fisch, Kelp, Vollkornreis, geschälte Hanfsamen, Weizenkeime, Huhn, Hülsenfrüchte, Kürbiskerne, Sesamsamen, Vollkorngetreide und Eier.

- **Mangan** ist von großer Bedeutung für die Erhaltung gesunder Hoden. Ein Manganmangel führt zu Hodendegeneration, Sterilität und einem Verlust der Libido. Gute Quellen sind Avocados, Haferflocken, Bananen, Erbsen, Dörrpflaumen, Grünkohl, Himbeeren, Salat, Nüsse, Samen, Meeresgemüse, Vollkorngetreide und Hülsenfrüchte.
- **Selen** wird für die Erhöhung der Spermienzahl benötigt. Es findet sich beispielsweise in Paranüssen, Gerste, Brokkoli, Fisch, Eiern, Spargel, Vollkornreis, Huhn, Dulse, Knoblauch, Kelp und Weizenkeimen.
- Die antioxidative Wirkung von **Vitamin E** erhöht möglicherweise die Zeugungskraft der Samenzellen. Es gibt eine interessante Untersuchung an Männern mit guter Spermienzahl, die dennoch bei IVF-Behandlungen nur geringe Erfolgsquoten vorzuweisen hatten. Nachdem diese Männer einen Monat lang täglich Vitamin E erhalten hatten, war ihre Fruchtbarkeit von 19 auf 29 Prozent gestiegen. Vitamin E steckt in Nüssen, Samen, Oliven, Avocados, Haferflocken, Weizenkeimen und kaltgepressten Ölen.
- **Vitamin C** sorgt für eine bessere Qualität der Samenzellen. Es kommt besonders in Beeren (zum Beispiel Erdbeeren, Heidelbeeren, Schwarzen Johannisbeeren), Zitrusfrüchten und Kiwis, aber auch in Tomaten, Paprika, Erbsen und Hagebutten vor.
- **Essenzielle Fettsäuren** sind besonders entscheidend, weil im Sperma viele Prostaglandine stecken, für deren Produktion diese Fette benötigt werden. Empfehlenswerte Quellen sind Leinsamen, geschälte Hanfsamen, Kürbiskerne, Sonnenblu-

menkerne, Sesamsamen, Walnüsse, Avocados, Forelle, Lachs, Makrele, Hering, Sardinen und kaltgepresste Öle.

- **Vitamin B12** ist ebenfalls wichtig für die Produktion der Samenzellen. Es steckt in Geflügel, Eiern, Milchprodukten, Hering, Makrele, Lachs und Kabeljau.
- Auch der Mineralstoff **Kalium** ist für die Erhöhung der Zeugungskraft von Bedeutung. Zu den kaliumreichen Lebensmitteln zählen Hülsenfrüchte, Gemüse, Apfelessig, Vollkorngetreide, Aprikosen, Avocados, Bananen, Vollkornreis, Datteln, Feigen, die Alge Dulse, Nüsse, Kürbis, Zucchini und Brennnesseln.
- **Coenzym Q10** wird vom Körper für die Energieerzeugung, aber auch für die Anzahl und Beweglichkeit der Spermien benötigt. Nahrungsquellen mit Coenzym Q10 sind unter anderem Hering, Makrele, Soja, Forelle und Pistazien.
- Ein Mangel an **Kalzium** und **Vitamin D** kann bei Männern die Fruchtbarkeit beeinträchtigen. Gute Kalziumquellen sind Jogurt, Kefir, grünes Gemüse, Fisch, Mandeln, Sesamsamen, Tahini, Carob (Frucht des Johannisbrotbaums), Dulse- und Wakame-Algen, Feigen, Haselnüsse und Alfalfa. Vitamin D steckt unter anderem in Eiern, Fisch und damit angereicherten Lebensmitteln, wird aber über die Nahrung nicht besonders gut aufgenommen. Die wichtigste Vitamin-D-Quelle ist das Sonnenlicht auf der Haut, mit dessen Hilfe der Körper Vitamin D selbst erzeugen kann.
- Es hat sich herausgestellt, dass die zusätzliche Verabreichung von **Aminosäuren**, den Bausteinen für Proteine, Männern mit Zeugungsproblemen und niedriger Spermienzahl hilft. Sie sollten daher zu Geflügel, Eiern, Linsen, Quinoa, Amaranth und Adzukibohnen greifen.

Hilfreiche Kräuter

Die männliche Zeugungsfähigkeit profitiert besonders von Sägepalmenextrakt, der wie ein Jungbrunnen wirken kann und seit Jahrhunderten gegen die Symptome einer Prostatavergrößerung verwendet wird. Europäischen Studien zufolge ist Sägepalmenextrakt für viele Männer eine wirksame Alternative. In Deutschland ist der Extrakt als rezeptfreies Arzneimittel zur Behandlung einer vergrößerten Prostata (benigne Prostatahyperplasie) erhältlich.

Was Männer nicht brauchen

▶ Sie glauben, **Alkohol** bringt Sie erst in die richtige Stimmung? Einspruch! Alkohol ist für die Potenz eher hinderlich denn hilfreich. Und der Zeugungsfähigkeit tun Sie damit auch keinen Gefallen. Es gibt klare Belege, dass Alkoholkonsum die Spermienzahl insgesamt und den Anteil mobiler Spermien zurückgehen lässt. Gleichzeitig steigt die Zahl anormaler Samenzellen. Das liegt daran, dass Alkohol den Spiegel derjenigen Hormone senkt, die für die Spermaproduktion erforderlich sind. Schon bei 0,4 Liter Alkohol pro Tag steigt das Risiko einer verminderten Spermienzahl, und bereits ab einem halben Liter Bier können anormale Spermien entstehen. Wer sich gerne mal so richtig volllaufen lässt, sollte wissen: Experten zufolge reicht bereits ein einmaliges, starkes Besäufnis, um die Spermienzahl für bis zu drei Monate massiv zu reduzieren. Zudem kann jede Samenzelle, die dennoch während der Zeit heranreift, in der der Alkohol den Körper belastet, weniger gesund und zeugungsfähig sein. Es ist, als wären selbst die Samen gründlich betrunken!

Sie sind noch immer nicht überzeugt, dass Alkohol die männliche Potenz bedroht? Zu viel Alkohol kann die Erzeugung und Freisetzung von Testosteron behindern. Zudem können sich bei Männern, die Alkohol trinken, kleine Mengen weiblicher Hormone ansammeln, welche möglicherweise die Zeugungskraft und die Spermaproduktion beeinträchtigen. Die gute Nachricht ist, dass all diese Auswirkungen schon nach einer Abstinenz von drei bis vier Monaten verschwinden, wenn man sich in dieser Zeit gesund ernährt. Sie finden mich vielleicht unausstehlich, aber Sie werden es mir danken!

▶ **Rauchen** hat negative Auswirkungen auf die Fruchtbarkeit, weil bestimmte chemische Stoffe aus Zigaretten, wie zum Beispiel Nikotin und Kohlenmonoxid, die Spermienzahl verringern.

▶ **Drogen** – Modedrogen beeinträchtigen ebenfalls die männliche Fruchtbarkeit.

- ***Marihuana*** (Haschisch) kann nicht nur spermaerzeugende Hormone herabsetzen, sondern auch die Libido.
- ***Kokain*** verringert die Spermienzahl, führt zu einer geringeren Beweglichkeit der Spermien und einer höheren Zahl anormaler Samenzellen.
- ***Heroin*** kann einen Rückgang des Testosteronspiegels bewirken.
- ***Bestimmte Arzneimittel*** wirken sich unmittelbar auf die männliche Fruchtbarkeit und die Spermienzahl aus, darunter Sulfasalazin (zur Behandlung des Reizdarmsyndroms), Nitrofurantoin, Tetrazykline, Cimetidin, Ketoconazol, trizyklische Antidepressiva, Monoamine, Oxidasehemmer, Propranonol und andere Stoffe gegen Erkrankungen wie Gicht oder Bluthochdruck. Auch übermäßige Antibiotikaeinnahme kann problematisch sein.

Frauen

Die optimale Zeit für eine Schwangerschaft liegt zwischen 20 und Anfang 30. Ich weiß, das ist leichter gesagt als getan – der Beruf, das liebe Geld, ein bereitwilliger Partner. Selbstverständlich werden Frauen auch noch Ende 30 und Anfang 40 auf natürlichem Wege schwanger, doch ich rate Ihnen, nach Möglichkeit weit früher anzufangen, um die bessere Empfängnisbereitschaft auszunutzen.

Abgesehen vom Alter ist eine angemessene Ernährung von großer Bedeutung für die Gesundheit von Mutter und Kind. Ich möchte Ihnen helfen, Ihren Körper auf das Baby vorzubereiten.

Was fördert Empfängnisbereitschaft und Schwangerschaft?

Greifen Sie vor und während der Schwangerschaft zu frischem Obst und Gemüse. Daneben sind Vollkornprodukte (Frauen sollten acht Portionen pro Tag anpeilen) empfehlenswert, zum Beispiel Vollkornreis, Buchweizen, Dinkel, Amaranth und Quinoa, aber auch hochwertige Proteine von Pute oder Huhn aus Biohaltung, Nüsse, Tofu und Fisch. Ergänzend rate ich Ihnen zu ausreichend guten Fetten, insbesondere zu Hanföl, rohen, geschälten Hanfsamen, Leinsamen und Leinöl, Sonnenblumen- und Kürbiskernen, Nachtkerzenöl und Fischöl. Die essenziellen Fettsäuren aus Nüssen, Kernen und Samen, Avocados und fettem Fisch haben auf den gesamten Körper, einschließlich der Geschlechtsorgane, eine tiefgreifende Wirkung und sind entscheidend für die gesunde Hormonfunktion. Außerdem sollten Sie stets reichlich Wasser trinken, das für die Gesundheit der Geschlechtsorgane eine Schlüsselrolle spielt.

»Du bist, was du isst« gilt ganz besonders beim Thema Kinderwunsch und Fruchtbarkeit. Es besteht kein Zweifel, dass eine ausgewogene Ernährung in allen Phasen der Entwicklung und

Ausreifung der Geschlechtsorgane, aber auch für eine gesunde Hormonfunktion und die Weitergabe des Lebens von entscheidender Bedeutung ist.

Dabei kommt es sowohl auf Spurenelemente wie Eisen, Kalzium, Magnesium und Zink an, als auch auf die Vitamine A, B, C und E, und sogar auf erwünschte Bakterien.

- **Folsäure:** Besonders in grünen Bohnen, Spinat, Rosenkohl, Vollkornreis, Erbsen, Spargel, Kichererbsen und Bananen.
- **Eisen:** Besonders in Eiern, Fisch, Brennnesseltee, dunkelgrünem Gemüse, Algen und Dörrpflaumen.
- **Kalzium:** Besonders in Quinoa, Algen, Naturjogurt, Nüssen, Fisch, Brokkoli und Grünkohl.
- **Selen:** Besonders in Hering, Tunfisch, Brokkoli, Knoblauch, Paranüssen und dem Meergemüse Dulse und Kelp.
- **Zink:** Besonders in Algen, Kürbiskernen, rohen, geschälten Hanfsamen, Vollkorngetreide und Trockenobst.
- **Mangan:** Besonders in Algen, Nüssen, Vollkorngetreide und Hülsenfrüchten.
- **Magnesium:** Besonders in dunkelgrünem Blattgemüse, Nüssen, Gemüse, gekochtem Vollkornreis und Sonnenblumenkernen.
- **Essenzielle Fettsäuren:** Besonders in Kürbiskernen, Hanfsamen, Sonnenblumenkernen, Leinsamen, Nüssen, Avocados, Olivenöl, Leinöl und Fisch.
- **Vitamine aus dem B-Komplex:** Besonders in Vollkornreis, Avocados, Linsen, Quinoa, Hülsenfrüchten, Sardinen, Eiern, Spirulina und Algen.
- **Vitamin C:** Besonders in rohen Früchten und Beeren, Brokkoli, roter Paprika und Sprossen.

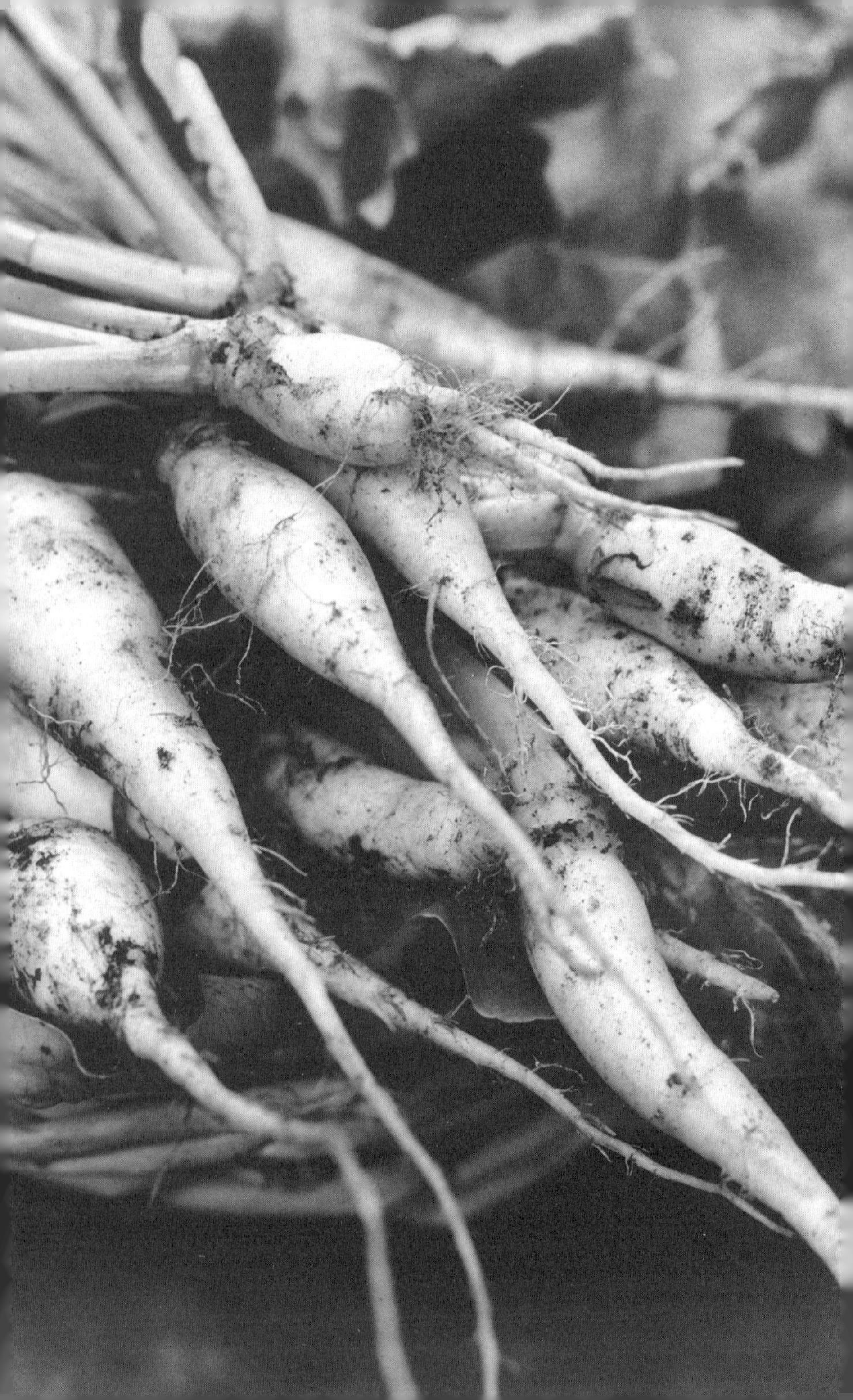

- **Vitamin E:** Besonders in Weizenkeimen, Oliven, Avocados, Nüssen und Samen.
- **Vitamin A (Betakarotin):** Besonders in Möhren, Tomaten, Kohl, Spinat und Brokkoli.
- **Probiotische Bakterien:** Besonders in Naturjogurt (ungesüßt), Sauerkraut und Miso.
- **Präbiotische Bakterien:** Besonders in Bananen, Chicorée und Artischocken.

Proteine

Auch auf die Proteinversorgung kommt es an. Eine Schwangere benötigt jeden Tag qualitativ hochwertiges Eiweiß, das sie zum Beispiel aus weißem Fleisch, Eiern, Nüssen, Hülsenfrüchten, Algen, Sprossen und Vollkorngetreide wie Quinoa beziehen kann. Proteine bilden bei Mutter und Kind Muskeln, Gewebe, Enzyme, Hormone und Antikörper. Zudem enthalten diese Lebensmittel B-Vitamine und Eisen, was für die roten Blutkörperchen wichtig ist. Im ersten Drittel der Schwangerschaft ist der Proteinbedarf gering, doch danach steigt er an, wenn der Fötus rasch wächst und der Körper der Mutter viel zu tun hat, um all seine Bedürfnisse zu stillen.

Andererseits kann übermäßiger Proteinkonsum Leber und Nieren belasten, denn er hinterlässt Nitrate, die der Körper ausscheiden muss. Dabei kann der Wasserhaushalt aus dem Gleichgewicht geraten, so dass der Körper mit dem Urin Kalzium und andere wertvolle Mineralstoffe verliert. Obwohl Sie also definitiv mehr Proteine brauchen, sollten Sie es nicht übertreiben. Empfehlenswert ist ein mäßiger Proteinverzehr, bevorzugt aus pflanzlichen Quellen, die auch andere wichtige Nährstoffe bereitstellen.

Nahrhafte, proteinreiche Lebensmittel:

- wilde, blaugrüne Algen
- Spirulina-Algen
- Chlorella-Algen
- schwarze Bohnen
- Bierhefe
- Tofu
- Sojabohnen
- weißes Fleisch
- Fisch
- Eier
- Nüsse
- Quinoa
- Tempeh
- gekeimte Samen und Hülsenfrüchte
- Weizengras

Kräuter zur Unterstützung der Fruchtbarkeit

Kräuter können die allgemeine Gesundheit und die Empfängnisbereitschaft verbessern, aber auch im Rahmen einer Kinderwunschbehandlung unterstützend wirken.

Bei Unfruchtbarkeit sollten Sie zu Mönchspfeffer (Agnus castus; Keuschlamm) greifen. Damit balanciere ich bei meinen Klientinnen die Sexualhormone aus und ermuntere die Eierstöcke zu einer normalen Funktion. Mönchspfeffer fördert bei Frauen nachweislich das hormonelle Gleichgewicht und eine gesunde Fortpflanzung. Sie bekommen den Extrakt zum Beispiel in Kapselform in der Apotheke.

- **Mönchspfeffer (Agnus castus):** Unterstützt die Regulierung der Periode und das hormonelle Gleichgewicht, stimuliert den Eisprung und erhöht signifikant die Fruchtbarkeit.
- **Chamaelirium luteum (Helonias dioica):** Kann zur Stärkung und Normalisierung der Sexualorgane beitragen.
- **Dong Quai:** Ausgezeichnetes Tonikum, das dem Blut wichtige Nährstoffe für die Fruchtbarkeit liefert. Unter Umständen erhöht es auch die Erfolgschancen bei einer Implantation.

- **Traubensilberkerze:** Hilft Frauen mit Amenorrhoe (Ausbleiben der Menstruation) oder unregelmäßigem Zyklus.
- **Himbeerblätter:** In vielen Kulturen ein traditionelles Heilmittel zur Tonisierung und Stärkung des Uterus.
- **Nachtkerzenöl:** Reich an essenziellen Fettsäuren und von elementarer Bedeutung für die Fruchtbarkeit.
- **Wilder Yams:** Ein ausgezeichnetes Mittel gegen ein Ungleichgewicht beim Progesteron. Am besten in der zweiten Hälfte des Zyklus nach dem Eisprung einnehmen.
- **Rotklee:** Enthält Isoflavone, die als hormonähnliche Bestandteile zur Steigerung der Östrogenbildung beitragen.
- **Süßholzwurzel:** Dieser Extrakt trägt zur Ausbalancierung der Nebennierenfunktion bei.
- **Unkei-to:** Ein asiatisches Heilmittel für die Fruchtbarkeit.
- **She Oak:** Eine Bachblütenessenz, auf die viele meiner Klientinnen schwören.

Bitte beachten Sie, dass ich keinesfalls vorschlage, dass jemand all die vorgeschlagenen Kräuter auf einmal einnimmt. Normalerweise empfehle ich ein rotierendes Programm aus den Pflanzen, die gut verfügbar sind. Sie könnten also eine Woche nur Mönchspfeffer einnehmen, dann eine Woche nur Traubensilberkerze und so weiter. Beobachten Sie dabei, wie es Ihnen mit jedem einzelnen Mittel geht.

Mittel zur Unterstützung der Fruchtbarkeit

Fakt ist: Wenn Sie leichter schwanger werden möchten, müssen Sie Ihre Vitamine und Mineralstoffe einnehmen. Ergänzen Sie eine vollwertige Ernährung durch ein hochwertiges Multivitaminpräparat.

Körperfett

Für die Fruchtbarkeit spielt auch das Körperfett eine entscheidende Rolle. Ein gewisser Körperfettanteil ist lebenswichtig und für den Eisprung unverzichtbar. Studien zufolge ist die Hälfte der Frauen mit einem BMI (Body Mass Index) unter 20,7 unfruchtbar. Ideal für die Empfängnis ist ein BMI zwischen 23 und 24. Bei Frauen beträgt der Anteil des Körperfetts im Durchschnitt 27 Prozent vom Gesamtgewicht. Untergewicht kann Unfruchtbarkeit bei Frauen begünstigen.

Allerdings sollte man es auch nicht übertreiben. Auch Übergewicht kann den Eisprung beeinträchtigen, denn zusätzliches Fett schleust zusätzliches Östrogen in den Körper. So entsteht ein Ungleichgewicht der Sexualhormone, die für die Eireifung und den Eisprung verantwortlich sind. Fettsucht erhöht das Risiko für Unfruchtbarkeit, doch schon ein geringer Gewichtsabbau kann ausreichen, um wieder einen regelmäßigen Eisprung zu erzielen.

Was Ihnen nicht guttut

Kurz gefasst sollten Frauen, die gern schwanger werden möchten, auf Koffein, Alkohol, Nikotin und stark verfeinerte Lebensmittel verzichten, denn Untersuchungen zufolge beeinträchtigen all diese Faktoren die gesunde Fortpflanzung von Männern wie Frauen. Außerdem sollten Sie Xenoöstrogene meiden. Wenn Sie eine Empfängnis planen, kommt es insbesondere auf das richtige hormonelle Gleichgewicht an. Einer der wichtigsten Verursacher eines Ungleichgewichts sind diese Xenoöstrogene, also Östrogene aus der Umwelt, die zum Beispiel aus Pestiziden, Lebensmittelzusätzen und der kunststoffverarbeitenden Industrie herrühren. Vor einer übermäßigen Einnahme von Xenoöstrogenen schützt man sich am besten durch den Kauf von Bioware.

▶ **Rauchen:** Nichtraucherinnen haben eine doppelt so hohe Chance schwanger zu werden wie Raucherinnen. Also Schluss mit dem Aufschieben – geben Sie das Rauchen *jetzt* auf! Vor einer Schwangerschaft senken Zigaretten den Östrogenspiegel. Ein verringerter Östrogenspiegel verringert die Zahl der fruchtbaren Jahre, in denen eine Frau noch empfängnisbereit ist. Die Menstruation wird unregelmäßig, und Zervixschleim und Eihülle sind für die Spermien weniger leicht zu durchdringen.

▶ **Alkohol:** Laut dem *British Medical Journal* sollten Frauen während der Zeit der Empfängnis und in der Schwangerschaft kategorisch auf Alkohol verzichten. Alkohol kann verhindern, dass die Eihülle Progesteron erzeugt, und dieses Progesteron wird für die Erhaltung einer gesunden Schwangerschaft benötigt. Alkohol und Kinderzeugung passen also nicht zusammen.

▶ **Stress:** Nicht nur die körperliche Gesundheit ist wichtig für die Fruchtbarkeit, sondern auch die seelische. Natürlich werden auch gestresste Frauen schwanger, aber bei vielen erweist es sich als sehr schwierig. Beruflich bedingter Stress hat sich für Frauen mit Kinderwunsch als problematisch erwiesen. Studien zufolge kann extremer Stress den Eisprung sogar aussetzen lassen. An Fruchtbarkeitszentren wie dem Beth Israel Hospital in Boston oder dem Zentrum für Verhaltensmedizin der amerikanischen Harvard University ist Stressabbau schon seit Jahren Bestandteil des Fruchtbarkeitsprogramms.

▶ **Koffein:** Schon ab einer Tasse Kaffee pro Tag kann die Empfängnisbereitschaft von Frauen eingeschränkt sein. Bei mehr als zwei Tassen am Tag kommt es vermehrt zu Unfruchtbarkeit infolge von Eileitererkrankungen oder Endometriose (Gewebserkrankung im Unterleib).

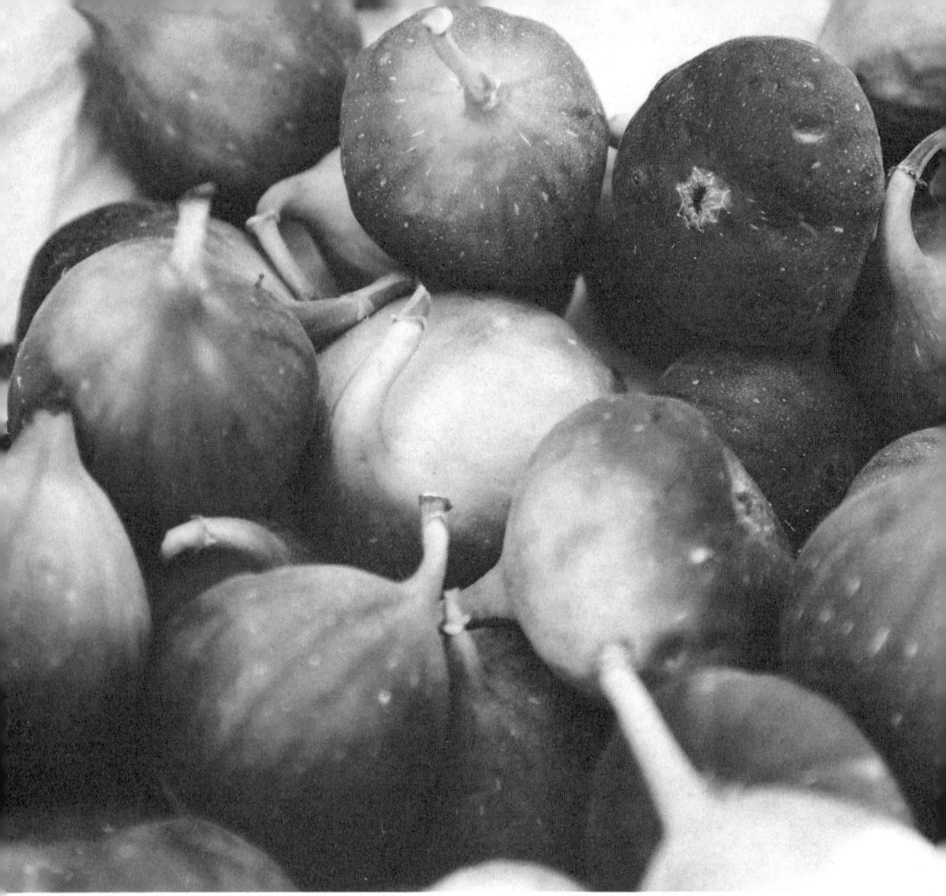

Gillians Toplebensmittel für die Fruchtbarkeit

- rohe, geschälte Hanfsamen und Kürbiskerne
- Avocados
- Mandeln
- Feigen
- Beeren
- Granatapfel
- Vollkornreis
- Haferflocken
- Nori-Algen
- Quinoa
- Rotklee-, und Sonnenblumensprossen
- Turtle Beans (spezielle Sorte kleiner, schwarzer Bohnen)

Während der Schwangerschaft

Essen und Trinken

- Mindestens fünf Portionen frisches Obst und Gemüse pro Tag liefern reichlich Vitamine, Mineralstoffe sowie zahlreiche schützende Antioxidanzien. Gemüse sollte gedämpft oder gedünstet werden. So bleiben die Nährstoffe am besten erhalten. Frisch gepresste Gemüsesäfte verbessern die Vitamin- und Mineralstoffzufuhr.
- Vollkornprodukte wie Roggenbrot, Vollkornreis, Hirse, Rollgerste, Buchweizennudeln und ungezuckertes Müsli sind eine gute Quelle für langkettige Kohlenhydrate, die für einen gleichmäßigen Blutzuckerspiegel und konstante Energiezufuhr sorgen. Außerdem enthalten solche Lebensmittel viele Fasern, die Verstopfung vorbeugen, einem verbreiteten Problem bei Schwangeren.
- Während der Schwangerschaft benötigt der Körper mehr Protein, sollte also bei jeder Mahlzeit ein wenig davon bekommen. Gute Proteinquellen sind weißes Fleisch aus Bioaufzucht, Fisch (siehe auch Seite 137, »Lieber nicht«), Eier, Tofu, Bohnen, Erbsen, Linsen, Quinoa sowie Sprossen und Keime aus Hülsenfrüchten und Kernen. Bestimmte pflanzliche Nahrungsmittel wie Tofu und andere Sojaprodukte, aber auch Quinoa, Amaranth und Sprossen aus Hülsenfrüchten und Kernen enthalten Komplettproteine, die denen aus tierischen Produkten ähneln. Diese Lebensmittel sind besonders Vegetariern oder Veganern zu empfehlen. Zudem kann die Protein-

resorption aus pflanzlichen Lebensmitteln verbessert werden, indem man sie in derselben Mahlzeit geschickt kombiniert. Essen Sie deshalb Vollkornprodukte zusammen mit Hülsenfrüchten oder Nüssen und Samen (zum Beispiel Linsen mit Vollkornreis, gebackene Bohnen auf Roggenvollkorntoast, Bohnenbratlinge zu Hirserisotto oder Tahini auf Haferkeksen).

- Lebensmittel mit reichlich essenziellen Fettsäuren, besonders Omega-3-Fettsäuren, sind in der Schwangerschaft wichtig für die Entwicklung von Gehirn, Augen und Sehkraft des Babys. Gute Quellen sind fetter Fisch (maximal zwei Portionen pro Woche), Kürbiskerne, Walnüsse, dunkelgrünes Blattgemüse und kaltgepresste Samenöle wie Leinsamenöl oder Hanfsamenöl.
- In der Schwangerschaft erhöht sich der Kalziumbedarf. Essen Sie kalziumreiche Lebensmittel wie Naturjogurt, dunkelgrünes Blattgemüse, Algen, Tofu, Kichererbsen, Sesamsamen, Tahini, Mandeln und getrocknete Feigen. Bei Milchprodukten sollten Sie stets Biomarken und solche Produkte wählen, die viele gesättigte Fette enthalten (wie Vollmilch, Sahne oder vollfetter Käse). Zur Einlagerung des Kalziums wird zudem Vitamin D benötigt, das der menschliche Körper in erster Linie über Sonnenlicht erzeugt. Achten Sie also darauf, sich täglich im Freien aufzuhalten.
- Bei Schwangeren steigt die Blutmenge an. Eisen ist ein Hauptbestandteil der roten Blutkörperchen und daher dringend notwendig. Rotes Fleisch enthält zwar viel Eisen, aber häufig auch viele gesättigte Fette. Gesündere Eisenquellen sind Bohnen, Linsen, Kichererbsen, Hirse, Eier, dunkelgrünes Blattgemüse, Geflügel, Brennnesseln, Rosinen oder Pflaumensaft. Eine große Auswahl also für Vegetarier und Veganer. Zur bes-

seren Eisenresorption sollte man immer ein Lebensmittel mit reichlich Vitamin C dazu verzehren.

- Neben einem Folsäurepräparat sollten Sie auch Nahrungsmittel mit viel Folsäure essen, zum Beispiel Brokkoli, Rosenkohl, Spargel, Erbsen, Vollkornreis und Kichererbsen.
- Gesunde Kleinigkeiten gegen Heißhunger und für einen gleichmäßigen Blutzucker: Frisches oder gedünstetes Obst, ungeschwefelte Trockenfrüchte mit Nüssen und Samen (Studentenfutter), Roggenbrot oder Haferkekse mit Nussmus, Naturjogurt mit lebenden Bakterienkulturen, Gemüsestreifen mit Hummus oder Olivenpaste.
- Trinken Sie jeden Tag mindestens acht Gläser Mineralwasser oder gefiltertes Wasser, um Gelüste zu besänftigen und den Wasserhaushalt auszugleichen.

Lieber nicht

Auf bestimmte Lebensmittel sollten Sie während einer Schwangerschaft verzichten, weil Sie Ihnen oder dem ungeborenen Kind schaden könnten. Hierzu zählen:

- Nahrungsmittel, die gesundheitsschädliche Bakterien (Listerien) enthalten könnten, beispielsweise nicht pasteurisierter Käse – wie Camembert, Brie, Ziegenkäse und Blauschimmelkäse – oder Patés auf Fleischbasis.
- Rohe oder nicht ganz durchgegarte Eier wegen der Gefahr einer Salmonellenvergiftung. Auch Speisen, die mit rohen Eiern zubereitet werden (zum Beispiel Mayonnaise, bestimmte Salatsaucen und Desserts oder Eis), sind während der Schwangerschaft tabu.
- Nicht vollständig durcherhitztes Fleisch, denn es kann Salmonellen und andere Bakterien enthalten.

- In Leberprodukten und Ergänzungsmitteln aus Fischlebertran kann übermäßig viel Vitamin A stecken, das während der Schwangerschaft schädlich sein kann.
- Bestimmte Fischsorten, darunter Hai, Schwertfisch und Marlin, sind stärker mit dem giftigen Schwermetall Quecksilber belastet als andere. Verzichten Sie darauf und essen Sie auch von Tunfisch, Makrele, Sardinen oder Forelle nicht mehr als zwei Portionen pro Woche.
- Rohe Muscheln können schädliche Bakterien und Viren übertragen.
- Alkohol, Koffein und Zigaretten sind tabu.
- Erdnüsse – falls der Vater oder die Geschwister des Ungeborenen an einer Nussallergie leiden. Meiden Sie alle Lebensmittel, auf die jemand in der Familie allergisch reagiert.
- Speisen, die allgemein ungesund sind, beispielsweise Frittiertes, Lebensmittel mit einem hohen Anteil gesättigter Fette, Zucker und alle zuckerhaltigen Lebensmittel, weißer Reis, Weißmehl und Weißmehlprodukte wie Weißbrot und normale Weizennudeln, Fast Food und Speisesalz.

Ergänzungsmittel

- Folsäure (0,4 mg) bis in die 12. Schwangerschaftswoche. Folsäure beugt Missbildungen an Wirbelsäule und Neuralrohr, wie zum Beispiel Spina bifida (offener Rücken), vor. Alternativ können Sie ein gutes Multipräparat für Schwangere einnehmen, das speziell für diese Lebensphase entwickelt wurde und wichtige Nährstoffe wie Folsäure, Kalzium, Eisen und Zink enthält.

- Probiotische Lebensmittel zur Unterstützung der regelmäßigen Darmtätigkeit und zur Verbesserung der Nährstoffaufnahme.
- Multivitamine für die Pränatalzeit.
- Auch ein Ergänzungspräparat mit Weizengrassaft bzw. -pulver oder Spirulina kann zur Erhöhung der Nährstoffzufuhr hilfreich sein.

Vom Umgang mit Heißhunger

Etwa die Hälfte aller Schwangeren kennt Heißhungergefühle, die meist süßen, salzigen oder würzigen Nahrungsmitteln gelten. Eine Ursache kann im erhöhten Kalorienbedarf zu diesem Zeitpunkt liegen. Möglicherweise signalisiert Heißhunger aber auch einen Nährstoffmangel. Ein weiterer Grund kann ein niedriger Blutzucker sein, besonders wenn starker Hunger auf Süßes aufkommt. Wenn es Sie nach gesunden Lebensmitteln verlangt, dürfen Sie Ihrem Appetit ruhig nachgeben, nicht aber, wenn es unbedingt etwas Ungesundes sein muss. Wer meinen oben aufgeführten Ernährungsempfehlungen folgt, verzehrt die verschiedensten Speisen, einschließlich gesunder Zwischenmahlzeiten, und nimmt ein speziell auf die Bedürfnisse Schwangerer zugeschnittenes Multivitaminpräparat ein. Damit sollte die Lust auf Ungesundes bald abklingen. Achten Sie auch darauf, ausreichend Wasser zu trinken, was ebenfalls zur Beherrschung des Appetits beiträgt.

Morgendliche Übelkeit

Viele Frauen haben in der Frühschwangerschaft mit morgendlicher Übelkeit zu kämpfen. In der Regel beginnt dieses Problem nicht vor der vierten Woche und legt sich nach der 16. Woche. Die Übelkeit ist aber nicht ausschließlich auf den Morgen begrenzt und hält bei manchen Frauen über die gesamte Schwangerschaft hinweg an. Neben der Übelkeit kommt es oft zu Erbrechen. Das erschwert natürlich eine gesunde Ernährung genau zu dem Zeitpunkt, wo diese am nötigsten ist.

Bei meinen Klientinnen konnte ich die schwangerschaftsbedingte Übelkeit weitgehend oder vollständig ausschalten, indem ich eine Kombination von B-Vitaminen, insbesondere Vitamin B_6, Zink und sehr niedrig dosiertem Eisen aus pflanzlichen Quellen empfahl. Die B-Vitamine unterstützen Leber und Galle bei der effektiveren Entgiftung, so dass die Reaktion auf die Hormone gemildert oder neutralisiert wird.

Essen und Trinken

- Pfefferminz-/Kamillentee können die Verdauung beruhigen.
- Haferkekse oder Reiscracker können die Übelkeit abwenden.
- Lieber milde Speisen als kräftig Gewürztes. Ideal sind gekochte Vollkornspeisen, zum Beispiel aus Vollkornreis oder Quinoa.
- Warmes Wasser trinken. Das ist besonders bei Erbrechen wichtig für den Wasserhaushalt.
- Frisch gepresste Säfte aus Biogemüse helfen gegen den Mineralstoffverlust durch Erbrechen. Außerdem versorgen sie den Körper mit leicht verfügbaren Nährstoffen für die Gesundheit der Mutter und die Entwicklung des Fötus.

Lieber nicht

Meiden Sie Zucker, Weißmehlprodukte, Alkohol, stark Gewürztes, Koffein und fette Speisen.

Heilpflanzen und Ergänzungsmittel

- Nehmen Sie Ergänzungsmittel nur nach Rücksprache mit Ihrem Arzt ein!
- Empfehlenswert sind Vitamin-B_6-Tropfen, die Sie alle vier Stunden nehmen sollten. Vitamin B_6 hilft ausgezeichnet gegen Übelkeit.
- Magnesium ist eine gute Ergänzung zu Vitamin B_6. Es reduziert Übelkeit und sorgt für einen ausgeglichenen Hormonhaushalt.
- Auch die gemeinsame Einnahme von Vitamin C und Vitamin K kann hilfreich sein.

Zusatztipps

- Ingwer hilft zwar bekanntlich gegen Übelkeit, sollte aber in der Schwangerschaft nur mit Vorsicht eingesetzt werden. Gegen hin und wieder etwas kandierten Ingwer oder geriebenen Ingwer in heißem Wasser ist nichts einzuwenden. Ingwerkapseln sollten Schwangere jedoch nicht einnehmen.
- Essen Sie regelmäßige kleine Mahlzeiten und Snacks. Übelkeit wird oft durch niedrigen Blutzucker ausgelöst, also lieber alle zwei bis drei Stunden essen, um gar nicht erst richtig hungrig zu werden. Auch vor dem Schlafengehen sollten Sie noch etwas essen, damit Ihnen nicht schlecht wird, wenn Sie nachts einmal aufwachen.
- Sorgen Sie für ausreichend Schlaf und Ruhe. Hilfreich ist oft, sich auch tagsüber auszuruhen.

- Die Kleidung sollte um den Bauch herum nicht zu eng sitzen.
- Intensive Gerüche wie Motorenöl, Putzmittel, Parfüms oder stark riechende Gerichte sind ungünstig. Schwangere haben einen verfeinerten Geruchssinn und können deshalb mit Übelkeit reagieren.
- Tief durchatmen. Ins Zwerchfell einatmen und vollständig wieder ausatmen.
- Manchmal hilft Akupressur. Sie können ein speziell entworfenes Armband tragen, das den Akupressurpunkt an der Unterseite des Handgelenks anspricht, oder selbst direkt auf diesen Punkt Druck ausüben. Um ihn zu finden, suchen Sie zwei Finger breit unter den Falten an der Innenseite des Handgelenks, bis Sie eine Höhlung zwischen den Sehnen entdecken, die sich etwas empfindlich anfühlt. Beim Ausatmen fest mit dem Daumen auf diesen Punkt drücken und beim Einatmen etwas lösen. Mehrere Minuten so fortfahren.
- Wenn Sie 24 Stunden nichts bei sich behalten können, auch keine Flüssigkeit, leiden Sie unter Umständen an Hyperemesis gravidarum, also übermäßigem Erbrechen in der Schwangerschaft. In diesem Fall müssen Sie unbedingt mit Ihrem Arzt sprechen, um Komplikationen zu vermeiden.

Gehen Sie zum Arzt

- bei starkem, chronischem Erbrechen.
- wenn die Übelkeit jenseits der 14. Schwangerschaftswoche noch besteht.
- bei blutigem Erbrechen.
- bei Dehydrierung, weil Sie keine Flüssigkeit bei sich behalten können.

Die Wehen, der Milcheinschuss, das Stillen, der Schlafmangel, Ängste und Sorgen, Verdauungsstörungen und die zusätzlichen täglichen und stündlichen Anforderungen des Neugeborenen zehren an den Nährstoffvorräten. Ergänzungsmittel, das, was Sie essen, sowie Kräuter und Kräutertees können bei den meisten üblichen Nährstoffmängeln einer jungen Mutter Abhilfe schaffen. Wer sich etwas Zeit nimmt, in meinem Buch zu stöbern, kann vorbeugen und so eine gesündere, glücklichere und besser ernährte Mutter werden.

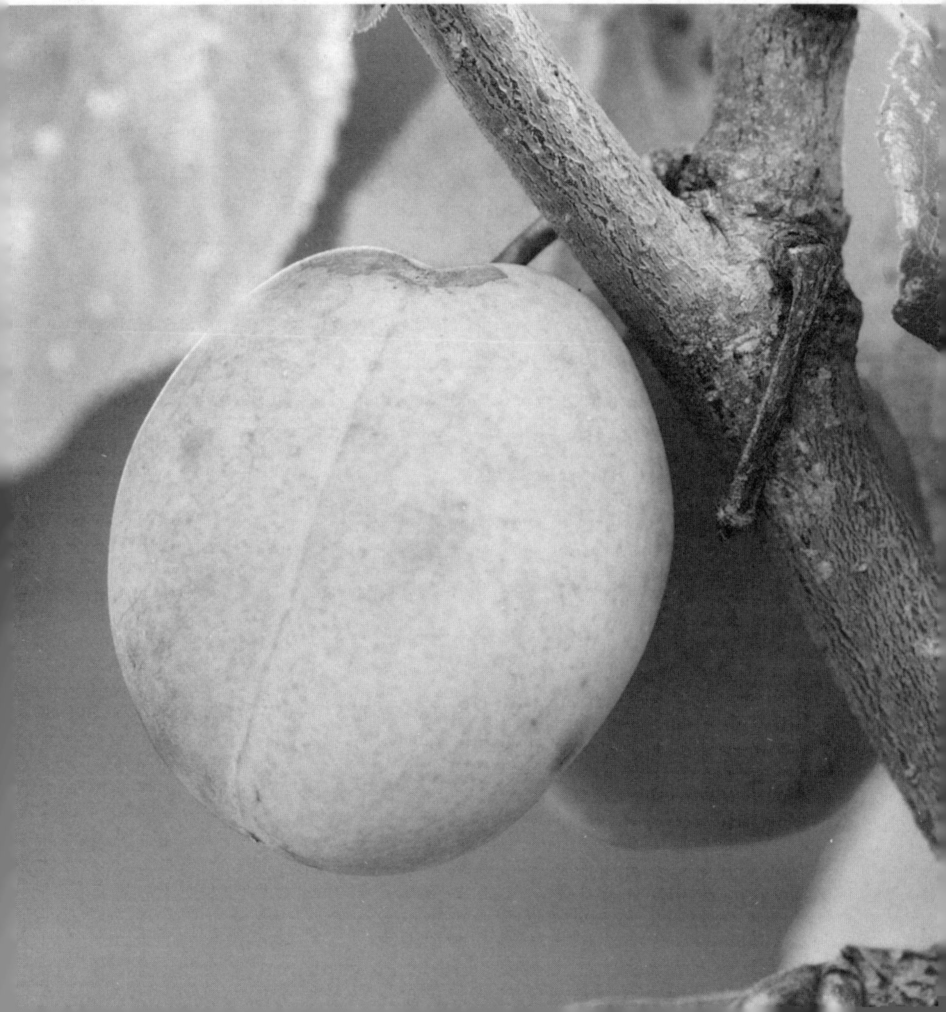

Abnehmen

Falls Sie der Meinung sind, dass es von Natur aus schwerer ist, schlank zu bleiben, je älter man wird (das liegt alles an den Hormonen), muss ich Ihnen diesen Zahn leider ziehen. Natürlich spielen die Hormone eine Rolle, aber von elementarer Bedeutung ist ein zweiter, weit wichtigerer Faktor, nämlich die Bewegung.

Ich erinnere mich an einen Besuch bei meiner Großmutter, die damals bereits 96 Jahre alt war. Ich fragte sie nach ihrem Geheimnis – warum war sie immer schlank geblieben? »Ich strampele auf meinem Hometrainer«, erwiderte sie. Gleich darauf forderte sie mich auf, ihre Lieblingsplatte aufzulegen und mit ihr zu tanzen. Und Norman, ein alter Freund von mir, steigt mit seinen 82 Jahren niemals in einen Aufzug. Er wohnt im 22. Stock eines New Yorker Wolkenkratzers, sieht aus wie 55 und ist fitter als die meisten 30-jährigen.

Der eigentliche Grund für unsere Gewichtsprobleme ab Ende 20 ist der Bewegungsmangel. Doch Norman und meine Großmutter sind lebende Beweise dafür, dass dies kein Naturgesetz ist. Schauen Sie sich Kinder an – sie sind ständig in Bewegung. Dabei verbrauchen sie unablässig Energie. Auch in der Schule wird Sport getrieben, wenn auch in unterschiedlichem Maß. Meine Älteste hat auf der Oberschule vier Tage in der Woche Sport, sogar Doppelstunden. Das war so gut für ihre Ausdauer, dass sie eine hervorragende Läuferin geworden ist. Leider wird an ihrer Schule ab der zehnten Klasse kein Sport mehr unterrichtet – die Kinder haben dann zu viele andere Fächer und zu wenig Zeit. Damit vermitteln wir unseren Kindern genau die falsche Botschaft. Sport sollte für Kinder und Jugendliche Pflichtprogramm sein.

Ohne Trigonometrie kann man leben, doch ohne den Körper zu bewegen, ist das Leben nicht gelebt. Je älter wir werden, desto mehr Bewegung brauchen wir. Das Alter ist kein Grund, weniger zu tun. Bewegung tut Verdauung und Stoffwechsel gut, denn die Energie wird effektiver verbrannt. Und natürlich kommt es weiterhin darauf an, was man isst. Falsche Ernährung und schlechte Essgewohnheiten holen einen irgendwann ein. Jüngere können vielleicht noch ihr Essen hinunterschlingen und qualitativ minderwertige Dinge kaufen. Aber über Jahre hinweg funktioniert das nicht – irgendwann sieht man es jedem an.

Warum neigen manche Leute eher zu Übergewicht als andere?

Der entscheidende Faktor ist Bewegungsmangel. Die schönste Ausrede lautet: »Gillian, ich glaube, mit meiner Schilddrüse stimmt etwas nicht.« Wer eine Schilddrüsenunterfunktion hat, nimmt in der Tat leichter zu, weil die Schilddrüse die Stoffwechselrate steuert (das Tempo, in dem man Kalorien in Energie umsetzt). Allerdings kann ich die Anzahl derjenigen, bei denen meiner Kenntnis nach beim Test wirklich ein Schilddrüsenproblem ermittelt wurde, an einer Hand abzählen.

Die zweithäufigste Ausrede sind die Gene. Natürlich gibt es Studien, die belegen, dass bestimmte genetische Faktoren das Körpergewicht beeinflussen. Dennoch glaube ich, dass Ernährungs- und Lebensgewohnheiten eher anerzogen als angeboren sind.

Es besteht in der Tat eine Verbindung zwischen Denken, Fühlen und Gewicht. Dabei habe ich Beziehungen, Scheidungen, Ehen, Trennungen, Enttäuschungen, Arbeitsplatzverlust, Einbu-

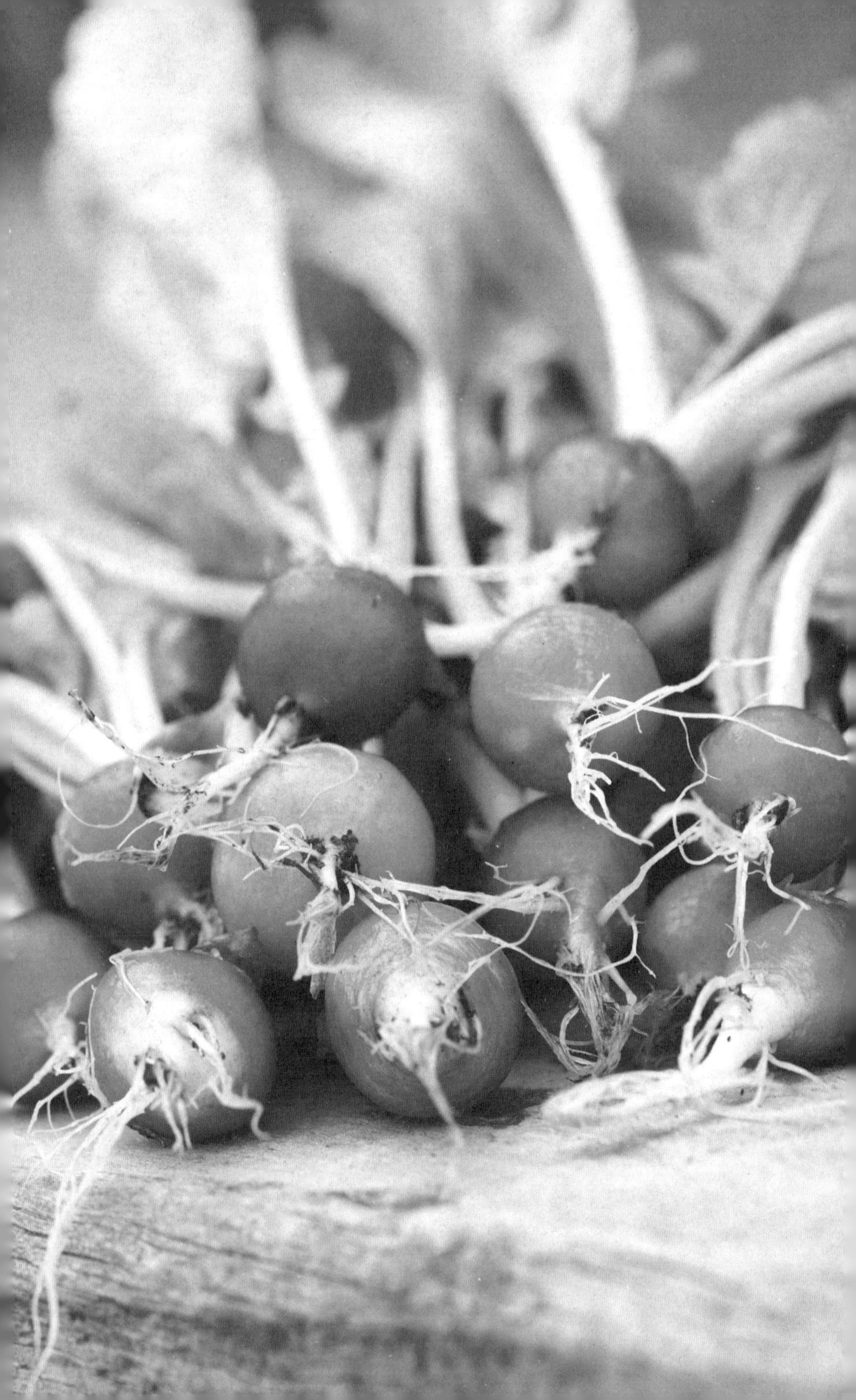

ßen beim Gehalt, Unfälle oder Krankheiten im Sinn. Das alles fällt bei mir in die Kategorie »Zeugs«. Und Zeugs kann das Abnehmen entscheidend blockieren.

Zeugs kann groß oder klein sein, aktuell oder noch aus Kindertagen. Ungelöste Probleme aus Kindheit und Jugend äußern sich bei Erwachsenen oft darin, dass Essen als Trostspender dient. Wer emotionalen Schmerz mit Essen betäubt, erweist seiner Gesundheit einen schlechten Dienst, merkt aber vermutlich noch nicht einmal, was er tut. Am Ende stehen häufig Diäten mit Jojo-Effekt, die dem Selbstvertrauen weiter zusetzen, weil sie langfristig nicht anzuschlagen scheinen. Wenn Sie gesund leben möchten, kommt es darauf an, Körper und Seele einzubeziehen. Alles ist miteinander verbunden. Erkennen Sie Ihre negativen Gedanken an – und lassen Sie dann los. Gestatten Sie all Ihren Gedanken, Worten und Handlungen, stets freundlich, positiv und liebevoll zu sein.

Das ist mein größtes Geheimnis für umfassendes Wohlbefinden und Gleichgewicht.

Wann sollte man sich wegen seines Gewichts Sorgen machen?

Die Antwort lautet: Nie. Ich will bestimmt nicht erreichen, dass Sie sich um Ihr Gewicht sorgen. Ein ausgewogenes Körpergewicht ist ein Nebeneffekt meiner Arbeit, aber niemals ihr Ziel. Achten Sie auf Ihren Körper, ohne davon besessen zu sein. Wenn Sie ein gesundes Leben auf der Grundlage der Gillian-McKeith-Ansätze führen, reguliert Ihr Gewicht sich von ganz allein.

Der erste Schritt ist, sich die Verantwortung einzugestehen. Ja, wir leben in einer Welt voller Verlockungen, in der hauptsächlich gesessen wird. Aber dennoch hat jeder Mensch die

Wahl. Rufen Sie sich in Erinnerung, wozu Ihre Küche und die Sportschuhe da sind (Tipp: Nicht zum Aufwärmen mitgebrachter Speisen oder um schick auszusehen.)

Dennoch gibt es drei Anhaltspunkte für zu viel Gewicht:

1. Ein BMI von 25 oder mehr. Durch die Berechnung des BMI (Body Mass Index) kann man Übergewicht besser einstufen. Dazu teilen Sie Ihr Gewicht in Kilogramm durch Ihre Größe in Quadratmetern (Körpergröße mal Körpergröße). Als Idealwert für Erwachsene gilt ein BMI zwischen 18,5 und 24,9. Bei einem BMI zwischen 25 und 30 gilt man als übergewichtig, ab 30 als fettsüchtig und ab 40 als krankhaft fettsüchtig. (Beachten Sie dabei, dass der BMI weder die Statur noch den Muskelanteil einbezieht, also für sich allein nur begrenzte Aussagekraft hat.)

2. Mehr als 80 Zentimeter Taillenumfang. Bauchfett hängt mit vielen Gesundheitsproblemen zusammen, darunter Herzerkrankungen und Diabetes. Wenn der Taillenumfang bei Frauen 80 Zentimeter, bei Männern 94 Zentimeter überschreitet, besteht Handlungsbedarf.

3. Taille-Hüft-Quotient über 0,8. Auch der Taille-Hüft-Quotient ist ein aussagefähiger Wert. Um ihn zu berechnen, teilen Sie Ihren Bauchumfang durch den Hüftumfang. Bei Männern sollten ab einem Ergebnis von 1 die Alarmglocken schellen. Frauen müssen bereits ab einem Ergebnis von 0,8 die Initiative ergreifen und meinen Plan befolgen.

Übergewicht bedeutet ein erhöhtes Erkrankungsrisiko

- **Herz-Kreislauf-Erkrankungen.** Bluthochdruck, Herzkrankheit, Herzinfarkt, Schlaganfall und hoher Cholesterinspiegel können die Folge sein.
- **Diabetes.** Übergewichtige erkranken zehnmal eher an Diabetes Typ 2 als Normalgewichtige. Diabetes ist eine Hauptursache für Nierenversagen und die Erblindung Erwachsener. Außerdem kann die Erkrankung zur diabetischen Neuropathie führen und die Amputation von Gliedmaßen erforderlich machen.
- **Atemprobleme.** Starkes Übergewicht belastet die Lunge so sehr, dass schon einfache Aktivitäten wie Treppensteigen oder das Tragen der Einkäufe schwerfallen. Auch Schlafapnoe und Schnarchen treten bei Übergewichtigen vermehrt auf. Beides bewirkt einen unruhigen Schlaf und Müdigkeit tagsüber.
- **Skelett und Muskulatur.** Das zusätzliche Gewicht ist eine gewaltige Belastung für Skelett, Gelenke, Muskeln und Nerven. Übergewicht erhöht das Risiko für und den Schweregrad von arthritischen Erkrankungen, Gicht und Rückenschmerzen.
- **Verdauungsprobleme.** Sodbrennen und Blähungen sind bei Übergewichtigen stärker verbreitet, denn durch das Eingeweidefett rund um den Magen erhöht sich der Druck auf das Verdauungssystem. Dadurch steigt Magensäure leichter durch die Speiseröhre auf.
- **Inkontinenz.** Das Bauchgewicht kann den Schließmuskel der Blase schwächen. Besonders beim Lachen, Niesen oder Husten kann dann ungewollt Urin austreten.

- **Venenprobleme.** Übergewicht kann den Druck auf die Venen erhöhen. So kommt es zu Krampfadern und Hautgeschwüren.
- **Hormonelle Schwankungen bei Frauen.** Bei Übergewicht besteht ein erhöhtes Risiko für Unfruchtbarkeit, prämenstruelle Beschwerden, Wechseljahrbeschwerden und Schwangerschaftsprobleme.
- **Krebs.** Bei Übergewichtigen entwickelt sich vermehrt Krebs an Gebärmutter und Gebärmutterhals, Eierstöcken, Prostata, Brust, Gallenblase und Darm.
- **Gallenblase.** Mit wachsendem Gewicht steigt auch das Risiko einer Gallenblasenerkrankung.

Faktoren, die das Abnehmen behindern

- Übermäßiger Verzehr ungesunder Lebensmittel.
- Bewegungsmangel.
- Übermäßige Hefepilzbesiedelung.
- Unausgewogene Mineralstoff- und Vitaminzufuhr.
- Insulinschwankungen (durch zu viel Zucker).
- Nahrungsmittelunverträglichkeiten.
- Gestörte Verdauungsfunktion.
- Gestörte Nebennierenfunktion.
- Gestörte Stoffwechselfunktion.
- Leberträgheit.
- Schilddrüsenprobleme.
- Wassereinlagerungen.

Übermäßiger Verzehr ungesunder Lebensmittel

Falsche Ernährung kann das Abnehmen erschweren. Fast Food enthält in der Regel ungesundes Fett und ist mit weißem Zucker, Zusatzstoffen oder auch künstlichen Süßungsmitteln versetzt. Damit erhalten Sie leere Kalorienbomben ohne besonderen Nährwert und fühlen sich nie wirklich satt. Am Ende meldet der Körper Heißhunger, und man isst noch mehr von demselben Müll. So häufen sich rasch überschüssige Pfunde an.

Bewegungsmangel

Bewegung verbraucht Kalorien und baut Muskelmasse auf. Muskeln verbrauchen selbst im Ruhezustand mehr Kalorien als anderes Körpergewebe. Wer den Hintern nicht aus dem Sessel hebt, kann zusehen, wie sich dort die Pölsterchen bilden. Anfangs fällt das Aufraffen vielen schwer, doch sobald man etwas gefunden hat, das Spaß macht, sollte man loslegen. Denn Sport macht nicht nur rank und schlank, sondern hebt auch die Laune.

Heißhunger auf Süßes

Zuckerzusätze in Nahrungsmitteln zählen zu den schlimmsten Neuerungen unserer modernen Lebensweise. Wenn der Blutzucker ständig aus dem Gleichgewicht gerät, weil zuckerhaltige Nahrung oder solche mit vielen kurzkettigen, stark verarbeiteten Kohlenhydraten verzehrt wird, steigt das Verlangen nach Zucker. Dadurch entstehen Nährstoffmängel und übermäßige Hefepilzbesiedelung. Am Ende fühlt man sich wie auf einer Achterbahn aus Zuckerhochs und Zuckertiefs. Deshalb hat man nach dem ersten Schokokeks sofort Appetit auf den nächsten. Auf den Zuckerschub kann man sich ebenso verlassen wie auf den anschließenden Energieeinbruch.

Die beste Methode gegen die Gier nach Zucker ist der kalte

Entzug: Einen Monat keine zuckerhaltigen Lebensmittel und Süßigkeiten. Tragant (500 mg am Tag) kann die Energie auf natürliche Weise anheben.

Mit einer ausgewogenen, nährstoffreichen Ernährung können Sie den Teufelskreis aus Süßhunger, Zucker und Gewichtszunahme durchbrechen. Gutes Essen nährt nicht nur den Körper, sondern reguliert auch den Blutzucker, so dass die Tiefs ausbleiben.

Auch bestimmte Lebensmittel tragen zur Blutzuckerregulierung bei und helfen gegen die Sucht nach Süßem. Sehr empfehlenswert sind Vollkorngetreide und frisches Gemüse. Yams, Süßkartoffeln und Kürbis eignen sich ebenfalls, um den süßen Zahn zu besänftigen.

Unterstützen Sie den Körper mit lebenden Superstars mit hoher Nährstoffdichte, beispielsweise Spirulina- oder flüssigen Algen. Wichtig ist auch ein flüssiges Ergänzungsmittel mit den Mineralien Chrom, Mangan und Magnesium. Jeder Mangel an einem dieser drei Mineralstoffe führt zu Süßhunger, und bei der Lebensmittelverarbeitung gehen über 80 Prozent des Chroms verloren. Häufig empfehle ich meinen Klienten, vor den Mahlzeiten einen halben Teelöffel L-Glutamin-Pulver einzunehmen, um Heißhunger auf Kohlenhydrate zu hemmen.

Zu guter Letzt sollte man häufiger kleine Mahlzeiten und gesunde Zwischenmahlzeiten zu sich nehmen, besonders am Vormittag und am Nachmittag, wenn der Blutzucker absackt.

Insulinschwankungen

Beim Essen geht Glukose aus der Verdauung von Kohlenhydraten ins Blut über. Zu diesem Zeitpunkt steigt der Blutzuckerspiegel. Das wiederum ist das Signal für die Bauchspeicheldrüse, Insulin auszuschütten. Das Insulin hat die Aufgabe, die Glukose aus dem Blut in die Zellen zu transportieren, um den Blutzuckerspiegel wieder zu normalisieren. In den Zellen dient die Glukose dann der Energieerzeugung oder wird in Form von Glykogen für später gespeichert.

Bei einer gesunden Ernährung funktioniert dieser Prozess hervorragend. Doch ein übermäßiger Verzehr ausgemahlener Kohlenhydrate und zuckerhaltiger Speisen stört dieses Gleichgewicht. Der Körper muss immer mehr Insulin erzeugen, um den Blutzucker konstant zu halten. Irgendwann reagieren die Zellen nicht mehr auf das Insulin (Insulinresistenz), so dass noch mehr Insulin produziert werden muss. Zu diesem Zeitpunkt füllen sich die Glykogenspeicher, und die Glukose wird in Fett umgewandelt.

Dann befindet man sich bereits im Teufelskreis: Je instabiler der Blutzucker, desto stärker ist das Verlangen nach Süßigkeiten und Kohlenhydraten – wie Brot –, und desto leichter bildet sich neues Fett. Aber so muss es nicht bleiben!

»Letztes Jahr meldete ich mich im Fitnessstudio an und begann, Gillians Sendungen zu sehen, weil ich abnehmen wollte. Damals hatte ich Konfektionsgröße 42 und wog 76 Kilo. Seit ich auf Gillian höre, bin ich bei Konfektionsgröße 36 bis 38 angekommen und wiege nur noch 59 Kilo! Früher hatte ich große Selbstzweifel, doch das Abnehmen hat wirklich geholfen. Jetzt habe ich mein Leben wieder im Griff.«

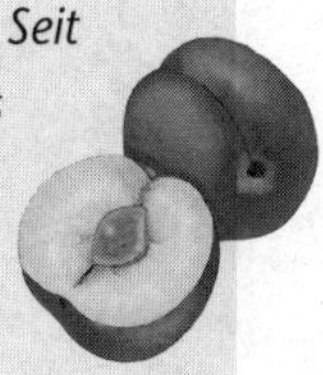

Selbsttest zur Glukosetoleranz

Falls Sie eines oder mehrere der unten aufgeführten Symptome bei sich beobachten, könnte Ihr Körper ein Problem mit der Regulierung von Blutzucker und Insulin haben.

- Konzentrationsstörungen.
- Übermäßiger Konsum von Koffein, Schokolade oder Zigaretten.
- Übermäßiges Schwitzen.
- Übermäßiger Durst.
- Übermäßige Schwierigkeiten, aus dem Bett zu kommen.
- Starke Müdigkeit oder Einschlafen mitten am Tag.
- Nicht ohne Koffein oder Nikotin in Gang kommen.
- Reizbarkeit, wenn nicht regelmäßig gegessen wird.
- Bedürfnis nach mehr als acht Stunden Nachtschlaf.

Raus aus dem Teufelskreis

Damit Sie aus diesem Kreislauf aussteigen und nicht zuckersüchtig in einer wahren Achterbahnfahrt Ihre Gesundheit ruinieren, brauchen Sie eine Ernährung, die den Insulinspiegel so niedrig wie möglich hält. Mit der Zeit können die Zellen dann wieder besser auf Insulin ansprechen, so dass weniger Insulin erforderlich ist, um den Blutzucker zu regulieren. Je geringer die Ausschläge bei der Insulinproduktion, desto unwahrscheinlicher wird die Einlagerung von Glukose in Form von Fett.

- Meiden Sie alle Nahrungsmittel, die den Blutzucker rasant hochschießen lassen. Hierzu zählen Zucker, Weißbrot, polierter Reis, helle Nudeln, Kartoffeln, Pommes frites, Kartoffelchips, Fertigkost, Alkohol, Koffein, Schokolade, Kuchen, Törtchen, Kekse, Bonbons und süße Limonaden.

- Regelmäßige kleine Mahlzeiten und Zwischenmahlzeiten sind besser als große Mahlzeiten.
- Jede Mahlzeit sollte auch Fasern und Protein enthalten, weil beides die Freisetzung von Glukose aus Kohlenhydraten hinauszögert. Kombinieren Sie Huhn oder Fisch mit Gemüse und Salat oder Bohnen mit Getreide und Gemüse.
- Kräutertee und Wasser sind bessere Getränke als Schwarztee, Kaffee und Alkohol. Stimulierende Getränke lassen den Blutzucker kurz ansteigen, doch schon eine Stunde später folgt das Tal, in dem der Appetit auf den nächsten »Wachmacher« steigt.
- Bitte aufstehen und bewegen. Tägliche, mäßige Belastung verbessert die Reaktion der Zellen auf Insulin und normalisiert den Appetit.
- Stress behindert die Blutzuckerregulierung. Lernen Sie Entspannungstechniken wie Yoga, Tai-Chi, Qigong oder Meditation.
- Hilfreich ist die Einnahme von Nährstoffen zur Blutzuckerregulierung. Hierzu zählen Chrom, ein Aminosäurenkomplex, Vitamin D, Magnesium, Zink und B-Vitamine. An Kräutern empfehle ich Schwarzkümmel, Lupine, Nelken, Kreuzkümmel, Salbei, Zimt und Bockshornklee.

Wenn der Süßhunger dennoch auftritt, sollten Sie sich nicht schämen oder ärgern. Nehmen Sie einfach beobachtend Notiz davon und sagen Sie: »Oh, schon wieder diese Lust auf Süßes«, und lassen Sie sie gehen. Ihr neues Ich hat sich auf den Weg gemacht! Bei Gier nach Schokolade hilft der Griff zum Original. Produkte aus Rohkakao gibt es auch ohne zugesetzten weißen Zucker. Man findet sie im Bioladen oder in gut sortierten Supermärkten.

Nahrungsmittelunverträglichkeiten

Viele Menschen möchten tagaus, tagein dasselbe essen. Wer das jedoch über Jahre exerziert, entwickelt häufig eine Unverträglichkeit gegenüber genau diesen Lebensmitteln und reagiert empfindlich auf sie. Dabei sind die Dinge, nach denen es uns verlangt, häufig genau die, von denen wir zunehmen. Ein Teufelskreis.

Bei einer Nahrungsmittelunverträglichkeit reagiert das Immunsystem oft mit Verzögerung, also Stunden bis Tage nach dem Verzehr des belastenden Nahrungsmittels. Die unerwünschten Folgen reichen von einer Reizdarmsymptomatik (siehe Seite 551), über Hautprobleme, Geschwüre im Mund, Morbus Crohn (siehe Seite 503) und Entzündungen im Verdauungstrakt bis hin zu Koliken, Ohrenerkrankungen und Müdigkeit, um nur einiges zu nennen. Nicht immer ist es so offensichtlich.

Unverträglichkeitsreaktionen können sich unmittelbar auf die Assimilation von Nährstoffen, die Funktion der Verdauungsorgane und das Gewicht auswirken. Bei vielen Menschen werden die Beschwerden von Weizen, Milchprodukten, Zucker oder Mais ausgelöst, die in der Regel viel zu häufig verzehrt werden.

Dummerweise kann der tägliche Verzehr unverträglicher Nahrungsmittel den Stoffwechsel deutlich verlangsamen. Beispielsweise kann die Funktion von Verdauungsenzymen behindert werden, so dass der Körper Fett nicht mehr richtig zerlegt.

Außerdem begrenzt der tägliche Verzehr derselben Lebensmittel die Zufuhr essenzieller Nährstoffe, Vitamine, Mineralien und anderer Co-Faktoren. Mein bester Rat lautet daher an dieser Stelle:

- Beim Essen regelmäßig rotieren. Wenn Sie also heute etwas essen, sollte dasselbe Lebensmittel erst in drei bis vier Tagen wieder auf den Tisch kommen. Auf diese Weise kann man Unverträglichkeiten mitunter vorbeugen.

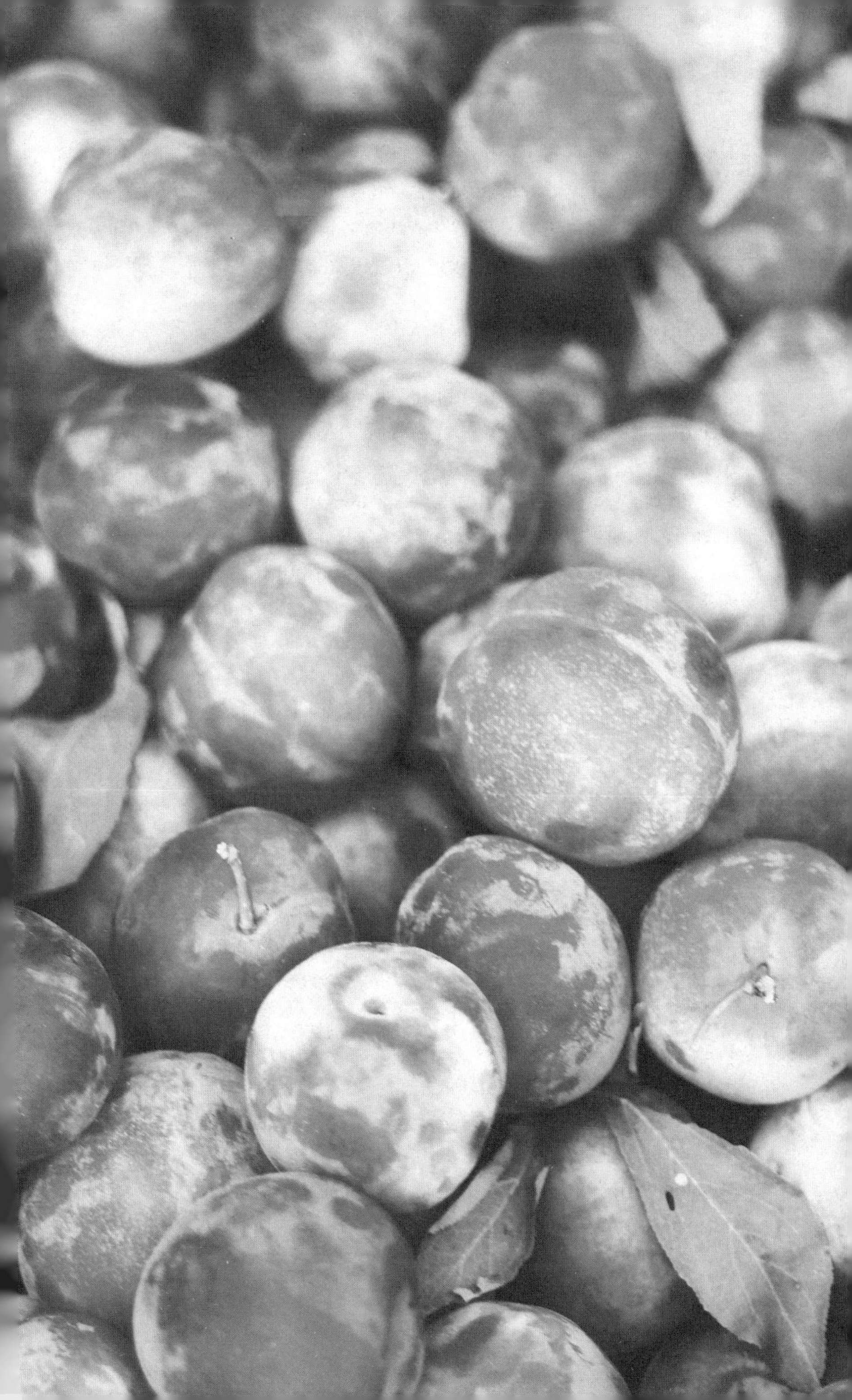

- Sie sollten sich ruhig auf Lebensmittelunverträglichkeiten und Allergien testen lassen. So erfahren Sie genau, welche Lebensmittel vermutlich dazu führen, dass Sie zunehmen, sich schlecht fühlen oder übermäßig müde und antriebslos sind.

Gestörte Verdauungsfunktion

Das Verdauungssystem zerlegt die Nahrung in Aminosäuren, Glukose und Fette, löst weitere Nährstoffe aus der Nahrung und scheidet die Reste wieder aus. Wenn es nicht optimal funktioniert, fühlt man sich unwohl und isst eventuell zu viel, weil der Körper bestimmte Nährstoffe verlangt. Oft kommt Verstopfung dazu (man sollte zweimal am Tag Stuhlgang haben, schon einmal ist ein Zeichen für eine schlechte Verdauung). Ihre Verdauung zu verbessern sollte daher oberste Priorität haben.

Gestörte Nebennierenfunktion

Wenn die Nebennieren aus dem Gleichgewicht geraten, werden unter Umständen vermehrt Stresshormone freigesetzt. Dieser Hormonschub kann Blutzuckerschwankungen auslösen, die zu Heißhunger und damit weiterer Gewichtszunahme führen. Schwierig für die Nebennieren sind Schlafmangel, zu wenig B-Vitamine und eine ungesunde Ernährung mit hohem Zuckeranteil. Probleme der Nebennieren erkennt man typischerweise an einem Bierbauch bei Menschen, die nicht einmal Bier trinken.

Gestörte Stoffwechselfunktion

Wer nicht regelmäßig isst, kann genau dadurch Gewichtsprobleme bekommen. Radikale Diäten können durch den Jojo-Effekt die Stoffwechselrate herabsetzen. Eine verminderte Nahrungsaufnahme signalisiert dem Körper Nahrungsknappheit. Um das langfristige Überleben zu sichern, reduziert der Körper daher die tägliche Energieverbrennung. Sobald man wieder zu normalen Mengen übergeht, werden die zusätzlichen Kalorien viel leichter in Form von Fett eingelagert.

Hungern kann den Stoffwechsel extrem verlangsamen. Ich habe zahlreiche Menschen mit Übergewicht kennengelernt, die kaum etwas zu sich nehmen. Mehr Informationen finden Sie unter dem Stichwort Metabolisches Syndrom (siehe Seite 495).

Leberträgheit

Die Leber ist an vielen Prozessen im Körper beteiligt, unter anderem der Entgiftung, der Blutzuckerregulierung, dem Abbau von Hormonen, der Herstellung und Zerlegung von Cholesterin und der Absorption von Proteinen, Fetten und Kohlenhydraten.

Wenn die Leber überlastet ist, werden Nährstoffe schlechter aufgenommen, und der Blutzucker gerät aus dem Gleichgewicht. Dann entsteht Heißhunger auf Ungesundes, und man hat weniger Energie. Alkoholexzesse am Wochenende oder zu anderen Zeitpunkten sind übrigens ebenfalls weder dem Zuckerhaushalt noch dem Gewicht dienlich. Das Verlangen nach etwas zu Essen nimmt zu – und das Gewicht ebenfalls.

Schilddrüsenprobleme

Die Schilddrüse steuert den Stoffwechsel des Körpers, indem sie die Energieerzeugung und die Aufnahme von Sauerstoff reguliert. Dauerstress kann die Schilddrüse negativ beeinflussen und ihre normale Funktion beeinträchtigen. Zucker, Kaffee und Alkohol stimulieren die Schilddrüse im Übermaß, was zur Erschöpfung des Organs führt und Gewichtszunahme zur Folge haben kann.

Lösungen

- Ergänzungsmittel mit Kelp können eine träge Schilddrüse ebenso unterstützen wie grünes Gemüse. Auch Algen mit hohem Jodanteil können den Stoffwechsel ankurbeln.

- Essen Sie zur Unterstützung des Stoffwechsels tyrosinreiche Lebensmittel wie Kürbiskerne, Avocados und Mandeln.
- Bei zwanghaftem Essverhalten empfiehlt sich ein Ergänzungsmittel mit Tyrosin (500 mg, viermal täglich) in Kombination mit Zink (50 mg täglich).

Hinweise auf eine Schilddrüsenunterfunktion

- Kalte Hände beziehungsweise Füße.
- Ständige Kopfschmerzen.
- Verstopfung.
- Erschöpfung, auch nach ausreichend Schlaf.
- Ständiges Frösteln.
- Mangelnde Fähigkeit zu schwitzen.
- Unfruchtbarkeit.
- Morgens lethargisch, abends voller Energie.
- Haarausfall am äußeren Drittel der Augenbrauen.
- Kein sexuelles Verlangen.
- Dauerhaft rissige Fersen.
- Prämenstruelle Beschwerden (PMS).
- Geschwollene Augenlider, Knöchel oder Hände.
- Sehr trockene Haut und Haare.
- Gelblicher Teint.

Falls Sie drei oder mehr der genannten Symptome an sich beobachten, könnte eine Schilddrüsenunterfunktion vorliegen. Für die Diagnose ordnet Ihr Arzt oder Ihre Ärztin bei Verdacht eine Blutuntersuchung an. Eine sehr milde Form der Schilddrüsenunterfunktion ist dabei jedoch mitunter nicht zu erkennen.

Wassereinlagerungen

Bei Wassereinlagerungen sollte man paradoxerweise reichlich Wasser und Kräutertee trinken, denn sie können ein Zeichen für Dehydrierung sein. In diesem Fall hält der Körper aus Sorge vor weiterer Austrocknung Wasser zurück. Außerdem sind Wassereinlagerungen ein Zeichen, dass eventuell zu viel Natrium im Körper ist, welches durch zusätzliche Flüssigkeit (keine Diätgetränke, Limonaden oder Kaffee!) ausgespült werden soll. Gemüsesäfte sind wegen ihres hohen Kaliumanteils sehr gut geeignet, denn Kalium ist ein Gegenspieler von Natrium. Löwenzahn- und Brennnesseltee gleichen auf sanftem Weg den Wasserhaushalt aus und enthalten neben anderen Mineralstoffen auch Kalium. Ein Vitamin-B-Präparat mit Betonung auf Vitamin B_6 kann bei Wassereinlagerungen ebenfalls hilfreich sein.

Empfehlenswerte Nahrungsmittel für gesundes Abnehmen

- **Adzukibohnen.** Die Bohne meiner Wahl zum Abnehmen. Viele Ballaststoffe, wenig Kalorien, jede Menge Nährstoffe einschließlich Kalium gegen Wassereinlagerungen und Magnesium für mehr Energie.

- **Mandeln.** Untersuchungen zeigen, dass Mandeln den Gewichtsverlust unterstützen. Das kann an ihren blutzuckerausgleichenden Wirkungen und dem hohen Nährstoffgehalt liegen.

- **Äpfel und Birnen.** Täglicher Apfelverzehr kann zur Gewichtsregulierung beitragen. Das liegt zum Teil am niedrigen glykämischen Index, das heißt, Äpfel rufen keine Blutzuckerschwankungen hervor. Deshalb versorgen sie den Körper bei geringem Kaloriengehalt und reichlich Ballaststoffen anhaltend mit Energie und liefern zusätzlich noch Nährstoffe wie Chrom, das an der Blutzuckerregulierung und am Energiehaushalt beteiligt ist.

- **Heidelbeeren.** Reich an Nährstoffen, Ballaststoffen und Antioxidanzien.
- **Vollkornreis.** Enthält Tryptophan, eine Aminosäure, die im Gehirn in 5HTP und Serotonin umgewandelt wird und dazu beiträgt, den Appetit zu zügeln und die Stimmung zu verbessern.
- **Gurken.** Hoher Wassergehalt bei wenig Kalorien. Unterstützt die Reinigung von innen und das Sättigungsgefühl.
- **Ingwer.** Wärmendes Gewürz, das den Körper – insbesondere Durchblutung und Lymphfluss – innerlich in Gang bringt. Gut für den gesamten Stoffwechsel.
- **Grünes Blattgemüse.** Reichlich Fasern und Nährstoffe, insbesondere Magnesium, Chrom und B-Vitamine, die alle für die Umwandlung von Nahrung in Energie und für einen stabilen Blutzucker erforderlich sind.
- **Misosuppe.** Produkte aus Vollsoja enthalten Phytoöstrogene, die das Abnehmen nachweislich unterstützen. Miso ist zudem reich an bioverfügbaren Proteinen, die den Blutzuckerspiegel stabil halten, sowie an Enzymen, die für die Verdauung benötigt werden.
- **Hafer.** Viele lösliche Fasern und eine langsame Freisetzung der Kohlenhydrate bewirken lang anhaltende Sättigung.
- **Pflaumen.** Ein hoher Ballaststoffanteil und viel Kalium tragen zum Abbau von Wassereinlagerungen bei.
- **Quinoa.** Getreidesorte mit sehr hohem Nährwert. Viel Magnesium, Eisen, B-Vitamine, Ballaststoffe und Proteine.

- **Rohe, geschälte Hanfsamen.** Genau das Richtige zum Abnehmen! Die essenziellen Fette in diesen Samen unterstützen bei vielen Gesundheitsproblemen, einschließlich Übergewicht, und können auch der Vorbeugung dienen.
- **Meeresgemüse (Algen).** Reich an Mineralstoffen und Jod. Viele Menschen nehmen nicht ausreichend Jod auf, obwohl es für die Schilddrüsenfunktion und den Stoffwechsel so wichtig ist.
- **Sprossen.** Enthalten bioverfügbare Nährstoffe, Protein und Fasern für die Blutzuckerregulierung.

Empfehlenswerte Heilpflanzen und Ergänzungsmittel zum Abnehmen

- **B-Vitamine** unterstützen die Verstoffwechselung von Kohlenhydraten und Proteinen. Dosierung: 50 bis 100 mg pro Tag.
- **L-Tyrosin**, um den Appetit zu zügeln. Dosierung: 500 mg vor jeder Mahlzeit.
- **Co-Enzym Q10** erleichtert das Abnehmen, weil es den Stoffwechsel ankurbelt. Besonders nützlich, wenn man so richtig müde ist. Dosierung: 100 mg pro Tag.
- **Triphala** (ayurvedisch, wird aus drei Früchten hergestellt) zur Darmreinigung.
- **Verdauungsenzyme** unterstützen die Nährstoffaufnahme und drosseln den Appetit. Dosierung: Eine Kapsel zu jeder Mahlzeit.
- **Leinölkapseln oder Leinsamen** zur Aufstockung der dringend benötigten essenziellen Fettsäuren.

- **Vogelmiere** zur Unterstützung des Abbaus störrischer Fettreserven. Zwei Tassen Vogelmierentee pro Tag trinken.
- **Kelp** unterstützt Schilddrüse und Gewichtsabbau. Nehmen Sie drei Tabletten pro Tag oder kochen Sie mit der Alge Kombu.
- **Lecithin** zur Nutzung des Körperfetts. Zweimal täglich einen Esslöffel Granulat einnehmen.
- **Hochwertige Ballaststoffe** zur innerlichen Reinigung des Körpers. Nehmen Sie zwischen den Mahlzeiten Flohsamenschalen (Psyllium) mit reichlich Wasser ein.
- **Ginseng** unterstützt den Stoffwechsel und hilft der Leber beim effektiven Fettabbau. Dosierung: Zwei Tabletten pro Tag (500 mg) oder zweimal täglich Ginsengtee trinken.
- **Löwenzahntee** putzt die Leber durch und ist ein natürliches Diuretikum (schwemmt Wasser aus). Damit unterstützt er das Abnehmen.
- **Brennnesseltee** eignet sich hervorragend zum Gewichtsabbau, denn er unterstützt den Stoffwechsel und hat entwässernde Eigenschaften.

Das Leben umkrempeln und dauerhaft dabei bleiben – so geht's!

Als Sie dieses Buch in die Hand genommen haben, haben Sie bereits einen großen Schritt in Ihr neues Leben gemacht. Doch sobald die tatsächlichen Veränderungen anstehen – Ernährung, Bewegungsgewohnheiten und Einstellungen zu ändern –, beginnen die Selbstzweifel. Immer wieder äußern Klienten mir gegenüber Bedenken, sie könnten all das bestimmt nicht durchhalten. Nach zig Diäten stehen sie wieder einmal ganz am Anfang. Diese Menschen – und Sie – kann ich absolut beruhigen. Wenn Sie sich nach den Gillian-McKeith-Empfehlungen ernähren, wird es Ihnen so gut gehen, dass Sie von selbst auf Kurs bleiben wollen. Denn der Lohn besteht in jenem flüchtigen Gut, von dem wir alle mehr ersehnen: Energie.

Gute Nahrung beliefert uns nicht nur mit Energie, sie *ist* Energie. Die physikalische und molekulare Struktur der Nahrungsmittel ist bereits Energie. Deshalb ist gesundes Essen der Treibstoff für unser Leben.

Vor Jahren habe ich für meine Klienten ein Superstar-Energiepulver aus Sprossen entwickelt. Ich werde nie die Geschichte von der alten Dame vergessen, die in London in Fulham einen Laden hatte. Ehe sie neue Lebensmittel in ihr Sortiment aufnahm, prüfte sie diese mit der Wünschelrute. Es stellte sich heraus, dass diese Frau, die auch energetische Heilbehandlungen durchführte, voller Staunen die hohen Schwingungen meines Superstar-Energiepulvers registrierte. Sie war der Ansicht, es wäre die höchste Schwingungsstufe für ein neues Nahrungsergänzungspulver.

Mir geht es darum, Ihnen klarzumachen, dass Nahrungsmittel eine hohe oder niedrige Schwingung haben können. Was wir essen, kann heilen oder krank machen. Limonade mit Kohlensäure, zuckerhaltiger Kuchen, stark verarbeitetes Fleisch für Fertigkost und Ähnliches stehen energetisch auf der untersten Schwingungsstufe und sind deshalb wenig hilfreich, wenn nicht gar schädlich. Hirsesprossen oder gekeimte Brokkolisamen hingegen sind energetisch optimal aufgeladen. Ernähren Sie sich von möglichst naturbelassenen Lebensmitteln der höchsten Schwingungsstufe – also all dem, was ich in diesem Buch empfehle –, damit Sie ein glückliches, gesundes und liebevolles Leben führen können.

So nehmen Sie beim Abnehmen die ersten Hürden

- Mehr essen, nicht weniger! Wer weniger isst, als er für den Grundstoffwechsel benötigt, bremst den Stoffwechsel aus. Meine Klienten kurbeln durch regelmäßige, gesunde Mahlzeiten ihren Stoffwechsel an und stabilisieren damit den Blutzucker. Gleichzeitig beugt man so Fressattacken vor, weil man nie ausgehungert ist.
- Mehr Wasser trinken. Trinken Sie zwischen den Mahlzeiten acht Gläser Wasser am Tag. Insbesondere sollte man 20 bis 30 Minuten vor dem Essen ein großes Glas Wasser trinken, nicht zum Essen. Das beugt Blähungen vor. Dehydrierung führt zu Kopfschmerzen, Konzentrationsstörungen sowie Müdigkeit und wird daher oft mit Hunger verwechselt. Trinken Sie bitte ausreichend Wasser.
- Entschleunigen. Auch mit langsamem Essen rückt man den Pfunden zu Leibe. Denn erst 20 Minuten nachdem man zu essen begonnen hat, signalisiert das Gehirn ein Sättigungsgefühl. Schnelle Esser nehmen deshalb oft mehr Nahrung auf, als sie brauchen, bis dieses Signal einsetzt. Legen Sie nach jedem Bissen das Besteck ab, nehmen Sie kleinere Stückchen und genießen Sie alles, was Sie in den Mund stecken. Das verbessert auch die Nährstoffaufnahme.
- Nehmen Sie sich Schränke, Kühlschrank und Gefrierschrank vor und werfen Sie salzige Fertigmahlzeiten, Fettes, zuckerhaltige Getränke, chemieüberladene Snacks, Nahrungsmittel mit unaussprechlichen und kaum entzifferbaren Zutaten, hydrogenisierte Öle (gehärtetes Pflanzenfett) und Fertiggerichte weg.
- Umdenken bei den Zwischenmahlzeiten. Es müssen nicht immer Kuchen, Kekse, Schokolade, Chips oder andere Dick-

macher sein. Denken Sie für das schnelle Knabbern unterwegs lieber an gesunde, einfache Alternativen wie Ihr Lieblingsobst, frisch gepressten Saft, Nüsse, Kerne, Samen oder Möhrenstreifen und Zuckerschoten.

- Niemals hungrig einkaufen gehen. Sonst kaufen Sie am Ende alles Mögliche, was Sie gar nicht wirklich brauchen.
- Rohkost einbeziehen. Ich rate meinen Klienten dazu, in jede Mahlzeit einen Rohkostanteil einzubauen, denn rohe Lebensmittel enthalten Enzyme, die für eine optimale Verdauung und das allgemeine Wohlbefinden von großer Bedeutung sind.

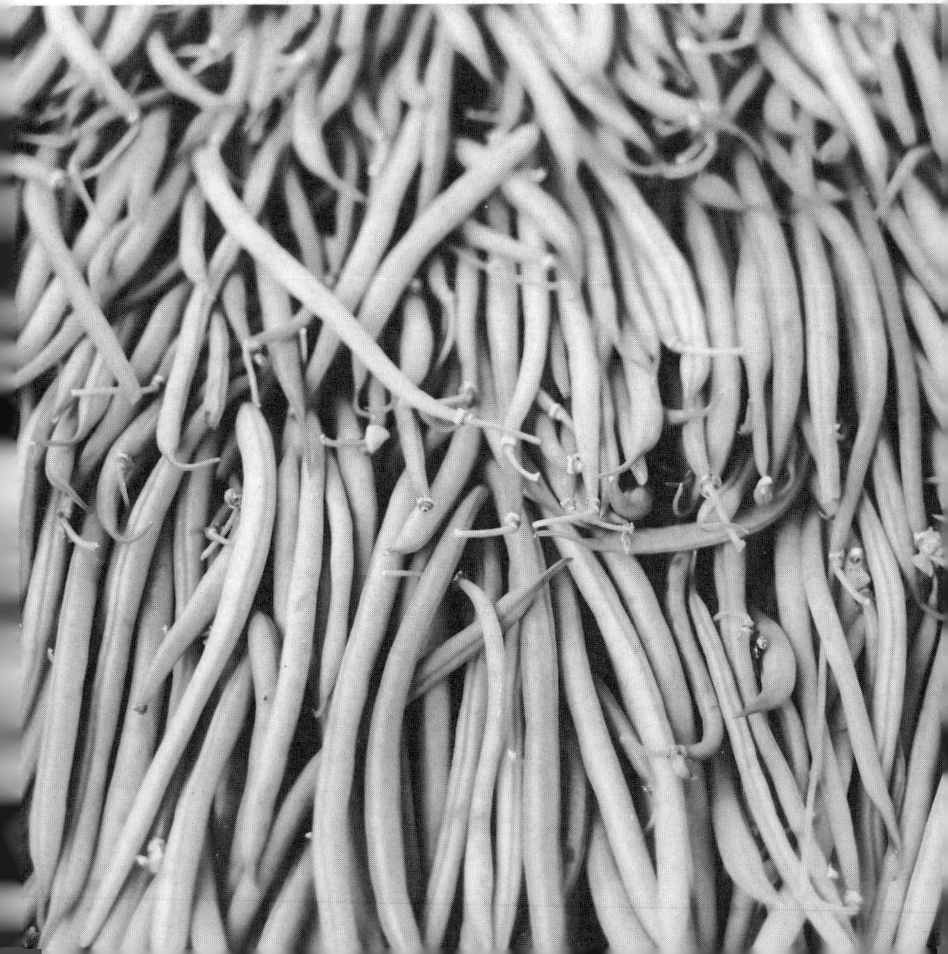

- In Bewegung bleiben. Zu Fuß einkaufen, den Rasen mähen und die Treppe nehmen statt des Fahrstuhls – es zählt alles, was Sie im Laufe des Tages in Bewegung hält.
- Morgens warmes Wasser trinken. Eine Tasse warmes Wasser vor allem anderen (am besten mit einem Spritzer Zitronensaft) spült das Verdauungssystem und schwemmt Schleim aus. Trinken Sie abends eine weitere Tasse warmes Wasser.
- Frühstücken. Das Frühstück sollte gesund ausfallen und lange satt machen. Zu diesem Zeitpunkt funktioniert der Magen optimal, und die enzymhaltigen Verdauungssäfte sitzen in den Startlöchern. Wer das Frühstück auslässt, schwächt mit der Zeit Magen und Verdauung. Selbst wenn Sie nur wenig essen, sollte es etwas Anständiges sein. Empfehlenswert sind am Morgen frisches Obst und Getreidebrei aus Hafer, Hirse oder Quinoa.
- Nicht unter Stress essen. Der Körper kann Nahrung nicht richtig verdauen, wenn man sich ärgert oder sich eben gestritten hat.
- Abends zurückhalten. Die letzte Mahlzeit sollte mehrere Stunden vor dem Schlafengehen stattfinden. Später ist allenfalls noch eine Kleinigkeit ratsam. Zu spätes Essen belastet den Körper übermäßig und wird nicht ausreichend verdaut. Das schadet den Verdauungsorganen, Herz und Leber, ganz zu schweigen von der Libido. Ein leichter Snack am Abend ist in Ordnung.
- Früh zu Bett. Je eher Sie schlafen gehen, desto besser werden Sie sich fühlen. Leber und Gallenblase sind zwischen 23 Uhr und 2 Uhr früh besonders mit dem Entgiften beschäftigt. Übermüdung verlangsamt den Stoffwechsel und verstärkt den Appetit auf kalorienreiche, fette Lebensmittel, die für einen schnellen, kurzen Energieschub sorgen.

Wechseljahre und Menopause

Bei europäischen Frauen stellt sich die Menopause im Durchschnitt mit 50 Jahren ein.

Doch wie die Pubertät ist auch die Menopause kein Ereignis, das uns ohne Vorwarnung überfällt. Die Monate und Jahre vor der Menopause (Wechseljahre) und die Menopause selbst (das Ende der Menstruation) dauern fünf bis zehn Jahre. In dieser Zeit erzeugen die Eierstöcke immer weniger Östrogen und Progesteron.

Der Rückgang der Hormonproduktion und die damit einhergehenden Symptome können schon mit 40 einsetzen, auch wenn nur wenige Frauen eine solche vorzeitige Menopause erleben. Typische Symptome sind beispielsweise Hitzewallungen, Scheidentrockenheit, nächtliches Schwitzen, Depressionen, Schlafstörungen, Kopfschmerzen, Stimmungsschwankungen, Energielosigkeit, mitunter eine nachlassende Libido und Gewichtszunahme, die immer schwerer zu verändern ist. Wenn der schützende Effekt der weiblichen Hormone nachlässt, steigt auch das Risiko für Osteoporose (siehe Seite 527) und Herzerkrankungen (siehe Seite 425). Die genannten Symptome *können* auftreten, *müssen* es jedoch nicht – also warten Sie nicht besorgt auf Beschwerden! Häufig werden die Wechseljahre sehr negativ dargestellt, obwohl sie für Frauen auch ein befreiender, sinnlicher Zeitraum voller Freude sein können. Doch selbst wenn Sie einzelne der genannten Symptome an sich beobachten, habe ich vieles auf Lager, was sie lindert oder ganz ausschaltet.

Hormonelles Chaos

Vielleicht kennen Sie Meldungen, denen zufolge Frauen ihre sexuelle Hochphase später im Leben erreichen als Männer. Es stimmt! Ende 30 bis Anfang 40 erleben viele einen Anstieg ihrer Libido, der mitunter recht drastisch ausfallen kann. Das liegt am schwankenden Hormonspiegel und den Veränderungen des Monatszyklus. In den Jahren vor der Menopause wird die Produktion der Sexualhormone – Testosteron, Östrogen und Progesteron – zum Glücksspiel. Diese Phase beeinflusst Frauen auf sehr individuelle Weise, wirkt sich aber meist auf ihr Sexualleben aus.

Wenn die Östrogenerzeugung nachlässt, schüttet das Gehirn prompt vermehrt andere Hormone aus, um die Eierstöcke wieder anzukurbeln. Dennoch gehen die Anzahl und auch die Qualität der reifenden Eier unausweichlich zurück. Die Fruchtbarkeit lässt nach.

Während in den Medien noch die Debatte um die Vor- und Nachteile der Hormonersatztherapie tobt, werbe ich aus Überzeugung dafür, dass ein sanfter Übergang am leichtesten durch eine gesunde Lebensweise erreicht wird. Auch auf die Gefahr hin, dass Sie denken: »Schon wieder die alte Leier!« – eine gesunde Ernährung ist während der Wechseljahre von elementarer Bedeutung. Der Körper kann sich damit den hormonellen Veränderungen anpassen und die natürliche Östrogenversorgung über die Nebennieren und die Fettspeicher aufrechterhalten.

Meine wichtigsten Empfehlungen für das hormonelle Gleichgewicht

Das sollten Sie essen:

- Vollkornprodukte wegen ihres Gehalts an Ballaststoffen, B-Vitaminen, Magnesium und Zink.
- Hülsenfrüchte wegen ihrer pflanzlichen Östrogene, Ballaststoffe und Nährstoffe.
- Tempeh, Miso, naturbelassener Sojajogurt und Tamari enthalten pflanzliche Östrogene, Proteine, Kalzium und Magnesium.
- Leinsamen liefern Lignane, Ballaststoffe, Zink und essenzielle Fettsäuren.
- Kürbiskerne versorgen mit Zink, Magnesium und essenziellen Fettsäuren.
- Fetter Fisch enthält Omega-3-Fettsäuren und Proteine.
- Rohe, geschälte Hanfsamen sorgen für ein ausgeglichenes Verhältnis der Fettsäuren Omega-3, Omega-6 und Omega-9, was bei Frauen zum hormonellen Gleichgewicht beiträgt.
- Meeresgemüse hat einen hohen Mineralstoffgehalt.
- Grünes Gemüse liefert Kalzium und Magnesium.
- Weizenkeime, Mungbohnen und deren Sprossen, Spirulina, Hirse, schwarze Bohnen, Kidneybohnen und schwarzer Sesam können die Energiespeicher wieder auffüllen.
- Gelée Royale kann die hormonelle Aktivität erhöhen, Energie freisetzen und dafür sorgen, dass man sich wohlfühlt.
- Haferflocken, Leinsamen und Leinöl, Gerste, Rote Bete, Kohl, Adzukibohnen, Olivenöl, Trockenerbsen, Yams, Fenchel und Sesamsamen dürfen jederzeit auf den Speisezettel.

Davon rate ich ab:

- Kaffee und Schokolade enthalten Koffein und Methylxanthine, die bei Frauen das hormonelle Gleichgewicht beeinträchtigen können. Schwarztee, Kaffee und Alkohol belasten die Nebennieren, tragen zu Blutzuckerproblemen und Östrogenmangel bei und erhöhen das Osteoporoserisiko.
- Alkohol irritiert die Blutzuckerregulierung sowie die weiblichen Hormone und belastet die Nebennieren.
- Zucker und raffinierte Kohlenhydrate stören die Blutzuckerregulierung und können Gewichtszunahme und Herzgefäßprobleme verursachen.
- Speisesalz kann Hitzewallungen und Wassereinlagerungen auslösen.
- Stark gewürzte, scharfe Speisen können zu Hitzewallungen führen.
- Rotes Fleisch und Milchprodukte enthalten gesättigte Fette, die Entzündungen begünstigen, und sie fördern die Säurebildung. Zur Neutralisierung von Säure entzieht der Körper notfalls den Knochen Kalzium, was das Osteoporoserisiko erhöht.

Nährstoffe für Frauen in den Wechseljahren

- Der Körper benötigt jetzt **Vitamin D**, um Kalzium zu verarbeiten. Deshalb ist es wichtig, an die Sonne zu gehen.
- **Vitamin C** kann zusammen mit Bioflavonoiden gegen Hitzewallungen helfen.
- **Vitamin E** kann zur Reduzierung von Hitzewallungen und vaginaler Trockenheit beitragen.

- **B-Vitamine** helfen beim Abbau von Stress, Ängsten, Reizbarkeit, Müdigkeit und Konzentrationsstörungen, weil sie die Nebennieren entlasten.
- **Magnesium** gilt als natürlicher Tranquilizer, weil es gegen Symptome wie Ängste und Stimmungsschwankungen hilft.
- **DHEA (Dehydroepiandrosteron)** kann zur Erhöhung des Östrogenspiegels beitragen. In Deutschland gilt es als verschreibungspflichtiges Arzneimittel – besprechen Sie mit Ihrem Arzt oder Ihrer Ärztin, ob eine Behandlung sinnvoll ist.
- **Gamma-Oryzanol** aus dem Fettanteil der Reiskleie hat sich bei meinen Klientinnen in den Wechseljahren als hilfreich erwiesen.

Kräuter für die Wechseljahre

- Ich empfehle meinen Klientinnen **Mönchspfeffer (Agnus castus)**, weil diese Pflanze die Hormonproduktion ausgleicht.
- **Traubensilberkerze** kann gegen Hitzewallungen und Scheidentrockenheit hilfreich sein.
- **Dong Quai** kann zur Wiederherstellung des hormonellen Gleichgewichts beitragen.
- **Salbei** hilft gegen Schweißausbrüche.
- **Mariendistel** unterstützt die Ausscheidung verbrauchter Hormone und die von Giftstoffen.
- **Ginkgo biloba** hatte in Untersuchungen eine verjüngende Wirkung auf das Gehirn.
- **Angelika** ist gut für das weibliche Sexualsystem, denn die Pflanze reguliert die Hormone und verbessert den Rhythmus der Monatsblutung.

- **Rotklee** hat durch seinen hohen Vitamin-B-Anteil ausgleichende Wirkung auf den Hormonhaushalt.
- **Shatawari** ist ein beliebtes Tonikum aus dem Ayurveda, das manche Frauen verwenden, um das hormonelle Ungleichgewicht zu normalisieren.
- **Baldrian** kann bei Schlafproblemen helfen. Trinken Sie eine Stunde vor dem Schlafengehen eine Tasse Kamillentee mit ein paar Tropfen Baldrian.

Schilddrüsenunterfunktion

In den Wechseljahren kann die Schilddrüsenfunktion nachlassen und zu einer Vielzahl scheinbar getrennter Symptome führen. Achten Sie auf: dünner werdendes Haar, Verstopfung, trockene Haut, kalte Hände und Füße sowie Gewichtszunahme. Natürlich kann jedes dieser Symptome auch bei einer gesunden Schilddrüse von Zeit zu Zeit auftreten, also lassen Sie sich bitte ärztlich untersuchen. Mehr Informationen finden Sie unter dem Stichwort Schilddrüsenunterfunktion (siehe Seite 573).

Typische Wechseljahressymptome und Gegenmittel

Hitzewallungen

- Auf Kaffee, Alkohol, Zucker und Weißmehlprodukte verzichten.
- Ergänzend Vitamin E einnehmen, und zwar bis zu einer Höchstmenge von 300 IE, dreimal täglich. Die Menge langsam steigern! Wenn Sie andere Medikamente einnehmen, dürfen Sie nicht zusätzlich Vitamin E schlucken.

- Auch Bioflavonoide aus Zitrusfrüchten mit Vitamin C können hilfreich sein.
- Zweimal am Tag eine Tasse Salbeitee trinken. Bei nächtlichen Schweißausbrüchen abends eine Tasse trinken. Salbei hilft gegen Schwitzen.
- Tee oder eine Tinktur aus Rotklee kann wegen der pflanzlichen Östrogene, die darin enthalten sind, ebenfalls helfen. Nehmen Sie dreimal täglich etwa 15 Tropfen ein.

Trockene oder dünner werdende Scheidenschleimhaut

- Achten Sie darauf, täglich reichlich essenzielle Fettsäuren zu sich zu nehmen. Gute Quellen sind fetter Fisch (Makrele, Lachs, Sardinen, Hering und Forelle), rohe, geschälte Hanfsamen, Leinsamen, Kürbiskerne, Sonnenblumenkerne, Walnüsse und Avocados.
- Zweimal täglich Traubensilberkerzentinktur.
- Täglich Vitamin E. Die oben aufgeführten Nahrungsmittel für essenzielle Fettsäuren enthalten auch viel Vitamin E. Empfehlenswert ist auch Olivenöl.
- Löwenzahn- und Hafertee können wegen ihres Nährstoffgehalts günstig sein.
- Aloe-vera-Gel kann bei äußerlicher Anwendung beruhigen und heilen.

Osteoporose

Siehe Seite 527.

Dünner werdendes Haar

- Olivenöl mit etwas Rosmarinöl versetzen und damit die Kopfhaut massieren. Das stimuliert die Haarwurzeln.

- Auf Zucker, raffinierte Kohlenhydrate, Alkohol und Koffein verzichten, weil all diese Nahrungsmittel die Insulinausschüttung anregen. Zu viel Insulin kann Haarausfall hervorrufen.
- Nehmen Sie Meeresgemüse wie Nori oder Kelp in den Speiseplan auf. So unterstützen Sie Ihre Schilddrüse.
- Regelmäßiger Sport trägt auch zur besseren Durchblutung der Kopfhaut bei. Besonders wohltuend können die Umkehrpositionen beim Yoga sein. Mehr dazu unter dem Stichwort Haarausfall (siehe Seite 408).

Stimmungsschwankungen

- Machen Sie keine fettarmen Diäten. Das Gehirn braucht gute Fette, um Hormone und Neurotransmitter zu erzeugen.
- Gehen Sie jeden Tag ins Freie, denn Tageslicht unterstützt die Zirbeldrüse bei der Regulierung der Körperrhythmen und der Stimmung.
- Johanniskraut hat sich als wirksames, nebenwirkungsfreies Antidepressivum erwiesen. Sprechen Sie jedoch vor der Einnahme mit Ihrem Arzt oder Ihrer Ärztin, insbesondere wenn Sie noch weitere Medikamente nehmen.
- Traubensilberkerze kann die Stimmung verbessern.
- Herzgespannkraut wirkt beruhigend.
- Das Gewürz Safran kann in winzigen Mengen (nur wenige Fäden verwenden) zur emotionalen Stabilität beitragen. Gegen Ende der Kochzeit an Reis und Gemüse geben.
- Akupunktur wirkt ausgleichend und kann ausgesprochen hilfreich sein. Japanische Nadeln sind besonders klein und sanft zur Haut.

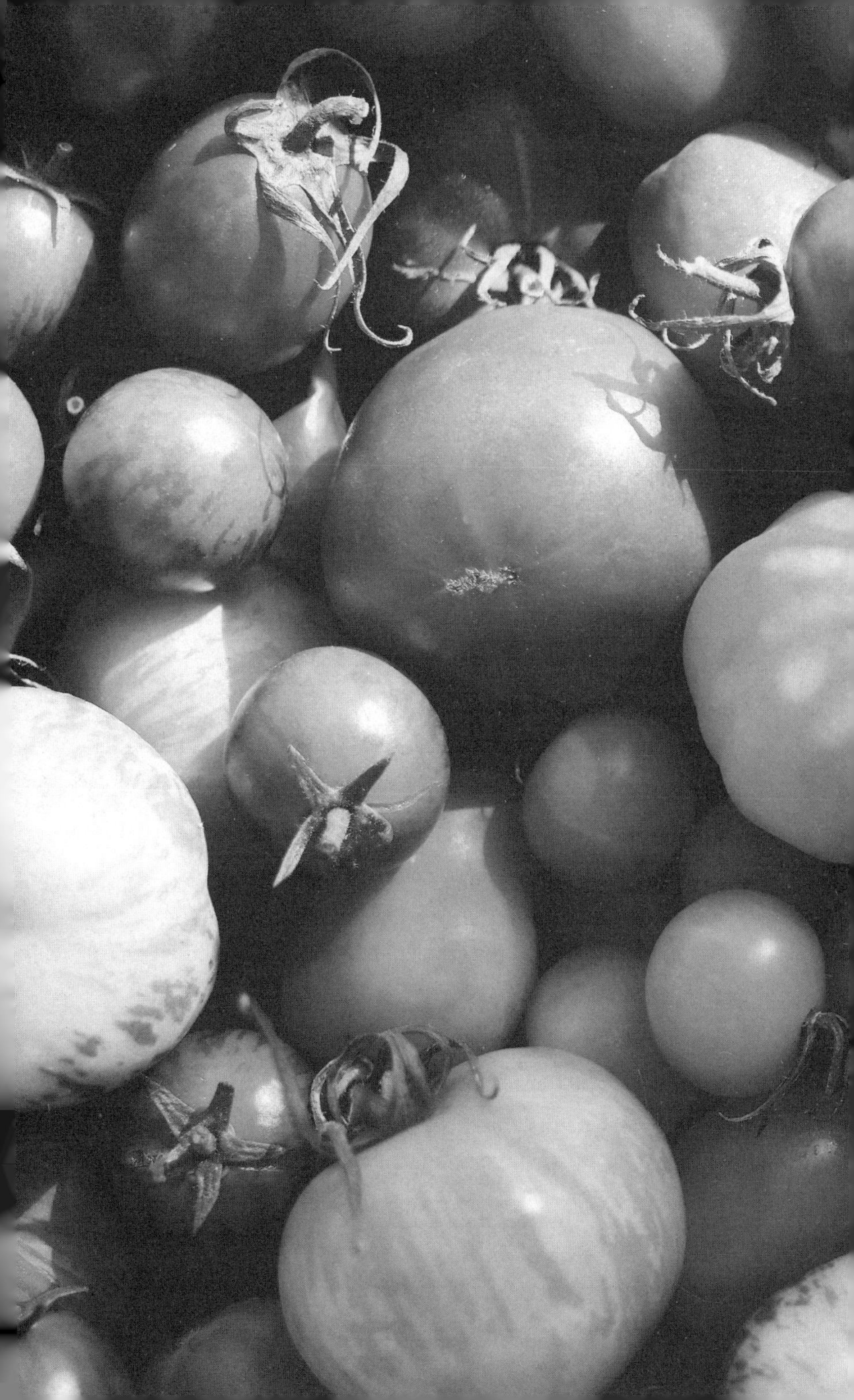

Älter werden

Der Mensch kann in jedem Alter vital, gesund und voller Energie sein und seinen Beitrag zum Leben leisten, bis der Körper irgendwann den Dienst versagt. Meine Freundin Kitty, die mich in der Alexander-Technik unterwies, hat bis weit über 90 unterrichtet. Erst wenige Tage vor ihrem Tod gab sie die Arbeit auf. Diese Frau hatte eine überwältigende Ausstrahlung. Mit blitzenden Augen stand sie hoch aufgerichtet da und riss noch zehn Tage vor ihrer Beerdigung lustvoll ihre Witze. Mein Mentor, Dr. Sam Getlin, arbeitete mit Hingabe bis ins Alter von 102. Und kürzlich traf ich auf einer Messe für Gesundheitsverlage meinen Freund Norman, der schon Mitte 80 ist. Er versicherte mir, dass er nach wie vor jeden Morgen die über 20 Stockwerke zu seinem Apartment in New Jersey zu Fuß bewältigt.

Worauf ich hinauswill ist, dass jeder und jede in jedem Alter geradezu jugendlich frisch sein kann, wenn er oder sie auf sich achtet. Auch wenn die Menschen heutzutage länger leben, vegetiert manch einer doch nur noch vor sich hin. Die Krankenhäuser sind voll, das Gesundheitswesen steht kurz vor dem Kollaps. Dabei ist es absolut unnötig, dass wir alle uns den Erkrankungen und verbreiteten Leiden der modernen Gesellschaft unterwerfen. Auch im Alter kann man gut, stark und lustvoll leben.

Ich möchte sogar behaupten, dass mit zunehmendem Alter die Chancen steigen, fitter und gesünder zu werden. Je älter wir werden, desto mehr Jahre haben wir Zeit, Muskeln aufzubauen, die Ausdauer zu trainieren, den Blickwinkel zu weiten und die Seele zu befreien. Ich habe selbst erlebt, wie Fitnesstrainer mir mitteilten, meine Bauchmuskulatur sei wie ein Fels. Als ich jünger war, war das nicht so! Emotional und spirituell bin ich heute sehr viel weiter als zwischen zwanzig und dreißig, denn ich hatte Zeit, mich zu entwickeln und zu wachsen. Das ist die Schönheit und Weisheit des Alters. Deshalb sind Zeit und Alterungsprozess keineswegs unsere Gegner, sondern wunderbare Freunde.

Ich will nicht leugnen, dass der Körper mit zunehmendem Alter langsamer arbeitet. Wir müssen uns mit Wehwehchen und Schmerzen, Steifheit, Antriebslosigkeit, chronischen Leiden oder auch Langeweile auseinandersetzen, während die Jahre verstreichen. Ich bin selbst nicht mehr taufrisch und habe mit Hunderten, wenn nicht Tausenden von Ratsuchenden aller Altersgruppen gesprochen. Deshalb weiß ich, wie Zeit und Schwerkraft dem Körper zusetzen. Doch ganz gleich, ob es um Bauchmuskeln, Haut, Haare, Nägel, geistige oder seelische Verfassung geht – wir haben die Kraft, neue Stufen zu erklimmen und uns immer weiterzuentwicklen, wenn wir die Zügel in die Hand nehmen.

Langlebigkeit

Die Bewohner der japanischen Insel Okinawa sind wegen ihrer hohen Lebenserwartung berühmt geworden. Diese Menschen erreichen ein phänomenales Alter: Auf Okinawa gibt es mehr Hundertjährige als irgendwo sonst auf der Welt. Eine Langzeitstudie, bei der die Inselbewohner 25 Jahre lang beobachtet wurden, um ihr Geheimnis zu lüften, belegt, dass die Alterung dort weitaus langsamer verläuft als bei anderen Menschen.

Im Vergleich zum übrigen Japan sterben die Menschen zu 59 Prozent seltener an einem Schlaganfall oder einer Herzerkrankung und zu 69 Prozent seltener an Krebs. Im Durchschnitt sind sie atemberaubende 97 Prozent ihres Lebens weder krank noch behindert. Worin aber liegt das Geheimnis? Die Menschen von Okinawa essen gesunde, naturbelassene Lebensmittel – und nicht zu viel davon. Andererseits gelingt es ihnen, jeden Tag rund sieben Portionen Obst und Gemüse, sieben Portionen Vollkorn und zwei Portionen Soja zu verzehren und sechs Gläser Wasser zu trinken. Hinzu kommt durchschnittlich dreimal pro Woche fetter Fisch, reichlich Grüntee und kein Alkohol. Besonders beliebt sind Soja, Süßkartoffeln und Wassermelone. Fleisch gibt es nur hin und wieder.

Aber auch die Lebensweise sollte beachtet werden: Keine Eile, reichlich Bewegung und ausdrücklich viel Zeit, die mit der Familie verbracht wird. Daneben widmet man sich der Meditation, Qigong und Tai-Chi.

Neben Japan gibt es noch andere Regionen auf der Erde, in denen die Menschen sich einer hohen Lebenserwartung bei außergewöhnlich guter Gesundheit erfreuen. Das Volk der Hunzu im Hindukusch, die Georgier im unteren Kaukasus und die Griechen können mit einem überdurchschnittlich langen, ungewöhnlich gesunden Leben rechnen.

All diese langlebigen Populationen haben einige Faktoren gemeinsam:

- Eine abwechslungsreiche Ernährung mit viel frischem Obst, Gemüse und naturbelassenen Lebensmitteln.
- Wenig tierische Proteine oder ganz vegetarisch.
- Wenig industriell verarbeiteten Lebensmittel.
- Ruhige, friedliche Lebensweise.
- Regelmäßige Bewegung.
- Arbeit und geistige Anregung bis ins hohe Alter.

Warum altern wir und wie verläuft dieser Prozess?

Die Definition des Alterns ist desillusionierend: Zunehmende Erkrankungs- und Sterbewahrscheinlichkeit als Begleiterscheinung des fortschreitenden Alters. Aber was genau löst den Alterungsprozess aus, und wie kommt es, dass manche Menschen viel jünger aussehen, als man es ihrem Alter nach erwarten würde? Eine der einleuchtendsten und wissenschaftlich anerkannten Theorien führt die Alterung auf Oxidationsstress zurück. In meinen Augen klingt das sehr logisch: Sauerstoff ist zwar lebensnotwendig, doch im Körper verhält er sich hoch reaktiv und löst an den Zellen Oxidationsprozesse aus – als ob der Körper in der Tat rostet. So genannte freie Radikale greifen das Erbgut in den Zellen, die DNA, an, schädigen sie und beeinträchtigen dadurch die weitere Zellteilung. Solche Zellschäden tragen wesentlich zu den sichtbaren Anzeichen vorzeitigen Alterns bei. Hinzu kommen chronische Krankheiten wie Krebs, Herzerkrankungen, Alzheimer, grauer Star, Atemwegserkrankungen und andere, die älteren Menschen vermehrt zu schaffen machen.

Deshalb sollten wir darauf achten, dass möglichst wenig freie Radikale im Körper ihr Unwesen treiben. Andererseits kann man freie Radikale ebenso wenig meiden, wie wir einfach in einen Jungbrunnen springen können. Ich wünschte, ich könnte Ihnen etwas anderes versprechen! Immerhin jedoch kann ich Ihnen das nötige Rüstzeug geben, um diesen Schadstoffen Einhalt zu gebieten. Vermutlich haben Sie schon davon gehört, sind sich aber vielleicht nicht mehr ganz sicher. Es geht um antioxidative Wirkstoffe (Antioxidanzien), die freie Radikale buchstäblich deaktivieren können. Und – Überraschung! – die beste Quelle für Antioxidanzien ist unsere Nahrung.

Vitamine, Mineralstoffe und Enzyme mit antioxidativer Wirkung

- **Vitamin A** (und seine Vorstufe, Betakarotin) schützt besonders vor Erkrankungen der Atmungsorgane, einer Haupttodesursache unter älteren Menschen.
- **Vitamin C** zählt zu den wichtigsten wasserlöslichen Antioxidanzien in Zellen und spielt in fast jedem Teil des Körpers eine schützende Rolle. Es ist wichtig für die Bildung von Kollagen, dem innerzellulären »Klebstoff«, der die Zellen zusammenhält, die Elastizität der Haut bewahrt und vor Falten schützt. Hohe Konzentrationen im Auge schützen vor lichtbedingter Schädigung und helfen, grauen Star zu verhindern. Wegen seiner guten antioxidativen Wirkung stärkt Vitamin C das Immunsystem und schützt vor Tumorwachstum. Zusätzlich erhöht es die Wirksamkeit von Vitamin E, das seinerseits die Wirkung des antioxidativen Enzyms Glutathion verstärkt, eines wichtigen Schutzfaktors für die Leber.
- **Vitamin E** bewahrt Fette vor Oxidierung. Da das Gehirn zu etwa 60 Prozent aus Fett besteht, ist diese Schutzwirkung von lebenswichtiger Bedeutung. Besonders viel Vitamin E liegt in Lebensmitteln mit gesunden Fetten wie zum Beispiel Nüssen vor. Wie Vitamin C spielt es eine entscheidende Rolle beim Schutz der Augen vor altersbedingten Schäden und ist auch am Schutz der Herzkranzgefäße vor Schäden durch freie Radikale beteiligt.
- **Selen** werden präventive Wirkungen gegen Krebs zugeschrieben, besonders gegen Brust- und Prostatakrebs. Ein niedriger Selenspiegel wird mit der Entwicklung von grauem Star und altersbedingter Makuladegeneration des Auges in Verbindung gebracht. Außerdem ist dieser Mineralstoff von großer Bedeu-

tung für ein gesundes Herz, doch in weiten Teilen der Erde sind die Böden sehr selenarm. Neben seinen direkten antioxidativen Wirkungen wird Selen auch für die Herstellung antioxidativer Enzyme wie Glutathion benötigt.

Und wo finden wir all diese wunderbaren Nährstoffe, die unsere Gesundheit schützen und vor dem Zahn der Zeit bewahren? Sie stecken immer wieder in denselben Lebensmitteln, nämlich in Obst, Gemüse, Nüssen, Samen, Hülsenfrüchten und nahezu allen anderen pflanzlichen Nahrungsmitteln. Besonders viel Vitamin C findet sich in Beeren (Heidelbeeren, Erdbeeren, Himbeeren und so weiter), Kiwis und Zitrusfrüchten. Auch Kartoffeln sind eine gute Vitamin-C-Quelle. Vitamin A können wir nur über tierische Quellen beziehen, insbesondere über Leber, fetten Fisch und Milchprodukte, doch seine pflanzliche Vorstufe, Betakarotin, findet sich in allen möglichen Obst- und Gemüsesorten mit gelber, roter oder orangefarbener Pigmentierung, also beispielsweise in Möhren, Paprika, Aprikosen und Orangen. Vitamin E liegt – zusammen mit Selen – in Nüssen und Samen vor, besonders in Kürbiskernen, Walnüssen, Cashewkernen und Paranüssen. Nüsse sind zudem reich an dem antioxidativen Enzym Glutathion. Eine weitere gute Selenquelle ist Knoblauch. Viele rohe Nahrungsmittel enthalten natürliche antioxidative Enzyme, die dazu beitragen, Nahrung zu zerlegen und zu verdauen.

Antioxidative pflanzliche Wirkstoffe

Die breite Palette der bisher entdeckten Phytonährstoffe oder sekundären Pflanzenstoffe wird grob in zwei Familien unterteilt: Karotinoide und Polyphenole. Das bekannteste Karotinoid ist Betakarotin, der pflanzliche Vorläufer von Vitamin A. Die meisten Menschen denken bei diesem Stoff sofort an Möhren, doch es gibt auch zahlreiche andere Nahrungsmittel mit Betakarotin, darunter rote und gelbe Paprika sowie Gartenkürbis. Süßkartoffeln enthalten zusätzlich viel Vitamin C und E. Genauso wichtig sind andere Karotinoide wie Lycopin, Lutein und Zeaxanthin.

Tomaten sind besonders reich an Lycopin, und eine hohe Zufuhr an Lycopin wird mit einem geringeren Risiko für Prostatakrebs in Verbindung gebracht. Ab 50 neigen Männer vermehrt auch zu gutartigen Prostatavergrößerungen. Deshalb sollten sie besonders darauf achten, viele Lebensmittel mit Lycopin zu verzehren. Lycopin wird von allen Karotinoiden die höchste antioxidative Wirkung zugeschrieben, und es wurde bezüglich seiner krebsbekämpfenden Eigenschaften gründlich erforscht. Dunkelgrünes Blattgemüse wie Spinat, Brokkoli, Rosenkohl, Kresse und Grünkohl enthält eine Vielzahl an Karotinoiden.

Die Augennetzhaut hat eine besonders hohe Konzentration an Zeaxanthin und Lutein. Das Augenlicht ist mit zunehmendem Alter besonders in Gefahr, weil die Augen ständig der Sonne und freien Radikalen ausgesetzt sind. Zusammen mit Vitamin C tragen Karotinoide nachweislich zum Schutz vor der Ausbildung von grauem Star bei.

Doch nicht nur die Augen können durch UV-Licht vorzeitige Schäden davontragen. Auch die Haut altert umso schneller, je mehr sie der Sonne ausgesetzt ist. Wer seine Haut nicht ausreichend schützt, gleicht nicht nur über kurz oder lang einer verschrumpelten Pflaume, sondern hat auch ein deutlich erhöhtes Hautkrebsrisiko. Andererseits gäbe es ohne die Sonne kein Leben, und jegliche Energie stammt letzten Endes von ihr. Vorsorglich hat man sich bisher in erster Linie auf die Vermeidung direkter Sonneneinstrahlung konzentriert – was allerdings zu einem Mangel an Vitamin D führen kann –, oder auf reichlich

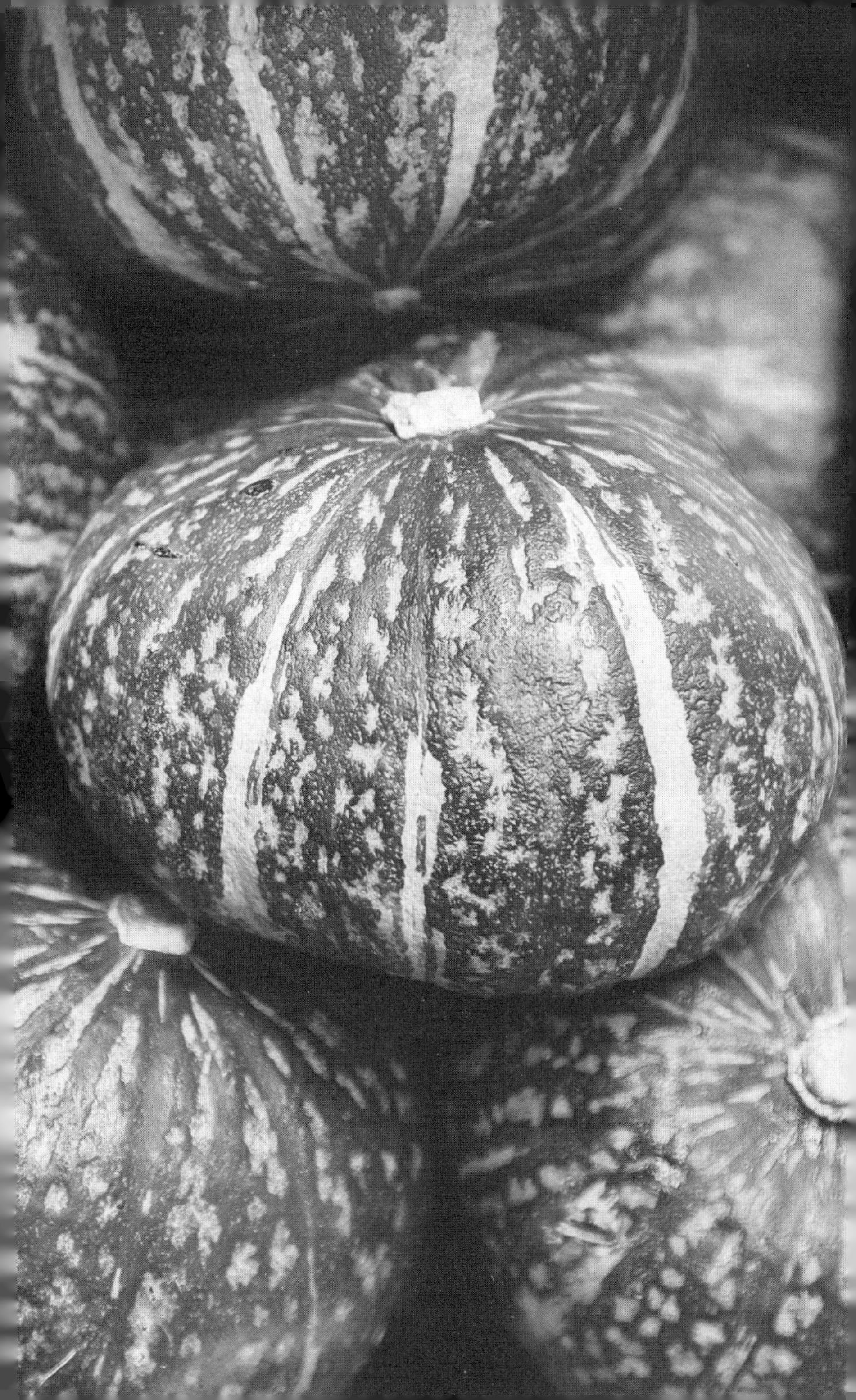

Sonnencreme gesetzt. Aber auch Karotinoide schützen nachweislich vor den schädlichen Wirkungen der Sonne, und zwar sowohl in Bezug auf vorzeitige Hautalterung als auch in Bezug auf Hautkrebs. Diese Stoffe blockieren oder hemmen nämlich die Wirkung der freien Radikalen, die unter UV-Licht entstehen. Das ist auch logisch, wenn man bedenkt, dass Pflanzen diese Stoffe zu ihrem eigenen Schutz herstellen. Ohne Karotinoide würde alles pflanzliche Leben auf der Erde sich schon kurz nach Sonnenaufgang in eine verbrannte Masse verwandeln.

Polyphenole

Es gibt zahlreiche unterschiedliche Polyphenole mit erheblicher antioxidativer Wirkung, und noch immer werden neue entdeckt. Am bekanntesten sind die Flavonoide, die eine starke antioxidative Wirkung entwickeln und die Entstehung von Krebszellen hemmen können. Ein ausgezeichnetes Flavonoid ist Quercetin, das in roten Zwiebeln und Äpfeln vorkommt. Wegen seiner entzündungshemmenden Eigenschaften wird Quercetin therapeutisch zur Linderung altersbedingter entzündlicher Prozesse wie Arthritis eingesetzt. Flavonoide werden mit einem geringeren Risiko für die Entwicklung einer koronaren Herzkrankheit in Verbindung gebracht, weil sie dazu beitragen, die Arterien von Plaqueablagerungen frei zu halten.

Flavonoidreiche Lebensmittel erkennt man an ihrer Farbe – halten Sie Ausschau nach Tiefrot, Lila und Blau. Besonders viele Flavonoide stecken in Beeren, die zudem auch ausgesprochen viel Vitamin C enthalten. Heidelbeeren tragen dazu bei, das Auge vor sonnenbedingten Schäden und grauem Star zu schützen. Brombeeren helfen bei der Vorbeugung gegen Plaquebildung an den Arterienwänden, während Erdbeeren krebsabwehrende Eigenschaften zugeschrieben werden. Gojibeeren sind ebenfalls voller Flavonoide und ein leichter Snack zwischendurch.

Ein weiteres, hochwirksames antioxidatives Polyphenol ist die Ellagsäure, die in Trauben, Erdbeeren, Heidelbeeren und Kirschen vorkommt. Viele Polyphenole wurden auch in Grüntee, Kräutern (besonders Rosmarin und Thymian), Kurkuma und Pilzen nachgewiesen, hier besonders in Shiitake-, Maitake- und Reishi-Pilzen. Außerdem sollte man sich großzügig an der Familie der Kreuzblütler bedienen. Grünkohl, Weißkohl und Brokkoli enthalten viele Glukosinolate, die daran beteiligt sind, das Wachstum bestimmter Krebsarten, darunter Brust-, Magen- und Darmkrebs, zu hemmen.

Daneben gibt es ein paar weitere interessante Antioxidationsmittel, insbesondere Alphaliponsäure (ALA), Pycnogenol (ein Extrakt aus der Rinde der Europäischen Küstenkiefer) sowie Coenzym Q10. Alphaliponsäure gilt als Universalantioxidationsmittel, weil sie die besondere Fähigkeit hat, andere Stoffe dieser Gruppe – wie die Vitamine C und E – zu regenerieren und zu reaktivieren. In kleinen Mengen kann der Körper diese Säure selbst herstellen, doch es gibt sie auch als Ergänzungsmittel im Handel. Pycnogenol soll gegen eine besonders gefürchtete Alterserscheinung helfen, die Ausbildung von Varizen (Krampfadern), während Coenzym Q10 offenbar Herz und Gefäße stärkt und Zahnfleischproblemen vorbeugt.

Essenzielle Fettsäuren

Nicht nur Antioxidanzien tragen dazu bei, dass wir attraktiv bleiben und unsere Organe gesund erhalten. Wichtig sind auch die essenziellen Fettsäuren Omega-6 und Omega-3. Beide werden im Körper zu entzündungshemmenden Prostaglandinen umgebaut, und genau diese Eigenschaft kann zur Vorbeugung gegen altersbedingte Erkrankungen infolge von Entzündungsprozessen beitragen, insbesondere Arthritis und Herzerkrankungen. Prostaglandine helfen, den Blutdruck zu senken und das Blut zu verdünnen, was eine wichtige Maßnahme gegen Blutgerinnsel ist. Die Versorgung mit Omega-3-Fettsäuren über die Ernährung ist weniger leicht als die Zufuhr von Omega-6-Fettsäuren, doch ihre schützende Wirkung ist gut dokumentiert. Zahlreiche Studien haben ergeben, dass der Verzehr von fettem Fisch – als bester Quelle für Omega-3-Fettsäuren – vor Herzerkrankungen schützt. Außerdem sind diese Fettsäuren gut für das Gehirn und haben auch eine Schutzwirkung gegen andere Erkrankungen, die oft ältere Menschen betreffen, darunter rheumatoide Arthritis und Osteoporose, Krebs und Diabetes.

Schönheit kommt buchstäblich von innen. Diese Fette erhalten den Fettschutzmantel der Haut und beugen damit Trockenheit und Falten vor. Neben fettem Fisch können Sie Ihren Tagesbedarf auch über Samen, Kerne und deren Öle decken, beispielsweise Kürbiskerne, Sonnenblumenkerne, Sesamsamen, rohe, geschälte Hanfsamen und Distelöl.

Nüsse, Samen und Bohnen

Diese Gruppe Nahrungsmittel sollten Sie als gesundheitsfördernde Anti-Aging-Mittel ansehen. Bohnen, Nüsse und Samen bestehen jeweils aus einer Vielzahl von Nährstoffen, sekundären Pflanzenstoffen und Ballaststoffen, die über ihr Zusammenspiel die Funktionen unserer Zellen und Organe sicherstellen. Solche vollwertigen Lebensmittel leisten einen merklichen Beitrag dazu, das Risiko, an bestimmten Krebsarten und Herzerkrankungen zu sterben, zu senken.

Eine Auswertung von Studien zu Sojabohnen und Herzerkrankungen ergab, dass diese Bohne signifikant zur Senkung von Cholesterin und Blutfetten beiträgt. Gefrorene Edamamebohnen sind bereits in der Tiefkühlabteilung mancher Supermärkte erhältlich. Bohnen enthalten ein breites Spektrum an potenziell krebsabwehrenden Stoffen, nämlich Fasern, Vitamine und Polyphenole. Zudem geben sie ihren Zuckergehalt nur sehr langsam ins Blut ab. Ein gut regulierter Blutzucker konnte in zahlreichen Studien das Risiko für Schlaganfall, Herzerkrankungen, Sehstörungen, Niereninfekte und kognitiven Abbau senken.

Nüsse sind ein anderer Superstar für ein langes Leben. Neben ihrer grundsätzlich herzfreundlichen Wirkung wurde festgestellt, dass das Herzinfarktrisiko von Menschen, die mehr als viermal pro Woche Nüsse essen, sich im Gegensatz zu denen, die nur selten Nüsse verzehren, nahezu halbiert. Walnüsse, Pistazien, Macadamia, Erdnüsse, Mandeln und Pekannüsse senken allesamt nachweislich Cholesterin und Blutfettwerte. Mandeln bezeichne ich als Cholesterinkiller. Außerdem enthalten Mandeln auch viele antioxidative Wirkstoffe, Selen sowie Vitamin E. Zusammen mit der Substanz Laetril (Amygdalin) beteiligen sich die Antioxidationsmittel aus Mandeln am Kampf gegen die Zerstörung von Körperzellen und tragen damit zur Krebsabwehr bei. Die cholesterinsenkende Wirkung von Mandeln beruht darauf, dass 70 Prozent des Mandelfetts aus einfach ungesättigten Fettsäuren besteht, welche die Arterien frei putzen. Überzeugend genug?

Nüsse sind eine gute Quelle für essenzielle Fettsäuren, Vitamin E, Magnesium und Folsäure, ein B-Vitamin, das zur Senkung des Homozysteins beiträgt, eines Risikofaktors für das Herz (siehe Seite 425, Herzerkrankungen).

Der Jungbrunnen

Einer der wichtigsten, aber oft übersehenen Nährstoffe ist Wasser. Mit zunehmendem Alter geht das Durstgefühl zurück, so dass alte Menschen verstärkt zu Dehydrierung neigen. Mögliche Folgen dieses Wassermangels sind geistige Verwirrtheit, aber auch trockene Haut und Müdigkeit. Deshalb ist es wichtig, den ganzen Tag reichlich Wasser zu trinken.

Optimale Gehirnnahrung

Wer ständig seine Schlüssel, das Handy oder die Handtasche verlegt, Namen vergisst oder schon nach der Hälfte der Vorabendserie den Faden verloren hat, muss seine grauen Zellen füttern (und ist vermutlich urlaubsreif!).

Futter für die grauen Zellen

Das Gehirn profitiert von reichlich essenziellen Fettsäuren, Antioxidanzien, Zink, B-Vitaminen und guten Proteinen. Außerdem muss es über komplexe Kohlenhydrate ständig mit Energie versorgt werden und benötigt den besten Nährstoff von allen: Wasser.

Folgende Lebensmittel sind echte Gehirnnahrung:

- Lachs
- Tunfisch
- Sardinen
- Huhn
- mageres, weißes Fleisch
- Tempeh
- Tofu
- Eier
- Avocados
- Spinat
- Erbsen
- Linsen

- Bohnen
- Kelp
- Beeren
- Vollkornreis
- Weizenkeime
- Vollkorngetreide
- Quinoa
- Amaranth
- Hirse
- Buchweizen
- Haferflocken
- Roggen
- Gerste
- Nüsse, Kerne, Samen
- Kurkuma

Außerdem können Sie die folgenden Heilpflanzen und Ergänzungsmittel einnehmen:

- **Ginkgo biloba.** Dieser pflanzliche Wirkstoff kann die Durchblutung des Gehirns verbessern und dem Gedächtnis auf die Sprünge helfen.
- **Flüssige Algen.** Ein Nahrungsergänzungsmittel, das bei vielen Anbietern erhältlich ist. Flüssige Algen enthalten Proteine und Aminosäuren, die Erinnerungsvermögen, geistige Klarheit und Konzentration stärken sollen. Das Protein in Algen nährt Gehirn und Nervensystem, weil es einen hohen Gehalt an Aminosäuren und Peptiden hat (Neurotransmitter für das Gehirn).
- **Cholin.** Gilt als »Gedächtnisvitamin« und verbessert Hirnfunktion, geistige Schärfe und das neurologische System. Cholin steckt beispielsweise in Sojabohnen, Nüssen, Fisch (besonders Sardinen) und Bio-Eiern von freilaufenden Hühnern.
- **Lecithin.** Zur Erhaltung Ihrer geistigen Kreativität sollten Sie täglich zwei Esslöffel Lecithin-Granulat über Ihr Müsli oder Ihren Salat streuen, denn das Gehirn besteht zu 20 Prozent aus Lecithin. Weitere Quellen sind Eier, Samen, Getreide, Hülsenfrüchte, Sojabohnen und Nüsse.

Das schadet Ihrem Gehirn

- Koffein.
- Zucker.
- Schokolade.
- Transfettsäuren. Hierbei handelt es sich um pflanzliche Fette, die durch Hydrogenisierung gehärtet wurden. Verzichten Sie grundsätzlich auf alle Lebensmittel mit gehärteten oder teilweise gehärteten Fetten – prüfen Sie die Inhaltsstoffe! Solche Fette finden sich häufig in Margarine, pflanzlichen Aufstrichen, fettarmem Brotaufstrich und Backwaren.
- Alkohol.

Ernährung für ältere Menschen

Empfehlenswerte Lebensmittel

Gemüse

Essen Sie nach Herzenslust Gemüse aller Art (ausgenommen Kartoffeln). Dabei sollten im Laufe der Woche viele Farben und jeden Tag etwas Grünes auf den Tisch kommen.

Ältere Menschen vertragen rohes Gemüse meist nicht mehr so gut. Rohe Nahrung ist mitunter schwer zu kauen und kann zu Blähungen führen, wenn die Verdauung nicht optimal funktioniert. Durch Dämpfen, Backen oder Braten wird Gemüse leichter verdaulich, ohne allzu viele Nährstoffe zu verlieren. Auch Suppen sind eine ausgezeichnete Zubereitungsart, wenn man viel nahrhaftes Gemüse in einer leicht verdaulichen Mahlzeit zu sich nehmen möchte.

- *Dämpfen oder Dünsten.* Gemüse gart man am besten im Dampfkochtopf oder in einem Dämpfeinsatz, den man in normale Töpfe setzt. Oder Sie geben einfach etwas Wasser in eine Pfanne, legen den Deckel darauf und dünsten Ihr Gemüse im eigenen Saft. Klein geschnitten sind die meisten Sorten innerhalb weniger Minuten verzehrfertig. Sie können alles dämpfen, was Sie normalerweise in Wasser kochen würden – Möhren, Brokkoli, Blumenkohl, Rosenkohl, Rüben, Spinat, Bohnen oder Erbsen. Gemüse sollte nicht zerkocht und auch nicht zu lange gedämpft werden.

- *Backen.* Kartoffeln sind nicht das einzige Gemüse, das man backen kann. Süßkartoffeln und Kürbis (zum Beispiel Butternutkürbis) können ebenfalls in den Ofen geschoben werden. Andere Gemüsesorten wie Rote Bete oder Möhren wickelt man vor dem Backen am besten in Alufolie ein.
- *Braten.* Gebratenes Gemüse schmeckt ganz ausgezeichnet, denn die Hitze verwandelt die Kohlenhydrate darin in natürlichen Zucker. So schmeckt das Gemüse süßer und ist leichter zu verdauen. Wenn Sie etwas Olivenöl auf das Gemüse geben, bleiben die Nährstoffe besser erhalten, und auch der Geschmack profitiert. Die meisten Gemüsesorten eignen sich zum Braten. Man muss sie nur vorher waschen, eventuell schälen und in große Stücke schneiden. Probieren Sie gebratene Pastinaken, Möhren, Rübchen, Sellerie, Rote Bete, Kürbis aller Art, Zucchini oder Pilze.

Obst

Obst enthält jede Menge antioxidativer Stoffe, welche die Körperzellen vor Schäden und Krankheit schützen. Weiche Früchte wie Beeren, Aprikosen, Nektarinen und Bananen kann man gut roh essen. Äpfel, Birnen oder andere festere Früchte werden verträglicher, wenn man sie in etwas Wasser dünstet (mit Zimt abschmecken!). Wer einen Mixer besitzt, kann wunderbare Smoothies herstellen: Einfach beliebige Früchte einfüllen (wenn nötig, vorher schälen und entsteinen oder entkernen) und zusammen durchmixen. Wer morgens in meine Küche kommt, sieht meine Mixer – ja, ich habe mehrere – auf Hochtouren laufen, wenn ich für die ganze Familie Smoothies mache. Im Hause McKeith bin ich die Königin der Smoothies.

Säfte

Ich empfehle Gemüsesäfte, weil sie Unmengen gut resorbierbarer Nährstoffe liefern, den Körper reinigen und leicht verdaulich sind.

Vollkorn

Für eine gute Verdauung und Ausscheidung sind Ballaststoffe unerlässlich. Diese Fasern liegen besonders in Vollkorngetreide wie Vollkornreis, Hirse, Buchweizen, Haferflocken, Quinoa, Gerste und Roggen vor. Wenn der Verzehr von Getreide Ihnen Mühe bereitet, können Sie auf Vollkornflocken zurückgreifen, die man über Nacht mit Nüssen, Kernen und Trockenfrüchten einweichen kann. So haben Sie morgens ein weiches Müsli oder können daraus einen Brei kochen. Buchweizen-, Hirse- und Quinoaflocken lassen sich auch ohne Kochen gut zubereiten.

Nüsse und Samen

In den meisten Supermärkten, aber auch in Reformhäusern und Bioläden gibt es Cremes, Muse oder »Butter« aus Nüssen und Samen, die tatsächlich aus ganzen, pürierten Nüssen oder Samen bestehen. So kann man die Vorteile dieser Nahrungsgruppe noch genießen, wenn das Kauen schwerfällt. Verwenden Sie abwechselnd Haselnuss-, Mandel-, Kürbiskern-, Sonnenblumen- und Cashewcreme oder -mus. Die Produkte kann man in warmen Getreidebrei oder in gekochtes Getreide einrühren, um nach dem Kochen Geschmack und essenzielle Fette hinzuzu-

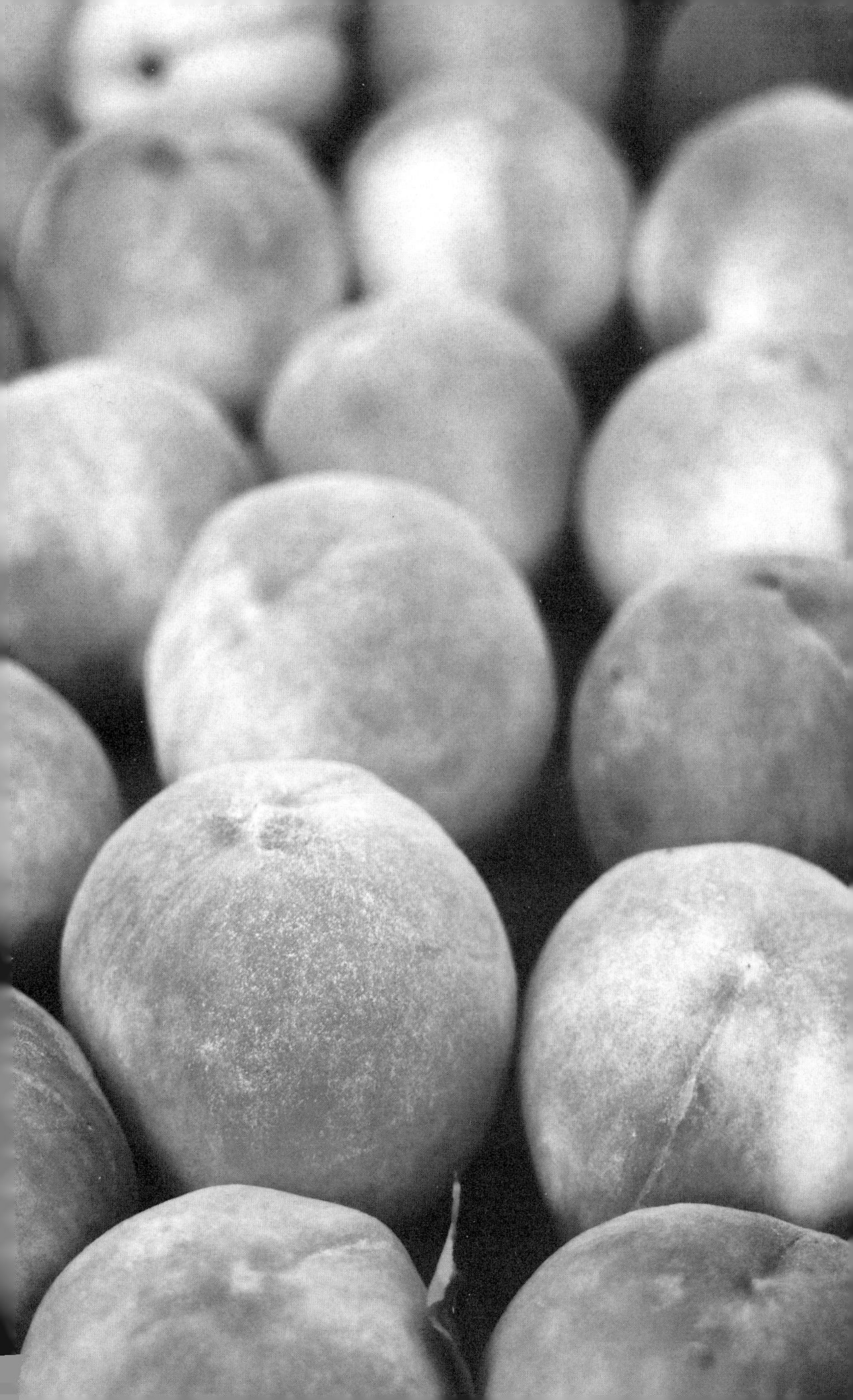

fügen. Sie eignen sich aber auch gut als Brotaufstrich auf Toast oder Sandwiches.

Bohnen und Linsen

Hülsenfrüchte aus der Dose passen – wie oben erwähnt – zu Suppen, aber auch zu Vollkorngetreide. Beim Getreide gegen Ende der Kochzeit zugeben und mit Salat oder Gemüse servieren, um die Mahlzeit aufzuwerten. Sprossen sind leichter zu verdauen und ebenso verwendbar wie die Bohnen selbst. Damit hat man leicht verdauliche Proteine voller Nährstoffe.

Eier

Wer Eier gut verträgt, kann sie weich gekocht, pochiert, als Rührei oder als Omelette verzehren. Sie bieten wertvolle Proteine, B-Vitamine sowie essenzielle Fettsäuren (wählen Sie Eier mit hohem Omega-3-Anteil). Eier erhöhen zwar nicht den Cholesterinspiegel, belasten aber bei manchen Menschen die Verdauung. Dann sollte man sie nur in Maßen essen.

Fisch

Ein Stück Fisch ist schnell gegrillt und bildet eine gute Grundlage. Zusammen mit Salat oder Gemüse hat man ein leichtes Mittag- oder Abendessen. Gewürze und Kräuter unterstützen die Verdauung und verbessern den Geschmack. Fenchel, Dill und Petersilie passen gut zu Fisch. Ideal ist natürlich frischer Fisch, doch Makrelen, Lachs, Tunfisch, Sardinen oder Sardellen aus der Dose sind eine einfache und obendrein preiswerte Alternative.

Gegrilltes Hühnerfleisch

Schieben Sie einfach eine Hähnchenbrust unter den Grill, schon haben Sie eine nahrhafte Hauptmahlzeit für mittags oder abends, die nur noch um eine große Portion Gemüse ergänzt werden muss. Wenn Sie das Huhn in etwas Misobrühe garen, erhalten Sie zugleich im Handumdrehen eine feine Sauce.

Wasser und Kräutertee

Eine ausreichende Wasserversorgung ist für Verdauung, Gehirnfunktion und Energiehaushalt von größter Bedeutung. Trinken Sie tagsüber immer wieder Wasser und Kräutertee, aber nicht zu viel direkt beim Essen, weil dies die Verdauung beeinträchtigen kann. Es kommt dann leichter zu Aufstoßen oder Blähungen. Kleine Schlucke sind unproblematisch, doch am besten decken Sie den Großteil Ihres Flüssigkeitsbedarfs eine halbe Stunde vor dem Essen.

Darauf sollten Sie lieber verzichten

- Zucker, stark verarbeitete Kohlenhydrate (Weißbrot, polierter Reis, helle Nudeln, Kuchen und so weiter) und Fertigkost können den Blutzuckerhaushalt stören und Stimmungsschwankungen, Energieschübe mit anschließenden Energielöchern sowie Appetit nach immer mehr Zucker und Stärke hervorrufen. Außerdem schaden sie den Zähnen und enthalten kaum Nährstoffe und Fasern, dafür meist viele Kalorien.
- Koffein wie Alkohol beeinträchtigen Blutzuckerspiegel und Schlaf und können aufgrund ihrer entwässernden Wirkung zu Dehydrierung beitragen. Günstiger für den Körper sind Kräutertees wie Rooibusch, Fenchel, Pfefferminze, Brennnessel oder Kamille, die sowohl der Verdauung als auch den Nerven guttun.
- Nachsalzen. Bei älteren Menschen geht manchmal der Geschmackssinn zurück. So kommt man eher in Versuchung nachzusalzen, um den Gesamtgeschmack mehr hervorzuheben. Salz kann jedoch bei manchen Menschen den Blutdruck

erhöhen und Wassereinlagerungen begünstigen. Deshalb sind Kräuter besser zum Würzen geeignet. Ansonsten lieber Meersalz als normales Tafelsalz verwenden.

- Nachtschattengewächse: Zu dieser Familie zählen Kartoffeln, Tomaten, Paprika, Auberginen, Chilis, Peperoni und Tabak. Bei Arthritis oder entzündlichen Erkrankungen sollte man lieber darauf verzichten, weil diese Pflanzen Entzündungen Vorschub leisten können. Probieren Sie es einige Wochen aus und beobachten Sie, ob es Ihnen dabei besser geht.
- Zitrusfrüchte reizen mitunter den Darm. Bei Verdauungsproblemen essen Sie stattdessen lieber Beeren, Kirschen, Äpfel, Birnen und Aprikosen.
- Purine stecken in Schalentieren, rotem Fleisch und Innereien. Gichtkranke sollten solche Lebensmittel meiden, weil sie das Problem verschlimmern können. Auch Linsen und Bohnen lieber nur in Maßen verzehren, denn auch sie enthalten kleine Mengen Purine.

Symptome lindern

Verstopfung

⊕ ***Empfehlenswert***

Eingeweichter und gemahlener Leinsamen, Rundkornnaturreis, Haferflocken, Hirse, Quinoa, frisches Obst und Trockenfrüchte, Gemüse, warmes Wasser mit Zitrone, reines Wasser, Dörrpflaumen, Brennnesseltee.

⊖ ***Lieber nicht***

Zucker, Weißmehl, helle Nudeln, Weißbrot, polierter Reis, stark verarbeitete Nahrungsmittel.

Bluthochdruck (siehe Seite 288)
Hoher Cholesterinspiegel (siehe Seite 317)
Herzerkrankungen (siehe Seite 425)

⊕ *Empfehlenswert*

Gemüse (besonders grünes), Obst, Bohnen, Linsen, Olivenöl, Knoblauch, Zwiebeln, Walnüsse, Mandeln, Leinsamen, Fisch, Brennnesseltee, Löwenzahntee, Wasser.

⊖ *Lieber nicht*

Salz, Fertigkost, Schwarztee, Kaffee, Schokolade, Alkohol.

Schlafstörungen

⊕ *Empfehlenswert*

Grünes Gemüse, Fisch, Huhn, Vollkornreis, Bananen, Salat, Sellerie, Nüsse, Kerne, Samen.

⊖ *Lieber nicht*

Schwarztee, Kaffee, Alkohol, Zucker, Salz.

Osteoporose

⊕ *Empfehlenswert*

(Grünes) Gemüse, Obst, Fisch (aus der Dose), Quinoa, Kichererbsen, weiße Bohnen, Mandeln, Feigen, Tahini. Regelmäßiges Krafttraining mit Gewichten und jeden Tag mindestens 20 Minuten im Freien bewegen, so dass die Haut Sonnenlicht bekommt. Ein Sonnenbrand ist natürlich unerwünscht.

⊖ *Lieber nicht*

Zu viel tierische Proteine, süße Getränke, Zucker, Salz, Nikotin.

Prostatabeschwerden

⊕ *Empfehlenswert*

Tomaten, Wassermelone, pinkfarbene Grapefruit, fetter Fisch, Kürbiskerne, Leinsamen, Sägepalmenextrakt.

⊖ *Lieber nicht*

Zucker, stark verarbeitete Kohlenhydrate, Alkohol.

Arthritis

⊕ *Empfehlenswert*

Fetter Fisch, Avocados, Nüsse, Samen und Muse daraus, kaltgepresste Öle.

⊖ *Lieber nicht*

Kartoffeln, Tomaten, Chilis, Paprika, Auberginen, Nikotin, Zitrusfrüchte, Rhabarber, Milchprodukte, fettes Fleisch.

Gedächtnisstörungen

⊕ *Empfehlenswert*

Fetter Fisch, Kürbiskerne, Sonnenblumenkerne, Leinsamen, Hanfsamen, Obst, Gemüse, Salbeitee, Ginkgotee, Algen.

⊖ *Lieber nicht*

Zucker, industriell verarbeitete Nahrung, Angebranntes, Frittiertes, Nikotin, Alkohol.

Durchblutungsstörungen

⊕ *Empfehlenswert*

Fetter Fisch, Leinsamen, Kürbiskerne, Hanfsamen, Beeren, Kirschen, Ginkgo biloba, Zinnkrauttee.

⊖ *Lieber nicht*

Salz, Zucker, Koffein, Alkohol.

Augenprobleme

⊕ *Empfehlenswert*

Beeren, Kirschen, Möhren, Aprikosen, Nektarinen, Spinat, Eier.

⊖ *Lieber nicht*

Zucker, industriell verarbeitete Nahrung, Alkohol, Verbranntes, Frittiertes, stark erhitzte Fette.

Allgemeine Ratschläge zur Lebensführung

- Nicht zu viel essen, denn das ist eine Hauptursache für Alterungsprozesse.
- Nicht zu spät abends essen. Günstiger ist ein frühes Abendessen und später vielleicht noch eine Kleinigkeit wie ein paar eingeweichte Mandeln oder ein naturbelassener Sojajogurt, um über Nacht den Blutzucker stabil zu halten und besser zu schlafen.
- Die Ernährung nur allmählich umstellen, damit der Körper sich anpassen kann.
- Jeden Tag 20 Minuten im Freien das Sonnenlicht an die Haut lassen. Vitamin D ist sehr wichtig für gesunde Knochen und unterstützt zugleich die Blutzuckerregulierung.
- Jeden Tag körperliche Anstrengung einplanen, zum Beispiel einen schnellen Spaziergang, Schwimmen oder Gartenarbeit. Dehnübungen verbessern die Durchblutung und die Sauerstoffversorgung. Darum sollte man sich zweimal am Tag gründlich recken und strecken.

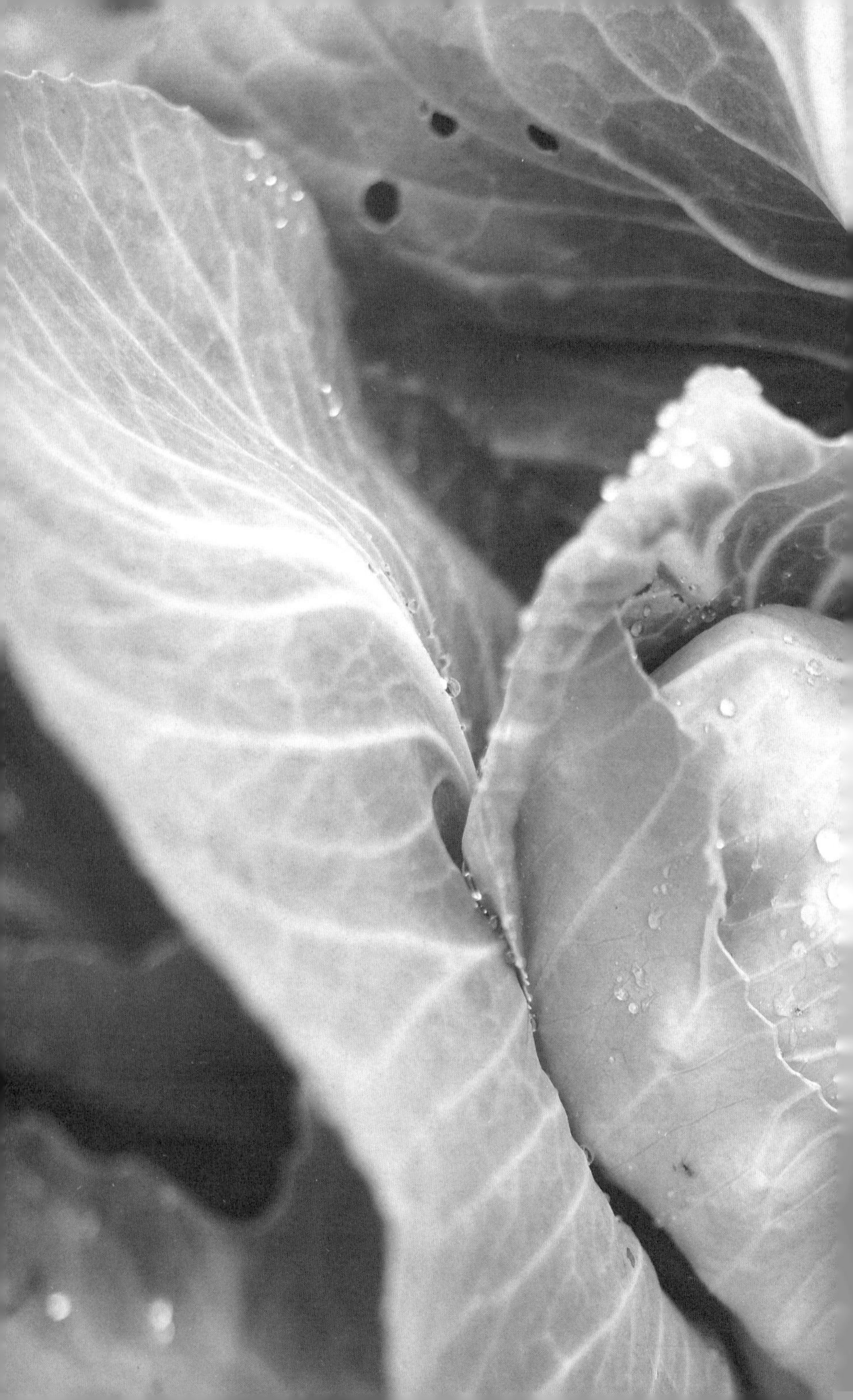

Gesundheitsprobleme von A bis Z

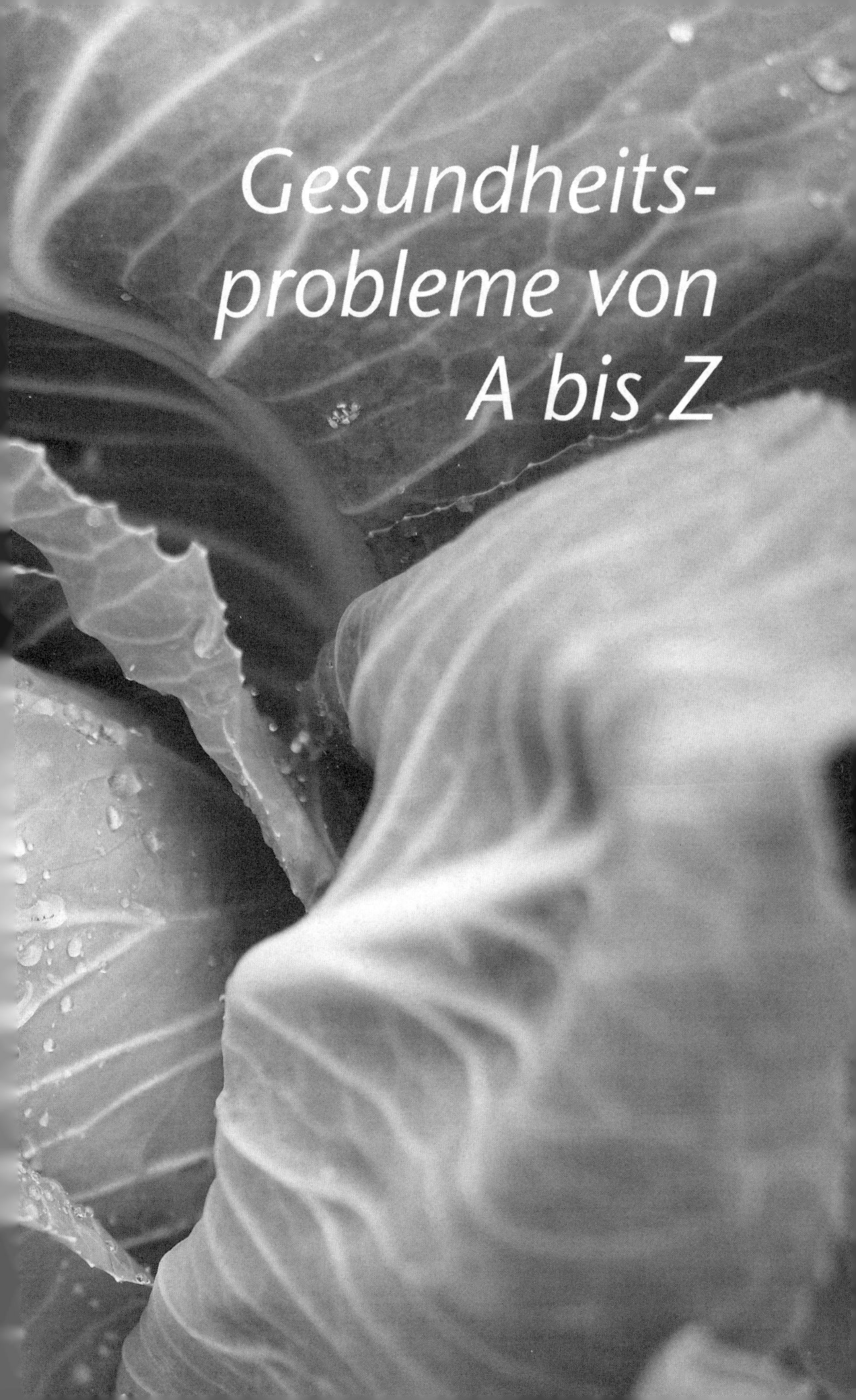

Abszess

Als Abszess bezeichnet man normalerweise eine Eiteransammlung infolge einer Infektion, die aus abgestorbenen weißen Blutkörperchen und Mikroorganismen besteht. Abszesse können im ganzen Körper auftreten, sowohl innerlich, als auch äußerlich, unter anderem an Ohren, Nase, Hals, Gaumen, Bauchwand, Rektum oder Haut. Wenn sich ein Abszess an einem Haarfollikel bildet, spricht man von einem Furunkel. Furunkel treten besonders gern am Gesäß oder in der Achselhöhle auf und sind eine weitere Möglichkeit, Abfallstoffe auszuscheiden.

Abszesse können als rote Flecken, erhabene rote Schwellung, entzündete Läsionen oder gelblich-weiße Pusteln erscheinen. Als Begleiterscheinung kann es zu Fieber, Krankheitsgefühl und Drüsenschwellungen kommen. Der infizierte Bereich rund um den Abszess ist in der Regel geschwollen und schmerzempfindlich. Wenn Diabetiker gut auf ihr Gewicht achten, sinkt ihr Risiko, einen Beinabszess zu erleiden.

Nach rund zwei Wochen öffnet sich ein Abszess und scheidet den Eiter aus. Zu diesem Zeitpunkt verschwinden Schmerzen und Entzündungssymptome.

Abszesse im Mund können besonders lästig sein und müssen unter Umständen mit Antibiotika behandelt werden (siehe Seite 234, Antibiotika). Gehen Sie bei Verdacht auf einen Mundabszess also zum Zahnarzt. Mit einem Hautabszess, der rote Streifen aufweist, mit Eiter gefüllt ist oder im Gesicht sitzt, sollten Sie zu Ihrem Hausarzt gehen.

An Furunkeln oder Abszessen wird nicht herumgedrückt. Das verschlimmert das Problem nur, kann zu Narbenbildung führen und die Bakterien ins Blut übertreten lassen.

Mögliche Ursachen

- Erschöpftes Immunsystem.
- Verletzung.
- Nährstoffmangel, vermutlich Zink.
- Körper und Blut sind durch ungesunde Ernährung und Lebensweise mit Toxinen überlastet.
- Entgiftung und Ausscheidung von Schadstoffen aus dem Körper funktionieren nicht richtig.
- Zuckerlastige Ernährung und Blutzuckerschwankungen. Diabetiker und Übergewichtige neigen vermehrt zu Abszessbildung. Beinabszesse sind bei Diabetikern nichts Ungewöhnliches.
- Virusinfektion.

Gegenmaßnahmen

Abszesse müssen unverzüglich behandelt werden. Eventuell gehören dazu Antibiotika, also unbedingt den Hausarzt aufsuchen. Außerdem sollten Sie über die Ernährung Ihr Immunsystem stärken.

⊕ *Empfehlenswert*

- Frisches, rohes Obst und Gemüse tragen zum Aufbau des Immunsystems bei und unterstützen die Selbstreinigung. Zu jeder gekochten Mahlzeit auch etwas Rohkost essen.
- Warmes Wasser – mindestens acht Gläser täglich. Ein dehydrierter Körper kann nicht heilen.
- Täglich frisch gepresste Säfte aus Biogemüse. Möhren, Sellerie, Kohl, Rote Bete, Radieschen und Petersilie enthalten hilfreiche Nährstoffe.

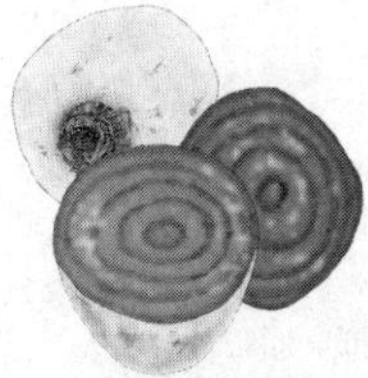

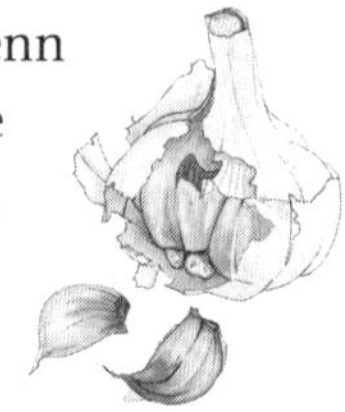

- Jeden Tag Knoblauch verzehren, am besten roh, denn Knoblauch hat antibiotische und antibakterielle Eigenschaften. Knoblauch passt zu Suppen, Dips, Salaten und Aufläufen.
- Täglich eingeweichten und gemahlenen Leinsamen in Wasser essen sowie dreimal am Tag eine Tasse Löwenzahnwurzeltee oder Löwenzahnersatzkaffee trinken. Das verhilft zu einer regelmäßigen Darmtätigkeit, die für eine gute Ausscheidungsfunktion wichtig ist. Je träger der Darm, desto anfälliger ist das Immunsystem.

Lieber nicht

- Zucker, stark ausgemahlene Kohlenhydrate, Alkohol, Koffein, Salz und industriell verarbeitete Nahrung. All das schwächt den Körper und erhöht die Schadstoffbelastung.
- Schweinefleischprodukte enthalten viel Salz und Fett, die im Körper Ablagerungen bilden. Abszesse sind ein Hinweis darauf, dass die Entgiftungsorgane und das Immunsystem ins Stolpern geraten sind.

Heilpflanzen und Ergänzungsmittel

- Mariendistelextrakt reinigt die Leber. Täglich einnehmen, um die Entgiftung und innere Reinigung zu unterstützen.
- Echinaceatinktur aktiviert das Immunsystem.
- Weitere nützliche Kräuter sind Klettenwurzel, Cayennepfeffer, Löwenzahlwurzel, Rotklee und Ampferwurzel.

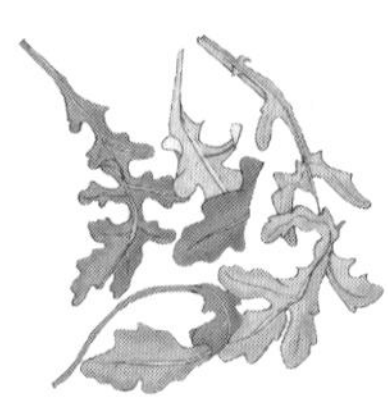

- Flüssige Chlorophylltropfen reinigen von innen.
- Tragant – machen Sie gleich eine Sechsmonatskur.

- Laktobazillus oder probiotische Bakterien in Pulverform einnehmen.
- Ergänzungsmittel mit Zink, Vitamin C, Bioflavonoiden, Vitamin A und E. Letzteres kann man auch direkt auf den Abszess auftragen.
- Fischölkapseln.

Extratipps

- Äußerliche Abszesse mit Manukahonig bestreichen. Er tötet Viren und Bakterien ab und fördert die Heilung.
- Bei Abszessen im Mund oder am Zahnfleisch mit etwas Aloevera-Saft spülen und anschließend ausspucken.
- Teebaumöl ist ein natürliches Antibiotikum, das bei äußerlichen Abszessen aufgetragen werden kann. Mit Wasser verdünnen (ein Teil Teebaumöl auf vier Teile Wasser) und den Abszess alle paar Stunden damit betupfen.
- Sobald der Abszess sich entleert hat, Calendulacreme auftragen, um die Heilung zu unterstützen.
- Lieber duschen als baden, bis der Abszess vollständig abgeheilt ist, damit die Infektion sich nicht ausbreitet. Hygiene ist jetzt sehr wichtig. Auch die Hände sorgfältig waschen.
- Kieselsäure (Silica) kann den Heilungsprozess fördern, wenn der Abszess offen und der Eiter abgeflossen ist.
- Tägliches Trockenbürsten mit anschließendem Wechselduschen bringt die Lymphe in Schwung und unterstützt die Ausscheidung über die Haut. Lymphe ist die Flüssigkeit, die Toxine aus dem Körper schwemmt. Den Bereich mit dem Abszess dabei aussparen.

Aids

Aids ist die Abkürzung für Acquired Immune Deficiency Syndrome, also eine erworbene Immunschwäche. Sie kann die Folge einer Infektion mit dem HIV-Virus sein, das in die Immunzellen eindringt und sich dort vermehrt.

Mit der Zeit brechen die üblichen Verteidigungsmechanismen des Körpers zusammen. Das bedeutet, dass die Infektanfälligkeit zunimmt und Infektionen schlechter ausheilen. Aidspatienten sterben oft eher an Infektionen und Krebserkrankungen, die ihr Immunsystem nicht länger in Schach halten kann, als an der Erkrankung selbst.

Ursachen

HIV wird in erster Linie über den sexuellen Kontakt oder über Blutkontakt übertragen, zum Beispiel durch die gemeinsame Verwendung von Nadeln beim intravenösen Spritzen von Drogen. Babys von HIV-positiven Müttern können sich bereits im Mutterleib, aber auch über das Stillen anstecken.

Wer glaubt, dass er zu einer Risikogruppe gehört, sollte sich unbedingt testen lassen. Beim Gesundheitsamt ist ein kostenloser, anonymer Test möglich. Wichtig ist außerdem der vorbeugende Schutz durch Kondome und Spermizide (chemische Mittel, die den Samen abtöten).

Symptome

Eine HIV-Infektion kann jahrelang symptomlos im Körper schlummern. Die Symptomatik ist unspezifisch und kann Verdauungsprobleme, Durchfall, Gewichtsverlust, Hautläsionen und geschwollene Lymphknoten umfassen. Häufig kommen Infektionen mit Hefepilzen (Candida), Tuberkulose und verschiedenen Viren hinzu.

Zur Diagnose des Vollbilds von Aids gehört der Nachweis bestimmter HIV-typischer Infektionen oder Krebsarten. Schätzungen besagen, dass 50 bis 60 Prozent aller HIV-Infizierten irgendwann an Aids erkranken. Wenn das Immunsystem ohnehin schon angegriffen ist, ist die Erkrankungswahrscheinlichkeit deutlich höher.

Gegenmaßnahmen

Grundsätzlich sollten HIV-Infizierte jede Ernährungsumstellung und Veränderung der Lebensweise mit ihrem Arzt oder ihrer Ärztin besprechen. In erster Linie sollte man das Immunsystem so gut wie möglich unterstützen bzw. nähren und alle zusätzlichen Belastungen ausschalten. Veränderungen der Ernährung und der Lebensweise können einen enormen Einfluss auf das Immunsystem haben. Deshalb sollten Infizierte sehr bewusst darauf achten, wie sie leben und was sie ihrem Körper zuführen.

⊕ *Empfehlenswert*

- Vollwertige, naturbelassene Nahrungsmittel, also Obst, Gemüse, Hülsenfrüchte, Nüsse, Samen, Vollkorn, Sprossen und Keime (besonders Brokkolisprossen), Schnittbohnen und reichlich reines Wasser. All das hilft dem Immunsystem, Infektionen vorzubeugen und zu bekämpfen.

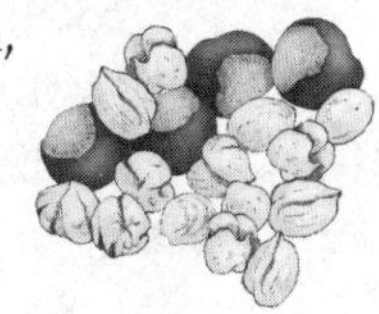

- Biologisch erzeugte Lebensmittel enthalten weniger belastende Pestizide als Produkte aus konventionellem Anbau, aber mehr Nährstoffe, die der Körper braucht, um gesund zu bleiben und sich selbst zu heilen.
- Frisch gepresste Gemüsesäfte sind eine hervorragende Methode, dem Körper leicht resorbierbare Vitamine, Mineralstoffe und Antioxidanzien zur Verfügung zu stellen.

- Bunt essen! Die natürlichen Farben von Lebensmitteln weisen häufig auf das Vorliegen bestimmter Nährstoffe hin, die dem Immunsystem guttun. Achten Sie darauf, jeden Tag viel Grünes zu sich zu nehmen.
- Unreife Papaya und frische Ananas enthalten Enzyme, welche die Eiweißverdauung optimieren. Zwischen oder vor den Mahlzeiten essen.

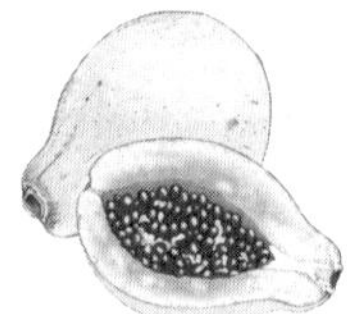

- Weißkohl, Grünkohl und Rosenkohl enthalten Sulforaphan, ein ausgezeichnetes Antioxidationsmittel, das die Leber unterstützt – und das ist gut fürs Immunsystem. Anstatt den Kohl zu dämpfen, kann man ihn auch in etwas Wasser garen. Anschließend das Kochwasser beim Abgießen auffangen und trinken.
- In Shiitake- und Maitakepilzen wurden Substanzen entdeckt, die das HIV-Virus von der Zerstörung der Immunzellen abhalten helfen.

Lieber nicht

- Zucker, stark verarbeitete oder verfeinerte Nahrungsmittel, Nikotin, Koffein, Alkohol, Salz, Zusatzstoffe und gesättigte Fette belasten den Körper und unterdrücken das Immunsystem.
- Alles, was eine persönliche Unverträglichkeitsreaktion auslösen könnte. Die üblichen Verdächtigen sind Weizen und andere glutenhaltigen Getreidesorten (Roggen, Hafer, Gerste, Kamut und Dinkel), Milchprodukte, Eier, Soja, Schokolade und Erdnüsse. Bei unklarer Ursache sollte man sich im Hinblick auf eine Nahrungsmittelunverträglichkeit testen lassen.

Heilpflanzen und Ergänzungsmittel

- Als hilfreich hat sich Katzenkralle erwiesen.
- Lapacho-Tee wirkt bei bakteriellen und Pilzinfektionen.
- Tragant in Kapseln oder als Tinktur unterstützt die Infektabwehr und stärkt das Immunsystem. Ich empfehle viermal täglich 30 Tropfen Tinktur.
- Mit Kurkuma kochen, weil es das Immunsystem stärkt.
- Vor jeder Mahlzeit Aloe-vera-Saft trinken. Das kann die Vermehrung der HIV-Viren bremsen.
- Zur Unterstützung der Leber und zur Blutreinigung eignen sich Kräuter wie Löwenzahnwurzel, Mariendistel, Schwarzer Rettich und Klettenwurzel.
- Täglich gemahlene und eingeweichte Leinsamen essen. Sie enthalten Schleimstoffe, die zur Ausscheidung von Toxinen über den Darm beitragen.
- Ein gut ausgewogener Multivitamin- und Multimineralkomplex stellt die Grundversorgung mit den wichtigsten Nährstoffen sicher.
- Täglich Vitamin C einnehmen. Es hat sich gezeigt, dass Vitamin C das Virus inaktiv hält.

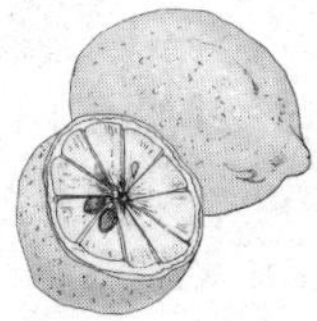

Extratipps

- Stress, Umweltbelastungen und Chemikalien meiden, denn all das kann das Immunsystem belasten.
- Entspannungstechniken erlernen und betreiben. Meditation und Atemübungen können den Einfluss von Stress auf den Körper mindern.
- Lesen Sie den Abschnitt über Candidabefall (siehe Seite 306),

denn es kommt häufig zu übermäßiger, innerlicher Hefepilzbesiedelung.

- Jeden Morgen die Brust gleich unterhalb des Halses sanft mit der Faust abklopfen. Das aktiviert die Thymusdrüse, und je besser diese funktioniert, desto besser ist es für die Immunabwehr.

Akne

Akne ist das häufigste Hautproblem und reicht von Mitessern und geröteten Pickeln bis hin zu großen, roten Poren und sichtbaren Narben. Wer Pickel aufkratzt oder ausdrückt, riskiert eine Infektion und eine weitere Ausbreitung der Akne.

Am häufigsten tritt Akne zwischen dem 13. und 19. Lebensjahr auf, doch viele Erwachsene haben ihr Leben lang Pickel im Gesicht oder auf Rücken, Brust und Hals. Wöchnerinnen sind ebenfalls empfänglich dafür, weil ihre Hormone heftigen Schwankungen unterliegen und sie wegen der Babypflege oft nicht richtig zum Essen kommen. Akne beruht häufig auf einem hormonellen Ungleichgewicht, das die Talgdrüsen zu erhöhter Fettproduktion veranlasst. Das gilt besonders für Jugendliche. Wenn Talgreste in den Poren der Haut stecken bleiben, kann das Gewebe Bakterien anlocken, und es kommt zu Entzündungen und Hautschäden.

Mögliche Ursachen

- Mangel an Zink oder Vitamin A.
- Mangel an essenziellen Fettsäuren.
- Verstopfung und träger Dickdarm.

- Hefepilzbesiedelung und Pilzinfektionen.
- Überaktive Talgdrüsen.
- Nahrungsmittelallergien und Unverträglichkeiten, besonders gegenüber Milch.
- Zu viel Fett, weißer Zucker und Fertigprodukte.
- Hormonelles Ungleichgewicht infolge von Ernährungsfehlern oder hormonellen Veränderungen, wie sie in der Pubertät häufig vorkommen.
- Zu viel Fleisch, scharfe Gewürze, Eier und Brot.
- Glukoseintoleranz.
- Prämenstruelles Syndrom (PMS; siehe Seite 538).
- Medikamente mit Bromid, Jodid oder Steroiden.
- Bei manchen Frauen hilft die Antibabypille gegen Akne, bei anderen wird die Akne schlimmer. Ursächlich dafür ist das Verhältnis von Östrogen zu Progesteron bei der jeweiligen Marke.
- Träge Leber.
- Alkohol.
- Nikotin.

Gegenmaßnahmen

Eine Erhöhung des Obst- und Gemüsekonsums auf mindestens acht Portionen pro Tag und ein völliger Verzicht auf Fast Food und Fertigkost bewirken oft eine merkliche Besserung.

⊕ *Empfehlenswert*

- Mehrmals am Tag frischer Gemüsesaft, besonders aus Möhren, Salat, Brennnessel, Kresse, Sellerie und Löwenzahn.

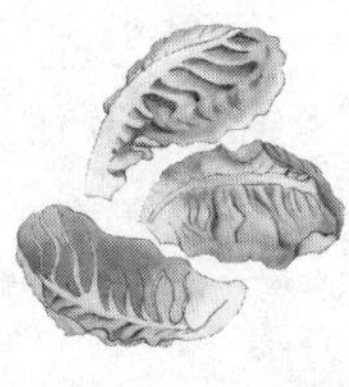

- Gemüse, vor allem grünes Blattgemüse, aber auch Möhren, Zwiebeln und Knoblauch.
- Seetang und flüssige blaugrüne Algen.
- Vollkornreis, Mungbohnen, Hirse und Weizenkeime.
- Frische Sprossen.
- Hering.
- Sonnenblumenkerne, rohe, geschälte Hanfsamen, Sesamsamen.

Lieber nicht

- Fettes Fleisch, verarbeitetes Fleisch, Wurstwaren.
- Stark verfeinerte Kohlenhydrate wie polierter Reis, Weißbrot und helle Nudeln.
- Stark verarbeitete Lebensmittel wie Kuchen, Kekse, Fertiggerichte und Limonaden.
- Milchprodukte.

Kräuter

- Echinacea, Löwenzahn, Krauser Ampfer (Wurzel) und Rotklee sind gut für die innere Reinigung.
- Kelppulver hat eine blutreinigende Wirkung und kann beim Kochen eingesetzt werden.

Ergänzungsmittel

Die erfahrungsgemäß erfolgreichsten Nährstoffe gegen Akne sind nachfolgend aufgeführt. Es sollte sich jedoch niemand genötigt fühlen, alle auf einmal zu nehmen – das wäre zu viel des Guten. Bei rotierender Einnahme lässt sich gut feststellen, was im individuellen Fall am besten hilft.

- Zink.
- Betakarotin.
- Vitamin A (nicht für Schwangere geeignet). Probieren Sie auch Vitamin-A-Tropfen aus. Das löst zwar nicht das ursächliche Problem, kann aber das äußere Erscheinungsbild etwas verbessern.
- Vitamin-B-Komplex.
- Vitamin C hilft gegen Entzündungen.
- Vitamin B_6.
- Pantothensäure.
- Propolis.
- Borretschölkapseln.
- Lactobacillus acidophilus und Lactobacillus bifidus sind erwünschte Darmbakterien, die die Darmgesundheit und die Ausscheidung von Giftstoffen fördern. Es gibt sie in Tablettenform.

Extratipps

- Je zwei Tropfen Teebaumöl und Kamillenkonzentrat auf eine Schüssel Wasser wirken beim Waschen beruhigend und antibakteriell.
- Das Gesicht vorsichtig mit Ananasstücken abreiben oder eine natürliche Gesichtsmaske aus Reismilch, Haferflocken und einem Spritzer Zitronensaft auftragen.
- Mögliche Nahrungsmittelunverträglichkeiten identifizieren. Das geht zum Beispiel durch Pulsmessung am Handgelenk (siehe Seite 226, Allergien, Extratipps). Eine andere Methode ist ein Bluttest beim Arzt.

Hautanalyse

Auch ohne blühende Akne können Pickel unangenehm sein. Mit diesen Anhaltspunkten kommt man den lästigen Hauterscheinungen auf die Spur.

- Pickel auf der Stirn hängen mit dem Darm zusammen – er bedarf einer Reinigung. Täglich einen Esslöffel Flohsamen einnehmen und nach Möglichkeit einen Einlauf durchführen lassen. Nur Mut!
- Pickel auf den Wangen deuten auf Probleme im Lungen- und Brustbereich hin. Trinken Sie Königskerzentee, bestreuen Sie Salat und Müsli mit Lecithingranulat, oder nehmen Sie zweimal täglich Tragant oder Echinaceatinktur. Empfehlenswert sind auch Vollkornreis und Nachtkerzenöl. Kuhmilch, gesättigte Fette und rotes Fleisch wirken sich eher nachteilig aus.
- Pickel auf der Nase stammen vom Herzen. Zweimal täglich eine Tasse Weißdorntee trinken oder Weißdornkapseln nehmen. Auch Weizengras ist hilfreich (ein Teelöffel pro Tag).
- Pickel am Kinn haben mit den Nieren zu tun. Am besten Quinoa essen und Löwenzahntee trinken. Ergänzend kann man Magnesium und einen Vitamin-B-Komplex einnehmen.
- Pickel auf der Schulter stehen in Bezug zur Verdauung. Nehmen Sie Ergänzungsmittel mit Verdauungsenzymen ein. Auch ein Esslöffel Aloe-vera-Saft pro Tag ist zu empfehlen. Essen Sie Avocados, Fisch und Samen.
- Pickel auf dem oberen Rücken sind ein Hinweis auf eine geschwächte Lunge. Zweimal täglich Tragant einnehmen. Essen Sie außerdem Basilikum, Cayennepfeffer, Fenchel, Bockshornklee, Knoblauch und Ingwer. Zu trinken gibt es Selleriesaft und Tee aus Königskerze, Brennnessel und Pfefferminze. Die Mahlzeiten

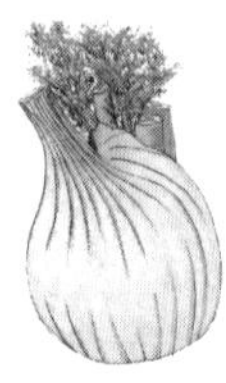

sollten schlicht und klein ausfallen, Milchprodukte und Zucker dabei meiden. Auf Erdnüsse lieber eine Weile ganz verzichten.

- Pickel im Mundbereich haben mit den Sexualorganen zu tun. Wenn die Ursache in einem hormonellen Ungleichgewicht liegt, kann Mönchspfeffer Hilfe bringen. Außerdem eine Zeitlang keine Milchprodukte der Vollfettstufe verzehren. Naturjogurt ist unproblematisch.

Alkoholsucht

Alkoholiker sind in der Regel körperlich oder psychisch von Alkohol abhängig. Häufig spielen beide Faktoren eine Rolle. Auch die Gene und die Umwelt können mitwirken.

Mögliche Symptome

- Man trinkt schon früh am Tag.
- Alkoholexzesse.
- Trinken gegen Entzugssymptome.
- Man trinkt deutlich mehr als die geschlechtsspezifisch empfohlene Obergrenze von 14 Einheiten für Männer oder 7 Einheiten für Frauen pro Woche. Ein Liter Bier mit einem Alkoholgehalt von fünf Prozent enthält beispielsweise etwa drei Einheiten, ebenso wie ein Glas Wein von 250 ml.
- Der Tag ist ohne Alkohol nicht zu bewältigen – und das jeden Tag.

Wie wirkt Alkohol auf den Körper?

Auf lange Sicht kann schwerer Alkoholmissbrauch Leber, Nieren, Bauchspeicheldrüse, Gehirn und zentrales Nervensystem schädigen. Er schwächt das Immunsystem, raubt dem Körper Nährstoffe und entzieht ihm Wasser.

Mit der Zeit kann Alkohol die Fähigkeit zum ordentlichen Fettabbau beeinträchtigen. Das kann eine Fettleber, Hepatitis und Leberzirrhose nach sich ziehen und letztlich zum Tode führen.

Alkoholiker haben ein erhöhtes Risiko für Bluthochdruck, Herzgefäßkrankheiten, Diabetes, Osteoporose, Verdauungsprobleme, Fehlernährung und bestimmte Krebsarten. Außerdem wirkt sich ihr Verhalten häufig sowohl auf ihre Beziehungen als auch auf die Gesellschaft insgesamt nachteilig aus.

Alkoholentzug kann Symptome wie Halluzinationen, Krämpfe, Ängste, Schwitzen und Schlafstörungen auslösen. In diesem Zeitraum ist emotionale und psychologische Unterstützung erforderlich. Nach ein paar Wochen lassen die Entzugssymptome jedoch nach, und man fühlt sich besser als in der langen Zeit mit Alkohol. Anschließend ist lebenslange Abstinenz erforderlich – alles andere wäre ein zu hohes Risiko.

Gegenmaßnahmen

Zuerst muss die Entscheidung fallen, nicht mehr zu trinken, danach der absolute Verzicht auf Alkohol. Die Genesung lässt sich durch sorgfältig ausgewählte Ernährung unterstützen.

⊕ *Empfehlenswert*

- Obst, Gemüse, Bohnen, Getreide, Hülsenfrüchte, Samen, Nüsse, Algen.
- Alfalfasprossen enthalten sehr viele Vitamine und Mineralstoffe. Alkoholkranke haben in der Regel erhebliche Mangel-

zustände und benötigen deshalb dringend nährstoffreiche Nahrung.

- Dreimal in der Woche fetter Fisch und täglich rohe, ungesalzene Samen. Alkoholikern fehlen oft essenzielle Fettsäuren, die für die Funktion von Gehirn und zentralem Nervensystem erforderlich sind.

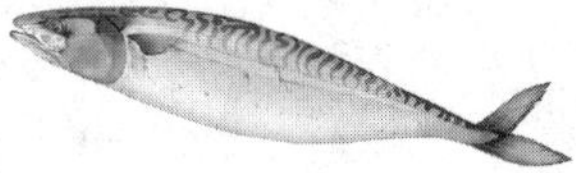

- Acht Gläser Wasser am Tag, denn Alkoholkranke weisen vielfach einen chronischen Wassermangel auf. Wasser und Kräutertee können die Wasserdepots im Körper wieder auffüllen und helfen beim Ausschwemmen von Giftstoffen. Wann immer Sie das Bedürfnis nach Alkohol überkommt, sollten Sie stattdessen eine Tasse Kräutertee oder ein Glas Wasser trinken.
- Gemüsesäfte enthalten Vitamine und Mineralstoffe, die der Körper leicht aufnehmen kann und die gegen Entzugssymptome helfen.

⊖ *Lieber nicht*

- Wer seine Alkoholsucht bekämpfen will, muss unbedingt auf Zucker und verfeinerte Kohlenhydrate verzichten. Beides bringt den Blutzucker aus dem Takt und führt zu mitunter überwältigenden Gelüsten. Zudem verstärkt Alkohol die Ausschläge des Blutzuckers – ein Teufelskreis.
- Gesättigte, verarbeitete und frittierte Fette belasten die ohnehin schon stark beanspruchte Leber.
- Kaffee begünstigt Blutzuckerschwankungen, die den Appetit anregen. Dadurch kann auch Appetit auf Alkohol entstehen.
- Zigaretten beeinflussen ebenfalls den Blutzuckerspiegel.

Heilpflanzen und Ergänzungsmittel

- Kudzu ist die weiße Wurzel der Kudzupflanze. Diese Wildpflanze ist weitgehend unbekannt, jedoch von großem Wert, da sie die Aktivität der Leberenzyme herabsetzt, die für den Alkoholabbau zuständig sind. Nach dem Verzehr von Kudzu kann der Versuch, Alkohol zu konsumieren, zu starkem Unwohlsein, einschließlich Übelkeit, Schwellungen und Rötungen führen. Kudzu ist im Fachhandel und in Apotheken erhältlich.
- Zur Verbesserung der Nährstoffaufnahme empfehle ich, grüne Superstars – Spirulina, Algen, Weizengras – in Smoothies zu mixen.
- Ersatzkaffee aus Löwenzahnwurzeln hilft beim Verzicht auf Bohnenkaffee und unterstützt die Leberfunktion.
- Kamillentee beruhigt und kann Ängste lindern, die oft während des Entzugs auftreten.
- Sinnvoll können Präparate mit Fischöl und Nachtkerzenöl sein.
- Mariendistelextrakt unterstützt nachweislich die Reparatur und Regeneration der geschädigten Leber. Die Tinktur sollte jedoch alkoholfrei sein, sonst sind eher Kapseln anzuraten.
- Nehmen Sie einen Aminosäurekomplex ein. Aminosäuren können Entzugssymptome lindern und unterstützen die Genesung nach Alkoholmissbrauch.
- Ein gutes Multivitaminpräparat mit allen B-Vitaminen und Mineralstoffen hilft gegen den allgemeinen Nährstoffmangel, den Alkoholiker meist aufweisen. Das B-Vitamin Niacin kann besonders in den ersten Tagen von großem Wert sein.
- Außerdem rate ich dringend zur zusätzlichen Einnahme von Zink und Magnesium.

Extratipps

- Bestimmt gibt es in Ihrer Nähe eine Selbsthilfegruppe. Die großen Organisationen der Anonymen Alkoholiker und Al-Anon sind vielerorts aktiv. Informationen gibt es im Telefonbuch oder beim Arzt. Wer trinkt, um emotionale Schmerzen zu unterdrücken, braucht professionelle Hilfe.
- Meiden Sie Gelegenheiten, bei denen getrunken wird. Das können bestimmte Menschen, Orte oder Aktivitäten sein. Ein Barbesuch mit Freunden wird rasch zur Qual und führt am Ende doch wieder zu Alkoholgenuss. Suchen Sie sich einen anderen angenehmen Zeitvertreib wie körperliche Bewegung oder vielleicht eine Fortbildung.
- Hypnose kann die kleine Stimme im Kopf abschalten, die zum Trinken auffordert.

Allergien

Bei einer allergischen Reaktion reagiert das Immunsystem anormal auf Substanzen wie Nahrungsmittel, Chemikalien, Staub, Pollen oder tierische Partikel. Im Zentrum der meisten allergischen Reaktionen steht das körpereigene Histamin. Zu viel Histamin führt zu Juckreiz und entzündlichen Reaktionen. Wird es in der Nase freigesetzt, beginnt diese zu laufen, Histamin auf der Haut verursacht Juckreiz und Rötung, in der Lunge kommt es zu Krämpfen und Atemnot.

In Großbritannien leiden schätzungsweise 60 Prozent der Bevölkerung an unerkannten Reaktionen auf Lebensmittel, was beachtliche Gesundheitsprobleme nach sich ziehen kann. Bei einer Nahrungsmittelallergie reagiert das Immunsystem sofort nach dem Verzehr oder Kontakt mit dem Allergen. Die Symptome treten in den meisten Fällen prompt auf und umfassen Anschwellen, Nesselsucht und Atembeschwerden. Um einen lebensbedrohlichen, anaphylaktischen Schock zu verhindern, ist eine schnellstmögliche Behandlung mit Epinephrin (Adrenalin) geboten. Wer eine nicht behandelbare Allergie hat, muss die entsprechenden Lebensmittel in jeglicher Menge strikt meiden. Manche Menschen reagieren bereits, wenn sie nur in die Nähe eines Auslösers kommen.

Es gibt zwei Arten einer allergischen Reaktion:

- **Typ A** – das ist die klassische Allergie, bei der die Symptome unmittelbar nach dem Kontakt mit dem Allergen einsetzen.
- **Typ B** – das ist eine verzögerte Allergie oder Unverträglichkeit. Die Reaktionen können zwischen einer und 72 Stunden nach dem Kontakt auftreten.

Im Gegensatz zu Nahrungsmittelallergien erzeugen Nahrungsmittelunverträglichkeiten in der Regel nur sehr langsame Reaktionen. Auch das Immunsystem ist bei einer Unverträglichkeitsreaktion nicht immer beteiligt. Zu den Symptomen zählen Müdigkeit, Blähungen, Aufstoßen, Verstopfung, Durchfall, Benommenheit, Wassereinlagerungen, Verschleimung, Gelenk- und Muskelschmerzen sowie Kopfschmerzen. Normalerweise werden die Nahrungsmittel, welche die Beschwerden hervorrufen, so häufig verzehrt, dass die Verbindung zu den Symptomen nur schwer zu erkennen ist. Deshalb ist es nicht ganz einfach herauszufinden, wann eine Unverträglichkeit begonnen hat.

Mögliche Ursachen

- Stress.
- Antibiotika.
- Antibakterielle Putzmittel.
- Umweltverschmutzung.
- Nährstoffarme, zuckerreiche Ernährung.
- Schlechte Immunreaktion.
- Kalziummangel.
- Zu hoher Verzehr verbreiteter Allergene in Mais, Weizen, Milchprodukten, Zitrusfrüchten oder Muscheln.
- Laktoseintoleranz.
- Candidabefall (siehe Seite 306).
- Chemische Zusatzstoffe in verarbeiteten Lebensmitteln.
- Zu wenig Magensäure.

Mögliche Symptome

Bei einer Allergie kann es beispielsweise zu Ekzemen, Asthma, Heuschnupfen, Fließschnupfen, Juckreiz, Nesselsucht, Blähungen, Müdigkeit, Migräne und arthritisähnlichen Beschwerden kommen.

Unverträglichkeiten sind schwerer zu erkennen, weil sie meist als (verspätete) Reaktion auf häufig gegessene Lebensmittel auftreten. Klassische Symptome sind neben den oben genannten Übelkeit und Erbrechen, aber auch ein Reizdarmsyndrom (siehe Seite 551), häufige Infektionen, Stimmungsschwankungen, Erschöpfung, Schmerzen, Hautprobleme, Dauerschnupfen oder Herzklopfen.

Gegenmaßnahmen

Sie müssen die Histaminproduktion drosseln und das Immunsystem so unterstützen, dass es gar nicht erst zu allergischen Reaktionen kommt.

⊕ *Empfehlenswert*

- Zwei Liter Wasser am Tag. Ein dehydrierter Körper erzeugt mehr Histamin.
- Brennnesseltee kann die körpereigene Histaminproduktion normalisieren. Besonders hilfreich ist Brennnesseltee im Frühling gegen Heuschnupfen.
- Verschiedenfarbige Lebensmittel helfen dem Immunsystem auf unterschiedliche Weise (essen Sie aber nichts von dem, worauf Sie allergisch reagieren oder was Ihnen nicht bekommt):
  - *Rot:* Tomaten, Erdbeeren, pinkfarbene Grapefruit. Himbeeren, Kirschen, Wassermelone, rote Paprika, Gojibeeren, Cranbeeren, Granatäpfel.
  - *Orange:* Möhren, Aprikosen, Papaya, Mango, orangefarbene Paprika, Kürbis.
  - *Gelb:* Melone, gelbe Paprika, Bananen, Zuckermais, gelbe Tomaten.
  - *Grün:* Salat, Brokkoli, Grünkohl, Weißkohl, Sellerie, Avocados, Rosenkohl, Spinat, Mangold.
  - *Blau und Violett:* Heidelbeeren, Brombeeren, Rotkohl, Rote Bete, rote Trauben, lila Brokkoli.

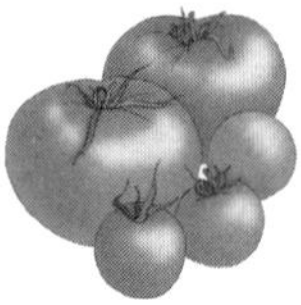

- Lebensmittel mit viel Vitamin C. Vitamin C ist ein Gegenspieler von Histamin. Es steckt vor allem in Beeren, Kirschen, Kiwis, Paprika, Brokkoli und Gojibeeren.

- Lebensmittel mit viel Quercetin, einem weiteren Gegenspieler von Histamin. Quercetin findet sich in Äpfeln, Zwiebeln, Petersilie, Grünkohl und Buchweizen.
- Hanfsamen. Rohe, geschälte Hanfsamen enthalten die essenziellen Fettsäuren Omega-3 und Omega-6, die entzündungshemmend wirken. Viele Menschen mit allergischen Reaktionen können Fette nicht weit genug zerlegen. In Hanfsamen, aber auch in Nachtkerzenöl steckt GLA, die zerlegte Form der Omega-6-Fettsäuren. Hanföl eignet sich gut für Salatsaucen.
- Fetter Fisch mit den zerlegten Stufen der Omega-3-Fette Eicosapentaensäure (EPA) und Docosahexaensäure (DHA). Beide helfen sehr gut gegen die Symptomatik von Ekzem und Asthma.

Lieber nicht

- Bekannte Allergene.
- Schleimfördernde Nahrung (z. B. Milchprodukte).
- Schwarztee, Kaffee und Alkohol wegen ihrer dehydrierenden Wirkungen.
- Zucker, verfeinerte Kohlenhydrate und stark verarbeitete Lebensmittel sind »leere« Kalorien, weil sie keine Nährstoffe mehr enthalten und das Immunsystem belasten.

Heilpflanzen und Ergänzungsmittel

- Zinnkrauttinktur enthält mit Kalzium einen Mineralstoff, an dem es allergieanfälligen Menschen oft mangelt.
- Grüne Superstars: Blaugrüne Algen, Spirulina und frisches Weizengras bergen viele immunstärkende Nährstoffe.
- Vor den Mahlzeiten L-Glutamin-Pulver einnehmen. Manche

Menschen reagieren dadurch mit abgeschwächter Unverträglichkeit auf bestimmte Lebensmittel.

- Probiotische Bakterien einnehmen. Diese erwünschten Darmbakterien sind in Kapsel- oder Pulverform (zum Beispiel aus der Kühltheke von Reformhaus oder Bioladen) besser verträglich als probiotische Getränke. Die Getränke können nämlich Zucker enthalten, der wiederum Allergien verschlimmern kann.

Extratipps

- Ein Ernährungstagebuch hilft, eventuelle Reaktionen bestimmten Nahrungsmitteln oder Getränken zuzuordnen.
- Ein selbst durchgeführter Pulstest kann ebenfalls verraten, ob vielleicht eine Lebensmittelunverträglichkeit vorliegt:
  - Messen Sie morgens unmittelbar nach dem Aufwachen mit dem Zeigefinger den Radialpuls am Handgelenk und ermitteln Sie, wie oft Ihr Puls in 60 Sekunden schlägt. Der Wert sollte zwischen 50 und 70 Schlägen pro Minute liegen.
  - Nach einer Mahlzeit erneut messen. Wenn sich der Puls um mehr als zehn Schläge erhöht hat, könnte eine Unverträglichkeitsreaktion auf eines der gerade verzehrten Lebensmittel vorliegen. Dann sollte man die Lebensmittel einzeln zu sich nehmen und mit derselben Methode prüfen, auf welchen Bestandteil der Puls reagiert.
- Wirklich gründlich kauen, bis die Nahrung breiig ist. Das unterstützt die Verdauung.
- Wer sich vielseitig ernährt, neigt seltener zur Unverträglichkeitserscheinungen.
- Stressmanagement betreiben. Hilfreich sind Entspannungstechniken wie Meditation, Tai-Chi, Yoga oder Atemübungen.

- Früh schlafen gehen. Müdigkeit lässt den Körper stärker reagieren, und Leber und Gallenblase können die Entgiftung nur im Schlaf ausreichend bewältigen.
- Lassen Sie sich auf Parasiten testen, die häufig die Grundursache für eine Nahrungsmittelallergie darstellen. Walnusstinktur ist ein probates Mittel gegen Parasiten und einen Versuch wert.

Alzheimer-Krankheit

Die Alzheimer-Krankheit (Morbus Alzheimer) greift die Gehirnfunktion an, beeinträchtigt das Erinnerungsvermögen – zunächst das Kurzzeitgedächtnis – und verändert die intellektuellen Fähigkeiten, bis selbst einfache Alltagstätigkeiten zu anspruchsvoll werden. Es ist überaus schmerzlich, den Verfall eines Alzheimerpatienten mitzuerleben, doch man kann ihn etwas hinauszögern.

Mögliche Ursachen

Bisher wurde noch keine spezifische Ursache für die Alzheimer-Krankheit nachgewiesen. Vermutlich wirken mehrere Faktoren wie Alter, genetische Veranlagung, Umwelteinflüsse, Ernährung und der allgemeine Gesundheitszustand zusammen.

Gegenmaßnahmen

In erster Linie müssen die Gehirnzellen gut mit Nährstoffen versorgt werden, damit sie die unverzichtbaren Neurotransmitter herstellen.

⊕ *Empfehlenswert*

- Vollwertige Lebensmittel wie reichlich frisches Obst und Gemüse zur Stabilisierung des Blutzuckers und für die Ernährung des Gehirns.
- Lebensmittel mit vielen Antioxidanzien, zum Beispiel Beeren.
- Lebensmittel mit Zystein, Methionin und Schwefel, welche die natürliche Entgiftung des Körpers von Schwermetallen fördern. Deshalb sollten Fisch, Eier, Schnittlauch, Rettich, Knoblauch und Zwiebeln, Spargel, Nüsse, Kerne und Samen verzehrt werden.

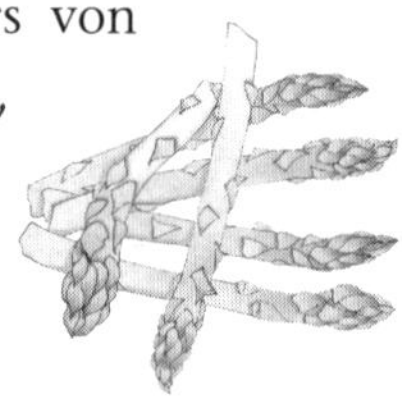

- Gute Fette wie in Lachs, Hering, Makrele, Leinsamen, rohen, geschälten Hanfsamen, Kürbiskernen, Leinöl und Sonnenblumenöl.
- Weitere Informationen finden Sie beim Thema Optimale Gehirnnahrung (siehe Seite 190).

⊖ *Lieber nicht*

- Weiße Kohlenhydrate, also Weißbrot, helle Nudeln, polierter Reis und Zucker. Das Gehirn benötigt insbesondere Vitamine der B-Gruppe, und die stecken in Vollkornprodukten.
- Kaffee und Alkohol haben einen negativen Einfluss auf das Gehirn.

Kräuter

- Tragant, Rotklee und Brennnessel enthalten viele B-Vitamine und andere wichtige Nährstoffe.
- Flüssige Algen in Smoothies tragen zur Ausleitung von Schwermetallen aus dem Körper bei.

- In Studien konnte Ginkgo biloba zu einer besseren Gehirndurchblutung beitragen. Durch seine Wirkung auf Azetylcholin, den Botenstoff, der die Kommunikation zwischen den Nervenzellen für logisches Denken und Gedächtnis gestattet, verbessert Ginkgo die Gehirnfunktion.
- Weißdorn erhöht die Blutzufuhr zum Gehirn.
- Bärlapp konnte bei Alzheimer-Patienten das Erinnerungsvermögen stärken.
- In der chinesischen Medizin werden gegen altersbedingten Gedächtnisverlust Biota-Samen eingesetzt. Die Anwendung sollte mit einem erfahrenen Spezialisten abgestimmt werden.
- Goldfaden (Coptis) kann dazu beitragen, die negativen Auswirkungen von Aluminium im Körper abzufedern.

Ergänzungsmittel

- Unverzichtbar ist ein gutes Multivitamin- und Multimineralpräparat. Normalerweise weisen Alzheimer-Patienten einen generellen Nährstoffmangel auf.
- B-Vitamine sind wichtig, besonders B1, B3 und B12. Die Neurotransmitter im Gehirn sind von B-Vitaminen abhängig.
- Meist ist bereits die Resorption im Magen unzureichend. Die Einname von Betain mit Salzsäure (HCl) vor dem Essen unterstützt die Nährstoffaufnahme.
- Ein niedriger Zinkspiegel kann die Nervenzellen im Gehirn beeinträchtigen. Zink ist sehr wichtig, denn unter normalen Umständen ist im Hippocampus, dem Gedächtniszentrum, sehr viel Zink vorhanden.
- Hoch dosiertes Sojalecithin kann das Gehirn merklich unterstützen, denn es beugt der Zerstörung von Gehirngewebe vor.

- Die Einnahme der Omega-3-Fettsäure DHA versorgt das Gehirn mit essenziellen Fettsäuren.
- Auch die Einnahme des Hormons DHEA kann die Gehirnleistung verbessern; allerdings ist das Mittel in Deutschland bisher nur eingeschränkt zugelassen. DHEA liegt normalerweise in hohen Mengen im Gehirn vor, scheint jedoch mit zunehmendem Alter stark zurückzugehen. Ein niedriger DHEA-Spiegel wurde mit Gedächtnisstörungen in Zusammenhang gebracht.

Extratipps

- In meinen Augen ist eine Chelat-Therapie zur Ausleitung von Schwermetallen aus dem Blut einen Versuch wert. Ich empfehle eine Überprüfung quecksilberhaltiger Amalgamfüllungen. Schadhafte Füllungen sollten von einem Zahnarzt mit ganzheitlichem Ansatz ersetzt werden, der die Problematik einer Quecksilbervergiftung und deren Auswirkungen auf das Gehirn kennt.
- Ich gehe davon aus, dass eine Verbindung zwischen der Aufnahme von Aluminium und der Alzheimer-Krankheit besteht. Verwenden Sie zur Zubereitung ausschließlich Töpfe und Pfannen aus rostfreiem Stahl oder Kochgeschirr aus Glas. Aluminium wird auch über Käsezubereitungen, Gewürzgurken, fertige Backmischungen, Backpulver und bestimmte industriell gefertigte Speisen aufgenommen. Lesen Sie die Liste der Inhaltsstoffe und verzichten Sie auf aluminiumhaltige Deodorants, Duschgels, Shampoos und Medikamente wie Säurehemmer.
- Aktives Gehirntraining hilft. Lernen Sie eine neue Sprache oder lösen Sie Kreuzworträtsel.
- Halten Sie den Stress in Schach. Zu viel Kortisol im Blut beeinträchtigt die Gehirnfunktion.

Angststörung

Angststörungen können akut oder chronisch auftreten. Eine akute Angststörung äußert sich in Form von zeitweisen Panikattacken mit einer Dauer von wenigen Minuten bis zu einer guten halben Stunde. Zu den Symptomen zählen ein erhöhter Puls, Atemprobleme, Mundtrockenheit, das Gefühl einer nahenden Katastrophe, Brustschmerzen, Schwindel, Zittern, Übelkeit und Schwierigkeiten, klar zu denken. Wer an Panikattacken leidet, hat oft Angst, das Haus zu verlassen, oder meidet bestimmte Situationen. Ich erlebe eine wachsende Zahl Ratsuchender voller Angst, die alle eines gemeinsam haben: Magnesiummangel. Eine chronische Angststörung umfasst generelles Unbehagen und Anspannung sowie die Unfähigkeit, sich zu entspannen. Die Betroffenen neigen schon bei geringem Stress zu Überreaktionen.

Mögliche Ursachen

- Chronischer oder akuter Stress mit Nebennierenproblemen.
- Nahrungsmittelallergien.
- Blutzuckerschwankungen.
- Stimulierende Substanzen wie Koffein, Alkohol, Nikotin und Drogen.
- Nährstoffmangel.
- Schilddrüsenüberfunktion.
- Depression.

Gegenmaßnahmen

Die Ernährung sollte viele entstressende Nährstoffe enthalten. Im Idealfall wird mit sechs kleinen Mahlzeiten sehr regelmäßig gegessen.

⊕ *Empfehlenswert*

- Vollkorngetreide wie Vollkornreis, Haferflocken und Quinoa liefern Vitamin B und Magnesium. Beides wird unter Stress verstärkt verbraucht. Besonders Magnesium wird für die Entspannung von Muskeln und Nerven benötigt.
- Viel grünes Gemüse wie Grünkohl, Chicorée, Brokkoli, Wirsing und Bok Choi.

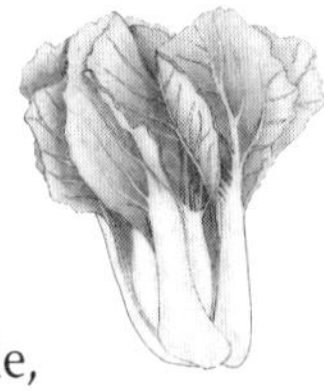

- Kalzium- und magnesiumreiche Lebensmittel, die ebenfalls den Körper beruhigen: Weizenkeime, Sojaprodukte, Linsen, Nüsse, grünes Blattgemüse, Sellerie, Salat, Sesam und Mandeln.
- Nervennahrung: Vollkornreis mit viel Vitamin B, Süßkartoffelbrei, Naturjogurt, Haferbrei und gedämpftes Gemüse helfen weiter. Auch Reispudding beruhigt.
- Gojibeeren zählen zu den besten Vitamin-C-Lieferanten, enthalten aber auch die Vitamine B_1, B_2 und B_6, die dem Körper helfen, besser mit Belastungen fertig zu werden.

⊖ *Lieber nicht*

- Koffein, Zucker, Alkohol, Nikotin und Drogen regen die Nebennieren zur Erzeugung von Stresshormonen an und bringen den Blutzucker durcheinander.
- Weizen, denn häufig liegt Stimmungsschwankungen eine Weizenunverträglichkeit zugrunde.

Heilpflanzen und Ergänzungsmittel

- Nur wer gut schläft, kann bei Stress angemessen reagieren. Hopfen, Passionsblume, Helmkraut und Lindenblüten können bei Ein- oder Durchschlafschwierigkeiten in Form von Tinktur oder Kapseln vor dem Zubettgehen eingenommen werden.

- Ginkgo-biloba-Tee hält die Angst in Schach und verbessert die Nährstoffversorgung des Gehirns.
- Kamille, Lindenblüten und Zitronenmelisse ergeben einen entspannenden Tee.
- Sibirischer Ginseng kann zur Linderung von Angst und Stress beitragen.
- Spirulina liefert Unmengen Nährstoffe. Angstpatienten weisen gewöhnlich einen Mangel an Vitaminen und Mineralstoffen auf, welche die Nerven nähren, und sprechen daher gut auf Ergänzungsmittel an.
- Magnesiumzitrat einnehmen. Magnesium entspannt Muskeln und Nerven auf natürliche Weise und wird bei Stress verbraucht.
- Chrompikolinat zur Stabilisierung des Blutzuckers.
- Jeden Morgen Vitamin-B-Komplex einnehmen. Auch die B-Vitamine werden verbraucht, wenn die Nebennieren unter Stress stehen. B-Vitamine nicht abends einnehmen, denn der Energieschub kann zu kräftig ausfallen.
- Vitamin C unterstützt die optimale Nebennierenfunktion. Beeren und Früchte enthalten viel natürliches Vitamin C.
- Niacinamid zu den Mahlzeiten nährt die Nerven und hilft gegen die innere Anspannung.

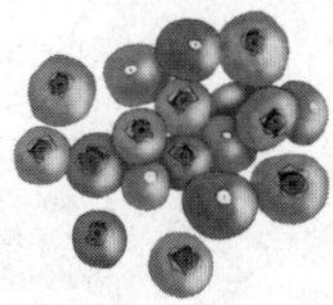

Extratipps

- Regelmäßige Bewegung einplanen wie schnelles Gehen, Schwimmen oder Tanzen, möglichst 20 Minuten am Tag.
- Entspannungstechniken lernen. Geeignet sind zum Beispiel Yoga, Meditation, Tai-Chi, Atemübungen oder das Hören von Entspannungsmusik.

- Essenzielles Lavendelöl beruhigt ausgezeichnet. Geben Sie ein paar Tropfen ins Badewasser oder in ein Öllämpchen.
- Kleine, regelmäßige Mahlzeiten und Zwischenmahlzeiten stabilisieren den Blutzucker. Wichtig ist, Zucker und Weißmehlprodukte zu meiden. Beides sorgt für einen raschen Blutzuckeranstieg mit anschließendem Abfall. Darauf reagieren die Nebennieren mit der Ausschüttung von Stresshormonen, die den Blutzucker wieder anheben. Dieser Ablauf kann eine Panikattacke oder Angst auslösen.

Antibiotika

Antibiotika können erwünschte Darmbakterien abtöten und die Leber belasten. Wer Antibiotika einnimmt oder dies vor kurzem getan hat, sollte Folgendes beachten:

Begleitende Maßnahmen

Damit die inneren Organe nicht am Ende von Hefepilzen befallen werden (siehe Seite 306, Candida), ist eine ausgewogene Darmflora mit erwünschten Bakterien anzustreben.

⊕ ***Empfehlenswert***

- Obst und Gemüse: Mindestens acht Portionen pro Tag zur Stützung des Immunsystems.
- Fermentierte Nahrung wie Jogurt, Kefir, Sauerkraut, Miso oder Natto. Solche gesäuerten Produkte enthalten erwünschte Bakterien.
- Tierische Produkte aus Biohaltung. In der Massentierhaltung werden häufig routinemäßig Antibiotika verabreicht. Rück-

stände dieser Antibiotika können den Körper beim Verzehr von Fleisch oder tierischen Produkten zusätzlich belasten.

- Der Darm benötigt Ballaststoffe zur Bindung und Ausscheidung von Toxinen, aber auch für die Ernährung erwünschter Bakterien. Ballaststoffe stecken in Vollkorn, Hülsenfrüchten, Nüssen, Samen, Obst und Gemüse, insbesondere in Artischocken, Bananen, Zwiebeln und Sellerie.

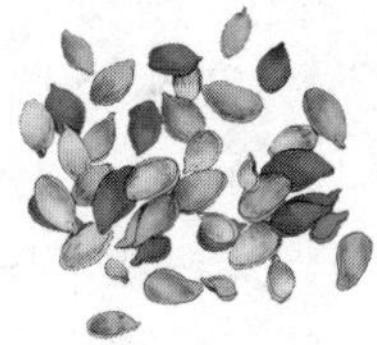

- Knoblauch und Zwiebeln haben antibakterielle Eigenschaften und können so die Wirksamkeit von Antibiotika steigern und die Genesung beschleunigen.
- Wasser: Mindestens acht Gläser am Tag helfen dem Immunsystem, die Erkrankung abzuwehren und Schadstoffe und unerwünschte Organismen auszuscheiden.

Lieber nicht

- Zucker, verfeinerte Kohlenhydrate und einige Milchprodukte (nicht so Jogurt und Kefir) können die Besiedelung mit Hefepilzen fördern. Das geschieht gern, wenn Antibiotika die erwünschten Darmbakterien abgetötet haben.
- Alkohol.

Heilpflanzen und Ergänzungsmittel

- Echinacea, Astragalus, Sibirischer Ginseng, Berberitzenwurzel, Klettenwurzel, Oreganoblätter, Pau d'Arco und Holunderbeeren in Form von Tee oder Tinktur unterstützen das Immunsystem.
- Die tägliche Einnahme von Mariendistel erleichtert der Leber ihre Arbeit.
- Probiotika (z. B. in Jogurt) enthalten erwünschte Bakterien,

die durch Antibiotika oft abgetötet werden. Wählen Sie hochwertige Produkte.

Extratipp

- Auch Pestizide und Umweltgifte können das Immunsystem überfordern. Essen Sie möglichst Bioprodukte und verwenden Sie auch im Haushalt nur natürliche (Reinigungs-)Mittel.

Aphten

Aphten sind kleine, schmerzhafte Geschwüre an Lippen, Gaumen, Zunge und der Wangeninnenseite. Normalerweise sind sie rot, können aber auch mit einer gelblichen Flüssigkeit mit weißen Blutkörperchen und Bakterien gefüllt sein. Aphten kündigen sich meist durch ein brennendes, prickelndes Gefühl im Entstehungsbereich an.

Mögliche Ursachen

- Abgespanntheit und Stress.
- Pilzinfektionen.
- Zahnprobleme.
- Lebensmittelunverträglichkeit.
- Virusinfektionen.
- Nährstoffmangel.

Gegenmaßnahmen

In erster Linie geht es um eine Stärkung des Immunsystems, aber auch um abwechslungsreiche Ernährung. Wer tagein, tagaus dasselbe isst, fördert Unverträglichkeitsreaktionen.

⊕ *Empfehlenswert*

- Obst und Gemüse in kräftigen Farben.
- Vollkorngetreide: Roggen, Haferflocken, Hirse, Quinoa und Vollkornreis.
- Pute, Huhn, Fisch aus Bioerzeugung.
- Hülsenfrüchte.
- Wassermelone, Sellerie und Gurke haben eine kühlende Wirkung, die bei Aphten die Schmerzen lindert.

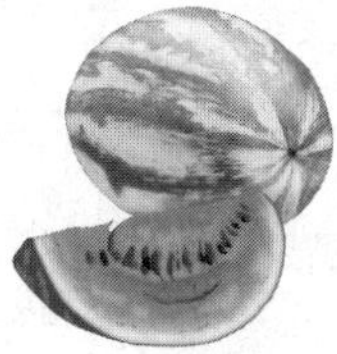

- Kaffee aus Klettenwurzel zur Blutreinigung.

⊖ *Lieber nicht*

- Saure Früchte wie Zitrusfrüchte, Tomaten, Äpfel und Pflaumen können die Stelle zusätzlich reizen.
- Stark gewürzte Speisen, Alkohol und Koffein wirken ebenfalls lokal reizend.
- Zucker und stark verfeinerte Nahrung haben keinen Nährwert und irritieren das Immunsystem.
- Alle Lebensmittel, auf die der Körper empfindlich reagiert. Häufig zählt Weizen dazu.

Heilpflanzen und Ergänzungsmittel

- Lapacho-Tee hemmt Pilzwachstum und Entzündungen.
- Probiotika (erwünschte Darmbakterien) einnehmen, besonders bei zusätzlichem Pilzbefall, zur Stärkung der Darmflora und Stützung des Immunsystems.
- Auf ausreichend Vitamin C achten. Aphten sind mitunter ein Symptom für eine unzureichende Versorgung mit Vitamin C.

- Vor dem Essen L-Lysin einnehmen. Diese Aminosäure ist bei Menschen mit Aphten und Geschwüren häufig nicht ausreichend vorhanden.

Extratipps

- Zahnprobleme oder Probleme mit der Mundhygiene beim Zahnarzt abklären lassen.
- Den Mund mit Teebaumöl spülen: Drei Tropfen Teebaumöl auf ein kleines Glas Wasser.
- Teebaumöl direkt auf die Aphten auftragen.

Arteriosklerose

Von Arteriosklerose spricht man, wenn die Arterien durch fettige Cholesterinablagerungen (Plaque) verlegt sind. Anfangs behindern diese Fettablagerungen an den Arterienwänden nur ein wenig die Durchblutung, aber mit der Zeit wird die Plaque dicker. Sie verstopft die Arterien und macht sie starr und eng. Bei einem Vollverschluss kann ein Herzinfarkt oder Schlaganfall die Folge sein. Rauchen ist die beste Methode, die Arterien zu verlegen oder zu verhärten.

Mögliche Warnsignale sind Krämpfe in den Beinen, Erschöpfung schon nach kurzer Anstrengung, Schwindel, Gedächtnisprobleme, Kopfschmerzen, Brustschmerzen, Engegefühl in der Brust (Angina pectoris), Schwierigkeiten mit der Atmung, Ohnmachten, Sprechstörungen und Kurzatmigkeit. Leider können diese Warnsignale auch ausbleiben.

Mögliche Ursachen

- Rauchen.
- Viele gesättigte Fette in der Ernährung.
- Hoher Blutdruck.
- Hohe Cholesterinwerte.
- Hohe Blutfettwerte (Triglyzeride).
- Geringe Ballaststoffaufnahme.
- Überwiegend sitzende Lebensweise.
- Stress.
- Eisenüberschuss.

Anmerkung: Bei Diabetikern sind die Arterien besonders gefährdet, weil hier oft gleichzeitig erhöhte Cholesterin- und Blutfettwerte zu beobachten sind.

Gegenmaßnahmen

Nicht rauchen! Ansonsten sollte man bei der Diagnose Arteriosklerose besonders darauf achten, gezielt entzündungshemmende Nahrungsmittel zu essen.

⊕ *Empfehlenswert*

- Tofu, Tempeh, Esskastanien oder Mandeln statt Fleisch.
- Fetter Fisch wie Lachs, Makrele, Forelle oder Hering ist eine gute Quelle für die entzündungshemmenden Omega-3-Fettsäuren, die zum Schutz der Arterien beitragen.

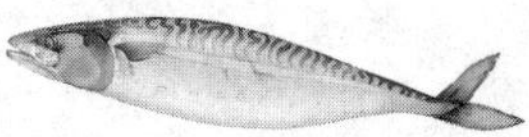

- Natives Olivenöl oder Leinöl.
- Zwiebeln und Knoblauch senken den Cholesterinspiegel und verdünnen das Blut.

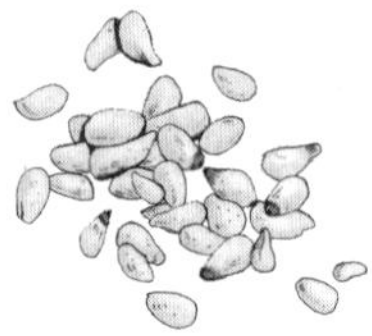

- Mandeln und Pekannüsse enthalten einfach ungesättigte Fettsäuren, welche die Arterien freihalten.

⊖ *Lieber nicht*

- Kuchen, Quiche, Fertigpizza und alles, was Transfettsäuren enthält. Solche Nahrungsmittel irritieren den Blutzucker.
- Rotes Fleisch, Milch und Käse.
- Butter und Margarine.
- Qualitativ schlechtes Öl. Zum Kochen ist Olivenöl am besten geeignet, für Salatsaucen kaltgepresste Öle wie Leinöl oder Hanföl.

Kräuter

- Das Essen mit Ingwer würzen.
- Tragant bzw. Astragalus hält die Makrophagen bei einer Schädigung der Arterienwände von der Plaquebildung ab.
- Kurkuma kann das Herz gesund erhalten.
- Cayennepfeffer trägt zur Weitung der Arterien bei und kann deshalb Gefäße retten.
- Ginkgo biloba als flüssiger Kräuterextrakt wirkt unterstützend.
- Weißdorntee ist unbedingt zu empfehlen. Weißdorn enthält Flavonoide mit antioxidativen und entzündungshemmenden Eigenschaften. Außerdem unterstützt er die Leber bei der Umwandlung von schädlichem LDL-Cholesterin in erwünschtes HDL.
- Tee aus Sibirischem Ginseng.

Ergänzungsmittel

- Täglich zwei Esslöffel Leinöl einnehmen, denn Leinöl enthält wichtige Omega-3-Fettsäuren. Mit ein wenig Zitronensaft schmeckt es besser.
- Lecithingranulat über Salate und Suppen streuen. Das Phosphatidylcholin in Lecithin trägt zur Fettzerlegung bei und baut Cholesterinablagerungen ab.
- Alfalfapulver enthält Saponine und trägt zur Cholesterinsenkung bei.
- Vitamin C ist sehr wichtig für den Plaqueabbau.
- Nehmen Sie rotierend die folgenden Ergänzungsmittel ein:
  - Coenzym Q10
  - Vitamin E
  - Magnesium
  - Vitamin-B-Komplex
  - Niazin
  - Borretschöl oder Nachtkerzenöl
  - Tocotrienole

Extratipp

- Zur Plaqueentfernung halte ich auch eine Ausleitungstherapie (Chelierung) für sinnvoll.

Arthritis

Siehe Arthrose (Seite 242) und rheumatoide Arthritis (Seite 555).

Arthrose

Eine Arthrose wird oft als »Verschleiß« bezeichnet. Betroffen sind in erster Linie Menschen ab fünfzig, darunter mehr Frauen als Männer.

Der normalerweise geschmeidige, glatte Knorpel am Ende der Knochen, zwischen den Gelenken, ist dann abgenutzt und rau. Das führt zu Reibung, Schmerzen und Entzündungen. Die Veränderungen des Knorpelgewebes regen Knochenzellen zum Wachstum an, weil der Körper versucht, das Problem zu beheben. Dieses verstärkte Wachstum kann eine Spornbildung provozieren, die weitere Schmerzen hervorruft.

Betroffen sind vor allem Handgelenke, Hände, Knie, Wirbelsäule und Hüftgelenk. Zu den Symptomen zählen Schmerzen, Steifheit, Schwellungen, Deformierungen und Bewegungseinschränkungen in den erkrankten Gelenken. Kaltes, feuchtes Klima verschlimmert die Beschwerden, während ein warmes, trockenes Umfeld sich günstig auswirkt.

Medizinisch wird die Erkrankung in der Regel mit Ibuprofen und anderen nicht-steroidalen Entzündungshemmern behandelt. Sie stillen den Schmerz und lassen die Entzündung abklingen, können aber gegen die eigentliche Ursache nichts ausrichten. Zudem belasten sie den Darm.

Gegenmaßnahmen

Nach Möglichkeit sollte man die Auslöser ausschalten und entzündungshemmende Lebensmittel bevorzugen.

⊕ *Empfehlenswert*

- Fetter Fisch: Lachs, Makrele, Sardinen, Hering, Forelle und Heilbutt. Sie enthalten die entzündungshemmenden essenziellen Omega-3-Fettsäuren EPA und DHA.

- Nüsse und Samen, besonders Walnüsse, Kürbiskerne, Lein- und Hanfsamen und deren kaltgepresste Öle.
- Obst. Es enthält viele entzündungshemmende Nährstoffe und kann zur Alkalisierung des Körpers beitragen. Arthrose ist häufig ein Zeichen für eine Übersäuerung des Gewebes. Täglich zwischen den Mahlzeiten auf nüchternen Magen zwei bis drei Stücke Obst essen.

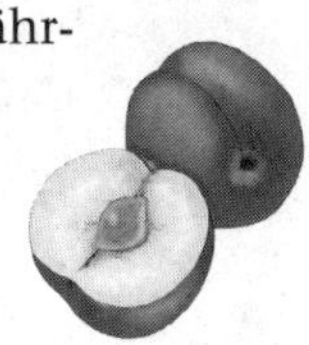

- Gemüse wirkt ebenfalls entzündungshemmend und alkalisierend. Zwei bis drei Portionen Gemüse zum Mittag- und Abendessen sind empfehlenswert. Ein Teil davon sollte roh verzehrt werden. Beim Kochen lieber dämpfen, backen, rösten oder dünsten als in Wasser garen.

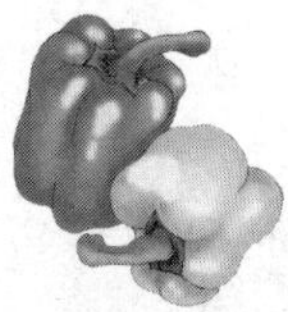

- Alfalfasprossen haben viele Mineralstoffe für gesunde Knochen.
- Schwefelreiche Nahrungsmittel. Schwefel wird für die Reparatur von Knorpel und Knochen benötigt. Außerdem unterstützt er die Aufnahme und Verwendung von Kalzium. Schwefelhaltig sind zum Beispiel Spargel, Eier, Knoblauch und Zwiebeln.
- Grünes Gemüse mit Vitamin K und Folsäure für die gesunde Knochen- und Knorpelbildung.
- Vollkorngetreide wie Naturreis, Vollkornweizen und Roggen enthält Histidin, das den Körper von überschüssigen Metallen befreit. Bei Arthrose liegt oft ein erhöhter Kupfer- und Eisenspiegel vor.
- Frische Ananas liefert das Enzym Bromelain, das gegen Entzündungen hilft. Die meisten Enzyme stecken im Herz der Ananas, das deshalb mitgegessen werden sollte.

- Ballaststoffe aus Vollkorngetreide, Leinsamen und Hülsenfrüchten bindet Abfallprodukte.
- Kombuchatee enthält viele wichtige Nährstoffe und Enzyme, die Bindegewebe und Beweglichkeit unterstützen und Schmerzen lindern.

Lieber nicht

- Kartoffeln, Paprika, Chilis, Auberginen, Tomaten und Tabak. Diese Pflanzen gehören zu den Nachtschattengewächsen und enthalten Solanin, das bei manchen Menschen Entzündungen begünstigt.
- Weizen, Milchprodukte, Eier und Schokolade rufen mitunter Unverträglichkeiten hervor. Problematisch sind oft die Dinge, die täglich verzehrt werden. Prüfen Sie also, was am häufigsten auf den Tisch kommt. Wenn Sie unsicher sind, was Sie streichen sollten, können Sie einen Test auf Lebensmittelunverträglichkeiten durchführen.
- Gesättigte Fettsäuren aus Fleisch und Milchprodukten können Entzündungen Vorschub leisten. Meiden Sie insbesondere verarbeitetes Fleisch wie rohen und gekochten Schinken, Salami, Wurst, Frikadellen und so weiter.
- Margarine und gehärtete (hydrogenisierte) Fette schädigen den Körper und blockieren die Verwendung entzündungshemmender essenzieller Fettsäuren im Körper.
- Schwarztee, Kaffee, Wein und Spinat enthalten Oxalsäure. Das verstärkt die Übersäuerung und die Entzündungsneigung.
- Salz, Zucker, raffinierte Kohlenhydrate und stark verarbeitete Nahrung können der Gesundheit schaden, das Gewicht erhöhen und Entzündungen begünstigen.

Heilpflanzen und Ergänzungsmittel

- Katzenklaue wirkt bei Arthrose schmerzlindernd.
- Weiße Weide, Traubensilberkerze und Mädesüß enthalten Salizylsäure, die Entzündungen hemmt und Schmerzen nimmt.
- Klettenwurzel, Selleriesamen, Teufelskralle, Ackerschachtelhalm, Brennnessel, Wilder Yams, Beinwellwurzel, Ingwer und Petersilie eignen sich zur Behandlung von Arthrose.

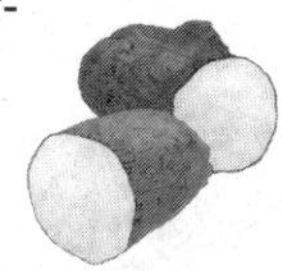

- Die essenziellen Fettsäuren GLA, EPA und DHA wirken Entzündungen entgegen.
- Bromelain. Wenn das Enzym zwischen den Mahlzeiten eingenommen wird, dämmt es Entzündungen ein. Bei Einnahme zu den Mahlzeiten unterstützt es die Proteinverdauung.
- Magnesium, Bor und die Vitamin K und D können die richtige Verwendung von Kalzium unterstützen und wirken der Entstehung von Knochenspornen zwischen den Gelenken entgegen.
- Coenzym Q10 kann die Reparatur des Bindegewebes unterstützen und die Energie anheben.
- Glukosamin und Chondroitinsulfat sind zwei essenzielle Bestandteile des Knorpels, die bei ergänzender Verabreichung die Degeneration des Gewebes bei Arthrose verlangsamen.
- Die Vitamine C und E wirken entzündungshemmend und schützend.
- Der Zinkspiegel ist bei Arthrosepatienten häufig niedrig. Zink ist wichtig für das Immunsystem und für Reparaturprozesse.
- Probiotika (erwünschte Darmbakterien), Magensäure und Verdauungsenzyme unterstützen die korrekte Kalziumverwertung und verbessern die Aufnahme andere Nährstoffe.

Extratipps

- Eisen nur auf ärztlichen Rat hin einnehmen. Es kann zu Schmerzen, Schwellungen und Gelenkzerstörung beitragen. Das unbedingt notwendige Eisen lieber über die Ernährung aus Rübensirup, Brokkoli, Rosenkohl, Fisch, Erbsen und Bohnen aufnehmen.
- Krankengymnastik. Auch ein Besuch beim Chiropraktiker oder Osteopathen kann angeraten sein.
- Die betroffenen Gelenke mit Capsicumsalbe einreiben. Dieser Bestandteil des Cayennepfeffers kann die Schmerzempfindlichkeit positiv beeinflussen.
- Kalte Umschläge oder Kühlkissen auf den betroffenen Gelenken dämmen Entzündungsreaktionen ein.
- Wechselduschen fördern die Durchblutung und damit die Heilung.
- Regelmäßig ins Freie gehen. Tageslicht fördert die Bildung von Vitamin D in der Haut, das eine gesunde Knochenbildung unterstützt.
- Übergewicht abbauen. Ein schwerer Körper belastet die Gelenke zusätzlich und verschlimmert die Schäden.
- Regelmäßig in Maßen bewegen. Die betroffenen Gelenke dabei entlasten, aber dennoch die umliegenden Muskeln und Bänder kräftigen. Vorteilhaft sind Gehen und Schwimmen.

Asthma

Bei Asthma verkrampfen sich die Luftwege in der Lunge. Das behindert die Ausatmung und verursacht Husten, Pfeifen, Engegefühl in der Brust sowie Atemnot. Auslöser sind chronische oder überschießende Entzündungen oder eine empfindliche Reaktion auf äußere Reize wie kalte Luft, Umweltgifte, Pollen, Chemikalien, Zigarettenrauch, Tierhaare oder Federn und anderes. Weitere Ursachen können Stress, Sport, ausgiebiges Lachen und Infektionen der Atemwege sein.

Mögliche tiefer liegende Ursachen

- Genetische Einflüsse.
- Ungleichgewicht bei den Fettsäuren. Essenzielle Fette können eine entzündungshemmende Wirkung haben, während gesättigte, stark verarbeitete Fette Entzündungen begünstigen.
- Nährstoffmangel. Asthmatiker verfügen oft über wenig Magnesium, Vitamin B_6, B_{12} und C sowie Selen im Körper.
- Nahrungsmittelunverträglichkeiten oder Allergien. Besonders problematisch sind schleimfördernde Nahrungsmittel wie Milchprodukte, Eier, Soja, Schokolade, Mais und Weizen (siehe Seite 221, Allergien).
- Empfindliche Reaktion auf chemische Stoffe in Nahrungsmittelzusätzen, Konservierungsmitteln oder Farbstoffen, aber auch Putzmitteln oder Teppichen.
- Inhalierte Allergene wie Pollen, Tierhaare, Rauch und Hausstaubmilben.
- Zu wenig Magensäure. Asthmatiker haben oft wenig Magensäure, was wiederum zu Unverträglichkeitsreaktionen und Nährstoffmangel führen kann.

Gegenmaßnahmen

Viele Asthmatiker brauchen ärztlich verordnete Medikamente. Doch man kann die Symptome auch über die Ernährung deutlich lindern.

Empfehlenswert

- Obst und Gemüse enthalten viel Kalium, den Gegenspieler von Natrium. Außerdem sind sie ausgezeichnete Quellen für Vitamin C, das benötigt wird, um Entzündungen einzudämmen.
- Fetter Fisch wie Lachs, Sardinen, Forelle, Hering und Makrele hemmt Entzündungen und tut damit entzündungsanfälligen Asthmatikern gut.
- Knoblauch, rote Zwiebeln und Äpfel enthalten Quercetin, das ebenfalls Entzündungen entgegenwirkt.
- Paranüsse besitzen viel Selen. Dieses Spurenelement hilft gegen Entzündungen. Selenverzehr wurde in Studien mehrfach eine schützende Wirkung gegen Asthma zugeschrieben.
- Grünes Blattgemüse, Nüsse und Samen sind gute Magnesiumquellen. Ein Merkmal von Asthma ist die Verengung der Luftwege in der Lunge. Magnesium wirkt hier vorbeugend, weil es die Entspannung der Muskulatur entlang der Atemwege fördert.

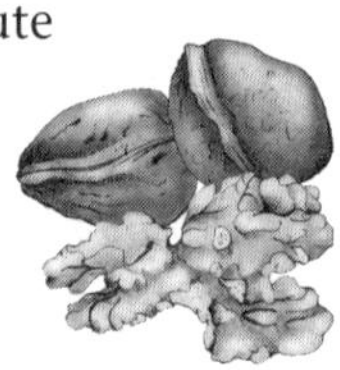

- Bionahrung enthält keine Chemie und Konservierungsstoffe, die Anfälle auslösen und das Immunsystem belasten könnten.

⊖ *Lieber nicht*

- Milchprodukte sind dafür berüchtigt, bei vielen Menschen die Schleimbildung zu begünstigen. Auch Weizen, Soja, Schokolade und Eier können schleimbildend wirken.
- Hoher Salzverzehr hat einen Bezug zu Atemwegserkrankungen. Alle stark verarbeiteten, abgepackten Lebensmittel enthalten Salz und sollten daher gemieden werden.
- Kalte Getränke und kaltes Essen können Atemwegskrämpfe auslösen.

Heilpflanzen und Ergänzungsmittel

ACHTUNG: Kinder unter zwölf Jahren sollten Kräuter nur auf Anraten eines erfahrenen Heilpraktikers oder naturheilkundlich ausgerichteten Arztes einnehmen.

- Astragalus kann die Lunge stärken.
- Andere gute Kräuter sind Pfefferminze, Lobelie, Helmkraut, Ephedra und Süßholzwurzel.
- Königskerzentee kann helfen, überschüssigen Schleim abzuhusten, was das Atmen sehr erleichtert. Auch Lapacho-Tee hilft.
- Ein paar Tropfen Lobelie bzw. Männertreu während eines Anfalls lindern die Verkrampfung und öffnen die Atemwege.
- Magnesium kann zur Entspannung von Muskeln und Nerven beitragen.
- Fischöl hat entzündungshemmenden Eigenschaften.
- Vitamin B_6 und B_{12} können Symptome lindern.
- Vitamin C wirkt Allergien und Entzündungen entgegen.
- N-Azetylzystein trägt zur Verdünnung von Bronchialsekret und Nasenschleim bei.

- Salzsäure hilft, besonders wenn auch Verdauungsprobleme bestehen. Die Säure kann die Nährstoffaufnahme unterstützen und mit der Zeit auch Nahrungsmittelunverträglichkeiten zurückdrängen. Nehmen Sie täglich vor dem Essen Mädesüß zur Erhöhung der Magensäureproduktion ein oder kochen Sie einen Tee daraus.

Extratipps

- Die meisten Asthmatiker wissen durchaus, was ihre Anfälle auslöst. Pollen, Staub, Tierhaare, Chemikalien, Zigarettenrauch und andere Auslöser sollten weitgehend gemieden werden.
- Gegen Hausstaubmilben regelmäßig saugen und antiallergene Bettwäsche verwenden. Nach Möglichkeit Teppiche entsorgen und stattdessen Fliesen oder Parkettboden legen.
- Fangen Sie an zu singen. Singen verbessert ohne bewusste Anstrengung die Lungenkapazität und die Sauerstoffzufuhr.
- Sechs Tropfen Rosmarin- oder Eukalyptusöl in zwei Teelöffel Mandelöl rühren und damit die Brust massieren. Das öffnet die Atemwege. Die Öle können auch zum Baden genutzt werden.
- Yoga kann die Atmung sehr verbessern. Wählen Sie eine Richtung, die auf regelmäßige Atemübungen Wert legt.
- Schwimmen im Meer oder in Seen tut der Lunge gut, Schwimmen in Chlorwasser weniger.
- Kleine Kinder sollten keine Nüsse essen, sondern lieber Nussmus.

Aufmerksamkeitsdefizitstörung (ADS)

Eine Aufmerksamkeitsdefizitstörung mit oder ohne Hyperaktivität (ADHS oder ADS) betrifft vornehmlich Kinder und geht oft mit Lern- und Verhaltensschwierigkeiten einher. Mitunter werden Medikamente verabreicht, ohne zuvor zu prüfen, ob es einfachere Lösungen gibt, die mit der Ernährung zusammenhängen.

Mögliche Ursachen

- Lebensmittelallergien oder Unverträglichkeitsreaktionen auf chemische Stoffe. Häufig gehen die Symptome auf Nahrungsmittelzusätze, Fertigkost, Limonaden, Zucker und stärkehaltige Produkte zurück. Auch Weizen, Milchprodukte und andere Allergene können eine Rolle spielen.
- Nährstoffmängel oder ein Ungleichgewicht an Nährstoffen sind ebenfalls mögliche Auslöser, besonders ein Mangel an essenziellen Fettsäuren, Vitamin B6, Magnesium und Zink.
- Ein instabiler Blutzucker kann Konzentration, Stimmung und Verhalten beeinträchtigen.
- Erbliche Veranlagung.
- Trauma während der Schwangerschaft.
- Sauerstoffmangel bei der Geburt.
- Fluoreszierendes Licht.
- Zahnfüllungen.
- Stress.
- Umweltgifte.

Gegenmaßnahmen

Diese Maßnahmen gelten für Eltern mit hyperaktiven Kindern. Überwachen Sie, was Ihre Kinder essen und trinken. Es kann Ihnen das Leben enorm erleichtern, wenn Sie potenzielle ernährungsbedingte Auslöser entlarven.

⊕ *Empfehlenswert für das Kind*

- Regelmäßige, kleine Mahlzeiten und Zwischenmahlzeiten. Große Mahlzeiten bringen den Blutzucker mehr durcheinander als kleine. Für zwischendurch eignen sich Obst, Haferkekse mit Nussmus (falls keine Allergie gegen Hafer oder Nüsse vorliegt), Möhrenstreifen mit Hummus, ungeschwefelte Trockenfrüchte und Avocados.

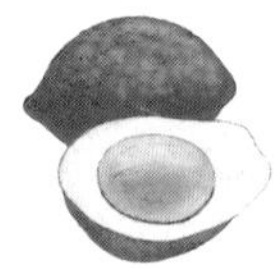

- Obst und Gemüse liefern Vitamine und Mineralstoffe und stabilisieren die Stimmung.
- Salat enthält pflanzliche Wirkstoffe, die auf natürliche Weise entspannen.
- Leinöl hilft und kann über Salate gegeben oder in gekochtes Getreide und Gemüse gerührt werden.
- Magnesiumreiche Lebensmittel wie grünes Gemüse, Nüsse, Samen und Vollkorn wirken unterstützend.
- Zinkreiche Lebensmittel wie Kürbiskerne, Leinsamen, Fisch, Fleisch, Vollkorngetreide und Hülsenfrüchte können ebenfalls hilfreich sein.

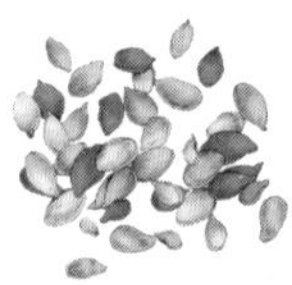

⊖ *Lieber nicht*

- Zucker, süße Getränke, industriell gefertigte Nahrung, Konservierungsstoffe, Farbstoffe und Zusatzstoffe, Stärkehaltiges, Koffein (in Schwarztee, Kaffee, Cola und Schokolade) und

Salz. Ehe man jahrelang Medikamente schluckt, ist eine Ernährungsumstellung einen Versuch wert.

- Mandeln, Äpfel, Trauben, Pfefferminze, Aprikosen, Kirschen, Beeren, Pfirsich, Pflaumen, Dörrpflaumen, Tomaten, Gurken und Orangen enthalten Salizylate, die bei manchen Kindern ADHS verstärken.
- Sulfite werden oft als Konservierungsmittel für Trockenfrüchte eingesetzt. Lieber Bioware kaufen.

Ergänzungsmittel

- Magnesium entspannt auf natürliche Weise Muskeln und Nerven.
- Zink wirkt hoher Blei- und Kupferbelastung entgegen. Bei ADHS ist oft ein niedriger Zinkspiegel zu beobachten.
- Fischöl ist nötig für die Gehirnfunktion und die Stabilisierung der Stimmung.
- Nachtkerzenöl.
- Vitamin-B-Komplex.
- Vitamin C.

Extratipps

- Bei Kindern mit Verhaltensstörungen lohnt sich ein Test auf eine Nahrungsmittelunverträglichkeit. Vermutlich löst der Verzehr unverträglicher Nahrungsmittel die Ausschüttung von Endorphinen aus, Wohlfühlstoffen im Gehirn. Das führt dazu, dass es uns nach genau diesen problematischen Nahrungsmitteln verlangt. Unverträglichkeiten lassen sich durch Austesten ermitteln, aber auch durch Weglassen der Nahrungsmittel, die am liebsten oder am häufigsten verzehrt werden. Nicht selten sind Weizen, Milchprodukte, Hefe, Soja oder Eier die Übeltäter. Suchen Sie am besten einen Ernährungsberatern, Heilpraktiker oder Arzt auf und lassen Sie sich beraten.

- Eine Mineralstoffanalyse der Haare ermöglicht eine Aussage über die Toxinbelastung und Nährstoffmängel. An ADHS sind Blei und Kupfer beteiligt. Auch eine hohe Belastung mit Phosphor und ein niedriger Magnesium- und Kalziumspiegel können problematisch sein.
- Für reichlich körperliche Bewegung sorgen.
- Massagen oder Bäder mit Lavendelöl. Ein paar Tropfen essenzielles Lavendelöl ins Badewasser geben und das Kind 20 Minuten darin baden oder spielen lassen.

Augenprobleme

Lidrandentzündung (Blepharitis)

Bei einer Blepharitis entzünden sich die äußeren Augenlider. Das verursacht Symptome wie Rötung, Brennen, Juckreiz, Schwellung, Tränen und Schmerzen. Manchmal kommt es durch Sekrete zu Krusten, welche die Augen verkleben.

Mögliche Ursachen

- Infektion.
- Masern.
- Überanstrengung der Augen.
- Allergien.

- Schlechte Hygiene.
- Schlechte Ernährung und Lebensweise.
- Erschöpfung.
- Auch Schuppen auf Gesicht und Kopfhaut sowie einige andere Hauterkrankungen können zu den Problemen beitragen.

Gegenmaßnahmen

Wichtig ist die gleichzeitig Behandlung von Grunderkrankung und Symptomen.

Empfehlenswert

- Obst und Gemüse enthalten Antioxidanzien, die das Immunsystem nähren. Sie haben heilende und entzündungshemmende Wirkungen und wehren Infektionen ab.
- Frisch gepresster Gemüsesaft zur Unterstützung des Immunsystems kann helfen. Gut geeignet sind Möhren, Äpfel, Sellerie, Fenchel, Rote Bete, Ingwer, Petersilie, Spinat und Salat.
- Gemüse mit viel Betakarotin, das der Körper in Vitamin A umwandeln kann, wirkt unterstützend. Vitamin A ist wichtig für die Gesundheit der Augen und das Immunsystem. Möhren, Aprikosen, Kürbis, Spinat, Kresse, Brokkoli und Gojibeeren enthalten reichlich Betakarotin.

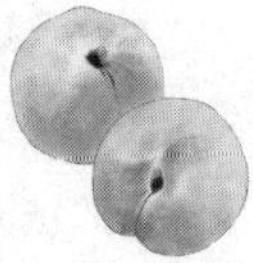

- Wasser unterstützt die Reinigung, die Immunfunktion und damit auch gesunde Augen.

Lieber nicht

- Zucker, raffinierte Kohlenhydrate, Kaffee, Alkohol, stark verarbeitete Nahrung und Fast Food können das Immunsystem belasten und dem Körper Nährstoffe rauben.

Heilpflanzen und Ergänzungsmittel

- Echinaceatee unterstützt das Immunsystem.
- Ergänzendes Vitamin A (nicht für Schwangere oder wenn Sie gerade ein Baby planen) ist wichtig für die Gesundheit der Augen und die Immunfunktion.

Extratipps

- Die Augen entlasten und nicht zu lange auf den Bildschirm von Fernseher oder Computer starren. Das lässt die Augen austrocknen und verzögert die Heilung.
- Hände waschen, bevor Sie die Augen berühren, um etwas aufzutragen.
- Kräuterkompressen helfen sehr gut gegen Entzündung und Infektion. Einen Tee aus Augentrost, Ringelblume, Fenchel, Holunderblüten, Himbeerblättern oder Kamille zubereiten. Die Kräuter 10 bis 15 Minuten ziehen lassen. Sobald der Tee kühl genug ist, sterile Mullbinden hineintauchen und diese 20 Minuten auf die Augen legen. Danach ein frisches Stück Mull in den Tee tauchen und damit Lider und die Wimpern entlangwischen, um gelöste Hautschüppchen oder Sekret zu entfernen.
- Gegen die Entzündung hilft auch das Auflegen von kalten Kartoffelscheiben auf die Augen. 10 bis 15 Minuten liegen lassen.

Blutunterlaufene Augen

Hierbei entzünden sich die feinen Gefäße an der Oberfläche der Augen. Die Augen sehen gerötet und überanstrengt aus und fühlen sich gereizt an.

Mögliche Ursachen

- Zu viel Alkohol.
- Allergien.
- Pollen.
- Umweltbelastung.
- Überarbeitung.
- Stress.
- Vitamin-B-Mangel.
- Hoher Cholesterinspiegel.
- Bluthochdruck.
- Überlastung der Augen.
- Diabetes.

Gegenmaßnahmen

Gönnen Sie den Augen ernährungsmäßig eine Ruhepause.

- Die Entzündung zeigt eine Überhitzung des Blutsystems an. Trinken Sie Brennnesseltee, und essen Sie zweimal pro Woche Meeresgemüse, um das Blut zu kühlen.
- Reichlich Beeren essen.

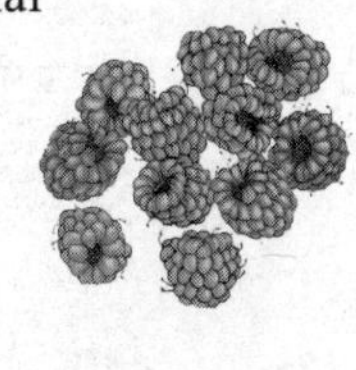

- Kühlender Gemüsesaft aus Gurken und Sellerie hilft.
- Traditionell wird die Pflanze Kudzu gegen Augenentzün-

dungen eingesetzt. Zweimal täglich zehn Tropfen in Wasser geben und trinken.

- Heidelbeerkapseln oder -pulver können zur Stärkung der Gefäßwände beitragen, müssen aber über drei Monate eingenommen werden.
- Tagsüber 20 Minuten Pause machen, hinlegen und die Augen schließen.

Grauer Star (Katarakt)

Grauer Star ist eine der Hauptursachen für Erblindung. Irgendwann kann man nachts selbst in gut beleuchteten Räumen nicht mehr gut sehen. Auch die Farbunterscheidung kann schwierig werden, und die Bilder erscheinen zunehmend unscharf. Die Linse des Auges sieht nicht mehr klar aus, sondern trüb, als würde eine durchscheinende Schicht über dem Auge liegen.

Mögliche Ursachen

- Genetische Veranlagung.
- Alter.
- Leberschwäche.
- Mangel an Vitamin B_2.
- Anabolikaeinnahme.
- Lesen bei schlechter Beleuchtung.
- Falsche Ernährung.
- Mangel an Antioxidanzien.
- Diabetes.

- Niktoin.
- Zu viel direktes Sonnenlicht ohne Sonnenbrille mit UV-Filter.

Gegenmaßnahmen

Bei dieser ernsten Erkrankung müssen Sie regelmäßig zum Augenarzt. Zur Unterstützung der Therapie kann Folgendes helfen:

⊕ *Empfehlenswert*

- Frisches Obst und Gemüse.

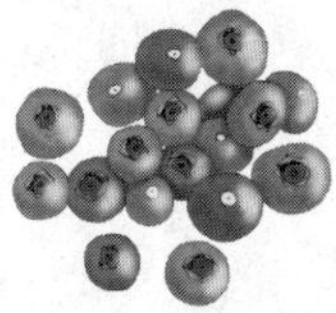

- Bioflavonoide aus Gojibeeren, Erdbeeren, Stachelbeeren, Heidelbeeren und Himbeeren.
- Karotinoide aus Kürbis, Süßkartoffeln, Möhren, Aprikosen, Tomaten, Melone und Wassermelone.
- Grünes Blattgemüse wie Spinat, aber auch Erbsen liefern augenschützendes Lutein.

⊖ *Lieber nicht*

- Milchprodukte. Viele Menschen, die an grauem Star erkrankt sind, können Milcheiweiß oder Milchzucker nicht richtig verwerten.

Heilpflanzen und Ergänzungsmittel

- Kurkuma.
- Untersuchungen zufolge können Heidelbeeren das Risiko für grauen Star mindern.
- Andere Untersuchungen haben gezeigt, dass eine Kombination der Vitamine E und C ebenfalls grauem Star vorbeugen kann.
- Ginkgotee kann die Durchblutung der Augen verbessern.

Bindehautentzündung

Bei der Bindehautentzündung (Konjunktivitis) schwillt die Haut um Auge und Augenlid unschön an, was zu einer Entzündung führt. Das Lid fühlt sich kratzig und heiß an. Die Sicht verschwimmt, und manchmal kommt es zu gelben Absonderungen.

Mögliche Ursachen

- Angegriffenes Immunsystem.
- Allergien.
- Bakterielle Infektion.
- Virusinfektion.
- Vitaminmangel.

Gegenmaßnahmen

Die Stärkung des Immunsystems ist wichtig, denn falsche Ernährung prädestiniert für derartige Infektionen. Deshalb ist gesunde, vollwertige Ernährung ebenso erforderlich wie die tägliche Einnahme eines Multivitamin- und Multimineralpräparats, um mögliche Nährstoffmängel zu beheben.

⊕ *Empfehlenswert*

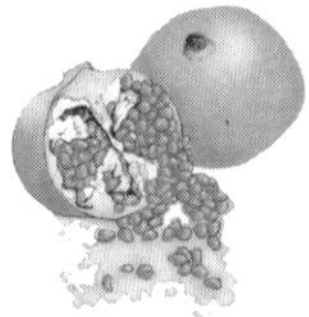

- Reichlich Obst und Gemüse, einschließlich Gemüsesaft, zur Unterstützung des Immunsystems.
- Shiitakepilze, Getreidekeimlinge und gekeimte Hülsenfrüchte sowie viel Rohkost zur Unterstützung des Immunsystems.
- Zinkreiche Lebensmittel wie Samen, Kerne, Kichererbsen und Tahini.

Lieber nicht

- Mögliche Allergene.
- Zucker und verfeinerte Kohlenhydrate, die das Immunsystem weiter belasten.

Heilpflanzen und Ergänzungsmittel

- Astragalus stärkt das Immunsystem.
- Salbeitee kurbelt die Immunabwehr an.
- Augenbäder mit Augentrost oder Kamille können entzündete Augenlider beruhigen.
- Eine Woche lang Betakarotinkapseln einnehmen, um die Infektion zu bekämpfen.
- Zinkzitrat. Weitere Zinkquellen sind flüssige Algen und Slippery Elm (Ulmenrinde in Pulverform).

Extratipps

- Traditionell legt man sich eine kalte Scheibe Brot auf das Auge.
- Auch Tropfen mit kollodialem Silber können helfen.

Augenringe

Die dunklen Ringe unter den Augen weisen meist auf Lebensmittelallergien und eine geschwächte Niere hin.

Gegenmaßnahmen

Das Hauptziel ist die Verbesserung der Nierenfunktion und des Lymphflusses.

⊕ *Empfehlenswert*

- Ungesüßter Cranberrysaft.
- Alles, was die Niere stärkt: Quinoa, Gerste, Adzukibohnen, Kidneybohnen, schwarze Bohnen, Mungbohnen, Lachs, Forelle, Wasserkastanie, schwarze Sesamsamen, Walnüsse, Nelken, Zimt, Ingwer, Knoblauch, Bockshornklee, Fenchel, Zwiebeln, Schnittlauch, Rote Bete, Petersilie, Sellerie, Brombeeren, Heidelbeeren und Seetang.

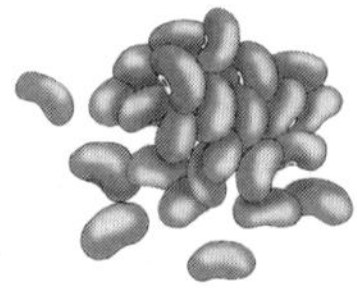

⊖ *Lieber nicht*

- Salz und stark verarbeitete, gesalzene Speisen.

Heilpflanzen und Ergänzungsmittel

- Magnesium einnehmen.
- Sibirischer Ginseng in flüssiger Form oder als Tee.

Extratipps

- Rechtzeitig schlafen gehen, damit Leber und Gallenblase optimal arbeiten können.
- Abwechslungsreiche Ernährung – nicht jeden Tag dasselbe essen.

Schwarze Punkte vor den Augen

Beim so genannten »Mückensehen« tauchen schwarze Flecken und Punkte im Blickfeld auf. Sie entstehen durch Zellverklumpungen in der Augenflüssigkeit und treten häufiger bei Kurzsichtigen und älteren Menschen auf, aber auch bei Nahrungsmittelunverträglichkeiten (siehe Seite 221, Allergien), Candidabefall (siehe Seite 306) und Diabetes (siehe Seite 342).

Mögliche Ursachen

- Erhöhter Hefepilzbefall.
- Mangel an erwünschten Darmbakterien.

Gegenmaßnahmen

Die Ernährung sollte insbesondere Leber und Verdauungsapparat stärken. Dabei ist darauf zu achten, dass die Hefepilze in Schach gehalten werden.

⊕ *Empfehlenswert*

- Möhren, Gojibeeren, Aprikosen, Heidelbeeren, Brombeeren, Himbeeren und Erdbeeren enthalten viele Vitamine und Bioflavonoide.
- Paranüsse, Hanfsamen, Sonnenblumen- und Kürbiskerne, Leinsamen und fetter Fisch liefern essenzielle Fette, Zink und Selen. Das alles trägt dazu bei, Schäden an den Augen und der Augenflüssigkeit abzuwehren.

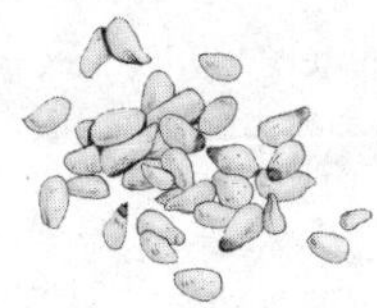

- Schwarze Punkte vor den Augen sind häufig ein Zeichen, dass die Leber zu stark zu arbeiten hat. Hilfreiche Nahrungsmittel sind Artischocken, Lecithin und grünes Gemüse.
- Löwenzahnkaffee unterstützt die Leber.

⊖ *Lieber nicht*

- Milchprodukte, fettes Fleisch, Hefe, Margarine, stark verarbeitete Lebensmittel, Zucker und verfeinerte Kohlenhydrate.

Heilpflanzen und Ergänzungsmittel

- Kräuter, welche die Leber stärken und dort Stauungen auflösen, sind Mariendistel, Löwenzahnwurzel, Klette, Ginkgo biloba und Süßholzwurzel.
- Zur Unterstützung der Verdauung und Wiederherstellung des bakteriellen Gleichgewichts im Darm sind Probiotika wie Acidophilus (in Jogurt und Sauerkraut) zu empfehlen. Sie helfen gegen Candidaausbreitung und unterstützen die Verdauung.

Makuladegeneration

Diese Netzhautveränderung ist heute eine der Hauptursachen von Blindheit. Die Betroffenen entwickeln einen blinden Fleck in der Mitte des Sehfelds. Die feinen Blutgefäße im hinteren Bereich des Auges, der Netzhaut (Makula), werden brüchig, schwellen an und vernarben, was zu verschwommenem Sehen führt.

Die Behandlung besteht normalerweise in einer Versiegelung der brüchigen Gefäße mit Laser. Allerdings können dabei auch gesunde Gefäße geschädigt werden. Deshalb ist die Prävention der Makuladegeneration so entscheidend.

Gegenmaßnahmen

In erster Linie sollte man seine Augen schützen, damit die Erkrankung gar nicht erst auftritt.

⊕ *Empfehlenswert*

- Viel grünes Blattgemüse. Es enthält Karotinoide, die in der Makula eine schützende Wirkung entfalten.

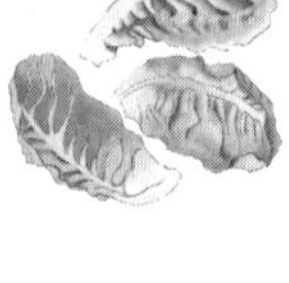

- Heidelbeeren und Blaubeeren sind reich an Flavonoiden und schützen die Augen.
- Fetter Fisch enthält unterstützende Omega-3-Fettsäuren.
- Kürbiskerne liefern viel Zink.

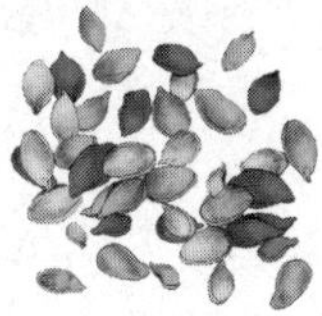

Lieber nicht

- Bluthochdruck erhöht das Risiko einer Makuladegeneration. Deshalb sollte man die Zufuhr von Koffein, gesättigten Fetten und Alkohol reduzieren.

Heilpflanzen und Ergänzungsmittel

- Taurin.
- Lutein, Lykopin und Xeaxanthin.
- Ginkgo.
- Heidelbeeren.

Autismus

Unter Autismus versteht man ein ganzes Spektrum an Symptomen. Typische Anzeichen sind ein eingeschränktes Sprachvermögen, ein geringer mimischer Ausdruck, Schwierigkeiten im Sozialverhalten, gestörtes Einfühlungsvermögen in die Gefühle und Standpunkte anderer, Hang zum Alleinsein, Überempfindlichkeit in Bezug auf Geräusche, Gerüche oder Farben, Hyperaktivität, Bedürfnis nach Routine sowie Zwanghaftigkeit. Autistische Kinder wiegen sich hin und her, schlagen gezielt mit dem Kopf irgendwo dagegen, schreien laut und schrill und meiden

den Augenkontakt. Häufig ernähren sich Autisten sehr eingeschränkt und sind auf bestimmte Lebensmittel versessen. Vielfach bestehen auch Verdauungsprobleme.

Mögliche Ursachen

Wahrscheinlich kommen bei Autismus verschiedene Ursachen zusammen. Die Symptome werden individuell von einem einzigartigen Zusammenspiel unterschiedlicher Faktoren ausgelöst. Oft gibt es in der Familie:

- Autoimmunkrankheiten.
- Allergien.
- Verhaltensprobleme.
- Zöliakie (Glutenunverträglichkeit).
- Kontakt zu organischen Phosphaten (aus landwirtschaftlichen Betrieben).
- Reizdarmsyndrom.
- Migräne.
- Zwangsstörungen.
- Aufmerksamkeitsdefizitstörung (ADHS), siehe Seite 251.

Gegenmaßnahmen

Obwohl Autismus nicht wirklich eine Erkrankung und nicht im eigentlichen Sinne »heilbar« ist, lässt sich die Lebensqualität doch erheblich verbessern, wenn einige der Ursachen erkannt und nach Möglichkeit beseitigt werden. Es handelt sich um eine komplexe Störung, doch die folgenden Vorschläge sind einen Versuch wert. Der Schlüssel liegt in einer möglichst natürlichen, vollwertigen Ernährung.

⊕ *Empfehlenswert*

- Fetter Fisch (dreimal pro Woche oder täglich ein Fischölpräparat). Fetter Fisch enthält Omega-3-Fettsäuren, die für ein gesundes Gehirn und Nervensystem benötigt werden. In einer Pilotstudie konnte die Verabreichung von Fischöl an autistische Kinder nicht nur den Schlaf verbessern, sondern ergab auch mehr Augenkontakt, verbesserte kognitive und motorische Fähigkeiten und bessere soziale Kontakte. Zudem waren die Kinder weniger aggressiv, reizbar und hyperaktiv. Als gute Omega-3-Quellen haben sich Lachs, Forelle, Hering, Sardinen und Makrelen erwiesen.

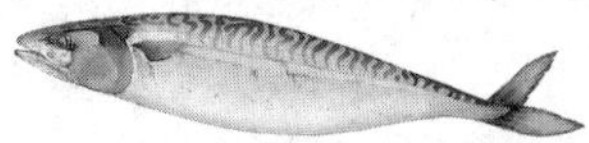

- Vollkornreis, Quinoa, Avocados, Nüsse, Samen, Hülsenfrüchte und Bananen sorgen für eine gute Versorgung mit Vitamin B.
- Einen Monat lang alle in Frage kommenden Auslöser streichen. Danach schrittweise und einzeln wieder einführen und eventuelle Symptome in einem Ernährungstagebuch notieren.

⊖ *Lieber nicht*

- Gluten (Klebereiweiß in bestimmten Getreidesorten) und Milchprodukte. Beides kann bei empfindlichen Personen Opioide freisetzen, also endorphinartige Substanzen. Autisten weisen oft überhöhte Opioidspiegel auf, was sich erheblich auf ihr Verhalten auswirkt.
- Wenig Tomaten, Auberginen, Paprika und helle Kartoffeln verzehren. Diese Lebensmittel enthalten Solanin, auf das autistische Kinder empfindlich reagieren können.
- Zitrusfrüchte, Soja, Mais, Schokolade und hefehaltige Speisen können Symptome verschlimmern.

- Lebensmittelzusätze, Konservierungsstoffe, künstliche Süßungsmittel und vorgefertigte Lebensmittel können den Körper belasten und Stimmung und Verhalten beeinträchtigen.
- Zucker, Stärke und Koffein irritieren den Blutzucker. Das macht unausgeglichen und kann zu vermehrtem Verlangen und Verhaltensproblemen führen.

Heilpflanzen und Ergänzungsmittel

- Bei Autismus scheint ein erheblicher Mangel an Vitamin B_6 und Magnesium vorzuliegen. Beides sollte ergänzend gegeben werden, am besten zusammen mit einem Vitamin-B-Komplex.
- Verdauungsenzyme zu den Mahlzeiten einnehmen. Das verbessert die Verdauung und die Nährstoffaufnahme und mindert die Wahrscheinlichkeit einer Nahrungsmittelunverträglichkeit. Eine bessere Zerlegung von Lebensmitteln ist sehr wichtig, um die Anreicherung verhaltensverändernder Opioide im Urin und in der Rückenmarksflüssigkeit zu verhindern.
- Probiotika (erwünschte Darmbakterien) unterstützen die Verdauung und das Immunsystem im Darm. Bei Autismus liegen oft Probleme mit der Verdauung und mit dem Immunsystem vor.

Extratipps

- Zweimal pro Woche in Bittersalz baden. Manche Autisten haben Schwierigkeiten mit dem Schwefelstoffwechsel, was die Symptome verstärken kann. Bittersalz enthält Magnesiumsulfat, so dass ein solches Bad sowohl den Schwefelanteil als auch den Magnesiumanteil im Gewebe erhöhen kann. Beide Mineralstoffe sind hilfreich. Für ein warmes Bad von 20 Minuten Dauer zwei Tassen Salz verwenden. Anschließend nicht abspülen, sondern das Kind trocken tupfen und ins Bett bringen. Zur Verbesserung der Schwefelversorgung kann man auch schwefelhaltige Schüßlersalze einnehmen.

Bauchspeicheldrüsenentzündung

Die Bauchspeicheldrüse erzeugt Verdauungsenzyme, die an der Zerlegung von Proteinen, Fetten und Kohlenhydraten aus der Nahrung beteiligt sind, stellt aber auch Insulin und Glukagon zur Blutzuckerregulierung zur Verfügung. Wenn der Abfluss der Bauchspeicheldrüse durch Gallensteine, Narbenbildung oder einen Tumor verlegt ist, kann das Organ sich entzünden (Pankreatitis).

Eine solche Entzündung kann akut oder chronisch verlaufen. Die akute Bauchspeicheldrüsenentzündung dauert mitunter nur wenige Tage und kann sich komplett zurückbilden. Manche Menschen erleiden einen Rückfall, aber bei vielen bleibt es bei einer einmaligen Erkrankung. Zu den Symptomen zählen plötzliche oder sich allmählich steigernde Schmerzen im oberen und mittleren Bauchraum. Der Schmerz kann bis in den Rücken ausstrahlen, tritt oft nach dem Essen auf und hält einige Tage an. Begleiterscheinungen sind Übelkeit, Erbrechen, Fieber, Schüttelfrost, ein geschwollener, berührungsempfindlicher Bauch, Blutdruckabfall, Dehydrierung, Gelbsucht, schneller Herzschlag, Blutzuckerprobleme und Lethargie.

Eine chronische Bauchspeicheldrüsenentzündung beginnt akut, doch bei Schädigung und Vernarbung kann das Organ sich unter Umständen nicht wieder erholen. Dann wird die Erkrankung mit der Zeit schlimmer. Eine chronische Entzündung der Bauchspeicheldrüse verläuft oft schmerzfrei. Das kann bedeuten, dass das Organ seine Funktion gänzlich eingestellt hat, was zur Folge hat, dass Nahrung nicht mehr verdaut wird. Es kommt zu Gewichtsverlust, Blutarmut, Diabetes, Osteoporose und Leberproblemen.

Mögliche Ursachen

Es können unterschiedliche Faktoren beteiligt sein, am häufigsten jedoch sind Alkoholmissbrauch und Gallensteine die Ursache. Weitere Ursachen:

- Medikamente.
- Oxidativer Stress.
- Zu wenig Antioxidanzien.
- Verletzungen.
- Genetische Veranlagung.
- Operation.
- Viel Kalzium im Blut.
- Infektionen.
- Hohe Blutfettwerte.

Gegenmaßnahmen

Bei einem Alkoholproblem lesen Sie bitte den Eintrag zu Alkoholmissbrauch (siehe Seite 217).

⊕ *Empfehlenswert*

- Fettarme Lebensmittel. Bei einer Entzündung der Bauchspeicheldrüse ist die Fettverdauung gestört. Dennoch sollte die Nahrung täglich essenzielle Fettsäuren enthalten. Sie wirken Entzündungen entgegen und sind wichtig für die Gesundheit. Gute Quellen sind fetter Fisch, Hanfsamen, Sonnenblumenkerne, Leinsamen, Kürbiskerne, Walnüsse, Avocados und kaltgepresste Öle.

- Frisch gepresster Gemüsesaft, Gemüsebrühe oder -suppe, Kräutertee und Wasser.

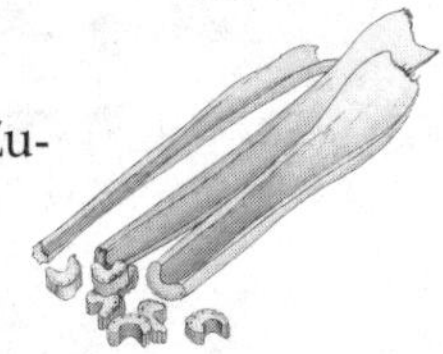

- Obst und Gemüse. Möglicherweise besteht ein Zusammenhang zwischen oxidativem Stress und der Entwicklung einer Bauchspeicheldrüsenentzündung. Untersuchungen zufolge helfen Antioxidanzien gegen die Schmerzen und sorgen für einen leichteren Verlauf der Erkrankung. Rohes oder leicht gegartes Obst und Gemüse enthält reichlich antioxidative Substanzen.
- Paranüsse enthalten Selen, das oxidationsbedingten Schäden vorbeugt und Schmerzen sowie Entzündungen lindert.
- Kaffee aus Löwenzahnwurzel kann den Gallenfluss anregen. Das unterstützt die Fettverdauung und damit die Funktion der Bauchspeicheldrüse.

Lieber nicht

- Kein Alkohol! Alkohol stellt für die Bauchspeicheldrüse eine starke Belastung dar und ist häufig eine Hauptursache der Erkrankung.
- Zucker, raffinierte Kohlenhydrate, verarbeitete und gesättigte Fette belasten Leber und Bauchspeicheldrüse und können die Blutfette erhöhen. Viele Menschen mit Bauchspeicheldrüsenentzündung haben erhöhte Blutfettwerte aufzuweisen.

Heilpflanzen und Ergänzungsmittel

- Kräuter mit vielen antioxidativen Stoffen (z. B. Oregano, Dill, Pfefferminze oder Basilikum), einschließlich Pycnogenol (Kiefernrindenextrakt).

- Zu den Mahlzeiten Verdauungsenzyme einnehmen. Wenn die Bauchspeicheldrüse zu kämpfen hat, erzeugt sie vielleicht nicht ausreichend Enzyme, um die Nahrung vollständig zu zerlegen. Dann können Verdauungsenzyme helfen.
- Ein Präparat zur Unterstützung der Blutzuckerregulierung. Die Bauchspeicheldrüse spielt für den Blutzucker eine entscheidende Rolle. Ein gutes Mittel sollte Chrom, B-Vitamine, Zink, Magnesium, Mangan und Vitamin D liefern.
- Antioxidative Substanzen einnehmen: Vitamin C, Vitamin E, Betakarotin, Selen und Methionin.

Extratipps

- Lieber regelmäßig eine Kleinigkeit essen als große, schwere Mahlzeiten. Das entlastet Bauchspeicheldrüse und Verdauung und stabilisiert den Blutzucker.
- Täglich einen Teelöffel Lecithingranulat über das Essen streuen. Lecithin ist ein Emulgator, der die Fettverdauung unterstützt.
- Nicht rauchen. Es könnte eine Verbindung zwischen Rauchen und Bauchspeicheldrüsenentzündung bestehen. Durch Rauchen entstehen freie Radikale, die Antioxidanzien verbrauchen.

Blähungen

Gelegentliche Blähungen sind normal, aber wenn jemand ständig aufstoßen muss oder Winde abgehen lässt, ist dies auffällig. Sich selbst und der Umgebung zuliebe sollte man hier aktiv werden. Das Problem verschlimmert sich durch falsche Ernährung mit zu viel Zucker, Weizen und Milchprodukten. Wer häufig aufstoßen muss, weiß, wie unangenehm dies zum falschen Zeitpunkt ist. Zum Glück ist die Vorbeugung gar nicht schwer.

Mögliche Ursachen

- Falsche Nahrungsmittel, falscher Esszeitpunkt oder falsche Nahrungszusammenstellung.
- Zu viel Salz und zu geringe Wasserzufuhr.
- Nahrungsmittelunverträglichkeit. Dadurch wird eventuell Wasser eingelagert. Häufig sind Weizen oder Milchprodukte die Verursacher.
- Stress belastet die Verdauung. Die Nahrung verweilt dann länger als nötig im Darm und beginnt dort zu gären.
- Unzureichendes Kauen begünstigt das Wachstum von Bakterien und Hefepilzen, die Gase bilden.
- Anstrengende Bewegung direkt nach dem Essen.

Gegenmaßnahmen

Folgende Maßnahmen sollten die Verdauung unterstützen:

⊕ *Empfehlenswert*

- Warmes Wasser. Trinken Sie vor dem Essen ein Glas Wasser in Zimmertemperatur. Beim Essen sollte man nur kleine Schlucke oder gar nicht trinken. Insgesamt sind 1,5 bis 2 Liter Wasser pro Tag empfehlenswert. Bei Wassereinlagerungen in Verbindung mit Blähungen sollte eher mehr als weniger getrunken werden, damit der Körper das Salz im Gewebe verdünnen und mehr Salz und Flüssigkeit ausscheiden kann.
- Sellerie enthält Natrium und Kalium, die für den Wasserhaushalt wichtig sind.

- Chicorée enthält Probiotika für die erwünschten Darmbakterien.
- In Miso stecken Enzyme, welche die Verdauung unterstützen.
- Rohes Sauerkraut liefert Enzyme und Bakterien zur Verbesserung der Verdauung.
- Vollkornreis und Hirse enthalten Fasern, die das Wachstum erwünschter Bakterien und die gesamte Darmfunktion fördern.
- Gemahlener Leinsamen enthält einen Schleimstoff, der den Darm beruhigt und feucht hält. In einen Smoothie geben.

⊖ *Lieber nicht*

- Verfeinerte Kohlenhydrate wie polierter Reis, Weißbrot, helle Nudeln, Weißmehlprodukte.
- Alkohol und Zucker.
- Weizen und Milchprodukte.
- Salz und Gewürze.
- Koffein aus Kaffee, Tee, Cola und Schokolade.
- Kohlensäurehaltige Getränke.
- Stark verarbeitete Nahrung.
- Obst in Verbindung mit anderen Lebensmittelgruppen.
- Tierisches Eiweiß zusammen mit Getreide oder Stärke.

Heilpflanzen und Ergänzungsmittel

- Beim Kochen mit Fenchel, Dill, Koriander, Basilikum, Minze, Schnittlauch, Petersilie, Salbei, Rosmarin und Thymian würzen. Das fördert die Verdauung.
- Vormittags oder vor den Mahlzeiten Ingwer-, Fenchel- oder Pfefferminztee trinken, um den Magen zu entspannen.

- Brennnessel- oder Löwenzahntee haben eine leicht entwässernde Wirkung, ohne Nährstoffe zu rauben.
- Zur Anregung der Verdauung vor der größten Mahlzeit einen Teelöffel flüssiges Chlorophyll in ein viertel Glas Aloe-vera-Saft rühren.
- Zu den Mahlzeiten ein Präparat mit Verdauungsenzymen einnehmen.

Extratipps

- Halten Sie sich an meine Kombinationsvorgaben. Obst auf leeren Magen essen, aber nie zum Nachtisch. Nach dem Verzehr von Obst eine halbe Stunde Pause machen, ehe Sie etwas anderes zu sich nehmen.
- Nicht gleichzeitig Proteinreiches und Kohlenhydratreiches verzehren. Also keine Fischstäbchen mit Kartoffeln oder Nudeln mit Tunfisch kombinieren. Auch zu viele unterschiedliche Lebensmittelarten in derselben Mahlzeit belasten die Verdauung. Das führt zu Blähungen und Bauchschmerzen sowie Aufstoßen.
- Essen Sie jeden Tag mehr oder weniger zur selben Zeit. Frühstück, zweites Frühstück, Mittag, Zwischenmahlzeit, Abendessen, Betthupferl. Wer das Frühstück auslässt und dann schnell ein Croissant isst, bekommt leicht Blähungen.
- Früh zu Abend essen. Spätes Essen raubt dem Magen Verdauungssäfte, wenn seine Energie gerade auf dem Nullpunkt ist. Das verursacht Verdauungsstörungen. Auch die Nährstoffe werden dann nicht richtig aufgenommen.
- Entspanntes Essen fördert die Verdauung.
- Gründlich kauen, bis die Nahrung im Mund flüssig wird, damit sie vollständig zerlegt werden kann.

- Beim Essen den Mund schließen. Geschluckte Luft landet im Magen.
- Bei Magenschmerzen wegen Blähungen auf den Rücken legen und die Knie nah an den Körper ziehen, bis der Druck im Magen nachlässt.

Blasenentzündung

Eine Blasenentzündung (Zystitis) ist eine bakterielle Infektion der Harnblase, die sich durch häufiges Wasserlassen mit Schmerzen und Brennen sowie Schmerzen im Unterbauch äußert. Es sind mehrheitlich Frauen betroffen.

Mögliche Ursachen

- Bakterielle Infektion von Harnleiter, Scheide oder auch den Nieren, meist durch Darmbakterien vom Stamm *E. coli*.
- Bei chronischer Blasenentzündung lohnt sich die Überprüfung, ob Candidapilze (siehe Seite 306) beteiligt sind. Sie können Krankheitserregern aus der Scheide den Zugang zum Harnleiter erleichtern.
- Mitunter wird der Ausgang des Harnleiters durch Geschlechtsverkehr gereizt (Flitterwochenkrankheit), oder die Bakterien gelangen beim Sex an den Harnleiter.
- Bestimmte Methoden der Empfängnisverhütung können das Infektionsrisiko erhöhen, weil sie die Scheidenflora negativ beeinflussen.
- Bei Frauen nach der Menopause kann eine trockene Scheide oder eine Verengung des Harnleiters durch einen niedrigen Östrogenspiegel die Blase reizen.

- Bei Männern liegt manchmal eine strukturelle Abweichung oder eine Prostatavergrößerung zugrunde.
- Bisweilen ist der Urin alkalisch, zum Beispiel wenn infolge einer säurebildenden Ernährung zu viel Ammoniak und Bikarbonat ausgeschieden werden.
- Reizung durch chemische Mittel (Seifen und Ähnliches).
- Dehydrierung durch unzureichende Wasseraufnahme oder zu viele entwässernde Mittel.
- Substanzen wie Zusatzstoffe, Gewürze, säurebildende Speisen (Fleisch, Milchprodukte, Zucker), Kaffee, Tee, Alkohol, Fruchtsaft, Cola und Nahrungsallergene können in den Harn übergehen und die Blase reizen.

Gegenmaßnahmen

In der Regel erfolgt eine Behandlung mit Antibiotika. Das kann allerdings resistente Bakterienstämme erzeugen und die Mikroflora stören.

Empfehlenswert

- Ungezuckerter Cranberry- oder Heidelbeersaft hemmt das Bakterienwachstum. Sie können Cranberrys oder Heidelbeeren auch gut in Smoothies mischen.

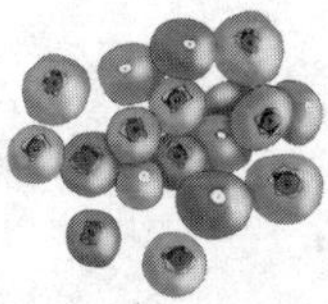

- Eiweißarme, faserreiche Lebensmittel wie Vollkornreis, Hirse, Haferflocken, Obst und Gemüse.
- Gerstenwasser für die Regeneration der Nieren.
- Frisches Obst und Gemüse.
- Gefiltertes Wasser: Zwei Liter pro Tag, um den Harn zu klären. Kein eisgekühltes Wasser trinken.

⊖ *Lieber nicht*

- Schwarzer Tee, Kaffee, Fruchtsaft, Limonade.
- Stark verarbeitete oder allergene Speisen.
- Spargel, Spinat, Kartoffeln, Tomaten, Zitrusfrüchte und Erdbeeren.
- Rotes Fleisch.
- Milch und Speiseeis.
- Gechlortes Wasser.
- Zucker und stark ausgemahlene Kohlenhydrate.
- Scharfe Gewürze wie Chili oder schwarzer Pfeffer.

Heilpflanzen und Ergänzungsmittel

- Zimt, Knoblauch, Zwiebeln, Oregano, Thymian, Ingwer, Bockshornklee, Chicorée und Brennnessel wirken der Infektion und Entzündung entgegen.
- Kanadische Gelbwurzel und Bärentraube haben antibakterielle Eigenschaften. Ich verwende gern Klette wegen ihrer antibakteriellen und entwässernden Wirkung. Cranberrys helfen auch in Kapselform.
- Wacholderbeeren, Buccu (Agathosma betulina), Labkraut, Petersilie und Ackerschachtelhalm sind ebenfalls hilfreich.
- Probiotika einnehmen, damit der Darm mit erwünschten Bakterien besiedelt wird.
- Vitamin C (Magnesiumascorbat) stärkt das Immunsystem und hindert Bakterien am Wachstum.
- Vitamin A (nicht in der Schwangerschaft) kann zum Schutz der Blasenschleimhaut beitragen.
- Vitamin E schützt und verbessert die Immunreaktion.

- Nach Abschluss der Antibiotikabehandlung Ergänzungsmittel mit dem Enzym Bromelain einnehmen.

Extratipps

- Ein warmes Vollbad mit Apfelessig und ein paar Tropfen Eukalyptus-, Bergamotte-, Lavendel- oder Wacholderöl entspannt.
- Baumwollunterwäsche tragen und auf parfümierte Seifen, enge Hosen, Deodorants und feuchtes Toilettenpapier verzichten.
- Die Scheide mit Laktobazillen behandeln (aus der Apotheke).
- Mäßiger Sport bringt das Immunsystem in Schwung. Wer körperlich angeschlagen ist, sollte es jedoch nicht übertreiben. Sinnvoll sind zum Beispiel Spazierengehen, Schwimmen, Tai-Chi und Yoga.
- Nach Rücksprache mit einem Arzt oder Heilpraktiker ätherische Öle einsetzen, zum Beispiel Fenchel, Geranium, Ingwer, Rosmarin, Thymian, Zedernholz und Zypresse. Alle haben nützliche Eigenschaften. Schwangere sollten dennoch davon Abstand nehmen.
- Wenn nicht innerhalb von 48 Stunden eine Besserung eintritt oder Symptome wie Fieber, Übelkeit oder Rückenschmerzen hinzukommen oder schlimmer werden, sollten Sie schnellstens einen Arzt aufsuchen oder in einer Klinik vorstellig werden. Die Infektion könnte sich auf die Nieren ausbreiten und zu einer lebensbedrohlichen Nierenvereiterung führen (Pyelonephritis).
- Bei häufigen Blasenentzündungen ist ein Ernährungstagebuch sinnvoll. Damit lässt sich überprüfen, ob bestimmte Speisen oder Getränke als Auslöser infrage kommen oder die Erkrankung eventuell verschlimmern.

Blutarmut

Von einer Blutarmut (Anämie) spricht man, wenn zu wenig rote Blutkörperchen vorliegen oder das Blut zu wenig Hämoglobin enthält. Beides schränkt die Sauerstoffversorgung und damit die Funktion der Körperzellen ein und führt zu einem Energieabfall.

Sichelzellanämie: Eine nicht heilbare, angeborene Erkrankung, die sich durch eine Verbesserung des Ernährungsstatus über gezielte Diät und Ergänzungsmittel beeinflussen lässt.

Perniziöse Anämie: Diese Form der Blutarmut beruht auf einem Mangel an Vitamin B_{12}. Mitunter erscheinen ältere Menschen als senil, obwohl sie in Wahrheit nur einen ernsten Vitamin-B_{12}-Mangel aufweisen.

Zu den Symptomen zählen ein gelblicher Hautton, Ödeme, Verdauungsstörungen, eine rote, fleischige, wunde Zunge, Einblutungen in der Haut, Depressionen, schwacher Puls und taube Füße. Perniziöse Anämie kann durch Resorptionsstörungen, einen Mangel an Magensäure und eine vegane Ernährung ausgelöst werden, denn Vitamin B_{12} befindet sich in erster Linie in tierischen Produkten wie Fisch, Fleisch und Eiern. Vegetarier sollten ihre Versorgung über Brauhefeflocken, Spirulina und Meeresgemüse sicherstellen.

Eisenmangelanämie: Eisen wird für die Erzeugung von Hämoglobin benötigt, welches Sauerstoff in die Zellen transportiert. Eine Eisenmangelanämie liegt bei schätzungsweise 15 Prozent aller Frauen vor und geht meist auf starke Menstruationsblutungen, Schwangerschaft, Resorptionsstörungen oder falsche Ernährung zurück.

Mögliche Symptome

- Energiemangel.
- Atemnot bei körperlicher Anstrengung.
- Schwindel.
- Appetitverlust.
- Verstopfung.
- Benommenheit.
- Nachlassende Muskelkraft.
- Schlechte Heilung.
- Erhöhte Infektanfälligkeit.

Häufige Frühwarnzeichen

- Vergrößerte, schlappe Zunge mit Bissspuren.
- Auffällig blasse Zunge.
- Haarprobleme.
- Brüchige, rissige Fingernägel.
- Kalte Hände und Füße.
- Lippen, Augenlider und Haut wirken blass.

Gegenmaßnahmen bei Eisenmangelanämie

Zunächst muss über eine Blutuntersuchung geklärt werden, ob die Symptome wirklich auf Eisenmangel beruhen. Eisenpräparate dürfen nur bei nachgewiesenem Eisenmangel eingenommen werden. Außerdem sollte man ermitteln, woher der Eisenmangel stammt.

⊕ *Empfehlenswert*

Eisenreiche Lebensmittel wie:

- Eier.
- Amaranth.
- Fetter Fisch.
- Bohnen und Hülsenfrüchte, also Linsen, Kichererbsen, weiße Bohnen, Kidneybohnen, Pintobohnen, gebackene Bohnen, Butterbohnen oder Erbsen.
- Nüsse wie Mandeln, Cashewkerne, Paranüsse und Walnüsse.

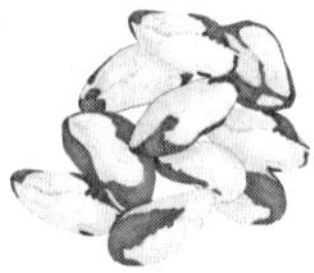

- Sesamsamen.
- Trockenfrüchte, zum Beispiel Aprikosen, Feigen oder Datteln.
- Grünes Gemüse wie Kresse, Spinat und Grünkohl.
- Kelpflocken kann man über Suppen und Salate mit Roter Bete streuen.
- Ingwer als Zutat zur Suppe oder mit Zitrone als feiner, heißer Aufguss.

⊖ *Lieber nicht*

- Schwarztee und Kaffee. Beides kann die Eisenaufnahme beeinträchtigen.
- Weizenkleie. Kleie enthält Phytate, welche die Mineralstoffaufnahme hemmen können.
- Spinat, Schokolade, Rhabarber und Sauerampfer enthalten viel Oxalsäure, welche die Eisenresorption stört.
- Die Zusatzstoffe in industriell vorgefertigten Nahrungsmitteln, Bier, Süßwaren, Eis und süßen Getränken können die Eisenaufnahme behindern.

Kräuter

- Anis, Kümmel, Kreuzkümmel, Minze, Petersilie, Kresse, Thymian, Zimt und die Alge Dulse verbessern die Eisenaufnahme.
- Enzian fördert die Erzeugung von Verdauungssäften und -enzymen und damit die Verdauung insgesamt.
- Brennnesseln sind reich an Eisen und anderen Mineralien. Neben Brennnesseltee sind auch Ersatzkaffee aus Löwenzahnwurzel oder Löwenzahntee gute Eisenquellen.
- Krauser Ampfer enthält viel Eisen und ist als Tinktur oder Tee erhältlich. Am besten zusammen mit Rotkleetinktur einnehmen.
- Ginsengtee hilft bei großer Erschöpfung und Müdigkeit.

Ergänzungsmittel

- Eisen nach ärztlicher Verordnung. Nehmen Sie am besten Eisenglukonat oder einen eisenhaltigen Saft, denn manche Eisenpräparate können zu Verstopfung führen. Eisen wird vom leeren Magen am besten aufgenommen.
- Vitamin C.
- Für die Bildung roter Blutkörperchen ist auch Folsäure nötig.
- Vitamin-B-Komplex, einschließlich Biotin. B-Vitamine unterstützen die Bildung der roten Blutkörperchen und die Eisenresorption.
- Sublinguales Vitamin B_{12}.
- Verdauungsenzyme oder Salzsäure zur Unterstützung der Resorption. Falls eine der Ursachen in schlechter Resorption liegt, können auch Blähungen auftreten.
- Gegen einen niedrigen Hämoglobinwert hilft auch das Schüßlersalz Ferrum phosphoricum (Eisenphosphat).

Extratipps

- Antazida (Säurehemmer) und Antibiotika nur im absoluten Notfall einnehmen, da sie die Eisenresorption stören können.
- Eisenreiche Lebensmittel stets zusammen mit Vitamin-C-reichen Lebensmitteln verzehren, denn Vitamin C erleichtert die Eisenaufnahme. Kombinieren Sie also zum Beispiel Fisch, Linsen oder Eier mit Gemüse und Salat.

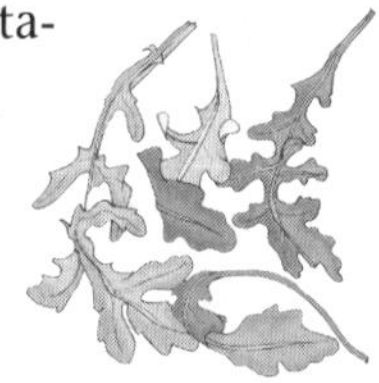

Bluterguss

Ein Bluterguss oder Hämatom ist ein bläulicher Fleck auf der Haut, der durch Einblutungen aus den Kapillaren in die Haut entsteht. Es können auch Schmerzen und Schwellungen auftreten.

Mögliche Ursachen

Jede Verletzung oder jeder Schlag gegen den Körper kann einen Bluterguss hervorrufen. Weitere Auslöser können eine Steroidbehandlung, die Bluterkrankheit, Blutarmut, Rauchen, gerinnungshemmende Medikamente und Mangel an Vitamin K oder Bioflavonoiden sein.

Gegenmaßnahmen

Bei hartnäckigen Blutergüssen sollten Sie mit dem Arzt sprechen.

⊕ *Empfehlenswert*

- Die weiße Haut von Zitrusfrüchten, Kiwis, Beeren (Johannisbeeren, Holunderbeeren, Gojibeeren), Aprikosen, Zwiebeln,

Alfalfa, Paprika, Buchweizen und grünes Gemüse liefern Bioflavonoide und Vitamin C zum Schutz der Gefäße. Vitamin C trägt zum Aufbau von Kollagengewebe um die Blutgefäße in der Haut bei.

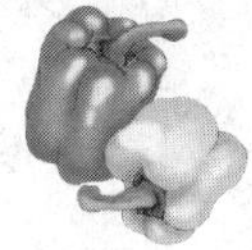

- Flüssige Algen. Bei Blutergüssen ohne vorherigen Sturz oder Stoß fehlen möglicherweise andere Nährstoffe und Bioflavonoide.
- Buchweizen enthält Rutin, das die Gefäßwände schützt.
- Spargel, Brokkoli, Rosenkohl, Kohl, Blumenkohl, Eigelb, Haferflocken, Alfalfa, Kelp und Brennnesseln enthalten Vitamin K, das für die Blutgerinnung benötigt wird.

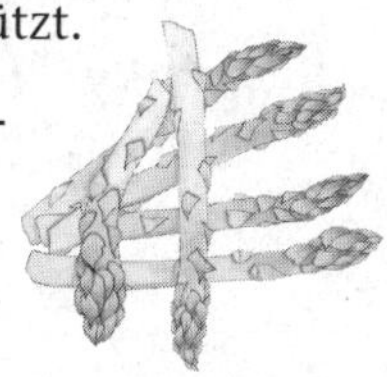

- Süßkartoffeln und Blumenkohl liefern viel Vitamin C.

Ergänzungsmittel

- Vitamin C mit Bioflavonoiden zur Stärkung der Kapillarwände.
- Probiotika (erwünschte Darmbakterien), um die Aufnahme von Vitamin K zu verbessern.

Extratipps

- Äußerlich aufgetragen unterstützt Arnikacreme die Heilung. Nicht auf offene Wunden bringen.
- Eine kalte Kompresse wirkt Schwellungen entgegen und beschleunigt die Heilung.
- Nicht steroidale Entzündungshemmer sollten Sie möglichst meiden, weil sie Blutungen hervorrufen können. In diese Gruppe fallen die Wirkstoffe Azetylsalizylsäure (ASS) und Ibuprofen.

Bluterkrankheit

Die Bluterkrankheit (Hämophilie) ist eine Erbkrankheit, die von Müttern, die das rezessive Gen dafür in sich tragen, an ihre Söhne weitergegeben wird. Es erkranken nur Männer. Charakteristisch ist die mangelnde Gerinnungsfähigkeit des Bluts, weil zu wenig Gerinnungsfaktoren gebildet werden. Deshalb kommt es schon bei kleinen Verletzungen zu erheblichen Blutungen. Es kann auch Blut im Urin auftreten. Problematisch sind weniger die äußeren Blutungen, sondern vielmehr die inneren, bei denen Blut in die Gelenke, Muskeln, Luftwege, das Gehirn und andere Organe gelangen kann. Die Krankheit ist individuell unterschiedlich ausgeprägt, je nachdem, wie stark die Blutgerinnung beeinträchtigt ist.

Gegenmaßnahmen

Innere Blutungen müssen unverzüglich medizinisch behandelt werden. Warnzeichen und Symptome umfassen einen Schlag gegen den Körper oder einen Sturz, ein blubberndes Gefühl, Prickeln, Wärmegefühl, Steifheit, Kopfschmerzen, Verwirrung, Benommenheit, Schwierigkeiten, die Gliedmaßen zu bewegen, übermäßige Blutergüsse und Schwellungen.

⊕ ***Empfehlenswert***

- Alfalfasprossen, Grünkohl, Spargel, Haferflocken, Rosenkohl, Brokkoli, Blumenkohl und Sojabohnen enthalten Vitamin K, das für die Blutgerinnung benötigt wird.
- Täglich Gemüsesäfte mit Möhren, Sellerie, Rote Bete, Rosenkohl, Brokkoli, Blumenkohl, Grünkohl und Spargel trinken.
- Buchweizen. Das darin enthaltene Rutin kann die Gefäß-

wände stärken und die Blutungswahrscheinlichkeit verringern.

- Rohe Erdnüsse können hilfreich sein, um die Blutung zu stoppen. Sie sollten aus Bioanbau stammen und ganz frisch sein.
- Obst und Gemüse mit viel Vitamin C und Bioflavonoiden. Beides ist wichtig für starke Gefäßwände und für die Blutgerinnung. Gut ist die weiße Haut von Zitrusfrüchten, aber auch Kiwis, Paprika, schwarze Johannisbeeren, Aprikosen, Kirschen, Datteln und Hagebutten.
- Grünes Gemüse, Mandeln, Sesamsamen, Tahini, Feigen, Quinoa, Paranüsse, Haselnüsse, Haferflocken, Meeresgemüse und weiße Bohnen enthalten viel Kalzium und Magnesium für die Blutgerinnung.

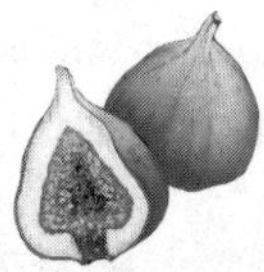

⊖ *Lieber nicht*

- Auf ergänzend eingenommenes Fischöl oder Vitamin E sollte lieber verzichtet werden, weil beides das Blut verdünnen kann. Dasselbe gilt für Knoblauch. Besprechen Sie alle Ergänzungspräparate, die Sie nehmen möchten, mit dem Arzt.

Heilpflanzen und Ergänzungsmittel

- Brennnesseltee trinken. Brennnessel stärkt das Gefäßsystem und enthält neben Vitamin K auch Eisen, Kalzium und Magnesium.
- Vitamin C mit Bioflavonoiden sorgt für eine bessere Gerinnungsfähigkeit und stärkt die Gefäßwände.
- Auch B-Vitamine werden für die Blutgerinnung benötigt. Am besten ein Kombipräparat einnehmen.
- Der Extrakt der Kanadischen Gelbwurzel kann für Bluter nützlich sein.

Bluthochdruck

Die Bezeichnung Bluthochdruck (Hypertonus) bezieht sich auf den Druck des Bluts gegen die Wände der Arterien und Blutgefäße. Laut Weltgesundheitsorganisation (WHO) besteht Bluthochdruck, sobald der Druck, mit dem das Blut durch den Körper gepumpt wird, den Wert 160/90 übersteigt. Als normaler Blutdruck gelten Werte zwischen 100/70 und 140/90. Alles, was darüber hinausgeht, sollte gründlich untersucht werden und eine Veränderung der Ernährungs- und Lebensweise zur Folge haben.

Der höhere Wert bezieht sich auf den systolischen Druck, wenn das Herz sich zum Pumpen zusammenzieht und der Druck am stärksten ist. Die niedrigere Zahl ist der diastolische Druck, der herrscht, wenn das Herz zwischen den Schlägen entspannt. Dann ist der Druck am geringsten.

Der Blutdruck wird von zahlreichen Faktoren beeinflusst, insbesondere der Kraft des Herzens, der Blutmenge im Körper und der Gesundheit der Gefäßwände. Wenn zum Beispiel die Gefäße durch Plaque und Cholesterin zugesetzt sind, werden sie enger, und der Blutdruck wird höher. Andersherum kann auch hoher Blutdruck die Wände der Arterien schädigen. Dann lagern sich dort Cholesterin und Plaque ab, um die Läsion zu schließen.

Bluthochdruck muss keine Symptome hervorrufen. Manche Menschen klagen jedoch über Kopfschmerzen, Nasenbluten, Herzklopfen, Sehstörungen, Schwindel, Brustschmerzen, Müdigkeit und Kurzatmigkeit. Bei hohem Blutdruck besteht ein erhöhtes Risiko für Herzgefäßkrankheiten, Herzinfarkt und Schlaganfall. Oft liegen weitere Gesundheitsprobleme wie Übergewicht, Diabetes, Arteriosklerose, Nierenprobleme und Schilddrüsenüberfunktion vor.

Für essenziellen oder primären Bluthochdruck gibt es keine erkennbare körperliche Ursache. Sekundärer Bluthochdruck ist eine Folgeerscheinung anderer Erkrankungen. Zum Beispiel lässt eine Verengung der Blutgefäße bei Arteriosklerose (siehe Seite 238) den Blutdruck ansteigen. Bei schlechter Nierenfunktion kann die Flüssigkeitsmenge im Körper zunehmen. Auch das kann zu Bluthochdruck führen.

Mögliche Ursachen

Zu Bluthochdruck können viele Faktoren beitragen, darunter:

- Genetische Veranlagung.
- Stress.
- Übergewicht.
- Nährstoffmangel, besonders an essenziellen Fettsäuren, Magnesium, B-Vitaminen und Vitamin C.
- Viel Kochsalz, gesättigte Fette und Zucker in der Nahrung.
- Hoher Cholesterinspiegel.
- Nierenerkrankungen.
- Hoher Koffein- und Alkoholkonsum.
- Nikotin.
- Schilddrüsenüberfunktion.
- Lebensmittelunverträglichkeit.
- Geschädigte Arterien.

Gegenmaßnahmen

Eine nährstoffreiche Ernährung ist ebenso wichtig wie die Beschränkung der Kochsalzzufuhr. Sprechen Sie alle Veränderungen mit Ihrem Arzt ab.

⊕ *Empfehlenswert*

- Knoblauch und Zwiebeln sind besonders gut für Herz und Gefäße.
- Obst und Gemüse: Acht Portionen am Tag liefern viel Kalium und Magnesium. Beide Mineralien sind wichtig für Herz und Gefäße.

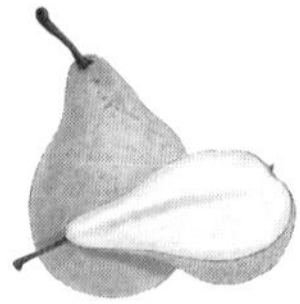

- Kiwis sind eine leicht verdauliche Kaliumquelle.
- Auch Linsen und Bohnen enthalten viel Kalium.
- Grünes Gemüse, Nüsse, Samen und Vollkorngetreide wie Vollkornreis und Quinoa sind gute Magnesiumquellen.
- Bananen: Schon zwei Bananen pro Tag tragen durch ihren hohen Kaliumgehalt zur Blutdruckregulierung bei.
- Fetter Fisch, Hanfsamen, Kürbiskerne, Leinsamen und Sonnenblumenkerne sowie die entsprechenden kaltgepressten Öle enthalten essenzielle Fettsäuren für gesunde Kapillarwände.
- Vollkorngetreide wie Buchweizen. Neben Magnesium und B-Vitaminen für ein gesundes Herz sind darin reichlich Ballaststoffe enthalten, über die der Körper überschüssiges Cholesterin ausscheiden kann. Ein hoher Cholesterinspiegel lässt den Blutdruck ansteigen und umgekehrt.
- Gemüsesäfte. Sie versorgen den Körper mit viel leicht verdaulichem Kalium und Magnesium sowie anderen Nährstoffen. Gut geeignet sind Möhren, Rote Bete, Radieschen, Ingwer, Weißkohl, Mangold und Sellerie.

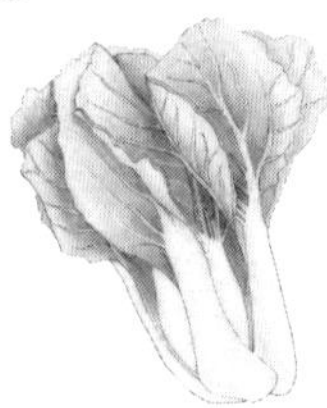

⊖ *Lieber nicht*

- Salz. Es geht nicht nur um das Salzen und Nachsalzen, sondern insbesondere um den Verzicht auf industriell vorgefertigte Nahrung. Sie enthält in der Regel Salz, um die Haltbarkeit zu verlängern und den Geschmack zu verbessern. Salz steckt in Brot, Käse, Schinken, Wurstwaren, Suppen, Dosengerichten, Keksen, Frühstückszerealien, Kuchen, Keksen und Sojasauce. Lesen Sie die Zutatenliste und gewöhnen Sie sich an, alles aus natürlichen, vollwertigen Lebensmitteln selbst zuzubereiten.
- Koffein, Alkohol, Nikotin, Zucker, raffinierte Kohlenhydrate, stark verarbeitete Lebensmittel, gesättigte Fette, industriell verarbeitete Fette, Frittiertes und Milchprodukte können einen negativen Einfluss auf die Gesundheit von Herz und Gefäßen haben und auf diese Weise den Blutdruck erhöhen.

Heilpflanzen und Ergänzungsmittel

- Speisen mit Kräutern und milden Gewürzen abschmecken. Sie haben allgemein zahlreiche gesundheitlich förderliche Eigenschaften und verwöhnen den Gaumen mit ihrer Geschmacksvielfalt. Probieren Sie Petersilie, Thymian, Rosmarin, Basilikum, Koriander, Pfefferminze, Kerbel, Fenchel, Dill, Kreuzkümmel, Ingwer, Knoblauch, Kurkuma und Zimt.
- Brennnesseltee und Löwenzahnkaffee trinken. Beide schwemmen überschüssige Flüssigkeit aus und können Kaliumverluste ausgleichen. Andere hilfreiche Tees sind Kamille, Zitronenmelisse, Pfefferminze, Malve und Lindenblüten. Weißdorn ist als Tee oder Tinktur gut fürs Herz.
- Ergänzend Magnesium einnehmen. Es kann den Blutdruck senken.

- Fischöl verbessert die Durchblutung und unterstützt die Heilung der Gefäßwände. Nicht einnehmen, wenn Sie Medikamente zur Blutverdünnung bekommen!
- Vitamin C mit Bioflavonoiden. Vitamin C ist wichtig für die Heilung der Gefäßwände. Bei Stress wird mehr Vitamin C verbraucht.
- Vitamin-B-Präparat. B-Vitamine sind wichtig für ein gesundes Herz und gesunde Gefäße, aber auch für die Reaktion auf Stress. Das Mittel sollte auch Cholin und Inositol enthalten.
- Coenzym Q10 ist ein wirkungsvolles Antioxidationsmittel, das zur Senkung von hohem Blutdruck beiträgt. Mindestens sechs Monate lang einnehmen.

Extratipps

- Täglich etwas Bewegung. Sportmuffel beginnen mit 20 Minuten Spazierengehen. Dabei die Arme ganz natürlich mitschwingen lassen und darauf achten, dass der Puls sich steigert, ohne dass Sie am Ende ins Keuchen kommen.
- Umgang mit Stress üben. Bluthochdruck hängt häufig mit Stress zusammen. Überprüfen Sie also Ihr Leben auf Stressquellen. Hilfreich gegen Stress sind Yoga, Tai-Chi, Meditation und Atemübungen.
- Morgens nicht gleich aus dem Bett springen, sondern noch fünf Minuten Ruhe einlegen. Setzen Sie sich ans Bettende, schließen Sie die Augen, legen Sie die rechte Hand auf den Magen und atmen Sie ganz langsam durch die Nase ein und durch den Mund wieder aus. Sie sollten den Atem im Bauchraum spüren. 20-mal wiederholen.
- Blutdruck messen. Auf diese Weise lässt sich überprüfen, wie die gewählten Maßnahmen anschlagen. Es ist nicht schlimm,

wenn der Blutdruck anfangs steigt. Das kann geschehen, wenn die Zellen Salz freisetzen, weil stattdessen Magnesium und Kalium angeboten werden. Nicht zu früh aufgeben! Die Veränderung ist ein Zeichen dafür, dass der Körper um sein Gleichgewicht kämpft. Wer jetzt durchhält, wird bald sehen, dass sich die Werte und mit ihnen die Gesundheit verbessern.

- Eine wahre Wohltat sind Massagen mit ätherischen Ölen. Sie werden über die Haut aufgenommen und können das Nervensystem beruhigen, das Blutdruck und Stressreaktion steuert.

Bronchitis

Bronchitis ist eine entzündliche Erkrankung, die oft mit einem trockenen Husten beginnt. Später folgen Halsentzündung, vermehrte Schleimproduktion und rasselnder Husten. Wenn die Bronchien sich entzünden, ist das Immunsystem aus dem Gleichgewicht geraten. Eine Bronchitis tritt bevorzugt nach einer Erkältung oder bei Erschöpfung auf.

Für die Lunge ist eine chronische Bronchitis durch das ständige Husten sehr unangenehm. Es können auch Atemprobleme auftreten. Raucher leiden mitunter nicht an einer Bronchitis, sondern an einem Emphysem (siehe Seite 362). Eine akute Bronchitis sollte nicht länger als zwei Wochen dauern.

Mögliche Ursachen

- Rauchen.
- Geschwächtes Immunsystem.
- Viren.

- Allergien.
- Asthma.
- Schwere Erkältung.
- Krankenhausaufenthalte.

Gegenmaßnahmen

Lockerer, flüssiger Schleim lässt sich leichter abhusten.

⊕ *Empfehlenswert*

- Lebensmittel mit vielen antioxidativen Wirkstoffen unterstützen das Immunsystem. Solche Substanzen helfen, mit Erregern fertig zu werden und körperliche Schäden zu reparieren. Frisches Obst und Gemüse enthält besonders viele Antioxidanzien, und zwar in jeder Farbe unterschiedliche. Deshalb sollte man möglichst bunt essen.

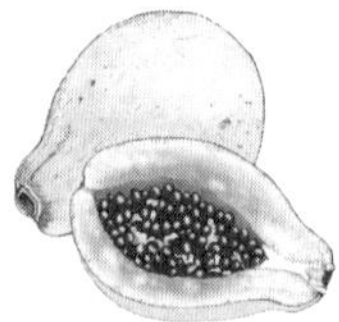

- Essenzielle Fettsäuren wirken Entzündungen entgegen. Sie stecken vor allem in fettem Fisch wie Makrele, Sardinen, Lachs, Forelle und Hering, aber auch in Nüssen und Samen.
- Hanfsamen, Leinsamen, Sonnenblumen- und Kürbiskerne enthalten viel Vitamin E, welches das Immunsystem schützt. Gut sind auch Olivenöl und Avocados.
- Selbstgekochte Suppe, zum Beispiel Hühnerbrühe oder Misobrühe, verdünnen den Schleim.
- Möhren, Süßkartoffeln, Spinat, Frühlingszwiebeln und Cantaloup-Melone enthalten viel Betakarotin, eine Vorstufe von Vitamin A, aber auch die Vitamine C und E sowie Zink. All diese Stoffe werden für ein funktionierendes Immunsystems benötigt.

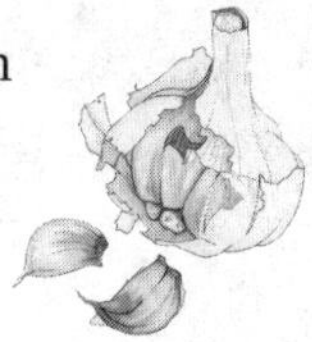

- Knoblauch enthält natürliche Substanzen gegen Viren und Bakterien.
- Shiitakepilze fördern die Produktion von Abwehrzellen. Ein starkes Immunsystem verhindert sekundäre Infektionen.
- Pflanzliche Proteine wie Bohnen und Linsen wirken unterstützend.
- Wasser ist für das Immunsystem und die Gesundheit der Lunge lebenswichtig. Trinken Sie 20 bis 30 Minuten vor jeder Mahlzeit ein großes Glas warmes Wasser und zwischen den Mahlzeiten Kräutertee. Roibuschtee ist ein guter Ersatz für Schwarztee. Er enthält kein Koffein, schmeckt aber wie Schwarztee.
- Schwefelreiches Gemüse wie Lauch, Rosenkohl oder Weißkohl. Schwefel wird besonders über die Lunge ausgeschieden und hilft so gegen die Verschleimung der Bronchien.

⊖ *Lieber nicht*

- Lebensmittel, die das Immunsystem herausfordern oder unterdrücken. Hierzu zählen Zucker, verfeinerte Kohlenhydrate (Weißbrot, polierter Reis, helle Nudeln, Kuchen und so weiter), Salz, vorgefertigte und abgepackte Nahrung, Zusatzstoffe, Koffein und Alkohol.
- Rotes Fleisch und Milchprodukte enthalten gesättigte Fette, die Entzündungen Vorschub leisten können.

Heilpflanzen und Ergänzungsmittel

- Viele Kräuter und Gewürze tun bei Bronchitis gut, weil sie Entzündungen und Infektionen mit Viren und Bakterien entgegenwirken. Außerdem unterstützen sie die Verdauung, die mit zunehmendem Alter schwächer wird. Empfehlenswert sind Kurkuma, Cayennepfeffer, Kreuzkümmel, Koriander, Oregano, Petersilie, Minze, Fenchel, Brennnessel, Zimt, Schnittlauch und Ingwer.

- Bei sechsmonatiger Einnahme stärkt die Pflanze Astragalus das Immunsystem und kräftigt die Lunge.
- Echinaceatinktur kann zur Verhütung von Folgeinfektionen beitragen und überschüssigen Schleim austrocknen.
- Gegen Verschleimung helfen auswurffördernde Mittel wie Andorn, Asclepias tuberosa, Beinwell, Echter Alant, Eukalyptus, Huflattich, Königskerze, Süßholz, Vogelmiere und Ysop.
- Königskerzentinktur kann Wunder wirken, denn sie fördert den Schleimauswurf, wodurch der Hustenreiz nachlässt.
- Bei Fieber sollte über die Ernährung das Schwitzen unterstützt werden. Dabei helfen Cayennepfeffer, Holunderblüten, Ingwer, Kamille, Katzenminze, Knoblauch, Rettich, Salbei, Schafgarbe, Spearmint-Minze und Zitronenmelisse.
- Entzündungshemmende Bioflavonoide zusammen mit Vitamin C einnehmen.
- Auch Bromelain-Präparate zwischen den Mahlzeiten wirken entzündungshemmend.
- Mittel mit Azetylzystein (ACC) können den Schleim lösen.

Extratipps

- Linderung bringt ein Brustumschlag aus heißem Leinsamen und Kleie. Auch zerstampfte Zwiebeln zwischen Gazelagen wirken schleimlösend.
- Zum Inhalieren eignet sich heißes Wasser mit Eukalyptusöl oder Thymianöl.

Brustkrebs

Siehe auch Seite 462, Krebs. Jede zehnte Frau in Deutschland erkrankt irgendwann in ihrem Leben an Brustkrebs (Mammakarzinom). Zahlenmäßig ist Brustkrebs damit die häufigste Krebserkrankung. Mehrheitlich sind Frauen nach der Menopause betroffen, aber in seltenen Fällen können auch Männer erkranken. Die Erkrankungsziffern sind zwar steigend, doch auch die Heilungschancen werden dank gesteigerter Aufmerksamkeit, früherer Diagnose und neuer Behandlungsmethoden kontinuierlich besser.

Interessanterweise ist die Brustkrebshäufigkeit weltweit sehr unterschiedlich. Zum Beispiel treten in Europa und den USA sechsmal mehr Fälle auf als in Japan. Bei Frauen, die aus einer Region mit wenig Brustkrebs in ein Hochrisikogebiet umziehen, gleicht sich das Risiko mit der Zeit auf das Niveau des neuen Umfelds an. Das legt einen deutlichen Einfluss von Ernährung, Lebensweise und Umweltfaktoren nahe.

Ursachen und Risikofaktoren

- Alter: Zu über 80 Prozent sind Frauen über 50 betroffen.
- Frühe Menarche (erste Periode mit unter 12 Jahren).
- Späte Menopause (nach 55).
- Keine Kinder oder späte Entbindung.
- Antibabypille oder Hormonersatztherapie.
- Übergewicht (besonders nach der Menopause).
- Familiäre Häufung von Brustkrebs.
- Genetische Veranlagung für Brustkrebs (das betrifft weniger als zehn Prozent aller Brustkrebsfälle).

- Ernährung mit vielen gesättigten Fetten.
- Regelmäßig mehr als eine Einheit Alkohol pro Tag (z. B. 25 ml Wodka oder Whisky bzw. 100 ml Wein).
- Rauchen.
- Dichtes Brustgewebe.
- Bestimmte gutartige Brustveränderungen, zum Beispiel eine atypische Hyperplasie.
- Strahlungsexposition.

Mögliche Symptome

- Knoten in der Brust oder in der Achselhöhle.
- Veränderung der Größe oder Form der Brust.
- Eingezogene oder gekräuselte Brustwarze.
- Ausschlag um die Brustwarze herum.
- Blutung oder Ausfluss aus der Brustwarze.
- Gekräuselte Haut auf der Brust.
- Armschwellung.
- Anhaltende Brustschmerzen (nicht immer).
- Brustentzündung.
- Hervortretende Adern auf der Brust.
- Wenn der Krebs bereits andere Körperregionen befallen hat, kommen Gewichtsverlust und Müdigkeit hinzu.

Gegenmaßnahmen

Die folgenden Maßnahmen können zur Stärkung des Immunsystems und des hormonellen Gleichgewichts beitragen und den Körper reinigen. Das sind wichtige Faktoren, um einer Brustkrebserkrankung vorzubeugen oder sie zu bekämpfen.

Wenn Sie wegen Brustkrebs behandelt werden, sollten Sie mit dem Arzt sprechen, bevor Sie eines der vorgeschlagenen Mittel einnehmen.

Empfehlenswert

- Täglich frisches Obst und Gemüse (am besten roh), idealerweise sieben bis neun Portionen pro Tag. Dabei das ganze Farbspektrum nutzen, um eine Vielzahl pflanzlicher Nährstoffe zu erhalten. Ein Teil davon sind wirksame Antioxidationsmittel, die zum Schutz vor Krebs beitragen.
- Gemüse aus der Familie der Kreuzblütler: Brokkoli, Blumenkohl, Rosenkohl, Weißkohl, Grünkohl, Steckrüben und Rübchen. Kreuzblütler enthalten Indol-3-Carbinol, das die Umwandlung von Östron, einer schädlichen Form von Östrogen, in eine inaktive Substanz fördert.
- Getreidekeimlinge und Sprossen aus Hülsenfrüchten. Besonders hilfreich erscheinen Brokkolisprossen, die bis zu 50-mal mehr Sulforaphanglukosinolat – eine Vorstufe von Sulforaphan – enthalten als Brokkoli selbst. Sulforaphan hemmt die Bildung von Mammakarzinomen.
- Kohlrabi hat viele krebshemmende Eigenschaften.
- Lila Brokkoli ist eine gute Quelle für den krebshemmenden Wirkstoff Sulforaphan. Gedämpft oder gedünstet schmeckt er besonders gut. Verzehrbar sind Stängel, Kopf und Blätter – alle fördern die Gesundheit.
- Frisch gepresster Obst- und Gemüsesaft enthält krebsbekämpfende, antioxidative Stoffe in konzentrierter Form, reinigt und vitalisiert den Körper. Probieren Sie einmal einen Gemüsecocktail aus Möhren, Sellerie, Roter Bete, Fenchel und Petersilie.

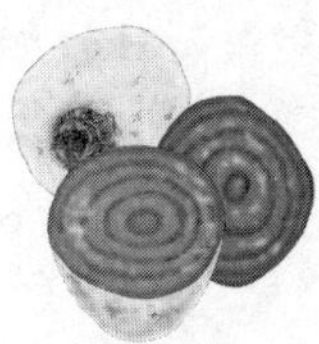

- Ballaststoffe. Forschungen zufolge senkt eine faserreiche Ernährung das Brustkrebsrisiko. Empfehlenswert sind Vollkornreis und andere Vollkornprodukte, Müsli, Haferflocken, Bohnen und Linsen.
- Lebensmittel mit pflanzlichem Östrogen, also pflanzlichen Stoffen, die eine milde, östrogenartige Wirkung haben. Sie puffern einen Teil des stärkeren, körpereigenen Östrogens ab, indem sie Östrogenrezeptoren besetzen. Dieser Mechanismus hat sich in vielen Studien als krebshemmend erwiesen. Pflanzliche Östrogene finden sich in Sojaprodukten (Sojamilch, Tofu, Tempeh und Miso), Leinsamen, Sellerie, Fenchel, Weizen, Haferflocken, Kichererbsen und Linsen.
- Nahrungsmittel mit erwünschten Fetten, also Samen, Nüsse, dunkelgrünes Blattgemüse, Tofu, Avocados und kaltgepresste Öle (Leinöl oder natives Olivenöl extra). In fettem Fisch stecken gute Omega-3-Fettsäuren.
- Wasser reinigt und hydriert den Körper. Trinken Sie mindestens acht Gläser Mineralwasser oder filtriertes Wasser pro Tag.

⊖ *Lieber nicht*

- Industriell gefertigte Lebensmittel belasten den Körper.
- Industriezucker und alle zuckerhaltigen Lebensmittel. Stillen Sie Ihren Süßhunger lieber mit frischem Obst oder ungeschwefelten Trockenfrüchten.
- Salz.
- Alkohol. Die Leber trägt zum Östrogenabbau bei und verhindert so, dass sich zu viel Östrogen im Körper ansammelt.
- Kaffee und Schwarztee. Besser sind Ersatzkaffee auf Getreidebasis und Kräutertees, zum Beispiel Brennnessel, Fenchel, Kamille, Pfefferminze, Ingwer und Roibusch.

- Fleisch. Eine fleischlose Ernährung gilt als hilfreich. Bei Vegetarierinnen ist der Östrogenspiegel niedriger als bei Frauen, die Fleisch essen. Das könnte ein Grund für das geringere Brustkrebsrisiko sein. Zudem enthält verkohltes Fleisch krebserregende Stoffe. In Fleisch aus Massentierhaltung können Rückstände von Hormonen und Wachstumsbeschleunigern vorhanden sein. Gute pflanzliche Proteine liefern Tofu, Bohnen, Vollkorngetreide, Quinoa, Nüsse, Samen, Eier (bis zu fünf pro Woche) und ungezuckerter Naturjogurt mit lebenden Kulturen.

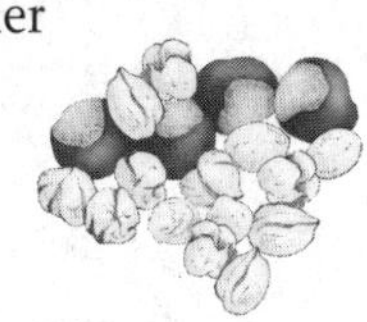

- Nahrungsmittel mit vielen gesättigten Fetten wie gebratenes und rotes Fleisch.
- Milchprodukte.
- Nahrungsmittel mit Transfettsäuren, also gehärtete Margarine, Kekse, Kuchen und Salzgebäck.

Kräuter

- Mariendistel unterstützt die Leberfunktion und kann das Wachstum von Brustkrebszellen hemmen.
- Sibirischer Ginseng kann dem Körper helfen, sich schneller von Chemotherapie oder Bestrahlung zu erholen.
- Echinacea, Rotklee und Astragalus unterstützen das Immunsystem.
- Antioxidative Polyphenole aus grünem Tee scheinen das Risiko für viele Krebserkrankungen, einschließlich Brustkrebs, zu senken.

Ergänzungsmittel

- Betakarotin, gepuffertes Vitamin C (kombiniert mit Magnesiumascorbat oder Kalziumascorbat, denn Ascorbinsäure reizt den Verdauungstrakt), Vitamin E und Selen wirken antioxidativ und schützen daher vor krebserregenden Stoffen.

- Vitamin-B-Komplex. B-Vitamine heben den Energiepegel.
- Vitamin D scheint die Brustkrebsentstehung zu hemmen.
- Coenzym Q10 wird auch vom Körper selbst hergestellt. Es unterstützt die Energieproduktion in den Zellen und wirkt Oxidationsprozessen entgegen. Außerdem stimuliert es das Immunsystem.
- Kalzium-D-Glukarat konnte in Tierversuchen den Östrogenspiegel senken. Diese Wirkung könnte das Brustkrebsrisiko reduzieren.
- Inositol-Hexaphosphat (IP6) hat krebshemmende Eigenschaften.

Extratipps

- Übergewicht erhöht besonders nach der Menopause das Brustkrebsrisiko, denn Fettzellen produzieren übermäßig viel von den krebsfördernden Östrogenen Östron und Östroradiol.
- Möglichst wenig Xenoöstrogene aufnehmen, also chemische Stoffe, welche die Wirkung von Östrogen nachahmen. Kaufen Sie Bioware sowie natürliche Pflegemittel und Reiniger und wickeln Sie Lebensmittel nicht in Frischhaltefolie ein.
- Nicht rauchen.
- Ein aktives Leben senkt das Krebsrisiko – vermutlich durch eine Reduzierung des Hormonspiegels. Frauen, die regelmäßig fünfmal pro Woche zügig gehen, schwimmen, joggen oder Rad fahren, erkranken seltener an Brustkrebs als Frauen mit vornehmlich sitzender Lebensweise.

Bulimie

Unter Bulimie versteht man Fressattacken, die anschließend durch absichtliches Erbrechen oder Abführmittelmissbrauch ungeschehen gemacht werden sollen. Meist läuft dieses Verhalten heimlich ab und kann deshalb über Jahre unbemerkt bestehen.

Bulimiker sind oft Sportfanatiker, die sich als Wiedergutmachung für ihre Fressanfälle einem strengen Training unterziehen. Andere Betroffene versuchen, nach dem Fressanfall zu hungern, um das Kalorienübermaß auszugleichen. Das ist allerdings kontraproduktiv, denn es führt eher zu neuem Heißhunger und verstärkt so den Teufelskreis.

Das Gewicht ist bei Bulimie häufig stabil, doch die Krankheit äußert sich durch andere Symptome. So schwellen zum Beispiel die Speicheldrüsen an, oder der Zahnschmelz wird angegriffen. Es kommt zu häufigen oder ständigen Halsschmerzen, Geschwüren, Blutzuckerproblemen, unregelmäßigem Puls, Aussetzen oder Unterbrechung der Regelblutung, Haarverlust, vorzeitiger Alterung, Schwäche und niedrigem Blutdruck. Auch ein unausgeglichener Mineralstoffhaushalt, rektale Blutungen und Dehydrierung können Folgen einer Bulimie sein.

Mögliche Ursachen

Normalerweise spielt die Psyche eine große Rolle bei der Entstehung einer Bulimie. Häufig soll die Essstörung von schwierigen, emotionalen Fragen ablenken, und vielfach liegt letztlich ein gestörtes Selbstwertgefühl vor. Auch Missbrauch, Misshandlung oder Vernachlässigung in der Kindheit können eine Ursache sein. Andere Betroffene fühlen sich vielleicht von einem Vertreter des anderen Geschlechts zurückgewiesen. Manche sind Perfektionisten und besonders ehrgeizig.

Aber auch ein biochemisches Ungleichgewicht beim Blutzucker, bei den Hormonen oder bei den Neurotransmittern kann Stimmung und Verhalten beeinflussen.

Gegenmaßnahmen

Bei Bulimie ist eine psychologische Behandlung erforderlich. Besprechen Sie die Therapiemöglichkeiten mit Ihrem Arzt. Viele Betroffene profitieren von einer kognitiven Verhaltenstherapie.

⊕ *Empfehlenswert*

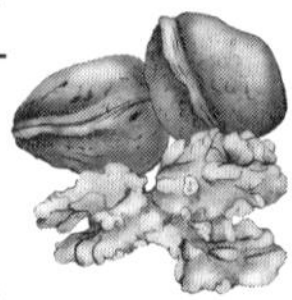

- Proteine. Hochwertige Proteine aus Linsen, Bohnen, Nüssen, Samen, Fisch, magerem weißen Fleisch und Eiern stabilisieren den Blutzucker.
- Gemüsesäfte. Erbrechen und Abführmittel stören das Elektrolytgleichgewicht. Gemüsesäfte enthalten viele Mineralstoffe, die hier ausgleichend wirken.

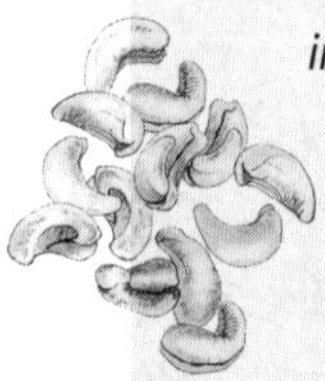

»Nachdem ich über zehn Jahre mit Essstörungen gekämpft habe, habe ich meinem Leben durch gute Ernährung endlich eine Wende gegeben. Inzwischen bin ich seit zwei Jahren gesund. Ich habe viel über Lebensmittel und Ernährung gelernt und lerne immer noch dazu. Gesundes Essen hat mein Leben zum Positiven verändert, denn jetzt habe ich mehr Energie, fühle mich insgesamt besser und ausgeglichener und kann sogar anderen beistehen, was ich sehr gern tue. Dass ich meinem Körper so viele Jahre so zugesetzt habe, hat mir Osteoporose, Verdauungsprobleme und Unverträglichkeitsreaktionen eingebracht. Inzwischen vertraue ich auf gutes, nahrhaftes Essen, das meine Heilung unterstützt!«

⊖ *Lieber nicht*

- Zucker, verfeinerte Kohlenhydrate, Fast Food, Koffein und Alkohol können den Blutzuckerspiegel stören. Sie halten nicht lange satt und führen zu einer Gier auf mehr. Anfangs treten mitunter Entzugssymptome auf, wenn man diese Nahrungsmittel streicht, aber das Durchhalten lohnt sich.
- Weizen, besonders in Brot, Müsli oder Kuchen, nach denen die Betroffenen gieren. Bulimiker entwickeln häufig eine Weizenintoleranz, weil sie so viel davon essen. Wer etwas isst, was er nicht verträgt, schüttet Endorphine aus und möchte deshalb mehr von der schädlichen Substanz.

Ergänzungsmittel

- Nehmen Sie ergänzend Kapseln mit Acidophilus-Bakterien ein. Erbrechen und Zucker- oder Stärkeorgien bringen die Darmflora durcheinander und ermuntern das Wachstum von Hefen und unerwünschten Bakterien. Die Einnahme erwünschter Bakterien unterstützt eine gesunde Darmflora und stärkt damit die Darmfunktion.
- Ein hochwertiges Multivitamin- und Multimineralmittel trägt zur Auffüllung der geleerten Nährstoffspeicher bei und unterstützt die körperliche und biochemische Genesung.
- Zusätzlich Zink einnehmen.

Extratipps

- Über den ganzen Tag verteilt regelmäßig kleine Mahlzeiten essen. Das unterstützt einen gleichmäßigen Blutzuckerspiegel und hilft gegen Heißhunger und Fressattacken.
- Suchen Sie einen Homöopathen auf. Mit Homöopathie lassen sich bei dieser Erkrankung gute Erfolge erzielen.

Candida albicans

Der Hefepilz Candida albicans findet sich im Körper eines jeden Menschen. Wenn die Hefe jedoch zu wuchern beginnt, kann es zu Soor, Scheideninfektionen oder Kandidose (Candidiasis, Kandidamykose) kommen. Dann verdrängen die schädlichen Hefepilze gesunde Darmbakterien, und die Darmflora kippt. Ein solcher Hefepilzbefall kann durch bestimmte Lebensereignisse wie Stress, Scheidung, Arbeitsplatzverlust, Krankheit oder Tod eines Angehörigen ausgelöst werden, bei Frauen auch durch Schwangerschaft und Entbindung. Selbst falsche Ernährung kann dazu führen, besonders wenn die Leber nicht optimal arbeitet.

Candida-Befall wird oft falsch diagnostiziert oder ignoriert. Typische Symptome sind chronische Müdigkeit, Kopfschmerzen, Verdauungsstörungen, Blähungen, Ödeme, Benommenheit, Verwirrung, schwere Allergien oder Mehrfachallergien und Überempfindlichkeit gegenüber Chemikalien oder Nahrungsmitteln.

Zur Diagnose wird zunächst über einen Test eine ungewöhnliche Erzeugung des Alkohols Äthanol im Darm nachgewiesen. Vorliegen und Ausmaß einer Candidiasis ermittelt man über Blut-, Stuhl- und andere biochemische Testverfahren.

Die folgende Symptomaufzählung ermöglicht eine Selbsteinschätzung. Wenn Sie glauben, unter Hefepilzbefall zu leiden, sollten Sie einen Arzt, Ernährungsberater oder Heilpraktiker aufsuchen.

Mögliche Symptome

- Allgemeines Krankheitsgefühl.
- Aufstoßen.
- Blähungen.
- Durchfall.

- Erschöpfung.
- Fußpilz.
- Häufiger Schnupfen.
- Hartnäckiger Husten.
- Gelenk-, Gesichts- oder Ohrenschmerzen.
- Geruchsempfindlichkeit.
- Juckreiz an Vagina oder After.
- Kopfschmerzen oder Migräne.
- Lebensmittelallergien.
- Libidoverlust.
- Nächtliches Schwitzen.
- Neigung zu Blutergüssen.
- Prämenstruelle Spannungen.
- Schlafstörungen.
- Schleimiger Stuhl.
- Schuppige Haut.
- Übermäßige Schleimerzeugung.
- Unterzuckerung (Hypoglykämie).
- Verdauungsstörungen.
- Verstopfung.
- Verwirrung (sich wie benebelt fühlen).
- Wunde, brennende Zunge.
- Zugeschwollene Nasennebenhöhlen.

Gegenmaßnahmen

Um einem starkem Candida-Befall vorzubeugen oder ihn zu bekämpfen, muss die Leber gestärkt werden.

STUFE 1: Ernährungsumstellung (erster Monat)

⊕ *Bitte reichlich zugreifen*

- Weizengras und Gerstengras.
- Grünkohl und Kohlblätter.
- Radieschen, Petersilie, Kresse.
- Löwenzahnblätter.

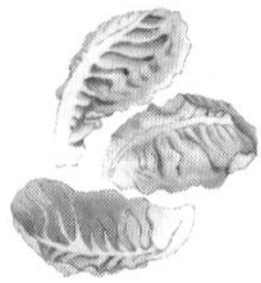

- Mangold und Sellerie.
- Brokkoli, Weißkohl und Rosenkohl.
- Stangenbohnen und Adzukibohnen.
- Rettich und Ingwer.
- Kürbis und Zucchini.
- Schalotten, Zwiebeln und Knoblauch.

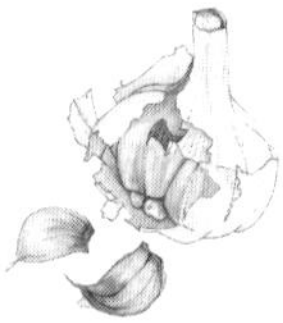

- Meeresgemüse: Nori, Kombu und Dulse.
- Getreide: Hirse, Buchweizen, Roggen, Amaranth, Quinoa.
- Sprossen aus Gerste, Reis, Hirse und Quinoa.

⊖ *Lieber nicht*

- Alkohol.
- Zucker und Süßigkeiten.
- Brot und Backwaren mit zugesetzter Hefe.
- Pilze.
- Milchprodukte.
- Kaffee und Schwarztee.
- Kohlensäurehaltige Getränke.
- Weizen.
- Zitrusfrüchte.

➕ *In Maßen genießen*

- Kartoffeln, Süßkartoffeln und Yams.
- Obst.
- Rotes Fleisch.
- Eier.
- Fermentierte Speisen (Essig, Sojasauce, Senf).
- Tomaten.
- Nüsse.

STUFE 2: Nährstoffmängel ausgleichen (zweiter Monat)

Ergänzungsmittel

- Wilde blaugrüne Algen trocknen überschüssigen Schleim aus und tragen dazu bei, dem Körper Feuchtigkeit zu entziehen. Außerdem heben sie den Spiegel an Mikronährstoffen wie Zink, Selen, Eisen, Magnesium und Kalzium an.
- Biotin hindert die Hefe am vollen Sprießen.
- Aloe-vera-Saft wirkt Pilzbefall und Parasiten entgegen.

STUFE 3: Leber stärken (dritter Monat)

Ergänzungsmittel

- Mariendistel stimuliert die Bildung neuer Leberzellen und erhöht die Produktion von Glutathion und Galle.
- Gut für die Leber sind auch Präparate mit den Nährstoffen Cholin, Betain und Methionin, welche die Leberfunktion verbessern und den Spiegel der wichtigen Leberprodukte S-Adenosylmethionin (SAM) und Glutathion heben.

STUFE 4: Rotierende Einnahme pilzhemmender Kräuter (vierter Monat)

Kräuter

Wählen Sie für jede Woche nur eine Pflanze aus. Am Ende der Woche zur nächsten Pflanze übergehen. Meine vier Topempfehlungen (für einen vollen Monat) sind Caprylsäure, Enzian, Lapacho vom Pau-d'-Arco-Baum und Berberitze.

- Berberitze (Berberis vulgaris).
- Caprylsäure.
- Echinacea und Kanadische Gelbwurzel als Kombinationsmittel.
- Enzian.
- Gewöhnliche Mahonie.
- Grapefruitkernextrakt (flüssige Tropfen).
- Klettenwurzel.
- Knoblauch (flüssig).
- Lapacho.
- Pfaffia paniculata (Wurzel eines tropischen Strauches).
- Rotklee.
- Schwarze Walnuss.
- Tanalbit (Tannate aus Birkenrinde).
- Wermut.
- Plus Propolis* (Bienenharz; natürliches Antibiotikum).

* Propolis sollte während der gesamten Rotationsbehandlung zusätzlich zu einem anderen Mittel eingenommen werden.

Zum Beispiel wird eine Woche täglich Lapacho eingenommen, danach abgesetzt und stattdessen Rotklee verwendet. Wer Tee bevorzugt, trinkt pro Tag zwei bis drei Tassen der aktuellen Sorte. Bei Kapseln, Tabletten oder Tinkturen erfolgt die Dosierung nach Herstellerangaben.

STUFE 5: Stärkung des Verdauungssystems (fünfter Monat)

Ergänzungsmittel

- Guargummi (wie Guarkernmehl aus Guarsamen) fördert gesunde Darmbewegungen.
- Flohsamen fördert ebenfalls die gesunde Darmtätigkeit.
- Verdauungsenzyme liefern Proteasen, die dazu beitragen, den Dünndarm von Parasiten und Hefepilzen frei zu halten.
- Vor dem Essen ein Präparat mit Magensäure einnehmen.

ENDSTUFE: Probiotische Bakterien zuführen (sechster Monat)

Ergänzungsmittel

- Lactobacillus acidophilus (Sauermilchbakterien) und Bifidokeime.

Cellulite

Die Grübchen und Höcker der so genannten Orangenhaut an den Oberschenkeln und am Gesäß entstehen durch Klümpchen aus nicht verstoffwechseltem Fett, Wasser und Schlacken unter der Haut, die gegen das umliegende Bindegewebe drücken. Wenn die Schlacken aushärten, entstehen Grübchen, und die

Haut sieht dann aus, als lägen lauter Fettklumpen darunter. Wenn es erst einmal so weit ist, ist dieser Zustand nur sehr schwer zu verändern. Aber keine Frau möchte, dass er weiter fortschreitet.

Mögliche Ursachen

- Schlafmangel.
- Falsche Ernährung.
- Ballaststoffmangel.
- Zu viele gesättigte Fette.
- Überlastung der Leber.
- Genetische Veranlagung.
- Schlechte Durchblutung.
- Schlechter Lymphabfluss, möglicherweise durch zu geringe Wasseraufnahme.
- Hormonschwankungen.

Gegenmaßnahmen

Sie können viel tun, um sich vor Cellulite zu schützen: Körperfett abbauen, Lymphfluss verbessern, auf die Leber achten, sich nährstoffreich ernähren und den Östrogenspiegel ausbalancieren.

⊕ *Empfehlenswert*

Kreuzblütler enthalten viel Lecithin, einen Nährstoff, der zur Reparatur von Hautzellen beiträgt. Proteine aus Kohlblättern können in der Leber den Abbau von Giftstoffen unterstützen. Vermutlich wird Cellulite durch Toxine im Blut ausgelöst oder verursacht. Das kann helfen:

- Grünkohl.
- Kohlblätter und Weißkohl.
- Brokkoli.
- Rosenkohl.
- Blumenkohl.
- Bok Choi.
- Chinakohl.

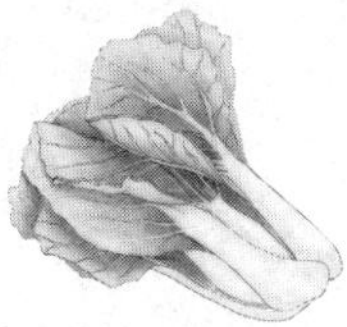

- Rübenblätter und Steckrüben.
- Senfblätter.
- Radieschen.
- Rettich und Daikon.
- Wasabi.
- Rucola und Kresse.
- Beeren sind eine wichtige Quelle für antioxidative Substanzen und schützende Nährstoffe, die freie Radikale bekämpfen und Gewebeschäden vorbeugen, welche zu Cellulite führen. Besonders gesund sind Gojibeeren, deren Nährstoffe und Flavonoide die Leber unterstützen und die Entgiftung fördern.

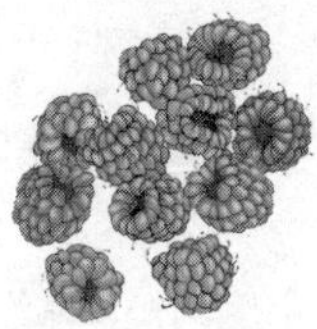

- Brokkolisprossen enthalten hohe Konzentrationen an Sulforaphan, das die Entgiftungsfunktion von Leber und Haut ankurbelt.
- Grapefruit kann die Produktion und Aktivität von entgiftenden Leberenzymen signifikant erhöhen.
- Gute Fette aus Leinsamen, Leinöl, Walnüssen, Paranüssen, rohen, geschälten Hanfsamen, fettem Fisch und Eiern mit Omega-3-Anreicherung.

- Den Östrogenspiegel über die Ernährung ausgleichen: Viel Obst, Gemüse, Ballaststoffe und essenzielle Fettsäuren verzehren.
- Täglich zwei Liter Wasser ohne Kohlensäure trinken.

Lieber nicht

- Koffein und kohlensäurehaltige Getränke.
- Alle Speisen mit Transfettsäuren (Kuchen, Kekse), aber auch zerkochte Speisen, denen wichtige Nährstoffe fehlen.
- Rotes Fleisch und Milchprodukte lösen eine überhöhte Östrogenausscheidung aus.
- Zucker, gesättigte Fette und stark verfeinerte Speisen können ebenfalls den Zuckerhaushalt und die Hormone aus dem Gleichgewicht bringen.
- Salz.

Heilpflanzen und Ergänzungsmittel

- Flüssige Algen enthalten pflanzliche Wirkstoffe und Pigmente, welche die Leber nähren. Eine starke Leber ist aus ernährungswissenschaftlicher Sicht eine Waffe im Kampf gegen Cellulite.
- Das pflanzliche Ergänzungsmittel Gotu Kola.
- Mariendistel hilft der Leber ebenfalls beim Entgiften.
- Mönchspfeffer als Kapsel oder Tinktur gleicht die Hormonlage aus.

Extratipps

- Nicht rauchen. Rauchen vermindert die Durchblutung der Haut, zerstört Vitamin C und belastet den Körper mit Schadstoffen.

- Keine übermäßigen Sonnenbäder; Umweltverschmutzung und zu viel Stress meiden.
- Fettabsaugung kann das Fettpolster unter der Haut entfernen und damit der Cellulite Tür und Tor öffnen.
- Ausreichender Nachtschlaf. Die meisten Menschen brauchen etwa acht Stunden. Wer nachts weniger als vier Stunden zur Ruhe kommt, neigt eher zu Übergewicht, schlaffer Rückenmuskulatur und wabbeligen Hüften. Müdigkeit verlangsamt den Stoffwechsel und kann die Nahrungsauswahl beeinträchtigen, weil der Appetit auf kalorienreiches, fettes Essen steigt, das rasch einen Energieschub bringt.
- Vor dem Duschen oder Baden die Haut mit einer entsprechenden Bürste trocken bürsten. Das regt den Lymphfluss an, der Abfallstoffe aus dem Körper entfernt, und senkt dadurch das Risiko, dass sich Cellulite bildet.
- Bewegung. Sport zählt zu den besten Methoden, die Orangenhaut zu meiden, denn er fördert die Durchblutung und den Lymphfluss, regt zum Schwitzen an, transportiert Schlacken ab und sorgt dafür, dass das Unterhautfettgewebe schmal bleibt. Gegen Cellulite helfen vor allem aerobe Übungen (beispielsweise Spazierengehen, Walken, Schwimmen, Radfahren), die den Puls anheben und gleichzeitig eine sanfte Straffung bewirken. Zu viel Sport ist allerdings auch nicht gut. Er stresst den Körper und führt zur Bildung von freien Radikalen.
- Kritische Regionen wie Gesäß und Oberschenkel gezielt durch Beincurls und Kniebeugen straffen. Sie brauchen aber keine schweren Gewichte zu stemmen. Besser ist häufige, regelmäßige Bewegung.

Chlamydien

Chlamydieninfektionen zählen zu den häufigsten sexuell übertragbaren Erkrankungen. Die bakterielle Infektion mit Chlamydia trachomatis kann Männer wie Frauen befallen. Zu den Symptomen zählen unregelmäßige Blutungen, Ausfluss aus Vagina oder Harnleiter, Probleme beim Harnlassen, Genitalinfektionen, Juckreiz und auch Schmerzen. Die Krankheit verläuft zum Teil jedoch auch symptomfrei. Unbehandelt kann es bei Frauen zu einer Beckenentzündung mit Schädigung der Eileiter kommen, die zu Unfruchtbarkeit führen kann. Bei Männern entzündet sich unter Umständen die Prostata, und auch sie bekommen Probleme mit den reproduktiven Organen.

Mögliche Ursachen

Die Infektion wird durch ungeschützte Sexualkontakte übertragen. Babys können sich bei der Geburt infizieren und leiden dann unter Augenproblemen.

Gegenmaßnahmen

Suchen Sie einen Arzt auf. Über die Ernährung können Sie parallel dazu Ihr Immunsystem stärken.

⊕ *Empfehlenswert*

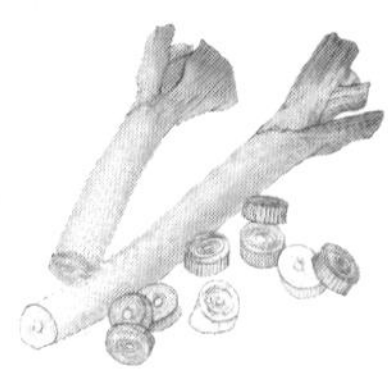

- Drei Portionen frisches Obst und fünf Portionen frisches Gemüse täglich.
- Roher Knoblauch hat eine starke antibakterielle Wirkung.
- Zinkreiche Lebensmittel wie Kürbiskerne, rohe, geschälte Hanfsamen oder Sesamsamen wirken unterstützend.
- Rohe Gemüsesäfte stärken das Immunsystem.

Heilpflanzen und Ergänzungsmittel

- Zur Unterstützung des Immunsystems eignen sich Tinkturen der Kräuter Echinacea, Astragalus, Kanadische Gelbwurzel und Berberitze.
- Täglich Lapacho-Tee trinken. Das stärkt das Immunsystem.
- Tee aus Löwenzahnwurzel hilft Leber und Darm.
- Ergänzend Acidophilus-Bakterien einnehmen. Diese erwünschten Bakterien können schädliche Bakterien verdrängen und die Immunfunktion stärken.

Extratipps

- Bei Verdacht auf Chlamydien sollten sich beide Partner untersuchen und gegebenenfalls behandeln lassen, damit es nicht zu einer erneuten Infektion kommt.
- Täglich beim Duschen zehn Tropfen Extrakt von Kanadischer Gelbwurzel in 30 ml Hamamelis verwenden.

Cholesterinspiegel

Cholesterin ist eine fettlösliche Substanz, die sowohl in der Leber erzeugt als auch über die Nahrung aufgenommen wird, allerdings nur aus tierischen Produkten. Pflanzen enthalten kein Cholesterin. Trotz seines schlechten Rufs ist Cholesterin für die Gesundheit von großer Bedeutung. Es wird für gesunde Zellmembranen benötigt und ist eine Vorstufe für Steroidhormone wie Testosteron, Progesteron und Östrogen.

Cholesterin wird von Lipoproteinen im Blut von der Leber zu den Zellen befördert. Dabei bringen Lipoproteine mit geringer

Dichte (LDL) Cholesterin zu den Zellen, während Lipoproteine hoher Dichte (HDL) es von den Zellen zurück zur Leber transportieren, wo es wiederverwendet oder zerlegt wird. LDL gilt als schlechtes Cholesterin und HDL als gutes, weil das Cholesterin sich im Körper ansammeln und an den Gefäßwänden ablagern kann, wenn zu viel LDL oder zu wenig HDL vorliegt. Das kann zu vielen Krankheiten des Herzgefäßsystems beitragen.

Ein hoher Cholesterinspiegel ruft oft keine Symptome hervor, geht jedoch mit Erkrankungen wie Fettsucht, Arteriosklerose, Bluthochdruck, Herzinfarkt, Schlaganfall und Gallensteinen einher.

Bei einer Überprüfung des Cholesterinspiegels werden neben dem Gesamtcholesterin normalerweise auch die Werte für LDL, HDL und Triglyzeride (Blutfette) ermittelt. Das Gesamtcholesterin sollte nicht über 200 mg/dl betragen. Dabei sollte der LDL-Spiegel 140 mg/dl nicht übersteigen, während das HDL-Cholesterin bei über 40 mg/dl liegen sollte.

Ursachen für einen hohen Cholesterinspiegel

Nur etwa 20 Prozent des Cholesterins im Körper wird direkt über die Nahrung aufgenommen. Den Rest stellt die Leber selbst her. Bei Veganern erzeugt sie demnach 100 Prozent des Cholesterins. Daher ist es zwar sinnvoll, nicht zu viel cholesterinreiche Nahrung zu sich zu nehmen, doch es ist viel wichtiger, Lebensmittel zu meiden, welche die Produktion von Cholesterin in der Leber anregen. Hierzu zählen gesättigte Fettsäuren, insbesondere aus rotem Fleisch und Milchprodukten, aber auch Zucker, Alkohol und raffinierte Kohlenhydrate.

Gegenmaßnahmen

Normalerweise wird versucht, ein Gleichgewicht zwischen LDL- und HDL-Cholesterin herzustellen und die Oxidation von Cholesterin zu reduzieren. Wenn Ihnen Medikamente verordnet wurden, sollten Sie mit dem Arzt sprechen.

+ *Empfehlenswert*

- Ballaststoffe für die Ausleitung von überschüssigem Cholesterin aus dem Körper. Gute Quellen sind Vollkorngetreide, Obst, Gemüse, Augenbohnen und Linsen.
- Bei Cholesterin trifft es zu, dass ein Apfel pro Tag den Arzt erspart. Äpfel enthalten Pektin. Diese Faser trägt zur Cholesterinsenkung bei.
- Olivenöl, Knoblauch, Zwiebeln, Äpfel, Fisch, Artischocken, Rote Bete, Möhren, Haferflocken und Linsen haben nachgewiesenermaßen cholesterinsenkende Eigenschaften.
- Walnüsse beziehungsweise Mandeln. Beide enthalten cholesterinsenkende Wirkstoffe. Die Mandeln über Nacht einweichen, damit sie leichter verdaulich werden.
- Frisches Obst und Gemüse. Die antioxidativen Substanzen darin werden für Reparaturarbeiten an den Gefäßwänden benötigt. Wer die ganze Farbpalette einbezieht, erhält einen breiten Schutz.

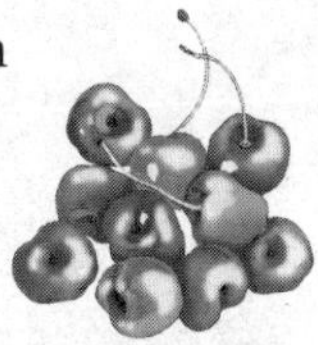

- Langkettige Kohlenhydrate aus Vollkornreis, Hirse, Buchweizen, Haferflocken, Quinoa und Gerste.
- Pekannüsse helfen bei der Reduzierung des unerwünschten LDL-Cholesterins und wirken Oxidationsprozessen entgegen.
- Einfach ungesättigte Fettsäuren aus Olivenöl, Oliven und Avocados können den Cholesterinspiegel senken.
- Vollsoja enthält pflanzliche Sterole, welche die Aufnahme von Cholesterin aus der Nahrung hemmen.

⊖ *Lieber nicht*

- Margarine, erhitzte Fette, Fast Food, Süßigkeiten, Fertiggerichte, Palmöl und Frittiertes. All das erhöht das Gesamtcholesterin und hat einen negativen Einfluss auf die Gesundheit von Herz und Gefäßen.
- Zucker, Weißmehl, Weißbrot, polierter Reis und helle Nudeln.
- Fettes Fleisch, Fleisch- und Wurstwaren, Milchprodukte.
- Alkohol, Kaffee und kohlensäurehaltige Getränke.

Heilpflanzen und Ergänzungsmittel

- Bockshornkleesamen als Tee aufgießen. Das senkt den Cholesterinspiegel und unterstützt den Fettstoffwechsel.
- Lecithingranulat über das Essen streuen. Lecithin ist nützlich für den Fettstoffwechsel und liefert essenzielle Fettsäuren.
- Mit Kurkuma, Ingwer und Cayennepfeffer würzen. Kurkuma ist gut für die Leber, Ingwer und Cayennepfeffer fördern die Durchblutung.
- B-Vitamine sind an der Regulierung des Cholesterinspiegels und am Fettstoffwechsel beteiligt. Achten Sie darauf, dass Cholin und Inositol enthalten sind.
- Vitamin C mit Bioflavonoiden. Vitamin C trägt zur Cholesterinsenkung bei und repariert geschädigte Arterienwände.
- Fischöl. Die Fettsäuren darin sind wichtig für Herz und Kreislauf. Wer Medikamente zur Blutverdünnung erhält, sollte kein Fischöl nehmen.
- Täglich Vitamin E. Es ist an der Reparatur geschädigter Gefäßwände beteiligt und verhindert die Oxidation von Cholesterin. Wer blutverdünnende Medikamente erhält, sollte kein Vitamin E nehmen.

- Probiotika wie Acidophilus sind am Cholesterinstoffwechsel im Darm maßgeblich beteiligt und können zur Senkung des Cholesterinspiegels beitragen.

Extratipps

- Täglich in Maßen bewegen. Bewegung verbessert die Herzfunktion, senkt Blutdruck und Cholesterinspiegel und baut Gewicht ab. Beginnen Sie mit einem schnellen, 20-minütigen Spaziergang. Langsam steigern.
- Entspannen lässt sich lernen. Stress spielt bei einem hohen Cholesterinspiegel und bei Herzerkrankungen allgemein eine große Rolle. Überprüfen Sie, welche Stressverursacher Sie in Ihrem Leben meiden können, oder ob Sie anders reagieren könnten. Sorgen Sie sich nicht um Vergangenheit und Zukunft, sondern leben Sie in der Gegenwart – nur die können Sie beeinflussen. Nehmen Sie sich jeden Tag Zeit zum Entspannen. Erprobte und bewährte Methoden sind Meditation, Atemübungen, Yoga und Tai-Chi. Aber auch ein warmes Lavendelbad am Abend ist eine gute Möglichkeit abzuschalten.

»Das ganze letzte Jahr habe ich meinen Haferbrei mit Bioflocken und gefiltertem Wasser zubereitet und mit frischen Erdbeeren und Banane oder ungesüßten Früchten oder Beeren aus der Tiefkühltruhe aufgepeppt. Mein Cholesterinspiegel ist dabei um knapp zehn Prozent gesunken. Außerdem esse ich jeden Tag einen großen, gemischten grünen Salat mit Mungbohnen, Linsen und Alfalfa. Je mehr Frisches ich zu mir nehme, desto mehr Appetit bekomme ich darauf!«

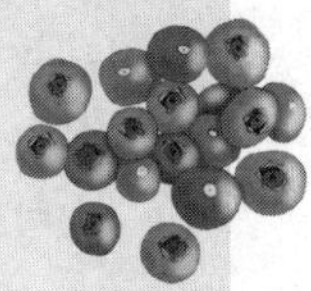

Chronisches Müdigkeitssyndrom

Das chronische Müdigkeitssyndrom wird manchmal auch als myalgische Enzephalomyelitis bezeichnet. Es äußert sich durch unerklärliche chronische Müdigkeit. Ausschlaggebend für die Diagnose ist anhaltende, länger als sechs Monate dauernde Müdigkeit, die den Menschen schwächt und nicht durch Schlaf zu beheben ist. Die Testergebnisse zu Hormonstatus, Nährstoffversorgung und psychologischen Problemen sind in der Regel normal. Manchmal geht der Erkrankung ein Drüsenfieber oder eine Grippe vorweg, doch häufig bleibt die Ursache unbekannt. Manche Menschen leiden jahrelang und erleben dann eine Besserung, andere leiden eher schubweise nach einer Erkrankung oder viel Stress.

Mögliche Symptome

- Müdigkeit.
- Allgemeine Schmerzen.
- Appetitverlust.
- Ängste.
- Depressionen.
- Kopfschmerzen.
- Fieber.
- Verdauungsprobleme.
- Konzentrationsstörungen.
- Geschwollene Drüsen.
- Benommenheit.
- Licht- und Lärmempfindlichkeit.
- Schlafstörungen.

Mögliche Ursachen

Das chronische Müdigkeitssyndrom kann durch eine individuelle Kombination ganz unterschiedlicher Faktoren ausgelöst werden. Zu den Auslösern zählen:

- Angeschlagenes Immunsystem.
- Schlecht eingestellter Blutzucker.
- Infektionen durch Viren oder Bakterien, zum Beispiel Pfeiffer'sches Drüsenfieber.
- Antibiotika oder andere Medikamente.
- Nahrungsmittelunverträglichkeit.
- Gestörte Verdauung: Ein Befall mit Parasiten, Bakterien oder Hefe, zu wenig Verdauungsenzyme und Magensäure sowie ein zu durchlässiger Darm können zum Vollbild beitragen.
- Chronischer Stress und Erschöpfung der Nebennieren.
- Allgemeine Fehlfunktion des Hormonsystems.
- Nährstoffarme, toxinreiche Ernährung.
- Unverträglichkeit gegenüber chemischen Substanzen und Umwelteinflüssen.
- Umweltgifte und Schwermetallvergiftung, zum Beispiel durch quecksilberhaltige Amalgamfüllungen. Bei der Diagnose müssen Blutarmut (siehe Seite 280), Fibromyalgie (siehe Seite 382), Lyme-Borreliose, Hepatitis, Krebs (siehe Seite 462) und Depressionen (siehe Seite 337) ausgeschlossen werden.

Gegenmaßnahmen

Die Diagnose und Behandlung sollte durch einen Arzt oder Heilpraktiker erfolgen, um alle Ursachen abzuklären. Auf eigene Faust ist diese Erkrankung häufig nur schwer in den Griff zu bekommen. Die Konsultationen sollten wöchentlich erfolgen.

⊕ *Empfehlenswert*

- Biolebensmittel enthalten mehr Nährstoffe und weniger Gift, welches das Immunsystem belastet.
- Wenigstens zwei Liter Wasser oder Kräutertee pro Tag.
- Gemüsesäfte liefern leicht verfügbare Nährstoffe, ohne das Verdauungssystem zu belasten. Geeignete Sorten sind Möhren, Rote Bete, Radieschen, Sellerie, Kohl, Mangold, Fenchel, Petersilie, Ingwer und Alfalfasprossen. Äpfel geben dem Saft mehr Süße.
- Obst und Gemüse versorgen das Immunsystem mit ausreichend antioxidativen Substanzen. Am besten essen Sie zwei bis drei Stücke Obst und sechs Portionen Gemüse pro Tag.
- Dreimal in der Woche fetter Fisch mit entzündungshemmenden essenziellen Fetten.

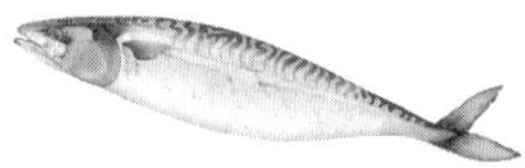

- Samen und Kerne von Hanf, Kürbis, Sonnenblumen und Lein. Zwei bis drei Esslöffel am Tag.
- Meeresgemüse enthält viele Mineralien, die jetzt besonders benötigt werden. Sushi mit Naturreis steckt voller Mineralstoffe und Vitamin B.
- Lebensmittel, die nicht die Verschleimung fördern. Hierzu zählen. Adzukibohnen, Sellerie, weiße Rüben, Kohlrabi, Amaranth, Salat, Kürbis und Zucchini.

⊖ *Lieber nicht*

- Zucker, verfeinerte Kohlenhydrate, Alkohol, Koffein und Fertigkost können den Blutzuckerspiegel aus dem Gleichgewicht bringen.
- Nahrungsmittel, gegen die eine Unverträglichkeit besteht, belasten das Immunsystem und machen müde. Führen Sie ei-

nen Pulstest durch (siehe Seite 226), um mögliche Auslöser zu bestimmen. Besonders verdächtig sind glutenhaltiges Getreide (Weizen, Roggen, Hafer, Gerste, Dinkel und Kamut), Milchprodukte, Soja, Gemüse aus der Familie der Nachtschattengewächse (Kartoffeln, Tomaten, Paprika, Auberginen, Chili und Tabak), Eier, Schokolade und Erdnüsse.

Heilpflanzen und Ergänzungsmittel

- Sibirischer Ginseng und Astragalus gehören zu den Kräutern, welche die Energie, das Immunsystem und die Stimmung verbessern. Lassen Sie sich vor der Einnahme beraten.
- Grüne Superstars wie Chlorella, Weizengras, Gerstengras, Algen und Spirulina können Ernährung und innere Reinigung unterstützen.
- Ergänzend Nachtkerzenöl und Fischöl einnehmen. Beides schenkt Energie und verbessert das Allgemeinbefinden.
- Magnesiummalat einnehmen. Magnesium sorgt sowohl für Energie als auch für Entspannung.
- Coenzym Q10 trägt zur Sauerstoffversorgung des Gewebes bei und hebt die Energie.

Extratipps

- Das Verdauungssystem unterstützen. Zu den Mahlzeiten eingenommene Verdauungsenzyme können die Aufnahme der Nährstoffe fördern, die Energie liefern. Gründlich kauen und beim Essen entspannen.
- Probiotika unterstützen die Darmflora. Gesunde Darmbakterien spielen für Immunsystem und Verdauung eine entscheidende Rolle.
- Die Leber unterstützen. Eine überlastete Leber verursacht das

Gefühl, vergiftet und müde zu sein. Mariendistel ist sehr gut für die Regeneration der Leber und sollte täglich eingenommen werden. Außerdem Kaffee aus Löwenzahnwurzel trinken.

- Lapacho-Tee und Kamille bekämpft übermäßige Hefepilzbesiedelung und legen den Darm trockener.
- Der Darm sollte zwei- bis dreimal täglich entleert werden. Ein gestauter Darm trägt zu Vergiftung und Müdigkeit bei. Feigen und Dörrpflaumen in Wasser einweichen und vor dem Frühstück essen – das fördert die Darmtätigkeit.
- Reichlich Ruhe. Sie sollten sich nicht überanstrengen. An manchen Tagen haben Sie vielleicht mehr Energie, sollten es aber nicht übertreiben, damit Sie es danach nicht tagelang büßen. Zügeln Sie sich. Einen gesunden Schlaf können Sie durch Kräuter fördern: Kamille, Lindenblüten, Hopfen, Passionsblume und Scutellaria lateriflora sind gut für einen erholsamen Schlaf.
- In Haus und Bad nur natürliche Mittel verwenden. Bei chronischer Müdigkeit besteht häufig eine erhöhte Empfindlichkeit gegenüber üblichen Haushaltschemikalien. Natürliche Reiniger, Shampoos und Seifen gibt es in der Drogerie, im Reformhaus oder im Bioladen.
- Nützliche Therapieansätze sind Kraniosakraltherapie, Osteopathie, manuelle Lymphdrainage und Aromatherapiemassagen.

Colitis ulcerosa

Bitte lesen Sie auch die Einträge Morbus Crohn (siehe Seite 503), Magengeschwür (siehe Seite 486) und Reizdarmsyndrom (siehe Seite 551).

Colitis ulcerosa ist eine chronische Entzündung von Dickdarm und Enddarm, die wahrscheinlich auf einer Autoimmunstörung beruht. Zu den Symptomen zählen heftige Schmerzen, Fieber, Blutarmut, Darmkrämpfe, Blähungen, Aufstoßen, Magenerweiterung und massiver, blutiger Durchfall im Wechsel mit Verstopfung. Manchmal entstehen Risse und Hämorrhoiden oder gar Abszesse am Rektum. Häufig kommt es zu raschem Gewichtsverlust, weil Nährstoffe nicht mehr richtig aufgenommen werden können. Säuren und Abbauprodukte setzen der Darmschleimhaut so zu, dass es zu starken Entzündungen und Geschwüren kommt.

Es muss eine genaue Diagnose gestellt werden, denn manchmal ähneln die Symptome denen einer Blinddarmentzündung. Blut im Stuhl muss unbedingt ärztlich abgeklärt werden, weil es auch ein Hinweis auf Darmkrebs sein kann.

Mögliche Ursachen

- Nahrungsmittelallergien.
- Nahrungsmittelunverträglichkeiten.
- Unverträglichkeitsreaktion auf Milchprodukte.
- Parasiten- oder Protozoenbefall.
- Bakterien.
- Zu viel Arachidonsäure.
- Leberstauung.
- Seelische Probleme, Stress.

- Schlechte Immunlage, Autoimmunkrankheit.
- Hoher Zuckerkonsum.

Gegenmaßnahmen

Die Ernährung spielt eine große Rolle bei der Entstehung der Erkrankung, kann sie aber auch deutlich lindern.

⊕ *Empfehlenswert*

- Hafer, geschältes Obst und gekochtes Blattgemüse, wenn es einem gut bekommt.
- Püriertes Obst und Gemüse. Vorher aber unbedingt Samen und Schalen entfernen.
- Gemüsesaft und Brühe. Kohlsaft ist ein bekanntes Mittel gegen Geschwüre.
- Huhn, Fisch und Pute scheinen gut verträglich zu sein.
- Frische Feigen (alle zwei Tage). Wenn frische Feigen nicht erhältlich sind, getrocknete Feigen nehmen und über Nacht in Wasser einweichen.

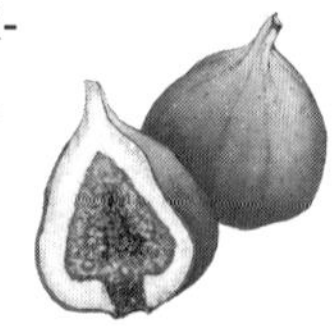

⊖ *Lieber nicht*

- Milchprodukte, Hefe und Weizen scheinen Darmentzündungen Vorschub zu leisten. Fürs Erste auf Käse, Milch und auch Jogurt ganz verzichten.
- Fast Food wie Hamburger, fettige Pommes frites, frittierte Hähnchen- oder Fischstücke und Kebab.
- Rohkost. Ungekochte Nahrung reizt den angegriffenen Darm.
- Weißmehl, helle Nudeln und Zucker.
- Koffein kommt als Auslöser in Betracht. Dasselbe gilt für Cola, kohlensäurehaltige Getränke und Alkohol.

Heilpflanzen und Ergänzungsmittel

Bei den von mir empfohlenen Ergänzungsmitteln kann man die Kapseln öffnen und den Inhalt in Saft oder in einen Smoothie geben. Bitte nicht alle Mittel auf einmal nehmen!

- Probiotische Bakterien in Pulverform zur Verbesserung der Darmflora.
- Slippery Elm (Ulmenrinde) als Pulver oder Tee.
- Leinsamentee. Dazu einen Esslöffel Leinsamen in eine große Tasse heißes Wasser geben und über Nacht abkühlen lassen. Morgens durchseihen und trinken.
- Kieselsäure-Gel lässt die Entzündung im Darm zurückgehen.
- Boswellia (indischer Weihrauch) scheint bei Colitis ulcerosa zu wirken.
- Empfehlenswert sind meiner Erfahrung nach diverse Kräuter. Die richtige Dosierung und Zusammenstellung sollte jedoch vom erfahrenen Therapeuten am individuellen Fall festgelegt werden. Phytolacca hilft bei dieser Erkrankung gegen Geschwüre. Eibischwurzel beruhigt den Darm, Kanadische Gelbwurzel stillt bei akuten Schüben die Blutungen, Beinwell beruhigt die Muskulatur, und Echinacea bekämpft Infektionen und unterstützt die Darmflora.
- Ergänzungsmittel gleichen die schlechte Nährstoffresorption aus, die bei dieser Erkrankung ein Problem darstellt. Täglich ein Multivitaminpräparat einnehmen, aber auch flüssiges Eisen, um die Blutverluste zu beheben.
- Zinkzitrat, weil der Zinkspiegel meist sehr niedrig ist.
- Sehr oft besteht auch ein Magnesiummangel – Magnesiumzitrat einnehmen. Da auch viele andere Mineralstoffe fehlen, ist ein umfassendes Multimineralpräparat sinnvoll.

- Vitamin-B-Komplex. Achten Sie auch auf eine ausreichende Folsäurezufuhr, besonders wenn Sie Medikamente einnehmen.
- Fischöle lindern wegen ihres Omega-3-Anteils die Symptome.
- Vor den Mahlzeiten L-Glutamin-Pulver nehmen.
- Das Bioflavonoid Quercetin kann die Muskelkontraktionen erleichtern und Entzündungen reduzieren. Vor den Mahlzeiten einnehmen.
- Flüssiges Chlorophyll (vor dem Essen) trägt zur Heilung der Schleimhaut bei.
- Sialinsäure-Konzentrat oder N-Neuroaminsäure können die Heilung der Darmschleimhaut unterstützen.

Extratipps

- Unbedingt eine Ernährungsberatung wahrnehmen. Diese Krankheit können Sie nicht allein bewältigen.
- Auf Parasiten testen lassen. Parasiten wie Blastocystis hominis, Entamoeba histolytica und Giardia lamblia können viele Magendarmprobleme hervorrufen.
- Alle Inhaltstoffe von Lebensmitteln genau lesen und nichts essen, was Karragen (auch: Carragen oder Carrageenan) enthält. Diese Substanz wird zum Beispiel in Milchprodukten, Eis, Hüttenkäse oder Schokoladengetränken eingesetzt. Bei Colitis ulcerosa sind oft viele Bakterien der Sorte *Bacteriodes vulgatas* vorhanden, die im Zusammenspiel mit Karragen den Darm schädigen. Verzichten Sie komplett darauf.
- Ich rate meinen Klienten bei derartigen Problemen stets, sieben Tage lang alles aufzuschreiben, was sie essen und trinken. So bekommt man eine Übersicht über mögliche Auslöser.

- Kein Aspirin oder normale Abführmittel einnehmen.
- Falls Sie mit der Pille verhüten, empfehle ich dringend, eine andere Verhütungsmethode in Betracht zu ziehen. Die Pille belastet die Leber, was bei dieser Erkrankung sehr ungünstig ist.
- Das Essen wirklich gründlich kauen. Die meisten Menschen mit Colitis ulcerosa schlingen ihre Nahrung einfach hinunter. Sie müssen kauen, bis ein flüssiger Brei entsteht.
- Akupunktur kann helfen, die Schübe zu reduzieren. Am besten ist japanische Akupunktur.

Darmkrebs

Siehe auch Seite 462, Krebs. Unter Darmkrebs (kolorektales Karzinom) versteht man eine Krebserkrankung von Dickdarm und Rektum. In Deutschland ist es die zweithäufigste Krebserkrankung und für Frauen wie für Männer auch die zweithäufigste Krebstodesursache. Jährlich erkranken über 70 000 Menschen in Deutschland an Dickdarmkrebs, Männer geringfügig häufiger als Frauen. Zwar hat etwa jeder 20. Bundesbürger im Laufe seines Lebens mit dieser Erkrankung zu kämpfen, doch bei rechtzeitiger Diagnose ist sie gut zu behandeln.

Ursachen und Risikofaktoren

- Alter: Der durchschnittliche Erkrankungszeitpunkt liegt für Männer bei 69 Jahren, für Frauen bei 75 Jahren. Allerdings erkranken auch zunehmend Jüngere.
- Mehrere Darmkrebsfälle in der Familie.

- Entzündliche chronische Darmerkrankung wie Morbus Crohn oder Colitis ulcerosa.
- Es wurden bereits Darmpolypen entfernt.
- Fleischreiche Ernährung.
- Ballaststoffarme Ernährung mit vielen gesättigten Fetten.
- Regelmäßiger Alkoholkonsum, besonders von Bier.
- Nikotin.
- Inaktive Lebensweise.
- Übergewicht oder Fettsucht.
- Chronische Verstopfung.

Mögliche Symptome

Es können verschiedene Symptome auftreten, doch zu den häufigsten zählen:

- Veränderung der Darmtätigkeit, also über mehrere Wochen lockere Stühle oder Verstopfung.
- Blutungen im Rektalbereich ohne ersichtlichen Grund.
- Blut im Stuhl.
- Heftige Bauchschmerzen.
- Schwellung oder Knoten im Bauchbereich.
- Extreme Müdigkeit ohne erkennbaren Grund.
- Unerklärlicher Gewichtsverlust.

Gegenmaßnahmen

Eine Ernährungsumstellung und Veränderungen der Lebensweise können dazu beitragen, das Krankheitsrisiko zu senken oder die Genesungsaussichten zu verbessern. Nehmen Sie sich eine Auszeit! Wenn Sie wegen Darmkrebs in Behandlung sind, sprechen Sie bitte unbedingt mit Ihrem Arzt, ehe Sie die von mir empfohlenen Ergänzungsmittel einnehmen.

⊕ *Empfehlenswert*

- Eine faserreiche Ernährung unterstützt die regelmäßige Darmtätigkeit und schützt vor Darmkrebs. Essen Sie Vollkorngetreide wie Vollkornreis, Hirse, Quinoa oder Amaranth. Verfeinerte Kohlenhydrate ohne Ballaststoffe sind zu meiden. Gute Ballaststofflieferanten sind auch Bohnen und andere Hülsenfrüchte, Gemüse, Obst und Sprossen aus Bohnen und Kernen.

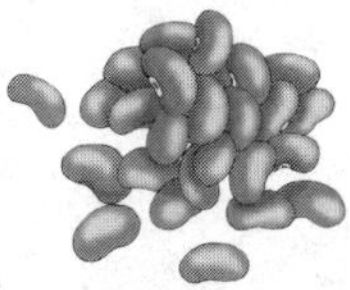

- Frisches Obst und Gemüse: Möglichst sieben bis neun Portionen am Tag. Diese Nahrungsgruppen enthalten nicht nur viele Fasern, sondern auch Unmengen pflanzlicher Nährstoffe, die Oxidationsprozessen und Krebs entgegenwirken.
- Gemüse aus der Familie der Kreuzblütler wie Brokkoli, Blumenkohl, Rosenkohl, Weißkohl und Grünkohl. Kreuzblütler enthalten zahlreiche Substanzen, die vor Krebs schützen, darunter Indol-3-Carbinol, D-Glucarsäure und Sulforaphan. Forschungsergebnisse legen nahe, dass der regelmäßige Verzehr von Kohl das Darmkrebsrisiko senken kann.
- Lebensmittel auf Tomatenbasis. Tomaten enthalten den pflanzlichen Nährstoff Lykopin, dessen Aufnahme mit einem verminderten Darmkrebsrisiko einhergeht. Da Lykopin anscheinend besser aus gekochten als aus rohen Tomaten aufgenommen wird, sind Tomatensaucen oder Tomaten aus der Dose empfehlenswert. Achten Sie beim Einkauf auf den Zuckergehalt – Bioprodukte enthalten oft weniger Zucker als konventionell erzeugte Ware.

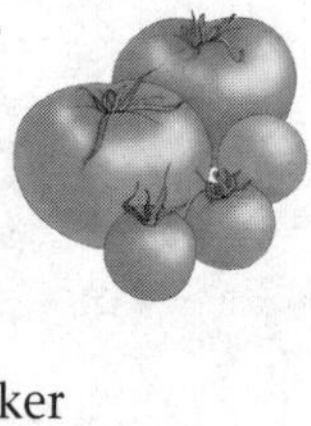

- Selenreiche Nahrungsmittel wie Paranüsse, Brokkoli, fetter Fisch, Spargel, Vollkornreis, Dulse, Knoblauch, Kelp und Weizenkeime.
- Kichererbsen wegen ihrer antikarzinogenen Wirkung.
- Knoblauch kann das Darmkrebsrisiko senken, was möglicherweise daran liegt, dass er die Entwicklung krebserzeugender Stoffe im Körper hemmt. Deshalb sollte möglichst oft Knoblauch als Zutat verwendet werden – am besten roh.
- Frisch gepresste Obst- und Gemüsesäfte stecken voller krebsbekämpfender Antioxidanzien, helfen beim Entgiften und liefern viel Energie.
- Wasser zur Erleichterung der Darmtätigkeit. Trinken Sie mindestens acht Gläser Mineralwasser oder gefiltertes Wasser über den Tag.
- Nessel- und Löwenzahntee regulieren den Stuhlgang und halten ihn angenehm weich.

Lieber nicht

- Fleisch, insbesondere rotes Fleisch, Wurstwaren und gut durchgebratenes oder verkohltes Fleisch, das mehr krebserregende Bestandteile enthält als sanft gegartes Fleisch. Darmkrebspatienten sollten am besten ganz auf Fleisch verzichten und pflanzliche Proteinquellen bevorzugen. Empfehlenswert sind Tofu, Bohnen, Vollkornprodukte, Quinoa, Nüsse, Samen, Eier (bis zu fünf pro Woche) und Naturjogurt mit lebenden Kulturen.
- Lebensmittel mit vielen gesättigten Fetten, zum Beispiel Vollmilchprodukte (Butter, Sahne, Vollfettkäse).
- Lebensmittel mit schädlichen Transfettsäuren, also gehärteten Fetten in Margarine, Keksen oder Frittiertem.

- Verfeinerte Kohlenhydrate wie in Weißbrot oder poliertem Reis, bei denen der Ballaststoffanteil entfernt wurde.
- Üblicher Industriezucker und alle Lebensmittel, die damit zubereitet sind, da manche Studien einen Zusammenhang zwischen Zuckerverzehr und Darmkrebsrisiko nahelegen. Besser sind ungeschwefelte Trockenfrüchte oder frisches Obst.
- Stark verarbeitete Nahrungsmittel, die zur Giftstoffbelastung des Körpers beitragen und wenig Nährwert liefern.
- Alkohol. Etliche Studien belegen eine Verbindung zwischen Alkoholkonsum und einem erhöhten Risiko für Rektalkarzinome. Besonders Bier scheint die Entstehung von Krebsvorstufen im Dickdarm zu begünstigen, vermutlich infolge seines Gehalts an krebserregenden Nitrosaminen.
- Koffeinhaltige Getränke einschließlich Kaffee und Schwarztee. Trinken Sie lieber Ersatzkaffee aus Getreide, grünen Tee mit dem antioxidativen Bestandteil Epigallocatechingallat (EGCG) und Kräutertees wie Brennnessel, Fenchel, Kamille, Pfefferminze, Ingwer und Roibusch.

Heilpflanzen und Ergänzungsmittel

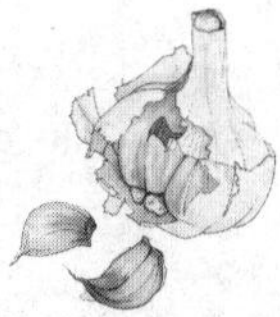

- Knoblauch. Studien zufolge erkranken Menschen, die mehr Knoblauch essen, seltener an Darmkrebs. Daher ist die ergänzende Einnahme von Knoblauch eine Überlegung wert.
- Reishipilze (zum Beispiel in Kapselform) haben eine krebshemmende Wirkung und stärken das Immunsystem.
- Vitamin C schützt Frauen, nicht aber Männer vor Darmkrebs. Wegen seiner insgesamt positiven antioxidativen Eigenschaften ist die Einnahme jedoch beiden Geschlechtern zu empfehlen.

- Vitamin E. Einige Studien legen nahe, dass die Einnahme von ergänzendem Vitamin E das Risiko für Darmpolypen und Darmkrebs senkt. Das liegt vermutlich an der antioxidativen Wirkung von Vitamin E.
- Selen. Bei Patienten mit Darmkrebs oder anderen Krebserkrankungen ist der Selenspiegel niedrig, so dass die ergänzende Einnahme ratsam ist. Zudem scheint Selen bei Darmkrebspatienten die Immunreaktion zu stärken.
- Salvestrole sind natürliche, pflanzliche Wirkstoffe, die indirekt Krebszellen attackieren und vermutlich an ihrer Zerstörung beteiligt sind.
- IP-6 ist ein Wirkstoff aus Hafer und Weizenkleie, der auch als Ergänzungsmittel erhältlich ist. Seine krebshemmenden Eigenschaften, besonders in Bezug auf Darmkrebs, sind belegt.
- Auch ergänzende Vitamin-D-Gaben können vor Darmkrebs schützen.

Extratipps

- Seelische Unterstützung, ob durch Freunde oder durch professionelle Beratung, ist wichtig, um Belastendes zu klären. Holen Sie sich Hilfe.
- Regelmäßige Bewegung senkt das Krebsrisiko gegenüber einer sitzenden Lebensweise. Am besten sollten Sie täglich ins Freie gehen.
- Entspannungsübungen oder Meditation helfen.
- Nicht rauchen, denn Rauchen erhöht das Risiko einer Darmkrebserkrankung.

Depression

Eine Depression kann sich auf unterschiedliche Weise äußern: Motivationsmangel, mangelnde Lebensfreude im Alltag, Niedergeschlagenheit, Mutlosigkeit, tiefe Traurigkeit, Antriebsschwäche, allgemeines Desinteresse, Stimmungsschwankungen, Weinen, geringes Selbstwertgefühl, Appetitlosigkeit und Schuldgefühle für alles Mögliche. Es gibt auch eine jahreszeitlich bedingte Depression, bei der Menschen auf zu wenig Sonnenlicht reagieren (Seasonal Affective Disorder oder kurz SAD).

Mögliche Ursachen

- Leberträgheit.
- Überempfindlichkeit auf Lebensmittel.
- Vitaminmangel, besonders bei B-Vitaminen.
- Genetische Faktoren.
- Persönlicher Verlust oder Todesfall.
- Erschöpfung der Nebennieren.
- Schilddrüsenprobleme.
- Emotionaler Stress.
- Medikamente.
- Zu hoher Zuckerkonsum.
- Schlechte Ernährung.
- Niedriger Tryptophan- und Serotoninspiegel.
- Niedriger Blutzuckerspiegel.
- Wenig Magensäure.

Gegenmaßnahmen

Bei Verdacht auf eine Depression ist ein Arztbesuch erforderlich. Die Ernährung ist nur ein Teilaspekt der Behandlung, aber ein wichtiger.

⊕ *Empfehlenswert*

- Wasser: Zwei Liter am Tag. Wenn der Körper zu wenig Wasser hat, kann die Leber nicht richtig entgiften und wird überlastet. Auch reine Säfte, besonders Gemüsesaft, liefern wertvolle Flüssigkeit.
- Vollwertige Lebensmittel mit vielen langkettigen Kohlenhydraten. Sie enthalten Serotonin, das über chemische Reaktionen im Gehirn die Stimmung beeinflusst. Essen Sie also Bananen, Tomaten, Walnüsse und Datteln, Vollkornreis, Reispudding, Quinoa, Buchweizen, Yams, Kartoffeln und Linsen.

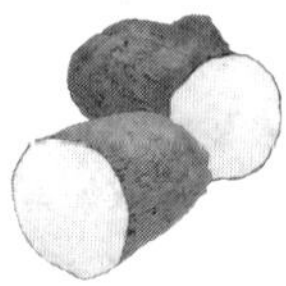

- Fisch, Nüsse, Kerne und Avocados enthalten essenzielle Fettsäuren. Ein Mangel an essenziellen Fettsäuren kann Depressionen hervorrufen.
- Auch eine Schilddrüsenunterfunktion kann Niedergeschlagenheit auslösen. Lassen Sie die Schilddrüse vom Arzt überprüfen. Seetang kann die Schilddrüse wieder aktivieren.
- Bestimmte frische Früchte stimulieren die Energieversorgung der Leber. Hierzu zählen blaue Trauben, Brombeeren, Heidelbeeren, Erdbeeren und Himbeeren.
- Mangos enthalten natürliche Stimmungsaufheller.
- Chlorophyllreiche Nahrungsmittel wie Spirulina, wilde blaugrüne Algen, Weizengras oder Gerstengras ergänzen die Ernährung um essenzielle Fettsäuren, insbesondere Omega-3-Fettsäuren.

- Schwefelhaltiges Gemüse enthält viele Enzyme, welche der Leber guttun: Blumenkohl, Brokkoli, Kohlrabi, Nüsse und Samen (besonders Leinsamen, Sonnenblumen- und Kürbiskerne), Rosenkohl, Steckrüben und Weißkohl.

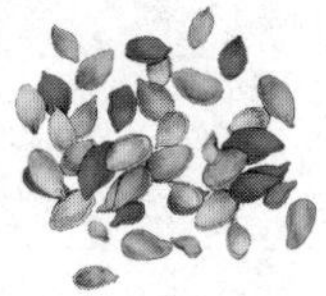

- Grünes Gemüse und grünes Blattgemüse sind wertvolle Magnesiumquellen. Magnesium spielt eine große Rolle, um Stimmungstiefs und Depressionen vorzubeugen. Es steckt besonders in Getreide wie Amaranth, Hirse und Quinoa, aber auch in Hülsenfrüchten wie Kidneybohnen, Erbsen, Sojabohnen und Tofu.
- Weizenkeime (in Smoothies), Tofu, Bohnen, mageres Fleisch (Pute oder Huhn) und Bananen enthalten Tyrosin und Phenylalanin. Beide Substanzen heben die Stimmung.
- Paranüsse sind Gute-Laune-Nüsse, weil sie viel stimmungsaufhellendes Selen liefern.
- Tryptophanreiche Lebensmittel wie Huhn, Pute, Vollkornreis, Bananen, Eier, Fisch, Nüsse, Weizenkeime und Avocados regen auf natürliche Weise die Serotoninausschüttung an.

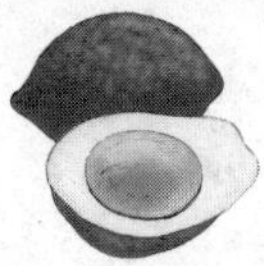

Lieber nicht

- Zuckerzusätze, Alkohol, Koffein.
- Diätgetränke und Cola enthalten chemische Süßungsmittel und Zusatzstoffe, die Depressionen auslösen können.

Heilpflanzen und Ergänzungsmittel

- Magnesiumreiche Kräuter wie Basilikum, Ingwer, Kardamom, Kreuzkümmel, Lorbeerblätter, Rosmarin und schwarzer Pfeffer.

»Ich leide an Depressionen. Nach der Geburt meines ersten Kindes, Daniel, brauchte ich Antidepressiva. Inzwischen ist Daniel dreieinhalb, und ich bin in der 31. Woche schwanger. Während dieser zweiten Schwangerschaft war ich extrem niedergeschlagen. Manchmal kam ich nicht einmal mehr aus dem Bett, sondern heulte stundenlang. Dann beschloss ich, es mit serotoninhaltigen Lebensmitteln zu versuchen. Inzwischen esse ich jedes Sandwich mit Salat und vier Stangen Sellerie am Tag (so lecker), trinke gekochtes Wasser mit einem Schnitz frischer Zitrone und achte auf Gemüse zur Hauptmahlzeit und Obst am Abend. Ich bin dabei kein bisschen streng zu mir, denn all das Ungesunde schmeckt mir einfach zu gut. Aber der Unterschied ist doch frappierend. Die Tiefs sind lange nicht mehr so tief, und ich habe viel mehr Energie. Derzeit wiege ich zwölf Kilo weniger als im gleichen Stadium der letzten Schwangerschaft, und es geht mir wunderbar.«

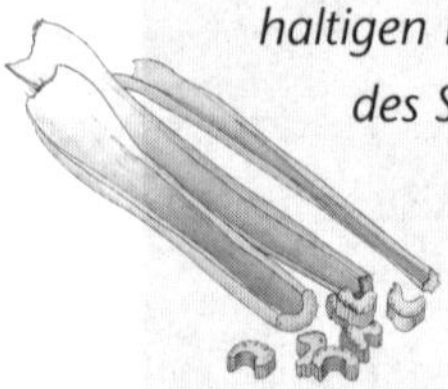

- Brennnessel- und Löwenzahntee sind mineralstoffreich und stärken damit die Leber.
- Mariendistel enthält Flavonoide, also antioxidative pflanzliche Farbstoffe. Sie bewahrt vor Leberschäden, verbessert den Abfluss der Galle und den Fetttransport und stärkt die Entgiftungsprozesse.
- Johanniskraut ist ein bewährtes Mittel gegen Depressionen.
- Bei Niedergeschlagenheit und Depressionen während der Menopause kann Flüssigextrakt der Traubensilberkerze helfen.
- Ginkgo biloba als Extrakt. Noch besser ist die Wirkung, wenn Ginkgo mit Gota Kola kombiniert wird.

- Kava-Kava-Extrakt verbessert ebenfalls die Stimmung.
- Ein Vitamin-B-Präparat ist unerlässlich, denn Vitamin-B-Mangel kann Depressionen auslösen. Depressionen vor der Periode sind für gewöhnlich hormonell bedingt und ein Zeichen für erhöhten Vitamin-B_6-Bedarf. Nehmen Sie in den zehn Tagen vor der Menstruation B-Vitamine ein.
- Zusätzlich zum Vitamin-B-Komplex auch Vitamin B_1 (Thiamin) einnehmen. Es ist bei Depressionen sehr hilfreich.
- Das Ergänzungsmittel 5-Hydroxytryptophan (5HTP) hat bei Depressionen eine gute Wirkung erzielt, weil es den Spiegel des Wohlfühltransmitters Serotonin hebt.
- Das Ergänzungsmittel S-Adenosylmethionin (SAME) hat Einfluss auf die Neurotransmitter im Gehirn.

Extratipps

- Essen Sie wenig, aber häufig: Sie brauchen sechs Mahlzeiten am Tag. Jede Mahlzeit sollte komplexe Kohlenhydrate enthalten und damit die Produktion oder Freisetzung von Serotonin anregen.
- Ernährung überprüfen: Sieben bis zehn Tage alle Speisen und Getränke in ein Ernährungstagebuch notieren. So schält sich heraus, ob es eine Verbindung zwischen der Ernährung und der Stimmung gibt. Was wir essen, hat Einfluss darauf, wie es uns geht.
- Nach einer Ernährungsumstellung fällt es leichter, sich mehr zu bewegen. Versprechen Sie sich selbst einen Sport, der Ihnen wirklich Freude macht. Körperliche Bewegung hebt die Stimmung – unbedingt ausprobieren!
- Einen Abend pro Woche vor dem Schlafengehen einen Esslöffel warmes Olivenöl in den Saft aus einer Grapefruit mischen

und trinken. Danach auf die linke Seite legen und die rechte Seite unterhalb der Rippen massieren. Das unterstützt die Entgiftung durch die Leber.

- Meditation verbessert das körperliche und seelische Wohlbefinden.

Diabetes

Die griechische Bezeichnung *Diabetes mellitus* bedeutet Quelle der Süße. Charakteristisch ist ein hoher Blutzuckerspiegel (Glukosespiegel) in Folge unzureichender Insulinproduktion. Das bedeutet, dass der Körper eines Diabetikers nicht mehr in der Lage ist, seinen Blutzucker angemessen zu regulieren. Deshalb spricht man auch von der Zuckerkrankheit.

Wenn wir Kohlenhydrate oder stärkehaltige Lebensmittel zu uns nehmen, werden sie im Verdauungstrakt zerlegt und treten in Form von Glukose ins Blut über. Beim gesunden Menschen erzeugt die Bauchspeicheldrüse das Hormon Insulin, mit dessen Hilfe der Zucker aus dem Blut in die Zellen übertritt, wo er zur Energiegewinnung dient. Bei Diabetes produziert die Bauchspeicheldrüse nicht genug Insulin, so dass der Zucker im Blut bleibt. Unbehandelt kann der erhöhte Zuckerspiegel die Gefäßwände schädigen, was Komplikationen an Augen, Nieren und Herz nach sich ziehen kann.

Symptome

- Vermehrter Durst.
- Häufiges Wasserlassen.
- Übermäßiger Hunger.

- Müdigkeit und Erschöpfung.
- Gewichtsverlust.
- Reizbarkeit.
- Das Sehfeld verschwimmt.
- Langsame Wundheilung.
- Juckreiz an den Genitalien.

Diabetesformen

Man unterscheidet bei Diabetes zwischen Typ 1 und Typ 2. In Deutschland sind über fünf Millionen Menschen an Diabetes erkrankt, davon etwa 90 Prozent an Diabetes Typ 2. Hinzu kommt eine hohe Dunkelziffer an nicht diagnostizierten Diabetikern.

Typ-1-Diabetes

Der insulinabhängige oder juvenile Diabetes wird oft schon bei Kindern oder jungen Erwachsenen festgestellt. Bei dieser Form der Erkrankung kann der Körper aufgrund einer Zerstörung der insulinerzeugenden Zellen in der Bauchspeicheldrüse kein Insulin mehr herstellen. Die Behandlung erfolgt durch lebenslanges Insulinspritzen (mehrmals am Tag) in Kombination mit einem individuell zugeschnittenen Konzept für Ernährung und Sport.

Mögliche Ursachen

- Genetische Veranlagung.
- Autoimmunerkrankung.
- Bestimmte Viren.

Typ-2-Diabetes

Das ist der nicht-insulinpflichtige oder Altersdiabetes (Alterszucker). Er tritt meist bei Erwachsenen jenseits des 40. Lebensjahrs auf, betrifft aber durch Veränderungen der Ernährungs- und Lebensweise inzwischen auch zunehmend jüngere Menschen. Fachleute gehen von einem Zusammenhang mit dem allgemeinen Trend zu Übergewicht in der westlichen Welt aus. Laut Statistik sind über 80 Prozent aller Typ-2-Diabetiker übergewichtig.

Bei diesem Krankheitsbild erzeugt die Bauchspeicheldrüse zwar noch Insulin, jedoch reicht dies nicht mehr aus. Zudem kann der Körper das vorhandene Insulin nicht mehr entsprechend nutzen. Diese Form des Diabetes wird normalerweise mit Tabletten behandelt, die dem Körper helfen, das erzeugte Insulin besser zu nutzen. Hinzu kommt eine sorgfältig geplante Diät mit Bewegungsempfehlungen. Einige Erkrankte sind auch auf Insulininjektionen angewiesen.

Risikofaktoren für Typ-2-Diabetes

- Diabeteserkrankung eines engen Familienangehörigen.
- Ein Taillenumfang von mehr als 94 cm bei Männern oder mehr als 80 cm bei Frauen.
- Bluthochdruck oder hoher Cholesterinspiegel.
- Herzinfarkt oder Schlaganfall.
- Übergewicht und polyzystische Ovarien bei Frauen.
- Eine ärztlich festgestellte gestörte Glukosetoleranz.
- Sitzende Lebensweise.

Gegenmaßnahmen

Nach einer Diabetesdiagnose sollten Betroffene zunächst eine Normalisierung des Blutzuckers anstreben. Die hier empfohlenen Schritte helfen, den Blutzucker unter Kontrolle zu bekommen. Gleichzeitig gewinnen Sie Energie und bauen Gewicht ab.

Warnhinweis

Wer an Typ-1-Diabetes erkrankt ist oder bei Typ-2-Diabetes mit Insulin oder Tabletten behandelt wird, darf die hier geschilderten Maßnahmen erst nach Rücksprache mit dem Arzt durchführen. Sie könnten die Wirkung der Medikation verstärken und damit zu einer Unterzuckerung führen. Deshalb muss jeder neue Behandlungsansatz – auch einzelne Schritte – unter ärztlicher Aufsicht erfolgen.

Empfehlenswert

- Vollwertige Nahrung mit langkettigen Kohlenhydraten anstelle von stark ausgemahlenen Kohlenhydraten. Also Vollkornreis statt poliertem Reis und Vollkornbrot statt Weißbrot. Langkettige (komplexe) Kohlenhydrate haben viele Ballaststoffe, Vitamine und Mineralstoffe, die dazu beitragen, den Blutzucker zu regeln. Verfeinerten Kohlenhydraten wurden die Fasern und Nährstoffe entzogen. Ähnlich wie reiner Zucker lassen sie den Blutzucker in die Höhe schnellen und verschlimmern die Symptome von Diabetes.
- Frisches (rohes) und gedämpftes Gemüse enthält kaum Kalorien und Fett, dafür viele lebenswichtige Vitamine, Mineralstoffe und pflanzliche Nährstoffe. Manche Gemüsesorten wie Kartoffeln, Pastinaken, Rote Bete oder Möhren sind reich an natürlichem Zucker. Sie sollten stets mit eiweißreichen Lebensmitteln wie Bohnen oder Linsen kombiniert werden, damit es nicht zu einem Zuckerhoch kommt.

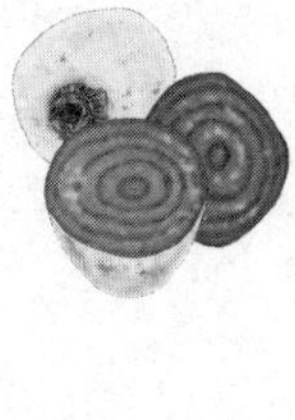

- Faserreiche Lebensmittel verlangsamen die Freisetzung von Glukose ins Blut. Sie tragen auch zur Senkung des Cholesterinspiegels bei, der bei Diabetikern häufig erhöht ist, und helfen, das Gewicht zu halten, weil man schneller satt ist. Besonders reich an pflanzlichen Fasern sind Vollkornreis, Haferflocken, Bohnen, Linsen, Mangold und Leinsamen.

- Zucchinisaft oder Zucchinisuppe kann angeblich Blutzuckerschwankungen ausgleichen.
- Zwiebeln enthalten viel Chrom zur Regulierung des Blutzuckers.
- Eiweiß verzögert die Verdauung von Kohlenhydraten und das Tempo, in dem diese ins Blut übergehen. Günstig sind Eiweißträger mit wenig gesättigten Fetten, also Fisch, weißes Fleisch, Tofu, Nüsse, Samen, Quinoa, Bohnen, Linsen und Vollkorngetreide. Besonders gut für Diabetiker geeignet sind Mungbohnen.
- Äpfel sind für Diabetiker keine verbotenen Früchte. Die Apfelschalen enthalten Quercetin, ein Flavonoid mit antioxidativer Wirkung, das Diabetes eindämmen hilft.

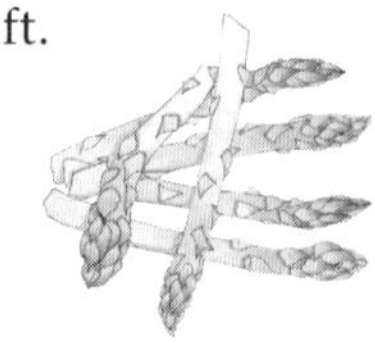

- Spargel liefert den antioxidativen Bestandteil Glutathion, der zur Blutzuckerstabilität beiträgt.
- Sojabohnen sind Hülsenfrüchte mit wertvollem Protein und enthalten zudem pflanzliche Östrogene, Isoflavone und Saponine, die an einem ausgewogenen Blutzucker beteiligt sind.
- Essenzielle Fettsäuren verbessern die Glukosetoleranz und reduzieren hohe Triglyzerid- und Cholesterinwerte. Empfehlenswert sind fetter Fisch, Leinöl, dunkelgrünes Blattgemüse, Samen, Nüsse und Tofu.
- Knoblauch (am besten roh) kann den Cholesterinspiegel und die Triglyzeridwerte im Blut senken.
- Wasser. Trinken Sie mindestens acht Gläser am Tag.
- Kräutertee aus Brennnessel, Pfefferminze und Kamille.

⊖ *Lieber nicht*

- Zucker und alle zuckerhaltigen Lebensmittel wie Kuchen oder Kekse. Bei Süßhunger lieber in Maßen auf frisches Obst zurückgreifen. Eine gute Wahl wären Brombeeren, Heidelbeeren, Himbeeren, Kirschen oder Grapefruits, weil diese Früchte nicht übermäßig süß sind.
- Zucker verbirgt sich auch hinter Bezeichnungen wie Saccharose, Dextrose, Glukose, Maltose, Laktose, Maissirup, Rübensaft, Sirup oder Honig. Prüfen Sie deshalb immer die Liste der Inhaltsstoffe. Selbst in Dosensuppen ist oft Zucker enthalten.
- Schädliche Fette, also gesättigte Fettsäuren und Transfettsäuren, finden sich in Frittiertem, Gebratenem, rotem Fleisch, vollfetten Milchprodukten, gehärteter Margarine und den meisten Fertiggerichten. Solche Fette erhöhen das Risiko für Typ-2-Diabetes.
- Stimulierende Substanzen wie Kaffee, Schwarztee und Zigaretten meiden.
- Auf Alkohol verzichten. Wenn Sie etwas trinken wollen, brauchen Sie vorher etwas zu essen. Nehmen Sie im Zweifelsfall Rotwein aus Bioanbau. Er enthält Chrom, das die Blutzuckerregulierung unterstützt. Der Alkoholkonsum sollte auf maximal ein bis zwei Einheiten (also etwa 100 bis 200 ml Wein) zweimal pro Woche beschränkt bleiben.
- Salz meiden. Lieber mit Kräutern würzen.

Heilpflanzen und Ergänzungsmittel

- Kaktusfeigen (in Mexiko sehr beliebt) können den Blutzuckeranstieg nach einer Mahlzeit halbieren.
- Folgende Kräuter und Früchte können bei Typ-2-Diabetes zur Senkung eines hohen Blutzuckerspiegels beitragen: Aloe-vera-

Saft, Bittermelone, Gymnema Sylvestre (Gurmar), Mistel und Zimt.

- Ein Vitamin-B-Komplex verbessert den Zuckerstoffwechsel.
- Die antioxidativen Vitamine A, C und E tragen zum Schutz vor diabetisch bedingter Netzhautschädigung (Retinopathie) bei.
- Chrom verbessert bei Typ-2-Diabetes den Blutzuckerspiegel, weil es die Insulinempfindlichkeit erhöht.
- Magnesium verstärkt bei Typ-2-Diabetes die Insulinproduktion.
- Zink hilft. Viele Typ-2-Diabetiker weisen einen Zinkmangel auf.
- Alphaliponsäure ist eine vitaminähnliche, antioxidative Substanz, welche bei Typ-2-Diabetes die Glukoseaufnahme seitens der Zellen erleichtert. Sie kann auch diabetische Nervenschäden und Schmerzen lindern.

Extratipps

- Produktinformationen genau lesen. Hinter Angaben wie »ungesüßt« oder »ohne Zuckerzusätze« können sich dennoch Zutaten mit hohem natürlichem Zuckergehalt verbergen. Beispiele sind Trockenfrüchte oder Fruchtsaftkonzentrate.
- Keine Mahlzeit überspringen. Regelmäßiges Essen über den ganzen Tag hinweg sorgt für einen gleichmäßigen Zuckerspiegel.
- Mindestens fünfmal pro Woche mäßige Bewegung erleichtert die Regulierung von Blutzucker und Gewicht. Empfehlenswert sind strammes Gehen, Walking, Schwimmen, Joggen oder Yoga. Besprechen Sie ein intensives Sportprogramm jedoch grundsätzlich vor Beginn mit Ihrem Arzt.

- Vor dem Sport immer etwas Leichtes essen, beispielsweise ein paar Haferkekse, damit der Blutzuckerspiegel nicht zu stark absinkt. Anschließend Wasser trinken und keine allzu lange Pause bis zur nächsten Mahlzeit einlegen.
- Taillenumfang reduzieren. Bauchfett macht den Körper weniger empfänglich für Insulin. Nehmen Sie aber nicht zu schnell ab, sondern über einen längeren Zeitraum hinweg 500 bis 1000 Gramm pro Woche.
- Ausreichend schlafen. Wer weniger als sechs Stunden Nachtschlaf bekommt, weist eine schlechtere Insulinempfindlichkeit auf als Menschen, die acht Stunden schlafen. Das führt zu starken Blutzuckerschwankungen.

Divertikulitis

Divertikel sind kleine Ausstülpungen in der Darmwand. Bei einer Divertikulitis entzünden sich diese Stellen, weil teilweise verdaute Nahrung und Ausscheidungen dort festhängen und einen Nährboden für eiterbildende Bakterien und Hefepilze bilden.

In der Regel sind die Patienten über 50. Häufig besteht eine chronische Grunderkrankung, die bei einer Entzündung der Divertikel akut aufflammt.

Die Erkrankungszahlen sind im 20. Jahrhundert stetig gestiegen und weisen enge Parallelen zum wachsenden Verzehr industriell verarbeiteter Lebensmittel auf, denen die natürlichen Ballaststoffe entzogen wurden. Eine faserarme Ernährung erschwert dem Darm den Transport der Nahrung.

Mögliche Symptome

- Schmerzen, insbesondere auf der linken Bauchseite.
- Verstopfung.
- Durchfall.
- Blähungen und Winde.
- Krämpfe.
- Fieber.

Mögliche Ursachen

- Ballaststoffarme Ernährung.
- Zu wenig Wasser.
- Nikotin.
- Stress.

Gegenmaßnahmen

Wer an Diverkulitis erkrankt ist, verträgt nicht alle Sorten Obst und Gemüse. Tomaten- und Gurkensamen können zum Beispiel mitunter problematisch sein, ebenso Vollkornprodukte. Weizen und Roggen können (zusammen mit Milchprodukten) im Verdauungstrakt zu Schleimbildung führen. Wenn der Schleim sich verfestigt, steigt der Druck auf die Dickdarmwand.

⊕ *Empfehlenswert*

- Gemüsesäfte. Während des Entsaftens werden dem Saft die Fasern entzogen, die den Darm bei Divertikulitis reizen und Schmerzen hervorrufen können. Saft wird besser vertragen als rohes Gemüse. Kombinieren Sie Möhren, Weißkohl, Sellerie, Petersilie, Ingwer, Äpfel und Alfalfasprossen.
- Apfelmus beruhigt und nährt.

- Suppen und gedämpftes Gemüse haben Nährwert und sind gut verdaulich.
- Sobald der Darm sich beruhigt hat, Vollkornprodukte einführen. Kochen Sie Kurzkorn-Naturreis, Quinoa oder Hirse in der dreifachen Menge Wasser, bis alles Wasser absorbiert ist. Vor dem Schlucken gründlich kauen.
- Papaya als Zwischenmahlzeit unterstützt die Verdauung und enthält weiche Fasern, welche die Darmtätigkeit sanft anregen.

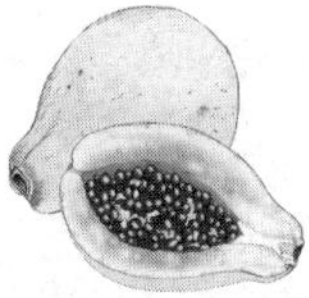

Lieber nicht

- Kaffee, Tee und Alkohol.
- Milchprodukte.
- Weizen.
- Zucker und (scharfe) Gewürze.
- Frittierte oder industriell verarbeitete Speisen.
- Nüsse und Samen. Sie können in den Darmtaschen hängen bleiben.
- Rohkost. Anfangs wird möglicherweise gar keine Rohkost vertragen. Sobald die Symptome zurückgehen, kann man mit geriebenen Möhren und Äpfeln beginnen.

Heilpflanzen und Ergänzungsmittel

- Grüne Superstars wie Spirulina, blaugrüne Algen oder gekeimtes Gerstengras reinigen den Darm.
- Beruhigend für den Darm ist ein Tee aus Kamille, Zitronenmelisse, Ingwer, Holunderblüten, Pfefferminze, Fenchel oder Slippery Elm (Ulmenrinde). Slippery Elm ist auch in Pulverform ausgesprochen hilfreich.

- Aloe-vera-Saft kann die Heilung der entzündeten Bereiche fördern und beugt Verstopfung vor.
- Lapacho-Tee oder -Tinktur wirkt gegen Bakterien, Pilze und Viren und unterstützt die Heilung.
- Leinsamentee kann die Heilung unterstützen und die Darmtätigkeit erleichtern.
- Ergänzend Probiotika einnehmen. Das verbessert Darmfunktion und Immunlage. Häufig beruhen Darmprobleme auf einer gestörten Darmflora.
- Zu den Mahlzeiten Verdauungsenzyme einnehmen. Sie unterstützen die Zerlegung der Nahrung, so dass diese weniger leicht im Darm hängen bleibt.
- Für eine normale Darmtätigkeit und zur Reinigung des Darmtrakts können Flohsamen hilfreich sein.
- Echinaceawurzel stärkt das Immunsystem.
- L-Glutamin versorgt den Darm mit Energie und trägt zur Heilung der Schleimhäute bei.
- Bei Darmerkrankungen kommt es häufig zu Vitamin-K-Mangel. Möglicherweise ist hier eine ergänzende Verabreichung erforderlich.
- Entzündungshemmend wirken die Vitamine A, C und E, aber auch Zink und essenzielle Fettsäuren. Sie unterstützen die Heilung und schützen die Darmschleimhaut.

Extratipps

- Tierische Proteine nicht mit Vollkorngetreide oder stärkereichem Gemüse (Kartoffeln, Bohnen) kombinieren. Obst am besten auf leeren Magen essen. Beides lässt die Nahrung schneller den Verdauungstrakt passieren. Dadurch können sich Partikel weniger leicht festsetzen und Schmerzen hervorrufen.

- Brennnesseltee und ergänzendes Magnesiumzitrat sorgen für einen weichen Stuhl.

Durchfall

Bei Durchfall (Diarrhö) kommt es zu häufigem, lockerem bis wässrigem Stuhlgang. Eine Erkrankungsdauer von einem bis zwei Tagen beruht für gewöhnlich auf einer akuten Infektion. Der Körper reinigt sich einfach so schnell wie möglich vom Krankheitserreger. Vielleicht hören Sie auch Ihren Magen gluckern. Bei chronischem Durchfall, der länger als drei Tage anhält, sollte ein Arzt zurate gezogen werden.

Mögliche Ursachen

- Parasiten.
- Bakterielle Infektion.
- Hefepilzbefall (siehe Seite 306, Candida albicans).
- Lebensmittelvergiftung.
- Laktoseunverträglichkeit oder andere Lebensmittelunverträglichkeiten (siehe Seite 221, Allergien).
- Zöliakie (siehe Seite 643).
- Dickdarmentzündung.
- Divertikulitis (siehe Seite 349).
- Morbus Crohn (siehe Seite 503).
- Geschwächte Verdauungsfunktion.

- Durchlässigkeit des Dünndarms.
- Falsche Ernährung.
- Überlastung der Leber.
- Koffein.
- Schilddrüsenüberfunktion.
- Zu hoher Zuckerkonsum.
- Stress.
- Darmkrämpfe.

Gegenmaßnahmen

Die Ursache muss gefunden und behandelt werden. Bei Blut im Stuhl, schwarzem Stuhl, Fieber, starken Schmerzen oder Durchfall, der länger als drei Tage anhält, sollten Sie zum Arzt gehen.

⊕ *Empfehlenswert*

- Flüssigkeit. Durchfall kann den Körper stark dehydrieren. Lieber warmes Wasser trinken, denn kaltes Wasser kann Krämpfe im Verdauungstrakt auslösen.
- Täglich Gersten- oder Reiswasser trinken. Eine halbe Tasse Gerste oder Vollkornreis 45 bis 60 Minuten in vier Tassen Wasser köcheln lassen, durchseihen und das Wasser trinken.
- Brombeersaft soll gegen Durchfall helfen.
- Frisch gepresster Gemüsesaft gleicht den Mineralverlust aus. Bei Durchfall gehen besonders Natrium und Kalium verloren. Sellerie, Möhren, Äpfel, Bananen und Weißkohl liefern Nährstoffe und haben eine heilende Wirkung.
- Buchweizen soll den Dünndarm stärken und eignet sich zur Behandlung von chronischem Durchfall. In reichlich Wasser gut durchkochen.

- Knoblauch und Zwiebeln helfen bei einer Infektion.
- Gut gekochtes Vollkorngetreide wie Rundkorn-Naturreis, Quinoa, Hirse oder Haferflocken wirken reizlindernd.
- Heidelbeersaft oder ganze Heidelbeeren sind aufgrund ihrer antibakteriellen Bestandteile ein bekanntes Mittel gegen Durchfall.

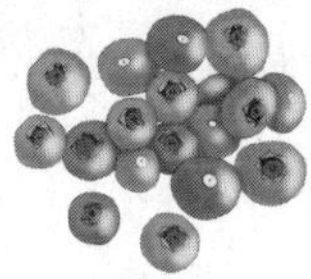

- Lauch hat eine hilfreiche, astringierende Wirkung.

⊖ *Lieber nicht*

- Alkohol, Kaffee, Tee, Limonaden und kohlensäurehaltige Getränke reizen den Darm.
- Auch Weizenkleie, Zucker und Gewürze können den Darm irritieren und das Problem verlängern.
- Milchprodukte. Durchfall schädigt die Darmwände und verursacht eine vorübergehende Laktoseunverträglichkeit.
- Rohkost.

Heilpflanzen und Ergänzungsmittel

- Pfefferminzöl beruhigt den Darm und wirkt krampflösend.
- Enzianextrakt kann ausgesprochen wohltuend sein.
- Grapefruitsamenextrakt unterstützt die Bekämpfung von Infektionen mit Amöben oder Parasiten.
- Slippery-Elm-Rinde legt einen schützenden Film über die Darmwand. Das Pulver kann in eine reife, zerdrückte Banane oder in Haferbrei eingerührt werden.
- Apfelpektin festigt den Stuhl, weil es im Dünndarm Wasser bindet.
- Astragalus stärkt die Milzfunktion und hat so indirekt eine günstige Wirkung auf den Darm.

- Zimt und Ingwer tun der Verdauung gut.
- Auch Kräutertee aus Pfefferminze, Kamille, Himbeerblättern oder Zitronenmelisse beruhigt. Odermennigtee *(Agrimonia eupatoria)* kann in chronischen Fällen ebenfalls helfen. Höchstens zwei Wochen trinken!
- Probiotika sind nützliche Bakterien, die für die normale Darmfunktion und zum Schutz vor Infektionen benötigt werden. Bei Durchfall gehen diese Bakterien zurück. Zudem zeigt die Erkrankung an, dass die guten Bakterien nicht in ausreichender Zahl vorhanden waren.

Extratipp

- Leichte Mahlzeiten, am besten nur flüssig. Je mehr feste Nahrung Sie aufnehmen, desto stärker wird meist der Durchfall. Lieber das angeschlagene Verdauungssystem entlasten.

Ekzem

Ein Ekzem wird auch als Dermatitis oder Neurodermitis bezeichnet und kann Menschen aller Altersstufen betreffen. Derzeit leidet eines von fünf Kindern und einer von zwölf Erwachsenen an dieser Hauterkrankung. Forschungsergebnisse belegen, dass sich die Erkrankung bei 60 bis 70 Prozent der betroffenen Kinder bis zum Ende der Pubertät gibt.

Ein Ekzem kann unterschiedlich stark und an jedem Teil des Körpers auftreten. Üblicherweise sind jedoch Gesicht, Hals und Kopfhaut sowie die Beugeseiten von Ellenbogen, Knien und Knöcheln betroffen. In der milden Form trocknet die Haut aus, juckt und entzündet sich. In schlimmeren Fällen wird sie rau und brüchig, bis sie schließlich nässt oder sogar blutet. Ein Ekzem kann erschreckend aussehen, ist aber nicht ansteckend.

Symptome

- Ausschlag.
- Juckreiz.
- Trockene, schuppige Haut.
- Rötung und Entzündung.
- Bläschenbildung.
- Bluten und Nässen.

Mögliche Ursachen

Es gibt zahlreiche Ursachen für ein Ekzem und sehr unterschiedliche Erkrankungsformen.

Atopisches Ekzem

Das atopische oder endogene Ekzem (Neurodermitis) ist die häufigste Form. Es ist meist erblich bedingt. Die chronische Erkrankung wird vermutlich durch eine Überreaktion des Immunsystems auf Umweltallergene wie Staubmilben und Tierhaare oder auf Allergene in der Nahrung hervorgerufen. Stress, Aufregung, Nährstoffmängel oder Wetterwechsel können die Symptome verschlimmern. Typische Symptome sind eine juckende, trockene Haut, die sich entzündet und abblättert. Durch ständiges Kratzen reißt die Haut auf und blutet. Dann können Infektionen hinzutreten. Neurodermitispatienten neigen oft auch zu Asthma und Heuschnupfen.

Meist liegt eine Nahrungsmittelallergie vor. Sobald diese geklärt ist, kann ein Verzicht auf die auslösenden Nahrungsmittel eine erhebliche Besserung bewirken. Bei allergischen Reaktionen ist zwischen Typ A und Typ B zu unterscheiden. Typ-A-Reaktionen treten unmittelbar nach Kontakt mit dem Allergen auf. Bei Typ-B-Reaktionen beträgt der Zeitraum eine bis 72 Stunden ab dem Kontakt.

Kontaktallergie

Diese Form tritt auf, wenn das Immunsystem auf ein Material reagiert, das mit der Haut in Kontakt kommt. Häufig entwickelt sich die allergische Reaktion über einen längeren Zeitraum hinweg, in dem die Person durch wiederholten Kontakt mit einer bestimmten Substanz dagegen überempfindlich wird. Zum Beispiel reagieren manche Menschen allergisch auf Nickel, der in Modeschmuck, Gürtelschnallen und Jeansknöpfen Verwendung findet. Die Reaktion tritt mehrere Stunden nach dem Kontakt mit dem auslösenden Material auf und legt sich innerhalb weniger Tage, sobald kein Kontakt mit der Haut mehr vorliegt.

Kontaktdermatitis

Hier ist das Ekzem eine Reaktion auf regelmäßigen Kontakt mit alltäglichen Substanzen wie Seife, Spülmittel und andere chemische Produkte, welche die Haut reizen. Im Gegensatz zu einer Kontaktallergie ist das Immunsystem jedoch nicht beteiligt. Zur Vorbeugung sollte der Kontakt mit den auslösenden Stoffen vermieden werden.

Andere Ekzemformen

Hierzu zählt zum Beispiel Milchschorf, der bei Kindern unter einem Jahr auftritt. Die genaue Ursache ist unbekannt, und das Ekzem geht häufig innerhalb weniger Monate zurück. Erwachsene leiden am verwandten seborrhoischen Ekzem, das sich zunächst in Form von leichten Schuppen äußert, mitunter aber auf Gesicht, Ohren und Brust übergreift. Vermutlich besteht ein Zusammenhang mit Hefepilzinfektionen. Beim nummulären

Ekzem, das ebenfalls bei Erwachsenen auftritt, zeigen sich münzförmige, rote Hautareale, die normalerweise am Rumpf oder an den Unterschenkeln sitzen.

Gegenmaßnahmen

Lassen Sie sich auf Lebensmittelallergien testen, entweder durch den Hausarzt, einen Allergologen oder über ein Labor. Da ein Ekzem sowohl bei Typ A als auch bei Typ B auftreten kann, kann es sinnvoll sein, beide Tests durchzuführen und dann auf alle Nahrungsmittel zu verzichten, die positiv getestet wurden.

Alternativ können Sie auch vorübergehend Lebensmittel streichen, die Sie für möglicherweise problematisch halten. Bekannte Auslöser sind beispielsweise Kuhmilch, Eier, Weizen, Soja, Nüsse oder Muscheln. So wird sich bald zeigen, ob die Symptome besser werden.

Wer aufgrund einer Lebensmittelallergie bestimmte Speisen meiden muss, sollte darauf achten, dass dadurch keine wichtigen Nährstoffe verloren gehen, denn auch Nährstoffmangel beeinflusst die Haut. Bei einem Verzicht auf Milchprodukte muss zum Beispiel Kalzium aus anderen Quellen wie Nüssen, Samen, Tofu und grünem Blattgemüse zugeführt werden. Falls Weizen das Problem darstellt, müssen Ballaststoffe und B-Vitamine über anderes Vollkorngetreide verzehrt werden. Bei Mehrfachallergien brauchen Sie vielleicht einen gezielten Ratgeber für natürliche Ernährung, anhand dessen Sie herausfinden können, welche Nährstoffe Ihnen vielleicht fehlen und wo Sie diese noch bekommen können. Ein umfassendes Multivitamin- und Multimineralpräparat oder ein nährstoffreiches Ergänzungsmittel auf Lebensmittelbasis wie Spirulina kann ebenfalls zur Vorbeugung gegen Nährstoffmängel beitragen.

Bei Verdacht auf Hefepilzbefall mit Candida albicans ist eine strenge Antipilzdiät erforderlich. Mehr dazu ab Seite 306.

⊕ *Empfehlenswert*

- Vollkorngetreide, frisches Obst und Gemüse.
- Viel Wasser.
- Lebensmittel mit reichlich essenziellen Fettsäuren, also fetter Fisch (Sardinen, Makrele, Wildlachs), Samen (Leinsamen, Kürbiskerne, Sonnenblumenkerne) und Tofu. Diese Fette sind wichtig für eine gesunde Haut und haben entzündungshemmende Eigenschaften.

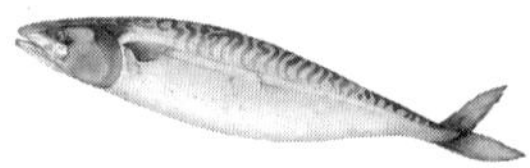

⊖ *Lieber nicht*

- Alles, was eine stauende Wirkung auf den Körper ausübt, darunter rotes Fleisch, Milchprodukte, frittierte und fette Speisen sowie gehärtete Fette und Öle. Solche Lebensmittel können Hautprobleme verschlimmern.
- Koffein und Alkohol trocknen die Haut aus.

Heilpflanzen und Ergänzungsmittel

- Mariendistel ist wichtig, weil sie die Leber stärkt. Bei allen Hautproblemen besteht in der Regel eine Verbindung zur Leber.
- Brennnessel- und Löwenzahntee.
- Nachtkerzenöl. Offenbar fehlt Ekzempatienten die Fähigkeit, eine bestimmte Fettsäure, Gamma-Linolensäure (GLA), zu produzieren. Die ergänzende Einnahme von Ölen mit viel GLA lässt Ekzemsymptome zurückgehen.
- Fischöl. Vermutlich senken die Omega-3-Fettsäuren im Fischöl den Spiegel von Leukotrien B4 im Körper. Diese Substanz ist an Entzündungsprozessen beteiligt. Vegetarier können stattdessen Leinöl nehmen.

- Probiotika (erwünschte Darmbakterien) können allergische Reaktionen eindämmen, weil sie die Verdauung und die Darmflora verbessern und damit auf die Immunreaktion einwirken.
- Vitamin-B-Komplex. Manchmal flammt ein Ekzem unter Stress besonders auf. Da der Körper zu diesem Zeitpunkt höhere Mengen an B-Vitaminen verbraucht, kann ein Ergänzungsmittel hilfreich sein.
- Biotin. Bei manchen Menschen bessert sich das seborrhoische Ekzem nach Erhöhung des Biotinspiegels.
- Vitamin C kann Ekzemsymptome zurückgehen lassen, indem es das Immunsystem stärkt.
- Zink fördert die Heilung und verbessert die Immunfunktion.

Extratipps

- Für die äußerliche Anwendung lohnt sich ein Versuch mit Vitamin-E-Öl oder Nachtkerzenöl, Johanniswurzelcreme, Kamillencreme, Ringelblume und Vogelmiere.
- Auf aggressive Seifen, Waschmittel und Chemikalien verzichten. Lieber hypoallergene Mittel für Körperpflege und Haushalt wählen.
- Es ist wichtig, dass die Haut feucht bleibt. Mehrmals am Tag Feuchtigkeitscreme oder -lotion auftragen. Für empfindliche Haut lohnt sich eine alkoholfreie Feuchtigkeitspflege auf Biobasis.
- Effektiven Umgang mit Stress erlernen, denn Stress kann Ekzeme verschlimmern. Schon regelmäßige Bewegung und Entspannungstechniken wie Meditation oder Yoga können helfen.

Emphysem

Das Emphysem ist eine Ausprägung der chronisch obstruktiven Lungenkrankheit (COPD oder COLD).

Bei den Betroffenen verliert die Lunge ihre Elastizität. Sie dehnt sich nicht mehr beim Einatmen aus und zieht sich beim Ausatmen zusammen, sondern verharrt im gedehnten Zustand. Das verhindert die vollständige Ausatmung und blockiert richtiges Einatmen. So bleiben Kohlendioxid und verbrauchte Luft in der Lunge zurück, und der Sauerstoff kann nicht ins Gewebe gelangen.

Das Hauptsymptom ist Atemnot, besonders bei Anstrengung, oft von Husten begleitet. Der Sauerstoffmangel betrifft alle Körperteile. Häufig fühlt der Patient sich müde.

Mögliche Ursachen

- Die bei weitem häufigste Ursache für ein Emphysem ist chronisches Rauchen.
- In seltenen Fällen liegt im Blut ein Mangel an Antitrypsin vor.

Gegenmaßnahmen

Schluss mit dem Rauchen! Ohne Wenn und Aber. Solange weiter geraucht wird, kann die Lunge nicht ausheilen. Im Zweifelsfall Hilfe in Anspruch nehmen und verrauchte Räume meiden.

⊕ *Empfehlenswert*

- Leinöl und Hanföl für Salatsaucen. Diese Öle enthalten entzündungshemmende essenzielle Fettsäuren sowie Vitamin E. Vitamin E unterstützt die Heilung der Schleimhäute und ist ein starkes Antioxidationsmittel.

- Obst und Gemüse, besonders Äpfel, enthalten Bestandteile, welche die Lunge schützen.
- Kreuzblütler wie Brokkoli, Blumenkohl, Weißkohl, Rosenkohl und Grünkohl wirken unterstützend.
- Grünes Gemüse mit Chlorophyll und Magnesium. Chlorophyll trägt zur Verbesserung der Lungenfunktion bei, Magnesium entspannt auf natürlichem Wege Muskeln und Nerven. Gute Quellen für beide Nährstoffe sind Grünkohl, Brokkoli, Wirsing, Spinat, Mangold, Blattsalat, Bok Choi und Alfalfasprossen.

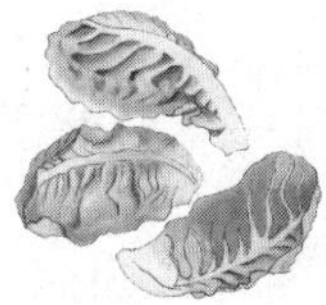

- Warmes Wasser. Der Körper braucht Wasser, um den Schleim zu verdünnen, damit er ihn ausscheiden kann.
- Betakarotin. Diese Substanz ist ein Vorläufer von Vitamin A, das für die Heilung der Lungenschleimhaut benötigt wird. Viel Betakarotin steckt in Möhren, Aprikosen, Papaya, Kürbis, Spinat, Kresse und Brokkoli.

Lieber nicht

- Milchprodukte, Frittiertes, rotes Fleisch, Fleisch- und Wurstwaren, Eier, verfeinerte Kohlenhydrate, industriell gefertigte Lebensmittel und Fast Food. All das kann Schleimbildung in den Atemwegen fördern, die Atemkapazität beeinträchtigen und die Lunge reizen.
- Kalte Speisen und Getränke können Krämpfe und Hustenanfälle auslösen.

Heilpflanzen und Ergänzungsmittel

- Coenzym Q10 einnehmen. Es kann die Sauerstoffversorgung des Gewebes verbessern.
- Vitamin C mit Bioflavonoiden. Vitamin C unterstützt die

Heilung von entzündetem Gewebe und beugt Infektionen vor.

- Astragalus kann helfen, die Lungenfunktion zu stärken.
- Königskerze ist ein guter Schleimlöser für die Lunge.

Extratipps

- Gehen Sie chemischen Belastungen und Umweltgiften möglichst aus dem Weg. Zu Hause nur natürliche Produkte verwenden, denn die Chemikalien in den meisten Haushaltsreinigern können die Lunge reizen.
- Auf Parfüm und duftende Lotionen verzichten.
- Dreimal pro Woche einen einstündigen Umschlag mit Rizinusöl auf der Brust und auf dem oberen Rücken machen. In Kombination mit einer Wärmflasche verflüssigt Rizinusöl den Schleim.
- Entspannen. Stress hat großen Einfluss auf die Atmung. Bei Stress tief einatmen, so dass sich der Bauch wirklich hebt, danach so weit wie möglich ausatmen. Fünf Minuten lang ohne Anstrengung so weiteratmen. Wenn es schwierig wird, einfach normal weiteratmen.
- Sobald Sie das Rauchen aufgegeben haben und Ihre Gesundheit sich verbessert, sollten Sie sich mehr und mehr bewegen. Beginnen Sie mit zehn Minuten Gehen am Tag und steigern Sie diese Zeit täglich um eine Minute. Bei echter Atemnot oder Erschöpfung auf die vorherige Stufe zurückkehren und langsam weiter ausbauen. Nach Möglichkeit lieber im Park oder am Meer spazieren gehen als an einer Straße.

Endometriose

Bei Endometriose handelt es sich um eine chronische Erkrankung, bei der sich Gewebepartikel der Gebärmutterschleimhaut außerhalb der Gebärmutter an andere Körperteile anheften. So kann sich versprengtes Gewebe in den Eierstöcken oder Eileitern und sogar in Blase, Scheide, Dickdarm und Lunge ansiedeln. Allerdings reagiert dieses Gewebe auch außerhalb der Gebärmutter auf den Menstruationszyklus, füllt sich also monatlich mit Blut und blutet schließlich ab. Während die normale Monatsblutung durch die Scheide abgeht, sammelt sich das Blut von Endometriosepatientinnen im Beckenbereich (Darm, Blase, Eierstöcke) und bildet dort Zysten. Mit der Zeit können solche Zysten so stark anwachsen, dass sie andere Organe beeinträchtigen, die teilweise aneinander haften bleiben. Die meisten Zysten entstehen auf den Eierstöcken, doch es können auch andere Orte befallen sein.

Symptome

Zu den häufigsten Symptomen zählen schmerzhafte oder heftige Blutungen, Menstruationsschmerzen im unteren Rücken, Beckenschmerzen, Schmerzen beim Geschlechtsverkehr, Zwischenblutungen, Schwierigkeiten, schwanger zu werden, Müdigkeit und allgemeine Schmerzen im Lendenbereich. Wenn die Endometriose den Darm angreift, kann es zu rektalen Blutungen, Schmerzen beim Stuhlgang oder Darmverschluss kommen.

Mögliche Ursachen

- Menstruationsgewebe fließt rückwärts den Eileiter hinauf.
- Genetische Veranlagung, embryonaler Defekt.
- Hoher Östrogenspiegel, wenig Progesteron.

- Leberschwäche.
- Candida albicans (siehe Seite 306).
- Umweltgifte, Östrogene aus der Umwelt.
- Übermäßiger Kaffeekonsum.
- Stress.
- Immunschäden durch Dioxinbelastung.
- Jodmangel.

Gegenmaßnahmen

Folgende Vorschläge können die Entzündung eindämmen und das hormonelle Gleichgewicht verbessern:

⊕ *Empfehlenswert*

- Vollwerternährung: Sojabohnen, Linsen, Tofu, Bohnen, Hülsenfrüchte, Gemüse, Algen (denn die Probleme können auch durch Jodmangel ausgelöst werden), Samen, Kerne, Nüsse, Vollkornreis, Quinoa, Haferflocken, Hirse, Obst.
- Gemüse und Obst mit viel Betakarotin: Kürbis, Süßkartoffeln, Yams, Möhren, Aprikosen.
- Fetter Fisch wie Lachs, Makrele und Tunfisch, aber auch Leinsamen, Nüsse und geschälte, rohe Hanfsamen enthalten essenzielle Fettsäuren.
- Leberstärkende Lebensmittel, zum Beispiel Artischocken, Sauerkraut, Kirschen, Blumenkohl, Weißkohl, Rosenkohl, Brokkoli und Äpfel.
- Ananas enthält den entzündungshemmenden Wirkstoff Bromelain.
- Früchte mit viel Vitamin C: Reichlich Beeren wie Heidelbeeren, Himbeeren, Erdbeeren und Stachelbeeren.

- Zinkreiche Nahrung: Fisch, Kelp, Vollkornreis, Weizenkeime, Linsen, Kürbiskerne, Erbsen und Huhn. Wenn Sie beim Kochen Ingwer verwenden, kann der Körper das Zink leichter aufnehmen.
- Magnesium: Dunkelgrünes Blattgemüse, Petersilie, Dörrpflaumen, Feigen, Datteln, Nüsse, Samen, Äpfel, Alfalfa, Königskerzentee, Weizenkeime, Algen (Dulse und Nori), Löwenzahnblätter, Kelp, Mandeln, Paranüsse, Kresse, Hirse, Artischocken, Avocados, Cashewkerne, Sellerie, Haferflocken, Erbsen, Linsen, Limabohnen, Vollkornreis, Grünkohl und Spinat.

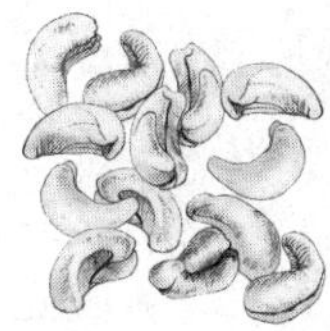

⊖ *Lieber nicht*

- Alkohol, rotes Fleisch und Milchprodukte.
- Zucker verstärkt die Entzündungsbereitschaft im Körper.
- Kaffee behindert die Aufnahme von Mineralstoffen. Mineralstoffmangel verschlimmert die Symptome.

Heilpflanzen und Ergänzungsmittel

- Wer Algen nicht mag, kann Kelptabletten einnehmen. Aber probieren Sie ruhig zuerst. Algen passen als einzelne Zutat zum Beispiel in vegetarisches Sushi, Aufläufe und Suppen.
- Beim Kochen reichlich frische, grüne Kräuter verwenden, aber auch sanfte, entzündungshemmende Gewürze wie Kurkuma und Ingwer.
- Leinöl.
- Mönchspfeffer zur Regulierung des Hormonspiegels.
- Kräuterextrakt vom Herzgespannkraut zur Schmerzlinderung.
- Wild-Yams-Extrakt kann auch bestimmte Symptome bessern.

- Dong Quai ist hilfreich gegen die Entzündungsneigung.
- Löwenzahntee unterstützt die Leber, und Brennnesseltee hebt den Eisenspiegel.
- Sibirischer Ginseng-Tee hilft gegen Stress.
- Vitamin-B-Komplex.
- Magnesium in der Woche vor der Periode einnehmen.
- Zinkzitrat, denn oft liegt ein Zinkmangel vor.

Extratipps

- Kleider nicht in die chemische Reinigung geben. Frauen, die an Endometriose leiden, reagieren häufig überempfindlich auf die dort verwendeten Lösungsmittel.
- Regelmäßige Bauchmassagen können den Lymphfluss anregen und Gewebeverklebungen lösen. Dabei Lavendelöl und Majoranöl verwenden.
- Erwünschte Darmbakterien einnehmen, damit der Darm gesund bleibt. So kann er besser mit dem Östrogenüberschuss fertig werden.
- Übergewicht verstärkt die Beschwerden, denn es stört das hormonelle Gleichgewicht.
- Sitzbäder. Dazu setzt sich die Frau für maximal 20 Minuten in heißes Wasser, das nur Gesäß und Hüften bedeckt. (Möglich ist auch ein Wechsel zwischen heißem und kaltem Wasser im Drei-Minuten-Abstand). Sitzbäder sollen die Durchblutung anregen und Entzündungen eindämmen. Sie können bis zu dreimal pro Woche durchgeführt werden, aber nicht während der Menstruation oder in der Schwangerschaft.
- Bewegung kann enorm hilfreich sein. Finden Sie eine Sportart, die Ihnen Spaß macht und Sie fit hält.

Entzündungen

Mit einer Entzündungsreaktion schützt sich der Körper bei Verletzungen, Infektionen oder Kontakt mit potenziell schädlichen Substanzen (zum Beispiel bei einem Biss, einem Insektenstich oder Pollen). Eine Entzündung äußert sich je nachdem, welcher Bereich betroffen ist, in Form von Rötung, Schwellung, Hitze, Wundheit und eingeschränkter Beweglichkeit. Jeder Teil des Körpers kann von einer Entzündung betroffen sein, und zwar innerlich wie auch äußerlich.

Jede Krankheit, die auf *-itis* endet, bedeutet, dass dieser Bereich entzündet ist. Eine Hepatitis ist zum Beispiel eine Leberentzündung, eine Tonsillitis eine Mandelentzündung.

Mögliche Ursachen

- Viren.
- Bakterien.
- Allergien oder Unverträglichkeiten.
- Stiche.
- Bisse.

Gegenmaßnahmen

Anstatt die Entzündung zu unterdrücken, sollte man zunächst die Ursache feststellen und sie dann behandeln. Bei einer Verletzung, einem Tierbiss oder einem Insektenstich kann dies ganz einfach sein. Allerdings gehen Entzündungen auch häufig auf Verschleiß, Nahrungsmittelunverträglichkeiten und ein Ungleichgewicht im Körper zurück, das durch ungesunde Ernährungs- und Lebensweise entstanden ist. Dann muss auf dieser Ebene eingegriffen werden, damit der Körper mit der Bedrohung fertigwerden oder das geschädigte Gewebe heilen kann.

⊕ *Empfehlenswert*

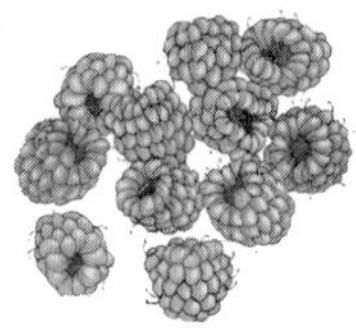

- Obst und Gemüse mit antioxidativen Wirkstoffen, die Entzündungen eindämmen und die Heilung unterstützen. Essen Sie bevorzugt Heidelbeeren und Brombeeren. Beide enthalten entzündungshemmende Substanzen.
- Zwischen den Mahlzeiten frische Ananas essen. Das Herz von Ananas enthält das entzündungshemmende Enzym Bromelain. Es wirkt am besten, wenn man nicht gleichzeitig andere Speisen zu sich nimmt.
- Entzündungshemmende essenzielle Fettsäuren aus fettem Fisch, Hanf- und Leinsamen, Kürbis- und Sonnenblumenkernen sowie kaltgepressten Ölen.
- Wasser: Acht Gläser am Tag. Flüssigkeit bringt heilende Nährstoffe zu den Zellen, wo sie benötigt werden, und transportiert Abfallprodukte ab.

⊖ *Lieber nicht*

- Entzündungsfördernde Speisen. Hierzu zählen Zucker, raffinierte Kohlenhydrate, Zusatzstoffe, Milchprodukte, fettes Fleisch und Wurstwaren sowie alle Nahrungsmittel, die eine Unverträglichkeitsreaktion auslösen.

Heilpflanzen und Ergänzungsmittel

- Entzündungshemmende Kräuter sind Kamille, Mädesüß, weiße Weidenrinde, Fenchel und Krauser Ampfer.
- Vitamin C mit Bioflavonoiden hilft gegen Entzündungen und unterstützt die Heilung.

Extratipp

- Wenn möglich, den entzündeten Körperteil hoch lagern, eine kalte Kompresse auflegen und ausruhen. Dann geht die Entzündung schneller zurück, und es heilt besser.

Epilepsie

Bei einem epileptischen Anfall wird die elektrische Energie im Gehirn krampfartig gestört. Häufige Symptome sind Bewusstlosigkeit, Atemnot, starrer Blick oder nach oben verdrehte Augen.

Es gibt unterschiedliche Anfallsformen, darunter Grand Mal, Temporallappenanfall und Petit Mal. Petit-Mal-Anfälle sind bei Kindern am häufigsten. Die Betroffenen starren ins Leere und nehmen nicht mehr wahr, was um sie herum geschieht. Solche Anfälle dauern meist weniger als eine Minute und werden zum Beispiel durch Überhitzung, flackernde Fernseh- oder Computerbildschirme, Blitzlicht beim Fotografieren, Stress, Schlafmangel und Unterzuckerung ausgelöst.

Gegenmaßnahmen

Epilepsie wird medikamentös behandelt, beispielsweise mit Phenytoin, um die Häufigkeit der Anfälle zu reduzieren. Zusätzlich könnten die folgenden Hinweise zur Ernährung hilfreich sein.

⊕ *Empfehlenswert*

- Haferbrei. Haferflocken entspannen das zentrale Nervensystem und enthalten Kohlenhydrate, die langsam freigesetzt werden und den Blutzucker stabil halten. Das ist wichtig für eine normale Gehirnfunktion, weil das Gehirn ohne Glukose nicht arbeiten kann.

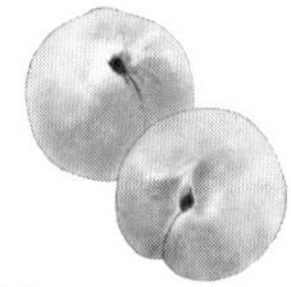

- Obst, Gemüse und Hülsenfrüchte liefern Kalium, das als Gegenspieler von Natrium die korrekte Reizübermittlung im zentralen Nervensystem sicherstellt.
- Grünes Gemüse enthält Magnesium, welches das Nervensystem entspannt.

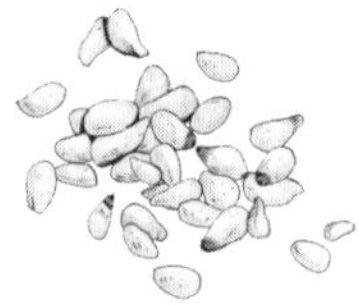

- Rohe, ungesalzene Nüsse und Samen sind eine ausgezeichnete Vitamin-E-Quelle. Vitamin E kann die Häufigkeit und Ausprägung epileptischer Anfälle reduzieren.
- Olivenöl und kaltgepresste Samenöle in Salatsaucen sind eine gute Methode zur Erhöhung der Vitamin-E-Zufuhr.

⊖ *Lieber nicht*

- Alkohol, Koffein, Zucker, verfeinerte und frittierte Speisen, künstliche Süßungsmittel, Pestizide, Nikotin und alles, was möglicherweise Unverträglichkeitsreaktionen auslöst, kann die Körperchemie negativ beeinflussen und das zentrale Nervensystem stressen.
- Salz. Natrium und Kalium spielen eine große Rolle bei der Übermittlung elektrischer Impulse im zentralen Nervensystem. Häufig liegt im Vergleich zu Kalium zu viel Natrium vor.

Heilpflanzen und Ergänzungsmittel

- Kräutertee aus Passionsblume, Helmkraut, Hopfen, Lobelie und Kamille können das zentrale Nervensystem beruhigen und entspannen.
- Vitamin-B-Komplex. Die B-Vitamine sind unerlässlich für die normale Funktion von Gehirn und zentralem Nervensystem.

- Magnesium beruhigt Muskeln und Nerven.
- Coenzym Q10 verbessert die Sauerstoffzufuhr zum Gehirn.
- Vitamin E kann Schweregrad und Häufigkeit der Anfälle senken.
- Chrom stabilisiert den Zuckerspiegel in Blut und Gehirn.

Extratipps

- Töpfe und Pfannen aus rostfreiem Stahl, Glas oder Keramik verwenden. Aluminium kann in die Nahrung übertreten und die Gehirnfunktion beeinträchtigen.
- Dreimal pro Woche in Schüßlersalzen baden. Sie basieren auf Magnesiumsulfat und sind eine gute Methode, um den Magnesiumspiegel im Körper anzuheben.
- Regelmäßige Bewegung (in Maßen). Sport verbessert die Durchblutung und die Sauerstoffversorgung im Gehirn.
- Meditieren lernen und täglich üben. Meditation zählt zu den besten Verfahren, um das zentrale Nervensystem zu beruhigen.

Erektionsstörungen

Erektionsstörungen (erektile Dysfunktion) stehen für mangelndes Interesse an Sex oder einer teilweisen oder vollständigen Unfähigkeit, eine Erektion aufrechtzuerhalten. Man spricht auch von Impotenz. Die Zeugungsfähigkeit ist jedoch nicht eingeschränkt. Sehr häufig ist das Problem zunächst stressbedingt, später psychologisch bedingt.

Mögliche Ursachen und Risikofaktoren

- Stress.
- Emotionale Probleme.
- Zu viel Alkohol.
- Rauchen.
- Diabetes.
- Übergewicht.
- Entzündungen.
- Herzprobleme.
- Medikamente.
- Unausgewogener Hormonspiegel.
- Vitamin-B-Mangel.
- Modedrogen.

Gegenmaßnahmen

Bei Erektionsstörungen sollte ein Arzt der Ursache auf den Grund gehen. Auch die folgenden Ernährungshinweise können helfen.

⊕ *Empfehlenswert*

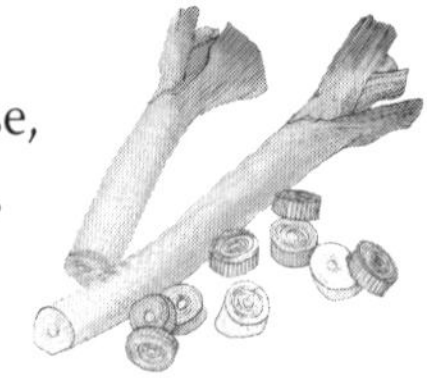

- Vollwertige Ernährung mit Obst, Gemüse, Nüssen, Samen, Hülsenfrüchten (Bohnen, Erbsen und Linsen aller Art), Algen, Sprossen aus Samen und Vollkorngetreide, besonders Quinoa.
- Zwei- bis dreimal pro Woche fetter Fisch wie Makrele, Tunfisch und Sardinen. Er enthält entzündungshemmende Omega-3-Fettsäuren.

- Äpfel liefern Quercetin, ein Flavonoid, das dem Wachstum libidoreduzierender Prostatakrebszellen entgegenwirkt.
- In Avocados steckt viel Folsäure. Sie ist am Proteinstoffwechsel beteiligt, der mehr Energie spendet. Außerdem enthalten Avocados Vitamin B_6, das die Produktion männlicher und weiblicher Hormone erhöht, und Vitamin E. Beide Vitamine sind für die Sexualität wichtig.
- Bananen enthalten neben Vitamin B_6 den Baustein Bufotenin, der im Gehirn Stimmung, Selbstvertrauen und möglicherweise auch den Sexualtrieb erhöht.
- Rote Bete kurbelt das Immunsystem und die Blutbildung an, liefern jedoch auch Nährstoffe für die Leber, in der Sexualhormone zusammengesetzt werden. Darüberhinaus ist Rote Bete reich an Eisen, Kalzium und Kalium für eine gesunde Durchblutung der Fortpflanzungsorgane.
- Beeren (zum Beispiel Erdbeeren, Heidelbeeren und Brombeeren), aber auch Samen und besonders Kürbiskerne sind eine gute Quelle für Zink und damit unterstützend für das Sexualsystem.
- Sellerie enthält Androstenon, einen biochemischen Verwandten des männlichen Hormons Testosteron und vermutlich den Hauptbestandteil von Pheromonen (Lockstoffen). Bei den Römern war die Pflanze Pluto geweiht, dem Gott der Sexualität und der Unterwelt. Besonders potenzfördernd sollen zerdrückte Selleriesamen sein (in Salate oder Brotteig geben).
- Chilis können das Sexualleben anheizen. Verantwortlich dafür ist die Substanz Capsaicin, die für die Schärfe in Paprika, Curry und anderen würzigen Lebensmitteln sorgt. Capsaicin bringt die Nerven dazu, Stoffe auszuscheiden, die den Puls hochtreiben und möglicherweise Endorphine freisetzen. Da-

durch kommt es zu einem angenehmen, natürlichen Stimmungshoch.

- Zimt strafft in der chinesischen Medizin die Nieren und sorgt für einen starken Energiestrom. Deshalb steht es mit der männlichen Sexualität in Verbindung. Studien zufolge kann schon Zimtgeruch Konzentration und Geistesgegenwart fördern.
- Roher Kakao und Kakaopulver. Der Herrscher Montezuma trank Schokolade, bevor er seinen Harem betrat. Deshalb kam Schokolade in den Ruf eines Aphrodisiakums. Am besten Rohkakao verzehren, bevor er durch Kochen und Zuckerzusätze zu Schokolade wird.
- Knoblauch enthält Allicin. Dieser Bestandteil kann die Durchblutung des Penis verbessern.

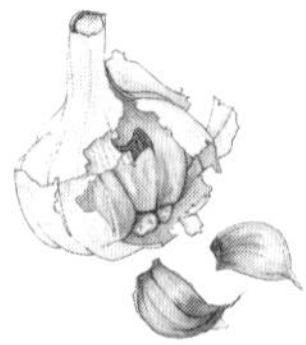

- Ingwer ist eines der ältesten medizinisch genutzten Gewürze der Welt. Angeblich verbessert er die Durchblutung der Genitalien und wirkt so als Aphrodisiakum.
- Spinat versorgt die Muskeln mit Eisen und Kalzium, das für Kontraktionen benötigt wird.

⊖ *Lieber nicht*

- Alkohol lässt den Blutzucker in die Höhe schnellen und wieder abfallen. Das schwächt die Manneskraft.
- Kaffee. Koffein irritiert den Blutzuckerspiegel, stört den Schlaf und raubt dem Körper essenzielle Nährstoffe. Als Alternative empfehlen sich Löwenzahnkaffee oder -tee. Beides schmeckt ausgezeichnet, ist koffeinfrei und unterstützt die Entspannung.
- Zucker. Lieber Zimt oder Agavensirup verwenden.

- Helle Nudeln, polierter Reis und Weißbrot enthalten raffinierte, zuckerreiche Kohlenhydrate, die rasch in Glukose umgewandelt werden und den Blutzucker in Minutenschnelle in die Höhe treiben.
- Fertiggerichte mit Zucker- und Salzzusätzen. Zu viel Salz führt leicht zu Wassereinlagerungen und Bluthochdruck, während Zucker nährstofffreie Kalorien liefert. Prüfen Sie also beim Einkauf Fertiggerichte, Suppen und Dosenbohnen auf ihren Zucker- und Salzgehalt.

Heilpflanzen und Ergänzungsmittel

- Sägepalme ist ein Männertonikum, das seit Jahrhunderten zur Behandlung einer vergrößerten Prostata eingesetzt wird (siehe Seite 546).
- Ginkgo-biloba-Extrakt kann bei erektiler Dysfunktion hilfreich sein.
- Auch das afrikanische Johimbin kann helfen, sollte jedoch wie alle pflanzlichen Ergänzungsmittel nur auf ärztlichen Rat eingenommen werden.
- Eine günstige Wirkung zeigt die Aminosäure L-Arginin (nicht bei Neigung zu Lippenbläschen verwenden).

Extratipps

- Stress abbauen. Üben Sie Entspannungsmethoden wie Yoga oder Meditation.
- Bei der Arbeit von Strahlen und Chemikalien fern halten.
- Regelmäßig leichten Sport treiben, damit Sie fit bleiben.
- Mit dem Arzt besprechen, ob eine Testosteronsalbe sinnvoll erscheint.

Erkältung

Besonders im Winter braucht man ein starkes Immunsystem, um sich nicht zu erkälten. Typische Erkältungssymptome sind Schnupfen mit laufender oder verstopfter Nase, Niesen, dumpfe Kopfschmerzen und Halsschmerzen. Damit einher gehen oft Wetterfühligkeit und allgemeine Abgeschlagenheit.

Mögliche Ursachen

- Schlechte Immunlage.
- Zinkmangel.
- Unausgewogene Ernährung.
- Zu viel Zucker und Süßungsmittel.
- Zu wenig Schlaf und allgemeine Erschöpfung.
- Chronischer Stress.
- Flugreisen.
- Schlechte Belüftung in Innenräumen.

Gegenmaßnahmen

Gegen häufige Erkältungen hilft eine Lebensumstellung. Auch die Dauer einer Erkrankung ist durchaus zu beeinflussen.

⊕ *Empfehlenswert*

- Knoblauch. Die Substanzen Allicin und Allium im Knoblauch helfen bei der Bekämpfung der Erreger. Knoblauch passt in Suppen, Aufstriche und Aufläufe. Mutige Zeitgenossen geben ihn auch in ihren Gemüsesaft.
- Huhn enthält Selen und Zink. Beide sind für die Immunfunktion erforderlich. Wissenschaftler haben belegt, dass Hühner-

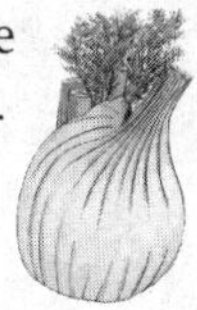

brühe entzündungshemmend wirkt. Kochen Sie eine Brühe aus einem Biohuhn mit reichlich Gemüse, um Antioxidanzien und Vitamine zuzufügen. Die heiße Brühe in kleinen Schlucken trinken und den Dampf einatmen. Das hilft bei verstopfter Nase. Brühe liefert zugleich das nötige Wasser, damit der Schleim sich verflüssigt. Mit Knoblauch und Zwiebeln angereichert, ist die Wirkung noch besser.

- Auch herzhafte Gemüsesuppen gehören auf den Tisch. Püriert sind sie leichter verdaulich. Zwiebeln, Schalotten, Knoblauch und Ingwer, aber auch andere Kräuter und Gemüsesorten haben einen hohen Nährwert. Zwiebeln wirken auch antiviral und können ruhig roh gegessen werden.
- Pfefferschoten helfen gegen eine verstopfte Nase. Geben Sie eine frische Jalapeño-Paprika oder ¼ Teelöffel gemahlenen, roten Pfeffer in etwas Wasser.
- Beim Kochen Shiitakepilze verwenden. Sie verbessern die Immunreaktion.
- Radieschen in Suppen und Salate geben.
- Viel trinken. Tee hilft beim Ausschwitzen. Geeignet sind honiggesüßte Tees aus Ingwer, Pfefferminze, Zitrone, Holunder und Lindenblüte. Pfefferminztee bringt bei einer verstopften Nase Erleichterung. Ingwertee mit etwas Zimt versetzen, um die Wirkung zu erhöhen.

⊖ *Lieber nicht*

- Milchprodukte und Zuckerhaltiges regt die Schleimbildung an. Dann fühlt man sich noch schlechter.
- Zucker. Hoher Zuckerkonsum lässt die Zahl der weißen Blutkörperchen sinken und schwächt so das Immunsystem. Damit werden Erkältungserreger schlechter abgewehrt.

Heilpflanzen und Ergänzungsmittel

- Eingelegten Daikonrettich zum Kochen und in Salaten verwenden. Daikon hat schleimreduzierende Wirkungen.
- Brennnesseltee trinken.
- Beim ersten Anzeichen für eine Erkältung einen bis zwei Tropfen Weihrauch auf die Zunge geben (nicht für Schwangere geeignet). Das kann einen Schnupfen mitunter im Keim ersticken.
- Mate-Tee kann eine Erkältung ebenfalls aufhalten.
- Echinacea-Extrakt ist ein Muss. (Achtung: Bei Autoimmunkrankheiten wie rheumatoider Arthritis und Lupus sollte Echinacea nicht verwendet werden. Es kann die Immunreaktion verstärken, die bei Menschen mit Autoimmunproblemen wahrscheinlich ohnehin schon überaktiv ist.)
- Meine Lieblingspflanze ist Astragalus. Ich mag sie am liebsten als Flüssigextrakt, aber es gibt auch Kapseln.
- Bei chronischem Stress empfiehlt sich im Winter die Kombination von Kräuterextrakten mit Sibirischem Ginseng und Astragalus. Anhaltender Stress schwächt das Immunsystem.
- Königskerzentinktur hilft, den Schleim zu lösen.
- Pastillen mit Zinkglukonat lutschen. Die Zinkdosis sollte jedoch 125 mg in 24 Stunden nicht überschreiten. Die Lutschtabletten spätestens nach sieben Tagen absetzen, denn auch ein Übermaß an Zink kann das Immunsystem beeinträchtigen.
- Salbeitinktur kann Halsschmerzen als Begleiterscheinung eines Schnupfens lindern.
- Gut für den Hals sind auch Salbeitee, Eibischtee und Himbeertee.

- Stündlich einen halben Teelöffel Vitamin C in warmes Wasser rühren und trinken, bis der Schnupfen besser wird oder Durchfall auftritt. Wenn der Darm sich meldet, die Einnahme beenden. Vitamin C kann Schweregrad und Dauer einer Erkältung mindern.
- Beim ersten Anzeichen einer Erkältung drei Tage lang Vitamin A nehmen, danach damit aufhören. Sie können auch Betakarotin nehmen. Schwangere dürfen kein Vitamin A einnehmen.
- Erleichterung bringt Gurgeln mit Meersalzwasser oder mit Aloe-vera-Saft, Echinacea oder Salbeiextrakt.
- Weidenrindenextrakt kann das Fieber oder das heiße klebrige Gefühl vertreiben, das oft mit einer Erkältung einhergeht.
- Bei sehr viel Schleim ist Thymian ein altes Hausmittel. Einen Teelöffel Thymian in einer Tasse heißem Wasser ziehen lassen. Eventuell ein Teesieb verwenden.

Extratipps

- Bei einer verstopften Nase hilft immer Inhalieren. Wasser zum Kochen bringen, mit ein paar Tropfen Eukalyptus und etwas Pfefferminze in eine große Schüssel füllen, ein Handtuch über den Kopf decken und den duftenden Dampf möglichst mit geschlossenem Mund einatmen.
- Ein- bis zweimal pro Woche die Haut trocken abbürsten, um die Lymphe in Gang zu halten. Das verbessert die Durchblutung.
- Einige Tropfen essenzielles Weihrauchöl auf ein Vollbad geben (nicht für Schwangere geeignet). Auch ein Lavendelbad stärkt die natürlichen Abwehrkräfte. Vier Tropfen sind ausreichend.

- Früh schlafen gehen, also vor 22 Uhr. Schlaf ist ein ausgezeichnetes Heilmittel. Es schadet nichts, wenn Sie nicht sofort einschlafen können. Schon das frühe Ausruhen ist sehr hilfreich, und Sie werden sich morgens deutlich besser fühlen.
- An kalten Tagen eine Kopfbedeckung tragen. Über den Kopf geht viel Körperwärme verloren, und man fühlt sich angreifbarer.
- Senfbäder für die Füße sollen die verstopfte Nase lösen.
- Gönnen Sie sich eine Reflexzonenmassage. Bitten Sie die Therapeutin, besonders die Zehen zu bearbeiten, denn die Bewegung und das seitliche Reiben können die verlegten Atemwege befreien. Bei einer Erkältung können die Zehen besonders empfindlich sein.
- Die Nasengänge mittels einer Nasendusche mit Salzwasser spülen. Das warme Wasser löst den virenreichen Schleim aus Nase und Nebenhöhlen.
- Wenn Sie nachts schlecht atmen können, stellen Sie ein paar Nächte einen Luftbefeuchter auf. Sie können auch das Fenster kippen, damit das Schlafzimmer besser belüftet ist.

Fibromyalgie

Bei Fibromyalgie handelt es sich um eine chronische Erkrankung mit einer Vielzahl an Symptomen. Besonders häufig sind allgemeine Muskelschmerzen ohne offensichtliche Ursache und Müdigkeit. Die Schmerzen zeichnen sich durch eine Reihe empfindlicher Punkte an bestimmten Muskeln im ganzen Körper aus und sind oft morgens am stärksten. Steife, schmerzende

Muskeln betreffen häufig Rücken, Nacken, Schultern, Brust, Oberschenkel, Arme und Beine, und bestimmte Punkte gelten als Schmerzpunkte. Andere häufige Symptome sind Kopfschmerzen, Schlafstörungen, Verdauungsprobleme, PMS, Angst, Herzklopfen, Benommenheit, Lebensmittelunverträglichkeiten, Depressionen und Schwindelanfälle. Es besteht eine enge Verbindung zum chronischen Müdigkeitssyndrom (siehe Seite 322). Fibromyalgie ist erstaunlich verbreitet. Schätzungen zufolge sind etwa vier Prozent der Bevölkerung betroffen, darunter zehnmal mehr Frauen als Männer.

Mögliche Ursachen

Es scheint keine spezifische Ursache zu geben. Vermutlich wirken beim Einzelnen jeweils mehrere Faktoren zusammen. Dabei können Candidabefall, Parasiten, Darmschwäche, Lebensmittelunverträglichkeiten, Virusinfektionen, Stress, ein angeschlagenes Immunsystem, Schwermetallvergiftung, Übersäuerung, Nährstoffmängel, ein Ungleichgewicht in der Gehirnchemie, Blutzuckerprobleme und eine Schilddrüsenunterfunktion beteiligt sein.

Am häufigsten erkranken Frauen zwischen 20 und 40. Auslösend oder verschlimmernd wirken Stress, Infektionen, Traumata und Überanstrengung. Es handelt sich um eine chronische Erkrankung, doch die Beschwerden können sich zeitweise zurückbilden.

Häufig liegt ein niedriger Magnesiumspiegel vor. Magnesium unterstützt die Muskelentspannung und die Energieversorgung der Zellen. Auch der Serotoninspiegel ist meist niedrig. Der Botenstoff Serotonin sorgt für die Kommunikation zwischen den Nervenzellen und spielt eine wichtige Rolle bei der Schmerz- und Schlafregulierung. Deshalb führt ein Mangel zu erhöhter Schmerzempfindlichkeit und Schlafproblemen.

Gegenmaßnahmen

Es ist wichtig, möglichst viele der individuell denkbaren Auslöser anzusprechen. Nicht jeder braucht denselben Behandlungsansatz, doch die folgenden Tipps sind für viele hilfreich.

Die Symptome einer Fibromyalgie können auch durch lange angesammelte Toxine im Körper ausgelöst werden, die bei vielen Erkrankungen rheumatischer Natur eine Rolle spielen. Häufig liegt auch eine Lebensmittelallergie vor.

⊕ *Empfehlenswert*

- Gemüse, Obst, Vollkorngetreide, Nüsse, Samen, mageres helles Fleisch und Fisch sind qualitativ hochwertige Nahrung mit essenziellen Nährstoffen, die Energie spenden und Immunität aufbauen.
- Jeden Tag etwas Grünes essen. Grünes Gemüse wie Grünkohl, Brokkoli, Rosenkohl, Salat und Meeresgemüse ist reich an Magnesium für die Muskel- und Nervenfunktion. Andere Magnesiumquellen sind Nüsse, Samen, Vollkornreis, Hirse, Quinoa, Alfalfa und Aprikosen.

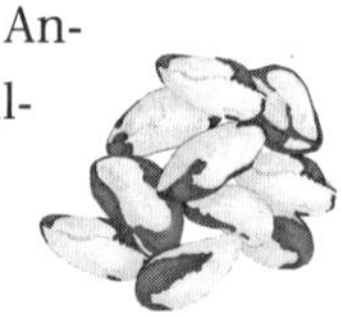

- Mehr essenzielle Fette (Omega-3-Fettsäuren). Sie haben entzündungshemmende Wirkung und werden für die Nervenfunktion benötigt. Essen Sie fetten Fisch, Hanf- und Leinsamen, Kürbis- und Sonnenblumenkerne, kaltgepresste Öle und Avocados.
- Rohkost. Ich habe deutliche Besserungen beobachtet, wenn vermehrt rohe, ungekochte Nahrung verzehrt wurde. Probieren Sie Dips, Smoothies, Säfte, Salate und andere Rezepte mit rohem Obst und Gemüse.
- Frische Säfte liefern sehr viele Vitamine und Mineralstoffe. Die Magnesiumversorgung lässt sich zum Beispiel durch ei-

nen Fruchtsaft aus einigen Äpfeln und einer Schale Beeren erhöhen. Oder Sie bereiten einen Gemüsesaft aus ein paar Möhren und Selleriestangen mit einer Hand voll Spinat und ein paar Brokkoliröschen zu (wenn es zu bitter wird, einen Apfel hinzufügen).

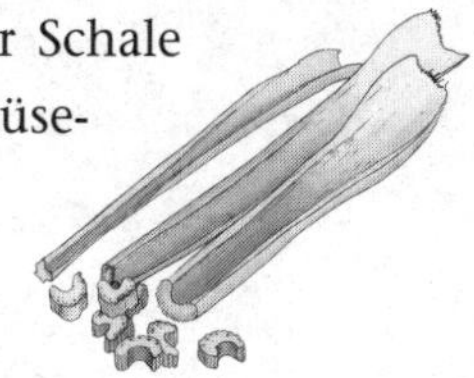

- Feigen gewährleisten eine regelmäßige Darmtätigkeit.
- Serotonin wird aus Tryptophan gebildet. Diese Aminosäure findet sich besonders in Milch, Bananen, Eiern und Putenfleisch. Putenhack lässt sich zum Beispiel für eine Bolognesesauce verwenden und passt zu langkettigen Kohlenhydraten wie Vollkornreis oder Süßkartoffeln, die ebenfalls den Serotoninspiegel heben.

⊖ *Lieber nicht*

- Zucker, raffinierte Kohlenhydrate, Salz und Zusatzstoffe belasten das Verdauungs- und Immunsystem und liefern zugleich kaum Nährstoffe.
- Alle persönlichen Auslöser einer Unverträglichkeit oder Allergie fordern das Immunsystem heraus. Die üblichen Verdächtigen sind Weizen und anderes glutenhaltiges Getreide (Hafer, Roggen, Gerste, Kamut und Dinkel), Milchprodukte, Eier, Soja, Tomaten und Zitrusfrüchte. Versuchsweise können die Nahrungsmittel weggelassen werden, die jeden Tag auf den Tisch kommen. Oder Sie machen einen Test auf Lebensmittelunverträglichkeiten.
- Stark verarbeitete, geschädigte oder gesättigte Fette aus rotem Fleisch, Fleisch- und Wurstwaren, Margarine, Milchprodukten, erhitzten pflanzlichen Ölen und angebrannten oder frittierten Speisen schaden. Solche Fette fördern Entzündungen

und können die Verwertung essenzieller Fettsäuren im Körper beeinträchtigen.

- Koffein und Alkohol erhöhen die Toxinbelastung und können als stimulierende Substanzen den Schlaf stören.
- Kohlensäurehaltige Getränke mit Aspartam (E 951, oft in Softdrinks und Kaugummi) meiden.
- Auf Natriumglutamat (E 621, Geschmacksverstärker) als Zusatzstoff verzichten.
- Grüne Paprika, Auberginen, Tomaten und Kartoffeln können Solanin enthalten. Diese Substanz stört die Enzymtätigkeit in den Muskeln und kann Schmerzen und Missempfindungen hervorrufen.

Heilpflanzen und Ergänzungsmittel

- Mit Ingwer kochen. Das verflüssigt eventuellen Schleim.
- Zur Stärkung des Immunsystems rotierend Ergänzungsmittel aus Sibirischem Ginseng, Echinacea und Astragalus einnehmen.
- Kräutertee trinken: Brennnessel, Löwenzahn, Kamille oder Echinacea.
- Mariendistel für die Entgiftung der Leber.
- Baldrian am Abend fördert die Entspannung und einen guten Schlaf.
- Magnesiummalat und Magnesiumzitrat scheinen Muskelschmerzen zu lindern.
- Ergänzendes L-Tryptophan hat sich als nützlich erwiesen, weil es den Serotoninspiegel im Gehirn anhebt.
- Acetylcarnitin zwischen den Mahlzeiten lässt mitunter die Muskelschmerzen zurückgehen.

- Zweimal am Tag ein Fischölpräparat einnehmen. Fischöle haben entzündungshemmende Eigenschaften und tragen zur Linderung von Muskel- und Gelenkschmerzen bei.
- Täglich ein hochwertiges Multivitaminpräparat mit allen B-Vitaminen einnehmen.
- Die Verdauung mit Probiotika, zum Beispiel Acidophilus-Tabletten, unterstützen. Damit werden auch die Vitamine und Mineralstoffe aus der Ernährung besser aufgenommen.
- Bei Verdauungsproblemen auch Verdauungsenzyme zuführen. Das verbessert die Verdauung, die Resorption und die Immunlage.

Extratipps

- Entgiften. Mit zwei Litern Wasser am Tag werden Schadstoffe ausgeschwemmt. Einmal im Monat einige Tage nur Obst, Gemüse, Gemüsesäfte und Brühe zu sich nehmen.
- Gegen die Müdigkeit hilft eine Stabilisierung des Blutzuckers. Blutzuckertäler treten seltener auf, wenn Sie Zucker und andere raffinierte Kohlenhydrate komplett streichen und durch Vollkornprodukte ersetzen.
- Regelmäßig kleine Mahlzeiten und gesunde Zwischenmahlzeiten ansetzen. Die ständige Versorgung mit Eiweiß und Kohlenhydraten tut den Muskeln gut und spendet Energie.
- Stress abbauen und bewusst entspannen, denn Stress raubt dem Körper Magnesium.
- Regelmäßig leichte Bewegung, zum Beispiel Spazierengehen mit sanftem Dehnen. Das hält Muskeln und Gelenke geschmeidig. Yoga ist ein guter Sport, der auch die Entspannung fördert.

- Achten Sie darauf, auch bei Schlafproblemen ausreichend Ruhe zu bekommen.
- Lavendelöl unterstützt die Entspannung und einen gesunden Schlaf.
- Lernen Sie eine Meditationsform.

Fibrozystische Mastopathie

Die fibrozystische Mastopathie ist eine Brusterkrankung, bei der sich an den Brüsten unter der Haut kleine Knoten bilden. Diese Knötchen sind leicht verschiebbar und können ihre Größe verändern. In der Regel gelten sie nicht als Krebsvorstufen.

Bei menstruierenden Frauen ist diese Erkrankung weit verbreitet. Vor der Periode liegen eine höhere Empfindlichkeit der Brüste und mehr Knoten vor. Der Arzt kann einen solchen Knoten punktieren. Wenn er eine Flüssigkeit enthält, handelt es sich um eine Zyste, und die Diagnose ist gesichert.

Mögliche Ursachen

- Zu viel Östrogen im Vergleich zu Progesteron.
- Eine Ernährung mit viel Zucker und verfeinerten Speisen sowie hoher Insulinspiegel.
- Schilddrüsenunterfunktion oder Jodmangel.

Gegenmaßnahmen

Bei jedem Knoten in der Brust sollte sofort der Hausarzt oder der Frauenarzt aufgesucht werden. Fibrozystische Brüste können ein Hinweis auf eine gestörte Leberfunktion sein. Normalerweise baut die Leber Östrogen ab und entzieht es so dem Körper. Wenn die Leber jedoch überlastet ist, kann das Östrogen überhandnehmen, was zu Brustzysten führen kann. Deshalb sollte die Ernährung die Leber unterstützen und das hormonelle Gleichgewicht wiederherstellen, damit der Körper die Zysten selbst schrumpfen lassen kann.

⊕ *Empfehlenswert*

- Täglich Löwenzahntee gegen Wassereinlagerungen und zur Stärkung der Leberfunktion.
- Fetter Fisch, geschälte Hanfsamen, Leinsamen, Kürbis- und Sonnenblumenkerne sowie kaltgepresste Öle aus diesen Samen und Kernen enthalten essenzielle Fettsäuren, die das hormonelle Gleichgewicht unterstützen, aber auch Vitamin E. Vitamin E ist ein wichtiges Antioxidationsmittel, welches das Brustgewebe schützt.

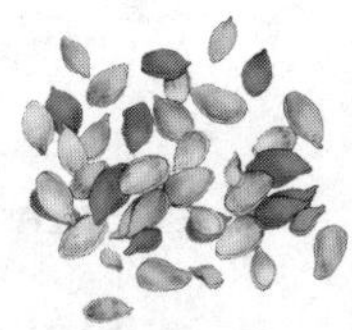

- Frisches Obst und Gemüse haben eine reinigende Wirkung.
- Meeresgemüse wie Kelp, Nori, Arame und Dulse enthalten viel Jod für eine gesunde Funktion von Eierstöcken und Schilddrüse.

⊖ *Lieber nicht*

- Zucker und raffinierte Kohlenhydrate, Alkohol und Koffein können Blutzucker und Insulinspiegel erhöhen. Besonders Koffein scheint bei fibrozystischer Mastopathie eine Rolle zu spielen.
- Salz verstärkt Wassereinlagerungen. Vorsicht vor industriell verarbeiteter und abgepackter Nahrung, die häufig viel Salz enthält. Es erhöht die Haltbarkeit und ist ein billiges Gewürz.

- Milchprodukte, konventionell erzeugtes Fleisch, Geflügel und Eier, erhitzte oder raffinierte pflanzliche Fette und frittierte oder fette Speisen können das hormonelle Gleichgewicht stören.

Heilpflanzen und Ergänzungsmittel

- Nachtkerzenöl enthält essenzielle Fettsäuren für einen ausgewogenen Hormonspiegel.
- Auch Magnesiumzitrat und Vitamin B_6 (Pyridoxin) stärken das hormonelle Gleichgewicht. Bei längerfristiger Einnahme bestimmter B-Vitamine ist ein Vitamin-B-Komplex sinnvoll, um eine ausgewogene Versorgung sicherzustellen.
- Phytolacca, ein homöopathisches Medikament aus der Kermesbeere, kann die Knoten schrumpfen lassen.
- Mönchspfeffer hat eine ausgezeichnete hormonregulierende Wirkung.

Extratipps

- Regelmäßige kleine Mahlzeiten und Zwischenmahlzeiten anstelle von großen Mahlzeiten, die das Insulin zu stark ansteigen lassen und den Körper belasten.
- Die Brüste regelmäßig abtasten, damit Sie selbst wissen, was für Sie normal ist. Bei neuen Knoten den Arzt aufsuchen.
- Sport treiben. Ausreichende Bewegung stabilisiert den Blutzucker und aktiviert den Lymphfluss.
- Die Haut täglich trocken bürsten. Das bringt die Lymphe in Schwung und unterstützt die Toxinausscheidung. Empfindliche Stellen aussparen. Anschließend Wechselduschen, besonders im Brustbereich.

Fieberbläschen

Fieber- oder Lippenbläschen gehen auf das Herpes-simplex-Virus zurück. Es ist mit dem Herpesvirus verwandt, das Windpocken und Gürtelrose hervorruft, und kann jahrelang im Körper schlummern. Viele Menschen tragen das Virus symptomfrei in sich.

Die typischen geschwürigen Bläschen entstehen normalerweise an den Lippen, rund um Mund oder Nase und mitunter an den Augen.

Anfangs verspürt man meist ein Brennen oder Prickeln, später bildet sich ein Bläschen, aus dem Eiter austreten kann. Herpesbläschen können extrem schmerzhaft sein und zwei bis drei Wochen zum Abheilen brauchen.

Mögliche Ursachen

- Starkes Sonnenlicht.
- Stress.
- Angeschlagenes Immunsystem.
- Falsche Ernährung.
- Schilddrüsenunterfunktion.
- Niedriger Eisenspiegel.
- Menstruation.
- Gestörter Hormonhaushalt.
- Unausgewogener Aminosäurenspiegel.

Gegenmaßnahmen

Herpesbläschen treten oft bei erheblicher Erschöpfung auf. Achten Sie also auf sich und auf Ihre Ernährung.

⊕ *Empfehlenswert*

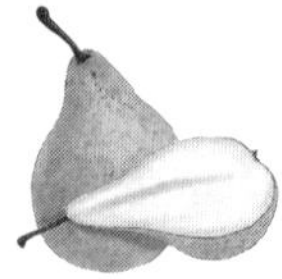

- Frisches Obst und Gemüse sowie Gemüsesaft. Obst und Gemüse enthalten Antioxidanzien, die das Immunsystem braucht, um Infektionen zu bekämpfen.
- Wasser – bis zu zwei Liter am Tag.
- Mungbohnen, Mungbohnensprossen, Limabohnen und Fisch enthalten Lysin, das Herpesviren am Wachsen hindert.
- Zinkreiche Nahrung wie Fisch, Kürbiskerne, rohe, geschälte Hanfsamen, Vollkornreis, Huhn und Sesamsamen.

⊖ *Lieber nicht*

- Zucker, Kaffee, Alkohol, industriell erzeugte Lebensmittel, Gewürze, gesättigte Fette und Gebratenes. All das kann das Immunsystem belasten.
- Schokolade und Erdnüsse enthalten Arginin und können damit das Virus stärken.
- Weizen, Karob, Soja, Hafer, Fleisch, Milchprodukte, Kokosnuss, Gelatine, Ananas, Tomaten, Walnüsse und Muscheln.

Heilpflanzen und Ergänzungsmittel

- Lapacho- oder Melissentee. Beide stärken das Immunsystem und bekämpfen Viren.
- Aloe-vera-Saft trinken und für Mundspülungen verwenden. Die Bläschen sollen mit dem Saft in Kontakt kommen.
- Astragalus für das allgemeine Immunsystem beschleunigt die Heilung.
- L-Lysin (20 bis 30 Minuten vor dem Essen auf nüchternen Magen) und Vitamin C mit Bioflavonoiden.
- Zinkzitrat.

Extratipps

- Zweimal am Tag eine halbierte Knoblauchzehe auf das Bläschen legen. Knoblauch hat virushemmende Eigenschaften. Auch beim Essen rohen Knoblauch verwenden.
- Handtücher oder Waschlappen nicht gemeinsam mit anderen benutzen. Das Virus ist ansteckend.

Fußspilz

Fußpilz ist eine hartnäckige Pilzinfektion der Haut. Zu den Symptomen zählen Schuppung, Rötung, Juckreiz und rissige Haut. Die Ansteckung erfolgt besonders im Schwimmbad, in der Sauna oder in öffentlichen Duschen.

Mögliche Ursachen

- Lokale Infektion durch warme, feuchte Umgebung in Schuhen, die das Pilzwachstum begünstigen.
- Allgemeine Pilzinfektion des Körpers, siehe Seite 306, Candida albicans.
- Antibiotikabehandlung, siehe Seite 234.
- Ernährung mit viel Zucker, verfeinerten Kohlenhydraten und Alkohol.
- Unterdrückung des Immunsystems.

Gegenmaßnahmen

Viele Menschen ignorieren das Problem, doch davon wird der Befall höchstens schlimmer. Mit meinen Vorschlägen gehen Sie dem Pilzbefall an die Wurzel.

Empfehlenswert

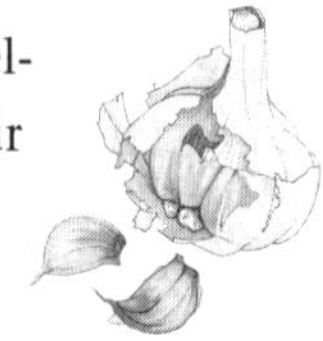

- Knoblauch enthält antimikrobielle Bestandteile, welche die Haut vor Pilzinfektionen schützen. Wer für Fußpilz oder andere Hautprobleme empfänglich ist, sollte täglich ein bis zwei rohe, gehackte Knoblauchzehen ins Essen mischen. Stecken Sie auch ruhig eine Zehe in die Schuhe. Beim Gehen wird der Knoblauch zerquetscht und gelangt über die Haut ins Blut.
- Ganzheitliche, natürliche Ernährung mit viel frischem Gemüse unterstützt das Immunsystem beim Kampf gegen den Pilz.

Lieber nicht

- Zucker.
- Weißmehl, polierter Reis, Stärkehaltiges.
- Gesüßte Getränke.
- Alkohol.
- Milchprodukte.

Heilpflanzen und Ergänzungsmittel

- Täglich drei Tassen Lapacho-Tee trinken. Der Tee hat eine pilzhemmende Wirkung und eignet sich zusätzlich auch für Fußbäder.
- Grapefruitkernextrakt. Wer den Geschmack ablehnt, kann auf Kapseln zurückgreifen.
- Zink einnehmen. Bei Fußpilz besteht oft ein niedriger Zinkspiegel.
- Probiotika stärken die erwünschten Bakterien und tragen zur Verdrängung der Hefepilze bei.

Extratipps

- Füße stets trocken halten und gut belüften. Baumwollsocken tragen, häufig die Schuhe wechseln und viel barfuß laufen.
- Nach dem Duschen die Füße sorgfältig abtrocknen und anschließend mit Maisstärke, Backpulver oder Pfeilwurzpulver einpudern. Das Pulver saugt überschüssige Feuchtigkeit auf, damit die Zehenzwischenräume trocken bleiben.
- Teebaumöl oder Thujaöl auftragen – zuerst mit Wasser verdünnt ausprobieren, um die Reaktion zu prüfen. Beide Öle können auf empfindlicher Haut Reizungen erzeugen.

Gallenblasenentfernung

Die Gallenblase nimmt Galle aus der Leber auf. Ihre Hauptaufgabe ist die Konzentration der Galle und deren Abgabe in den Verdauungstrakt nach dem Essen zur Unterstützung der Fettverdauung. Wenn die Gallenblase operativ entfernt wird (Cholezystektomie), tröpfelt ständig unkonzentrierte Galle direkt aus der Leber in den Dünndarm. Deshalb kommt es häufig zu Problemen bei der Fettverdauung. Außerdem ist Galle ein natürliches Abführmittel, so dass sich nach der Operation auch der Stuhlgang verändern kann. Häufig sind Blähungen und Bauchschmerzen zu beobachten. Das kann auf die ständige Gallezufuhr in den Dünndarm, aber auch auf postoperative Verklebungen oder Vernarbungen im Bauchraum zurückgehen.

Gegenmaßnahmen

Nach einer Entfernung der Gallenblase kommt es darauf an, Leber und Verdauungstrakt zu unterstützen.

⊕ *Empfehlenswert*

- Faserreiche Nahrung wie Vollkorngetreide und Hülsenfrüchte. Fasern entziehen dem Körper Giftstoffe sowie überschüssiges Cholesterin und halten den Darm gesund.
- Frisches Obst und Gemüse sind leicht verdaulich und voller Nährstoffe für eine gesunde Leberfunktion. Besonders nützlich sind Äpfel wegen ihres hohen Pektingehalts. Pektin ist eine lösliche Faser, die Cholesterin aufnehmen kann und bei Durchfall die Darmtätigkeit verlangsamt.
- Frisch gepresster Saft aus Biogemüse. Besonders nährstoffreich sind Möhren, Rote Bete, Sellerie und Äpfel. Nach der Operation unterstützen sie die Heilung, ohne Verdauung oder Leber zu belasten.
- Rote Bete ist wunderbar für die Leber. Mit Zitronensaft und Leinöl oder Hanföl anreichern.
- Artischocken enthalten Cynarin, einen Wirkstoff, der die Regeneration der Leber fördert.

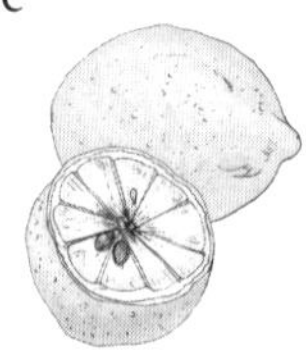

⊖ *Lieber nicht*

- Gesättigte Fette aus Margarine, Salzgebäck, Kleingebäck, fettem Fleisch und Milchprodukten.
- Alkohol, Koffein, Zucker und verfeinerte Kohlenhydrate beanspruchen die Leber zusätzlich und können die Verdauung beeinträchtigen.

Heilpflanzen und Ergänzungsmittel

- Löwenzahnkaffee unterstützt die Leberfunktion und hat eine leicht abführende Wirkung. Deshalb kann er helfen, falls der Darm nach der Operation träge reagiert.

- Brennnesseltee reinigt von innen und gibt neue Energie.
- Pfannengerichten am Ende der Kochzeit Kurkuma zusetzen. Kurkuma ist ausgezeichnet für die Reinigung der Leber und unterstützt die Heilung.
- Das Verdauungsenzym Lipase einnehmen. Es ist für den Fettabbau zuständig.
- Zweimal am Tag Lecithingranulat über das Essen streuen. Lecithin ist ein Gallenbestandteil, der Fette emulgiert und so ihre Verwertbarkeit für den Körper verbessert.

Extratipp

- Lieber viele kleine Mahlzeiten als wenige große, die Leber und Verdauung stärker belasten.

Gebärmutterentfernung

Wenn die Gebärmutter entfernt wird, spricht man von einer Hysterektomie. Bei der Totaloperation werden auch Gebärmutterhals und Eierstöcke herausgenommen, bei der teilweisen Hysterektomie nur die Gebärmutter.

Die Totaloperation hat für eine Frau erhebliche Folgen. Es kommt zu Wechseljahressymptomen wie Hitzewallungen und Schlafstörungen. Die Menstruation setzt aus, und eine Empfängnis ist nicht mehr möglich. Zugleich geht die Östrogenproduktion drastisch zurück. Doch auch wenn die Eierstöcke im Körper verbleiben, ist die Östrogenproduktion gedrosselt, und die Wechseljahre setzen häufig verfrüht ein. Viele Frauen klagen über einen massiven Rückgang ihrer Libido und mangelndes sexuelles Interesse.

Andere Folgen sind ein erhöhtes Osteoporoserisiko, weil die schützende Wirkung von Östrogen und Progesteron fehlt, sowie ein erhöhtes Herzrisiko.

Gründe für eine Gebärmutterentfernung

- Zysten und Myome.
- Gebärmuttervorfall.
- Endometriose.
- Anhaltende, starke Blutungen.

Gegenmaßnahmen

Nach einer Gebärmutterentfernung sollten die Nebennieren nach Kräften unterstützt werden. Wenn die Produktion von Östrogen aus den Eierstöcken zurückgeht oder ausbleibt, sollten die Nebennieren stärker arbeiten.

⊕ *Empfehlenswert*

- Essenzielle Fettsäuren und Vitamin E unterstützen nach Operationen die Heilung, sind aber auch für einen ausgewogenen Hormonspiegel von Bedeutung. Gute Quellen sind Makrele, Lachs, Forelle, Sardinen, Heringe, Lein- und Hanfsamen sowie Kürbis- und Sonnenblumenkerne.
- Grünes Gemüse enthält Kalzium und Magnesium für gesunde Knochen. Andere Lebensmittel mit dieser Nährstoffkombination sind Haferflocken, Kichererbsen, Haselnüsse, Paranüsse, Mandeln, Sesamsamen, Tahini, Amaranth und Quinoa.

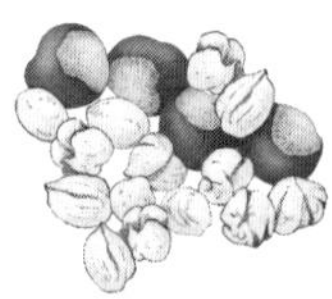

- Löwenzahnkaffee ist gut für Leber und Darm. Die Leber baut alte Hormone ab, die dann über den Darm ausgeschieden werden.

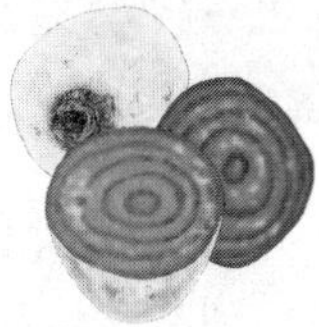

- Möhren und Rote Bete unterstützen während der Menopause die Hormonregulierung. Rote Bete ist besonders günstig für die Blutbildung, was nach einer Operation notwendig sein kann.
- Soja hat eine östrogenähnliche Wirkung. Essen Sie Tempeh, Tofu, Miso, Natto und Sojajogurt. Ungünstig sind stark verarbeitetes Soja, Sojaisolate und viele industriell erzeugte Produkte mit Soja.
- Weizenkeime (wenn Sie Weizen gut vertragen) enthalten viel Vitamin E, B-Vitamine und Magnesium. All diese Substanzen sind wichtig für das hormonelle Gleichgewicht und die Nebennieren.
- Gemahlener Leinsamen liefert Vorstufen für Lignane, die eine östrogenähnliche Wirkung entfalten. Außerdem stecken in Leinsamen essenzielle Fettsäuren für das hormonelle Gleichgewicht.
- Erwähnt werden sollte auch Meeresgemüse wie Hijiki, Wakame, Kelp und Kombu. Es hat eine immense Mineralstoffdichte sowie sehr viel Kalzium.

Lieber nicht

- Zucker, raffinierte Lebensmittel, Alkohol, Koffein, Salz und künstliche Zusatzstoffe. Das alles bringt den Blutzucker durcheinander und löst Wechseljahressymptome aus.

Heilpflanzen und Ergänzungsmittel

- Östrogenähnliche Kräuter als Tee trinken. Hilfreich sind Bockshornklee, Süßholz, Rotklee, Fenchel und Salbei, aber auch Löwenzahn- und Brennnesseltee.

- Nachtkerzenöl hat ebenfalls eine östrogenähnliche Wirkung und trägt zu einer guten Feuchtigkeitsversorgung der Haut bei.
- Ergänzendes Vitamin E kann Hitzewallungen eindämmen, die Östrogenproduktion anregen und die Heilung von Narbengewebe unterstützen. Man kann es auch direkt auf Narbengewebe auftragen: Einfach die Kapsel anpieksen und das Öl einmassieren.
- Probiotika. Operationen können die Darmflora aus dem Takt bringen, die eine Voraussetzung für eine gute Verdauung mit ordentlicher Nährstoffaufnahme bildet.
- Kräuter wie Dong Quai und Traubensilberkerze lindern Wechseljahresbeschwerden (siehe auch Seite 169).
- Ein Knochenaufbaupräparat mit Magnesium, Kalzium, Bor und den Vitaminen D, K und E einnehmen.

Extratipps

- Regelmäßiges Training mit Gewichten ist der beste Weg zu starken Knochen. Zusätzlich helfen Spaziergänge, Aerobic, Tanzen, Seil- bzw. Trampolinspringen und Yoga beim Aufbau von Muskeln und Knochenmasse.

Gicht

Bei Gicht lagern sich aufgrund einer Störung des Proteinstoffwechsels Harnsäurekristalle an den Gelenken ab. Normalerweise wird die Harnsäure mit dem Urin ausgeschieden, doch in manchen Fällen findet diese Ausscheidung nicht statt. Dann bilden sich Kristalle. Am häufigsten sind die Finger- und Zehengelenke betroffen. Sie werden rot, heiß und glänzend, schwellen an und schmerzen. Die Harnmenge kann zurückgehen, und der Harn riecht streng.

Mögliche Ursachen

- Genetische Veranlagung.
- Hoher Alkoholkonsum.
- Hoher Fleischverzehr.
- Zu wenig Wasser.
- Zu wenig Ballaststoffe, frisches Obst und Gemüse.
- Übergewicht.
- Blitzdiäten.
- Nährstoffmangel.
- Chemotherapie.
- Operativer Eingriff.

Gegenmaßnahmen

Gicht ist durch die Ernährung stark zu beeinflussen. Deshalb können die folgenden Richtlinien gut helfen.

⊕ *Empfehlenswert*

- Mindestens acht Gläser Wasser am Tag. Diese Menge wird für die angemessene Ausscheidung über Nieren und Blase benötigt.
- Gemüsesäfte. Gicht ist ein Anzeichen für eine Übersäuerung des Körpers (siehe Seite 568, Säure-Basen-Gleichgewicht). Gemüsesäfte sind eine gute Methode, dieser Tendenz entgegenzuwirken. Außerdem haben sie viele entzündungshemmende, antioxidative Substanzen.

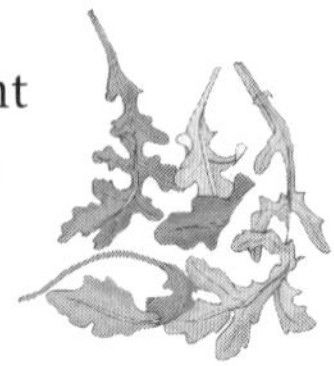

- Rohes Obst und Gemüse. Häufig ist Gicht eine Reaktion auf zu viel fettes Essen und einen ungenügenden Verzehr von Obst und Gemüse. Jeden Tag etwas Grünes auf den Tisch bringen. Grüne Nahrung enthält Chlorophyll, das die Reinigung des Gewebes unterstützt, aber auch Magnesium gegen die Übersäuerung.
- Frische Ananas. Das Herz roher Ananas enthält das entzündungshemmende Enzym Bromelain.

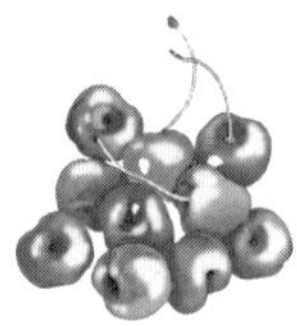

- Kirschen und Erdbeeren können dazu beitragen, Harnsäure zu neutralisieren.
- Adzukibohnen helfen gegen die Schwellung und Hitzeentwicklung bei Gicht.
- Selleriesamen über den Salat streuen. Sie sind gut für die Nieren.
- Artischocken nähren die Leber.
- Salat auch mit Leinsamen bestreuen. Die essenziellen Omega-3-Säuren im Leinsamen wirken Entzündungen entgegen.

Lieber nicht

- Eine Ernährung mit viel rotem Fleisch und Wurstwaren erhöht nachweislich die Gichtgefahr. Diese Nahrungsmittel enthalten viele Purine, welche die Harnsäurebildung im Blut erhöhen können. Wenn im Körper mehr Harnsäure vorliegt, als die Nieren ausfiltern können, lagern sich bei diesem Krankheitsbild Harnsäurekristalle in den Gelenken ab.
- Hefeprodukte enthalten ebenfalls viele Purine.
- Alkohol erhöht den Purinspiegel und kann eine Neigung zur Kristallbildung auslösen.

- Frittierte Speisen und gesättigte Fettsäuren können Entzündungen und Schmerzen verstärken.
- Salz, Zucker und raffinierte Kohlenhydrate meiden. Gicht wird durch Natriumuratkristalle hervorgerufen, die sich in den Gelenken ansammeln. Deshalb ist der Verzicht auf Kochsalz so wichtig.
- Anchovis, Hering, Miesmuscheln und Sardinen enthalten viele Purine.
- Tomaten, Paprika, Auberginen, Kartoffeln, Pilze und Chilis besser meiden.
- Auf Rauchen verzichten. Der Solaningehalt im Tabak kann die Entzündung verstärken.

Heilpflanzen und Ergänzungsmittel

- Jeden Morgen ein viertel Glas Aloe-vera-Saft trinken.
- Sechs Monate lang dreimal täglich Teufelskralle einnehmen. Das hilft bei der Auflösung der Bestandteile, die Gichtsymptome hervorrufen.
- Brennnesseltee verbessert die Nierenfunktion.
- Spirulina als Ergänzungsmittel einnehmen.
- Fischöle tragen durch ihren Gehalt an essenziellen Fettsäuren zu einer geringeren Entzündungsneigung bei.
- Ein Präparat mit Vitamin C und Bioflavonoiden einnehmen. Vitamin C wirkt entzündungshemmend und kann zudem den Harnsäurespiegel senken.
- Zu den Mahlzeiten Verdauungsenzyme nehmen. Das unterstützt eine gesunde Verdauung und die Nährstoffresorption.
- Bromelain und Quercetin einnehmen.
- Ein Folsäurepräparat unterstützt die Senkung des Harnsäure-

spiegels, indem es ein wichtiges Enzym für die Harnsäurebildung blockiert.

Extratipps

- Schüßlersalzbäder. Schüsslersalze enthalten viel Magnesium, das für die Alkalisierung des Gewebes benötigt wird.
- Gegen die Schwellung hilft das Auftragen von Apfelessig auf die betroffenen Bereiche.
- Täglich etwas Bewegung. Anfangs reicht ein Spaziergang. Dauer und Belastung allmählich steigern.
- Übergewichtige sollten ihr Gewicht langsam reduzieren.
- Wechselduschen verbessern die Durchblutung und die Zerlegung von Kristallen. Nach der warmen Dusche das Wasser auf kalt stellen und direkt auf die betroffenen Gelenke richten. Wieder auf warm stellen, dann auf kalt, insgesamt dreimal im Wechsel.

Grippe

Eine Grippe entsteht durch Infektion mit Grippeviren. Typische Symptome sind Fieber, Müdigkeit, Kopfschmerzen, Gliederschmerzen, Schwitzen und Frösteln, Husten, Niesen und allgemeine Schwäche.

Ursachen

Das Grippevirus wird durch Kontakt mit infizierten Menschen übertragen. Wenn das Immunsystem schwach ist, aber auch bei Stress und Schlafmangel besteht eine erhöhte Anfälligkeit. Sehr alte Menschen und kleine Kinder erkranken ebenfalls häufiger.

Gegenmaßnahmen

Der Körper braucht Zeit und gute Pflege, bis er wieder zu seiner alten Kraft zurückfindet.

⊕ *Empfehlenswert*

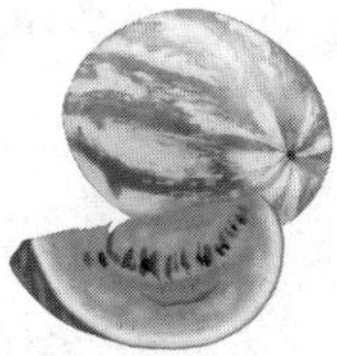

- Flüssigkeit. Warme Getränke sind besser als kalte, die der Körper erst im Verdauungstrakt auf Körpertemperatur anwärmen muss. Das kostet wichtige Energiereserven. Um die beim Schwitzen verlorene Flüssigkeit zu ersetzen, sind warmes Wasser, frisch gepresste Säfte aus Obst und Gemüse, aber auch Kräutertees und Brühe eine sinnvolle Wahl. Nur Orangensaft sollte man nicht trinken. Er verstärkt die Schleimproduktion.
- Insgesamt sind Gemüsesaft, Gemüsebrühe und Gemüsesuppe, aber auch Obst bei Grippe genau das Richtige.

⊖ *Lieber nicht*

- Zucker, raffinierte Kohlenhydrate, Milchprodukte, Fleisch, Alkohol, Koffein, Salz und Zusatzstoffe. Sie belasten Verdauung und Immunsystem.

Heilpflanzen und Ergänzungsmittel

- Über den Tag verteilt Kräutertee aus Ingwer, Brennnessel, Löwenzahn, Slippery Elm, Echinacea oder Lapacho trinken.

Extratipp

- Das Fieber möglichst wenig unterdrücken. Durch die erhöhte Körpertemperatur werden Giftstoffe verbrannt und die Infektion abgewehrt. Am besten lässt man der Natur ihren Lauf. Wenn nötig, die Stirn mit einem kalten Lappen kühlen.

Gürtelrose

Gürtelrose wird vom Herpes-zoster-Virus hervorgerufen, der auch Windpocken auslöst. Wenn das Virus einmal im Körper steckt, bleibt es auch dort. Wer also als Kind an Windpocken erkrankt ist, behält das schlafende Virus in den Nerven rund um die Wirbelsäule. Bei einer Schwächung des Immunsystems kann es reaktiviert werden.

Gürtelrose ruft an den Nervenenden einen blasigen Ausschlag hervor, der mit Juckreiz und Schmerzen einhergeht. Normalerweise ist die Bauchhaut betroffen, es können aber auch andere Körperteile erkranken.

Manchmal treten vor dem Ausschlag einige Tage Fieber und Gliederschmerzen auf. Die Bläschen bleiben normalerweise ein bis zwei Wochen, manchmal auch länger. Auch nachdem sie abgefallen sind, kann der Schmerz anhalten, mitunter über Monate. Dann spricht man von einer Post-Zoster-Neuralgie (Nervenschmerzen nach Herpeserkrankung).

Gürtelrose kann bei immungeschwächten Menschen ernste Schäden hinterlassen, darunter Blindheit, Lähmung und Sekundärinfektionen.

Ursachen

Eine Gürtelrose stellt sich nur ein, wenn das Immunsystem durch Stress, Chemotherapie, Strahlentherapie, Kontakt mit offenen Bläschen oder Nährstoffmangel geschwächt ist. Etwa 20 Prozent der Erkrankten erleiden einen Rückfall.

Gegenmaßnahmen

Langfristig kommt es auf eine Verbesserung des Immunsystems an.

Empfehlenswert

- Lysinreiche Nahrung kann den Verlauf lindern. Essen Sie Huhn, Fisch, Bohnen, Mungbohnen, Rosenkohl und die meisten Obst- und Gemüsesorten, ausgenommen Erbsen.
- Obst und Gemüse unterstützen das Immunsystem und entsäuern den Körper – gut, denn Viren lieben eine saure Umgebung.

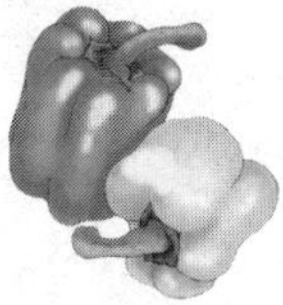

- Gemüsesäfte mit ein paar Tropfen Superstars wie Weizengras, Gerstengras, Spirulina oder blaugrünen Algen anreichern. Das stärkt Leber und Immunsystem.

Lieber nicht

- Argininreiche Nahrungsmittel wie Schokolade, Gelatine, Weizen, Karob, Kokosnuss, Hafer, Erdnüsse, Sojabohnen, Sesamsamen und Weizenkeime.

Heilpflanzen und Ergänzungsmittel

- Vor dem Essen Aloe-vera-Saft trinken.
- Vor dem Schlafen einen beruhigenden Kräutertee trinken: Kamille, Johanniskraut, Baldrian, Zitronenmelisse und Lindenblüten entspannen.
- Aus Slippery-Elm-Pulver und Wasser eine schmerzlindernde, heilende Paste anrühren und diese auf die Bläschen auftragen. Auch Aloe-vera-Gel beruhigt und wirkt dem Schmerz entgegen.
- Bei Schmerzen anfangs regelmäßig Echinacea einnehmen.
- Astragalus, Helmkraut und Lobelie sind gut für die Nerven.
- L-Lysin bekämpft Viren.
- Vitamin C stärkt das Immunsystem.

- Sublingual (unter die Zunge gelegt) Vitamin B_{12} zuführen, um das Nervensystem zu unterstützen.
- Zweimal täglich Vitamin-B-Komplex.
- Täglich Zinkzitrat.

Extratipps

- Die Bläschen nur zum Auftragen heilender Salben berühren. Berührungen können reizen und die Infektion ausweiten.
- Viel Entspannung und Ruhe.
- Vorsicht bei der persönlichen Hygiene. Handtücher und Waschlappen nicht mit anderen teilen.
- Ein paar Tropfen Eukalyptusöl, Lavendelöl oder Bergamotteöl in einen Esslöffel Mandelöl träufeln und damit die Läsionen bestreichen, sobald sie erscheinen. Dann trocknen sie rascher aus und fallen ab.
- Einen Hafersack unter das einlaufende Badewasser legen. Die Wirkstoffe beruhigen die Haut.
- Äußerlich eine Salbe mit Capsaicinpulver (aus Cayennepfeffer) auftragen.

Haarausfall

Bei Haarausfall wird unterschieden zwischen teilweisem oder vollständigem Haarausfall (Alopecia areata oder Alopecia totalis) sowie dem Verlust der gesamten Körperbehaarung (Alopecia universalis).

Viele Menschen reagieren auf ihr verändertes Erscheinungsbild mit Depressionen oder Ängsten. Deshalb war die Reaktion der Fernsehmoderatorin Gail Porter so lobenswert. Durch ihre öffentlichen Auftritte ohne Perücke konnte sie dem Haarausfall sein Stigma nehmen. Dieser mutige Schritt erleichtert nun anderen Betroffenen, um Hilfe zu bitten und sich aktiv mit ihrem Problem auseinanderzusetzen.

Mögliche Ursachen

Haarausfall kann viele Ursachen haben, doch immer spielt auch Stress eine Rolle. Andere Faktoren umfassen:

- Mangel an weiblichen Sexualhormonen.
- Androgene (männliche Sexualhormone).
- Wenig Magensäure.
- Mangel an Verdauungsenzymen.
- Unausgewogene Darmflora.
- Rascher Gewichtsverlust.
- Jojo-Diäten oder jahrelanges Diäthalten.
- Diabetes oder hoher Insulinspiegel.
- Nährstoffmängel, besonders in Bezug auf Eisen, Proteine, Biotin und andere B-Vitamine.
- Schilddrüsenunterfunktion.
- Seelische Belastungen.
- Menopause, Schwangerschaft oder Absetzen der Pille.
- Hautkrankheiten wie Pilzinfektionen oder Ekzem.
- Chemikalien in Kosmetika.
- Medikamente gegen Krebs.
- Schlechte Durchblutung der Kopfhaut.
- Alterungsprozesse.

- Übermäßige Einnahme von Vitamin A.
- Genetische Veranlagung.
- Autoimmunreaktion, bei der das Immunsystem die Haarwurzeln angreift.

Gegenmaßnahmen

Es kommt darauf an, die Ursache für den Haarausfall zu finden, damit eine gezielte Behandlung möglich ist. Hierzu können eine Überprüfung der Schilddrüsenfunktion und die Bestimmung von Eisen-, B-Vitamin- und Hormonstatus angeraten sein.

⊕ *Empfehlenswert*

- Vollkornreis, Linsen, Sonnenblumenkerne, Haferflocken und Quinoa enthalten B-Vitamine und Biotin, die den gesunden Haarwuchs unterstützen.
- Die Meeresalge Hijiki hat Eigenschaften, welche die Erhaltung gesunder Haare fördern.
- Dunkelgrünes Blattgemüse und grünblättrige Kräuter können unterstützend wirken.
- Fetter Fisch, Nüsse und Samen enthalten essenzielle Fettsäuren, welche Haare und Follikel gesund erhalten. Zwei- bis dreimal in der Woche sollte Fisch auf den Tisch kommen, außerdem empfiehlt sich der Verzehr von zwei bis drei Esslöffeln Samen und Kernen pro Tag. Kürbiskerne und Leinsamen sollten wegen ihres Zinkgehalts regelmäßig dabei sein, denn auch Zink ist wichtig für den Haarwuchs.

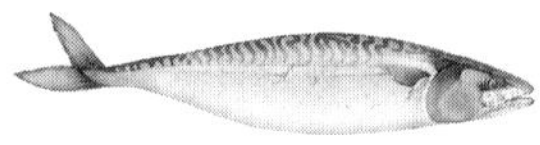

- Suppen und Salate mit Kelpflocken bestreuen. Kelp enthält viel Jod für eine gesunde Schilddrüse. Haarausfall hängt mitunter mit einer Schilddrüsenunterfunktion zusammen.

⊖ *Lieber nicht*

- Zucker, verfeinerte Kohlenhydrate und Alkohol können den Blutzucker und nachfolgend den Insulinspiegel erhöhen. Das kann einen negativen Einfluss auf die Haarwurzeln haben.
- Weizenkleie, Schwarztee und Kaffee können die Aufnahme von Mineralstoffen wie Eisen hemmen, die für den Haarwuchs benötigt werden.

Heilpflanzen und Ergänzungsmittel

- Wärmende Kräuter und Gewürze wie Cayennepfeffer (in Maßen), Ingwer, Zimt und Kreuzkümmel verbessern die Durchblutung und passen in Suppen, Eintöpfe und Aufläufe.
- Tragant ist eine gute Vitamin-B-Quelle.
- Jeden Tag einen Smoothie mit einem Multivitaminpräparat anreichern.
- Täglich Vitamin-B-Komplex einnehmen. Er sollte unbedingt Biotin enthalten, das für den Haarwuchs besonders wichtig ist.
- Eisen sollten Sie nur bei nachgewiesenem Eisenmangel einnehmen.
- Bei Verdauungsbeschwerden unterstützt die Einnahme von Verdauungsenzymen zu den Mahlzeiten die Nährstoffresorption. Probiotika (erwünschte Darmbakterien) erzeugen bestimmte B-Vitamine, die für gesundes Haar benötigt werden, und können deshalb ebenfalls hilfreich sein.
- Bei einer Störung des weiblichen Hormonhaushalts kann Mönchspfeffer helfen. Außerdem unterstützt Magnesium das hormonelle Gleichgewicht.

Extratipps

- Alles tun, was das Immunsystem stärkt, denn ein geschwächtes Immunsystem kann zu Autoimmunreaktionen neigen, die einen ausgedehnten Haarausfall nach sich ziehen können (siehe Seite 435).
- Jeden Tag 15 Minuten mit dem Kopf nach unten auf einer schrägen Unterlage liegen (vorher mit dem Arzt abklären!). Dazu eignet sich jede Auflage, die der persönlichen Körpergröße und dem Körpergewicht entspricht und sich stabil an ein Sofa oder einen Sessel lehnen lässt. Achten Sie darauf, die Auflage gut zu sichern. Dann hinlegen und entspannen. In dieser Position kann man zusätzlich die Kopfhaut massieren. Alternativ bieten sich Umkehrpositionen aus dem Yoga an.
- Die Kopfhaut mit einer Mischung aus einem Esslöffel Olivenöl und 15 Tropfen ätherischem Rosmarinöl massieren. Das unterstützt die Durchblutung und somit die Versorgung der Haarwurzeln mit Nährstoffen.
- Verzichten Sie möglichst auf chemische Haarfarben und greifen Sie lieber zu Naturprodukten und einer weichen Bürste. Die Haare nicht mit dem Handtuch trocken rubbeln oder heiß föhnen und zwei- bis dreimal pro Woche mit einer Mischung aus Salbei- und Rosmarintee spülen.

Hämorrhoiden

Hämorrhoiden sind geschwollene, bläulich, rötlich oder violett verfärbte, oft recht große, entzündete Venen im oder am Rektum. Sie sind mit Krampfadern in den Beinen vergleichbar und erbsen- bis grapefruitgroß. Sie können wund werden, jucken und mitunter auch bluten. Normalerweise ist bei Hämorrhoiden das Gefäßsystem, welches das Blut aus Magen und Darm wieder in die Leber zurücktransportiert, so verlegt, dass es nicht genügend Blut aufnehmen kann. Daher kommt es bei Leberstauung schließlich zu Hämorrhoiden, Fissuren und Entzündungen am Rektum.

Mögliche Ursachen

- Starkes Pressen beim Stuhlgang.
- Falsche Essgewohnheiten.
- Zu wenig Ballaststoffe.
- Zu viel Zucker.
- Zu viel Kaffee.
- Zu viel Alkohol.
- Abführmittel.
- Verstopfung.
- Bewegungsmangel.

Gegenmaßnahmen

Eine Verbesserung der Leberfunktion kann bei diesem Problem ganz erheblich helfen.

⊕ *Empfehlenswert*

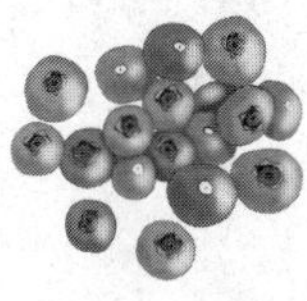

- Beeren und Kirschen. Sie enthalten Proanthocyanidine, die zur Stärkung der Gefäßwände beitragen. Die Beeren lassen sich auch gut zu Säften verarbeiten.
- Nährstoffe für die Leber stecken in Weißkohl, Blumenkohl, Grünkohl, Brokkoli, Getreidesprossen sowie Feigen.

- Naturjogurt.
- Dunkelgrünes Blattgemüse und Alfalfa sind durch ihren Vitamin-K-Gehalt gut zur Vorbeugung.

⊖ *Lieber nicht*

- Kaffee und Alkohol verschlimmern das Problem.
- Fast Food, Süßigkeiten und Zucker besser meiden.

Heilpflanzen und Ergänzungsmittel

- Löwenzahn- und Brennnesseltee trinken.
- Heidelbeeren essen. Sie enthalten viele Bioflavonoide mit entzündungshemmenden Wirkstoffen. Bioflavonoide lindern die Beschwerden und helfen den gedehnten Venen.
- Vor dem Essen Aloe-vera-Saft trinken.
- Mariendistel sorgt für weicheren Stuhl und reinigt die Leber.
- Stechender Mäusedorn verbessert den Venentonus, denn er lässt die Entzündung im Gewebe um die Hämorrhoiden herum zurückgehen.
- Kochbanane macht den Stuhl weicher und erleichtert die Ausscheidung.
- B-Vitamine sind für eine gesunde Leber und damit für Menschen, die zu Hämorrhoiden neigen, sehr wichtig, denn oft bekommen sie zu wenig lebenswichtiges Vitamin B. Nehmen Sie einen Vitamin-B-Komplex und zusätzlich Vitamin B_6.

Extratipps

- In ein kleines Becken mit kaltem Wasser setzen. Das hilft gegen die Entzündung und lässt die prallen Blutgefäße etwas abschwellen.

- Grüne Tonerde mit Wasser anrühren und auftragen. Das ist zwar eine matschige Angelegenheit, kann aber Schwellung und Schmerzen lindern. In der Badewanne oder Dusche abwaschen.
- Auf der Toilette nicht zu stark drücken, um die Hämorrhoiden nicht zu verschlimmern. Am besten die Füße auf einem etwa 30 cm hohen Hocker abstellen, damit der Körper Hockposition einnimmt. In dieser Stellung ist starkes Pressen praktisch unmöglich.
- Ein Bad mit Mineralsalzen kann die Beschwerden lindern. Auch etwas Zypressenöl hinzufügen.
- Sitzbäder. Dazu setzen Sie sich bis zu 20 Minuten in eine Wanne mit heißem Wasser, das nur bis zu Hüfte und Gesäß reicht. Sie können auch alle drei Minuten zwischen einer heißen und einer kalten Wanne wechseln. Sitzbäder sollen die Durchblutung anregen, die Entzündung eindämmen und können bis zu dreimal pro Woche durchgeführt werden. Während der Menstruation oder in der Schwangerschaft keine Sitzbäder machen.
- Auf Lebensmittelunverträglichkeit testen lassen.
- Frauen, die vor kurzem entbunden haben, können Calendula-Salbe auftragen und versuchen, die Hämorrhoiden vorsichtig in den Darm zurückzuschieben.

Natürliche Hämorrhoidensalben

Verwenden Sie die folgenden Kräutersalben rotierend. Mit der ersten Salbe beginnen und so lange einsetzen, bis die Hämorrhoiden verschwinden oder die Salbe verbraucht ist. Falls dann immer noch Hämorrhoiden vorliegen, mit der zweiten Salbe fortfahren und so weiter.

- Zaubernuss (Hamamelis virginica), besonders bei Berührungsschmerzen. Hamameliskompressen tragen dazu bei, dass die Venen sich wieder zusammenziehen.
- Scharbockskrautsalbe.
- Rosskastaniensalbe.
- Kochbananen- und Schafgarbensalbe.

Halsschmerzen

Eine Halsentzündung mit Schmerzen im Bereich der Rachenmandeln oder weiter hinten im Hals geht manchmal auch mit leichtem Fieber einher.

Bisweilen liegt eine Streptokokkeninfektion zugrunde. Schwere Halsentzündungen gehören in ärztliche Behandlung, weil sie das Herz in Mitleidenschaft ziehen oder ein rheumatisches Fieber auslösen können. Deshalb sind eventuell Antibiotika angezeigt. Gehen Sie zum Arzt!

Mögliche Ursachen

- Giftstoffe.
- Erkältung.
- Schlechte Immunlage.
- Schreien oder Überlastung der Stimmbänder.
- Chronischer Stress.
- Pfeiffer'sches Drüsenfieber.
- Zinkmangel.
- Streptokokkeninfektion.

- Virusinfektion.
- Allergien.

Gegenmaßnahmen

Ganz wichtig: Das Immunsystem stärken.

⊕ *Empfehlenswert*

- Reichlich warme Flüssigkeit. Eiskalte Getränke verschlimmern die Beschwerden. Kräutertee, Gemüsesaft, warme Brühe und pürierte Suppe tun gut – Alkohol ist tabu!
- Ananassaft.

⊖ *Lieber nicht*

- Milchprodukte und Zucker verstärken die Schleimbildung eher und helfen nicht.

Heilpflanzen und Ergänzungsmittel

- Salbeitee trinken. Salbei beruhigt einen gereizten Hals.
- Hochdosierte Probiotika einnehmen.
- Vitamin C einnehmen. Bei zuckerlastiger Ernährung besteht oft Vitamin-C-Mangel.
- Vitamin A (nicht für Schwangere!) oder – noch besser – Betakarotin einnehmen, das der Körper selbst in Vitamin A umwandelt.
- Zinkglukonat-Pastillen lutschen. Sie lösen sich von selbst im Mund auf.
- Kanadische Gelbwurzel als Tinktur einnehmen, bis Besserung eintritt. Dann auf Echinacea umsteigen. Auch zum Gurgeln ist beides geeignet.

- Nach der Genesung sechs Monate Astragalus einnehmen, um das Immunsystem zu stärken. Zusätzlich Spirulina nehmen.

Extratipps

- Gurgeln mit warmem Salzwasser – dazu Meersalz verwenden. Noch besser ist es, wenn ein paar Tropfen Teebaumöl oder Thymian hinzugegeben werden.
- Gurgeln mit Apfelessig in warmem Salzwasser (mit Meersalz).
- Unbedingt regelmäßig die Zähne putzen und mit Zahnseide reinigen, um Entzündungen von Hals und Mundraum vorzubeugen.
- Chronische Halsentzündungen sind oft eine Nebenerscheinung von Pfeiffer'schem Drüsenfieber. Vielleicht haben Sie auch manchmal das Gefühl, eine Murmel im Hals zu haben. Gehen Sie zum Arzt. Eventuell ist eine Blutuntersuchung erforderlich.

Hepatitis

Mit Hepatitis A, B, non-A, non-B und C gibt es unterschiedliche Erkrankungsformen. Allen gemeinsam ist eine Leberentzündung, die zumeist durch eine Virusinfektion ausgelöst wird. Die Leber schwillt an und wird berührungsempfindlich. Darunter leiden die Verdauung, die Nährstoffresorption und die Entgiftungsfähigkeit. Alle Formen der Hepatitis sind ansteckend und können chronisch verlaufen.

Die Symptome umfassen Müdigkeit, Fieber, Übelkeit, Erbrechen, braunen Urin, Kopfschmerzen, Appetitlosigkeit, allgemeine Schmerzen und Bauchschmerzen, hellen Stuhl und Gelbsucht. Die Gelbfärbung der Haut und des Weißen im Auge entsteht durch vermehrtes Bilirubin im Blut. Zur Diagnose wird die erhöhte Anzahl Leberenzyme im Blut nachgewiesen und nachfolgend die Zahl der Antikörper gegen die Erreger ermittelt. Ursachen und Symptome sind je nach Erreger etwas unterschiedlich.

Hepatitis A ist eine akute Erkrankung. Sie wird normalerweise durch schlechte Hygiene übertragen, bei der Bakterien aus Fäkalien über den Mund aufgenommen werden. Man kann sich den Virus zuziehen, wenn man Muscheln aus verschmutzten Gewässern isst, aber auch durch Kontakt mit Infizierten. Dabei reicht gemeinsames Essen oder die gemeinsame Nutzung von Kleidern und Handtüchern aus. Das Virus wächst im Darm und kann über den Stuhl ausgeschieden werden.

Hepatitis A ist bereits bis zu vier Wochen vor Auftreten der ersten Symptome ansteckend, anschließend noch ein bis zwei Wochen. Wer einmal daran erkrankt war, bleibt immun. Viele Menschen bleiben symptomfrei.

Hepatitis B wird durch Kontakt mit infiziertem Blut oder Körperflüssigkeit übertragen, also durch Sexualkontakte, Bluttransfusionen oder über kontaminierte Nadeln. Zu den Symptomen zählen Schmerzen, Müdigkeit, Gelbsucht und allgemeines Krankheitsgefühl. Auch Hepatitis B kann symptomfrei verlaufen.

Eine Hepatitis B kann chronisch werden, die Leber schädigen und sogar zum Tode führen. Die Inkubationszeit beträgt bis zu sechs Monate.

Hepatitis C wird über dieselben Wege wie Hepatitis B übertragen, meist durch Transfusionen. Glücklicherweise werden die Tests auf infiziertes Blut immer zuverlässiger.

Nach einer Hepatitis bleibt man lebenslang anfälliger für andere Lebererkrankungen.

Gegenmaßnahmen

Die Behandlung soll die Vermehrung der Viren hemmen, die Leber reparieren, den Gallenfluss verbessern und das Immunsystem stärken.

⊕ *Empfehlenswert*

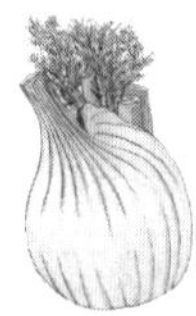

- Alle Gemüsesäfte unterstützen die Leberheilung. Eine gute Kombination wäre Mangold, Möhren, Rote Bete und Fenchel. Auch Sellerie, Grünkohl, Radieschen, Weißkohl und Petersilie können zu Saft verarbeitet werden.
- Traubensaft. Trauben haben blutreinigende, entzündungshemmende Eigenschaften. Der Saft hilft besonders bei Lebererkrankungen wie Hepatitis, denn die Wirkstoffe sitzen in den ballaststoffreichen Schalen, die für das Verdauungssystem schwer zu zerlegen sind.
- Gut gekochte Haferflocken, besonders bei Appetitlosigkeit und Schwäche.

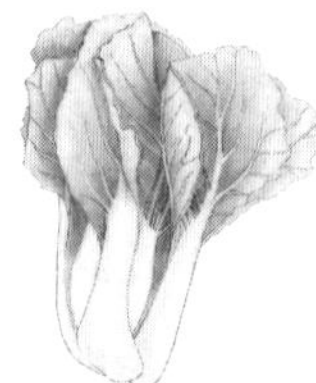

- Obst und Gemüse. Eine ein- bis dreitägige Reinigung, bei der nur Obst, Gemüse, frische Säfte, Kräutertees und Gemüsebrühe verzehrt werden, kann die Genesung beschleunigen.
- Artischocken können den Gallenfluss anregen und eine Leberstauung lindern.

⊖ *Lieber nicht*

- Gesättigte Fette aus rotem Fleisch, Wurstwaren, Margarine, stark verarbeiteter Nahrung und Milchprodukten besser meiden. Solche Fette belasten Leber und Darm und verzögern die Heilung.

- Koffein, Alkohol, Zucker, Salz und raffinierte Kohlenhydrate bürden der Leber Extrarbeit auf, ohne die nötigen Nährstoffe für die Heilung zu liefern.
- Auf scharfe Gewürze wie Chilis verzichten.

Heilpflanzen und Ergänzungsmittel

- Lecithingranulat über das Essen streuen. Lecithin erleichtert die Fettverdauung und liefert essenzielle Fettsäuren.
- Aufläufe, Pfannengerichte und Gemüse mit Kurkuma würzen. Es hat ausgezeichnete leberstärkende Eigenschaften und wirkt entzündungshemmend.
- Weitere nützliche Gewürze sind Minze und Oreganoblätter.
- Mariendistelextrakt einnehmen. Mariendistel schützt und regeneriert die Leber und hilft bei allen Formen von Hepatitis.
- Vor dem Essen Enzianwurzel nehmen. Sie regt den Appetit an und unterstützt die Verdauung.
- Hilfreich für die Leber sind auch Krauser Ampfer, Klette, Kanadische Gelbwurzel, wilder Yams, Süßholz, Berberitze und Schwertlilie (Iris versicolor).
- Löwenzahnkaffee. Geröstete Löwenzahnwurzel ist dabei empfehlenswerter als die Instantvariante. Löwenzahn schützt und stimuliert die Leber und verbessert den Gallenfluss.
- Vitamin C wegen seiner antiviralen und entzündungshemmenden Wirkung.
- Täglich ein Vitamin-B-Präparat nehmen, denn alle B-Vitamine sind wichtig für die Leberfunktion. Das Mittel sollte insbesondere auch Cholin und Inositol enthalten.

Extratipp

- Drei- bis sechsmal pro Woche eine Rizinusölpackung auf die Lebergegend legen und bis zu zwei Stunden dort lassen. Umschläge mit Rizinusöl stimulieren die Heilung der Leber. Parallel dazu für ausreichend Stuhlgang sorgen (zwei- bis dreimal pro Tag), um Giftstoffe auszuscheiden.

Herpes

Beim Herpesvirus unterscheidet man zwischen Herpes genitalis, Herpes simplex und Herpes zoster. Das Herpes-simplex-Virus Typ 1 löst Fieber- oder Lippenbläschen aus (siehe Seite 391), während Herpes genitalis die Genitalien befällt. Herpes simplex kann auch zu einer Herpeskeratitis führen, bei der die Bindehaut des Auges befallen wird. Dann kann durch eventuelle Narbenbildung das Sehvermögen beeinträchtigt werden. Herpes zoster ist der Erreger von Windpocken und Gürtelrose (siehe Seite 406).

In diesem Abschnitt geht es um Herpes simplex Typ 2. Zu den ersten Symptomen zählt ein wundes Gefühl mit Prickeln oder Brennen im Genitalbereich. Manchmal kommt es zu Ausfluss aus der Harnröhre und Schmerzen beim Wasserlassen. Aus den Bläschen kann Eiter austreten, und sie können sich geschwürig verändern. Auch Fieber, Kopfschmerzen und grippeähnliche Symptome passen ins Krankheitsbild.

Normalerweise halten die Symptome nach der Ansteckung einige Tage an. Der Verlauf ist mitunter so leicht, dass er unbemerkt bleibt. Wenn das Herpesvirus einmal im Körper ist, bleibt es auch dort. Allerdings kann es viele Jahre symptomlos in den Nervenzellen schlummern und erst bei Stress, Krankheit oder Nährstoffmangel wieder aktiv werden.

Gegenmaßnahmen

Es kommt darauf an, das Immunsystem so zu stärken, dass es nicht zu Rückfällen kommt. Das bedeutet eine ausgewogene Ernährung, eine ausgeglichene Lebensweise und rechtzeitige Bettruhe. Schlafmangel schwächt das Immunsystem.

⊕ *Empfehlenswert*

- Zwei Liter Wasser am Tag. Ausreichend Flüssigkeit reinigt den Körper und ist notwendig für die Funktion der weißen Blutkörperchen.
- Frisches Obst und Gemüse. Die darin enthaltenen antioxidativen Substanzen helfen dem Immunsystem, das Virus in Schach zu halten.
- Äpfel, Birnen und Rote Bete haben ein günstiges Verhältnis zwischen L-Lysin (diese Aminosäure zählt zu den wichtigsten Abwehrspielern im körpereigenen Kampf gegen die Viren) und L-Arginin. Großzügig zugreifen!

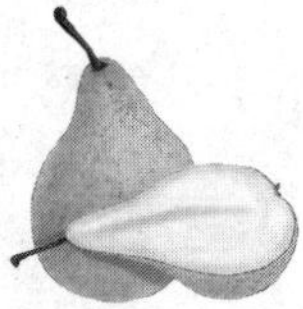

- Spinat und Mangold sind schwefelhaltig. Damit unterstützen sie die Entgiftung. Außerdem wirken sie kühlend. Beide Eigenschaften helfen gegen Herpessymptome.
- Frisch gepresster Gemüsesaft zählt zu den besten Mitteln, dem Körper die nötigen Nährstoffe zuzuführen, um das Virus zu besiegen und die Heilung zu beschleunigen. Verwenden Sie Rote Bete, Äpfel, Möhren, Sellerie, Radieschen, Petersilie, Ingwer und Weißkohl.
- Knoblauch und Zwiebeln besitzen antivirale und infektabwehrende Eigenschaften.
- Olivenöl, Leinöl und Hanföl haben viel Vitamin E und lassen deshalb Läsionen schneller abheilen.

⊖ *Lieber nicht*

- Zucker, raffinierte Kohlenhydrate, Limonade, Alkohol, Koffein und Salz belasten das Immunsystem und rauben dem Körper Nährstoffe.
- Alle Nahrungsmittel mit viel L-Arginin. Arginin steckt in Pekannüssen, Sesam, Walnüssen, Zitrusfrüchten, Weizen, Schokolade, Milchprodukten, Mais und Erdnüssen. Während einer Herpesattacke sollten diese Lebensmittel nur in Maßen oder gar nicht verzehrt werden.

Heilpflanzen und Ergänzungsmittel

- Tee aus Brennnessel, Zitronenmelisse, Süßholz, Hagebutte, Fenchelsamen und Echinacea hilft.
- Ergänzend L-Lysin einnehmen. Es hilft gegen Viren.
- Ergänzend Vitamin C mit Bioflavonoiden einnehmen. Auch Vitamin C hilft gegen Viren und stärkt das Immunsystem. Außerdem unterstützt es die Wirksamkeit von Lysin, kann also mit dieser Aminosäure kombiniert werden.
- Echinacea erhöht die allgemeine Abwehrkraft und verbessert die Infektabwehr.
- Zink einnehmen. Dieser wichtige Baustein des Immunsystems ist oft nicht ausreichend vorhanden.

Extratipps

- Äußerlich Extrakt aus schwarzen Walnüssen auftragen. Er wirkt antiviral. Dasselbe gilt für die äußerliche
- Anwendung von L-Lysin- oder Zinksalbe.
- Aloe-vera-Gel beruhigt und kann bei lokaler Anwendung Schmerzen lindern.

Herzerkrankungen

Herz- und Kreislauferkrankungen zählen nach wie vor zu den häufigsten Todesursachen. Leider kündigt sich ein Herzinfarkt selten an, so dass es in erster Linie auf vorbeugende Maßnahmen ankommt.

Herz- und Gefäßerkrankungen sind ein Sammelbegriff für Herzprobleme wie die koronare Herzkrankheit (KHK), Herzversagen, Herzmuskelschwäche (Kardiomyopathie), zerebrovaskuläre Erkrankung, Schlaganfall, Verlegung der Halsschlagader und periphere Gefäßkrankheit. In der Regel geht es um eine mangelnde Durchblutung der Arterien, die Herz, Halsschlagader, Gehirn oder Beine versorgen. Eine Ursache dafür kann Arteriosklerose (siehe Seite 238) sein, aber auch Plaquebildung, die zu Sauerstoffmangel im Gefäßgewebe führen kann.

Zu den typischen Symptomen gehören Brustschmerzen, unregelmäßiger Herzschlag oder »Stolpern« des Herzens, Kurzatmigkeit, hoher Blutdruck, Schwindelanfälle und Schmerzen in Kiefer oder Beinen.

Mögliche Ursachen

- Falsche Ernährung.
- Genetische Veranlagung.
- Arteriosklerose.
- Bluthochdruck.
- Hoher Cholesterinspiegel.
- Rauchen.
- Diabetes.
- Übergewicht und Fettsucht.
- Sitzende Lebensweise.

- Viele schlechte Fette wie Transfettsäuren und gesättigte Fettsäuren.
- Hormonelle Schwäche.
- Parodontose.
- Hoher Spiegel des Entzündungsmarkers CRP (Arzt fragen).
- Bakterien.

Gegenmaßnahmen

Schon eine kritische Überprüfung der Ernährung kann viel bewirken. Und für Raucher gilt selbstverständlich: JETZT aufhören. Falls Sie Medikamente einnehmen, sprechen Sie mit dem Arzt.

⊕ Empfehlenswert

- Fetter Kaltwasserfisch wie Lachs, Schellfisch und Sardinen. Diese Fischarten enthalten Omega-3-Fettsäuren, welche die natürliche Substanz Prostaglandin E2 daran hindern, weiter zur Entzündung der Blutgefäße und zu Plaquebildung beizutragen.
- Ballaststoffe. Wer viele lösliche Fasern isst, kann Studien zufolge den Gesamtcholesteringehalt und den Wert des unerwünschten LDL-Cholesterins um bis zu 30 Prozent senken. Für diese Untersuchungen wurden als lösliche Fasern unter anderem Haferkleie und Bohnen gewählt. Andere exzellente Ballaststofflieferanten sind Himbeeren, Senfblätter, Blumenkohl, Weißkohlblätter, Brokkoli, Mangold und Rübenblätter.
- Vollkorngetreide wie Quinoa und Haferflocken enthalten viele B-Vitamine, besonders B_3, B_6 und Folsäure. Diese Substanzen aus der Familie der B-Vitamine leisten einen wichtigen Beitrag zur normalen Funktion der innersten Schicht der

Blutgefäße, die für die Erhaltung des normalen Blutdrucks zuständig ist. Außerdem helfen sie dem Körper, Homozystein auszuscheiden, das sich andernfalls ansammeln und die Gefäße schädigen kann. Folsäure ist für die Herzkranzgefäßfunktion so bedeutend, dass eine groß angelegte Studie 1995 zu dem Schluss kam, dass bei einer Verabreichung von 400 Mikrogramm Folsäure pro Tag jährlich 28000 weniger Todesfälle aufgrund von Herzkranzgefäßerkrankungen zu verzeichnen wären.

- Spargel enthält viel Niacin – auch als Vitamin B_3 bekannt –, das zur Senkung der körpereigenen Cholesterinproduktion beiträgt. Größere Mengen Niacin stecken auch in jungen, braunen Champignons, in Tunfisch, Huhn, Heilbutt und Lachs.

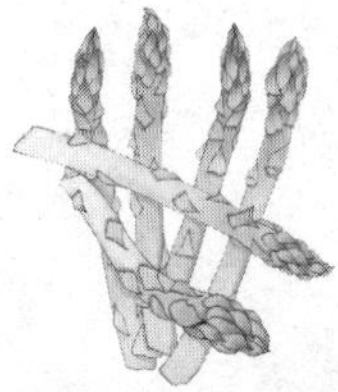

- Soja. Kulturen, in denen Sojaprodukte einen wesentlichen Teil der Ernährung ausmachen, haben in der Regel deutlich weniger Probleme mit Herz- und Gefäßerkrankungen als Kulturen mit geringem Sojaverzehr. Soja ist eine gute Quelle für Coenzym Q10, das den Cholesterinspiegel senken und das Gefäßsystems stabilisieren kann; aufgrund seiner antioxidativen Eigenschaften trägt es so auch zur Blutdrucksenkung bei – auf diese Weise kann das Blut leichter durch die Arterien strömen.
- Knoblauch. Als Mitglied der Familie Allium, zu denen auch die Zwiebel zählt, ist Knoblauch reich an verschiedenen, hoch wirksamen Schwefelverbindungen. Zahlreiche Studien haben nachgewiesen, dass regelmäßiger Knoblauchverzehr den Blutdruck senkt. Neben den schwefelhaltigen Wirkstoffen unterstützt Knoblauch das Herz- und Gefäßsystem zusätzlich mit Vitamin C, Selen, Mangan und Vitamin B_6. Dieses Vitamin senkt den Blutdruck, indem es den Homozysteinspie-

gel herabsetzt. Homozystein ist ein Zwischenprodukt aus einem biochemischen Vorgang in der Zelle, dem sogenannten Methylierungskreislauf. Es hat eine direkte, schädigende Wirkung auf die Wände der Blutgefäße.

- Bananen sind gute Kaliumlieferanten. Bei starkem Natriumverzehr (Kochsalz) und kaliumarmer Ernährung kommt es häufig zu Bluthochdruck. Etliche Untersuchungen haben ergeben, dass eine alleinige Beschränkung der Kochsalzzufuhr bei den meisten Menschen keine blutdrucksenkende Wirkung hat. Zusätzlich muss mehr Kalium zugeführt werden. Zu viel Natrium kann zunächst zu vermehrten Wassereinlagerungen im Körper führen. Dann muss das Herz härter arbeiten, und der Blutdruck steigt. Kalium hingegen wirkt entwässernd. Es trägt zur Ausschwemmung von Salz bei und ist so ein Gegenspieler zu Natrium.
- Cranberries. Vor kurzem hat sich herausgestellt, dass das Trinken von Cranberrysaft das erwünschte HDL-Cholesterin deutlich ansteigen lässt. Auch wenn noch nicht genau feststeht, auf welche Weise der Saft den Cholesterinspiegel beeinflusst, kamen die Forscher zu dem Ergebnis, dass die Wirkung wohl auf dem hohen Gehalt an antioxidativen Polyphenolen beruht.
- Sonnenblumensamen liefern viel Magnesium. Groß angelegte Studien belegen glaubhaft, dass eine hohe Magnesiumzufuhr mit niedrigerem Blutdruck einhergeht.
- Schwarze Johannisbeeren enthalten sehr viel Vitamin C und Flavonoide. Studien haben ergeben, dass der Blutdruck umso niedriger ist, je mehr Vitamin C aufgenommen wird. Flavonoide, die zusammen mit Vitamin C in vielen farbintensiven Früchten und Gemüsesorten vorliegen, unterstützen die antioxidative Wirkung von Vitamin C und tragen zur Stärkung und zum Schutz der inneren Gefäßwände bei.

- Limabohnen haben eine herzschützende Wirkung.
- Olivenöl oxidiert viel weniger als Öle mit einem hohen Anteil mehrfach ungesättigter Fettsäuren wie Mais- oder Distelöl. Wenn gesättigte Fettsäuren durch einfach ungesättigte Fettsäuren ersetzt werden, sinkt sowohl der Gesamtcholesterinspiegel als auch die Menge des schlechten LDL-Cholesterins.
- Möhren sind eine gute Quelle für Betakarotin, das wie Vitamin C die Gefäße erweitern und Gefäßkrämpfen entgegenwirken kann.
- Mandeln sowie Sonnenblumen- und Distelöl enthalten viel Vitamin E. Dieses fettlösliche, antioxidative Vitamin reduziert nicht nur das unerwünschte LDL-Cholesterin, sondern erhöht auch den Anteil an erwünschtem HDL-Cholesterin und beschleunigt die Zerlegung von Fibrin, einem Protein, das an der Blutgerinnung beteiligt ist.
- Wal- und Haselnüsse sind gute Folsäure- und Argininlieferanten. Sie können das Gesamtcholesterin und das LDL-Cholesterin merklich senken und die Elastizität der Arterien verbessern.

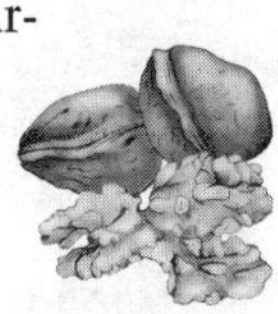

⊖ *Lieber nicht*

- Gesättigte Fettsäuren, Transfettsäuren, angebrannte und verkohlte Speisen, Frittiertes.
- Alkohol.
- Nikotin.
- Raffinierte oder stark verarbeitete Speisen und Zuckerzusätze.

Heilpflanzen und Ergänzungsmittel

- Extrakte aus Weißdornblättern können den Herzmuskel stärken. In der Regel enthalten die Blätter mehr aktive Komponenten als die Beeren.
- Auch Ginkgo-biloba-Tee hilft dem Herzen.
- Der Extrakt vom Herzgespannkraut wirkt unterstützend.
- Ergänzende Gaben Niacin lassen den LDL-Spiegel sinken und das schützende HDL-Cholesterin ansteigen. Dennoch nur nach Rücksprache mit dem Arzt einnehmen. Über die Ernährung kann die Niacinzufuhr mit Sonnenblumenkernen und Nüssen sichergestellt werden.
- Wer keinen fetten Fisch mag, kann Omega-3-Kapseln einnehmen. Viele Studien konnten belegen, dass Fischölkapseln oder Leinöl den Blutdruck wirkungsvoll senken können.
- Roter Reishefeextrakt kann das Gesamtcholesterin, das LDL und die Triglyzeride senken sowie die Entzündung der Blutgefäße eindämmen.
- Ergänzend Coenzym Q10 einnehmen.

Extratipps

- Jeden Morgen eine Tasse warmes Wasser mit etwas geriebener Bio-Mandarinen- oder Zitronenschale trinken. In den Schalen von Zitrusfrüchten wurde die cholesterinsenkende Stoffgruppe der polymethoxilierten Flavone (PMF) entdeckt.
- Auch den Mahlzeiten etwas Bio-Zitronenschale beifügen, um das Herz zu stärken. Über Salate, Salatsaucen, Suppen, Haferbrei, Buchweizen oder Vollkornreis reiben.
- Einen Termin beim Zahnarzt ausmachen. Studien zufolge besteht bei Parodontose ein höheres Herzrisiko, weil schädliche

Bakterienbestandteile im Blut zu anderen Organen wandern und dabei Arteriosklerose und Herzinfarkt auslösen können.

- Chelat-Therapie. Patienten mit Herz- und Gefäßerkrankungen aller Art können eine EDTA-Chelierung in Erwägung ziehen, um Herzerkrankungen und Arteriosklerose entgegenzuwirken (siehe Seite 238). Dabei werden intravenös Vitamine, Magnesium und der Wirkstoff EDTA verabreicht, um giftige Schwermetalle, Kalziumablagerungen und freie Radikale in den Gefäßwänden zu binden (chelieren), damit sie anschließend über den Urin ausgeschieden werden können. Auf diese Weise werden die Blutgefäße geschmeidiger, die Durchblutung verbessert sich, und die Schmerzen in der Brust sowie andere Symptome einer Gefäßerkrankung gehen zurück.
- Entspannungstechniken und Meditation.

Homozysteinspiegel

Homozystein ist eine Aminosäure, die der Körper beim Abbau von Methionin erzeugt, einer anderen Aminosäure, die in vielen Nahrungsmitteln vorliegt. Methionin ist wichtig für den Körper, Homozystein hingegen sehr schädlich. Deshalb sollte es nur für den Bruchteil einer Sekunde im Blut vorliegen, ehe es zu S-Adenosylmethionin (SAM) und Glutathion umgewandelt wird, die beide wiederum gut für die Gesundheit sind. SAM ist ein natürliches Antidepressivum, das gegen Arthritis und andere entzündliche Erkrankungen hilft. Glutathion wird für die Entgiftung benötigt und verhindert vorzeitige Alterung.

Ein hoher Homozysteinspiegel erhöht das Risiko für die Alzheimerkrankheit (siehe Seite 227), Herzerkrankungen (siehe

Seite 425), Schlaganfall, Demenz, Präeklampsie, Multiple Sklerose (siehe Seite 506) und andere Krankheiten.

Der Homozysteinspiegel im Blut lässt sich durch einen einfachen Pricktest bestimmen. Im Idealfall sollte der Wert unter 7 mmol/l liegen.

Mögliche Ursachen

Für die Umwandlung von Homozystein in SAM und Glutathion werden bestimmte Nährstoffe benötigt, darunter die Vitamine B_6 und B_{12}, Folsäure, Zink und Trimethylglyzin (TMG). Wenn von diesen Nährstoffen zu wenig aufgenommen wird, kann der Homozysteinspiegel im Blut ansteigen. Andere Ursachen sind bestimmte pharmazeutische Medikamente, schlechte Nährstoffresorption, Alter, Rauchen, übermäßiger Alkoholkonsum, Menopause, Schilddrüsenunterfunktion, Nierenversagen und genetische Veranlagung. Manche Menschen neigen von Natur aus zu erhöhten Homozysteinwerten. Man spricht dann von Homozysteinurie.

Gegenmaßnahmen

Bei einem hohen Homozysteinspiegel sollte in erster Linie die Zufuhr der Nährstoffe verbessert werden, die für den Abbau von Homozystein benötigt werden. Außerdem sollte man die Faktoren reduzieren oder meiden, die zu einer Anreicherung von Homozystein im Körper führen können. Die nachfolgenden Schritte gehen beide Bereiche an. Falls Sie Medikamente nehmen, sollten Sie alle Maßnahmen mit dem Arzt besprechen.

⊕ *Empfehlenswert*

- Vollkorngetreide wie brauner Reis, Quinoa, Buchweizen und Haferflocken verbessert die Versorgung mit B-Vitaminen und den Mineralstoffen Zink und Magnesium, die für die chemische Zerlegung von Homozystein erforderlich sind.
- Spinat enthält Vitamin B_6 und Folsäure. Beide tragen zur Senkung des Homozysteinspiegels bei.

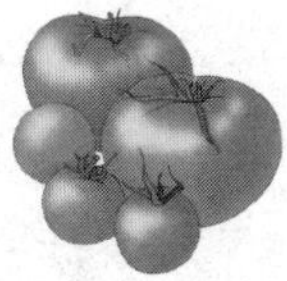

- Brokkoli, Blumenkohl, Spargel, Rosenkohl, Tomatensaft, Bohnen und Linsen liefern reichlich Folsäure.
- Bananen, Huhn, Pute, Lachs, Heilbutt, Spinat, Paprika, Rübenblätter und Brokkoli sind gute Quellen für Vitamin B_6.
- Fisch, Fleisch, Geflügel und Eier versorgen uns am besten mit Vitamin B_{12}. Allerdings können viele Menschen, besonders Ältere oder Menschen mit einer gestörten Verdauungsfunktion, Vitamin B_{12} nicht gut aufnehmen. Dann können Ergänzungsmittel sinnvoll sein (siehe unten).
- Rote Bete ist ein guter Lieferant für Trimethylglyzin (TMG), das auch an der Umwandlung von Homozystein in sicherere Substanzen beteiligt ist. TMG lässt sich über Rote-Bete-Saft optimal aufnehmen, doch anfangs kann ein Ergänzungsmittel nötig sein, um einen zu hohen Homozysteinspiegel zu senken.

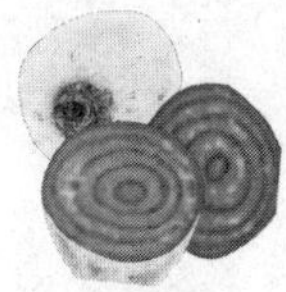

⊖ *Lieber nicht*

- Alkohol. Er behindert die Aufnahme vieler Nährstoffe, darunter die der Vitamine B_6, B_{12} und von Folsäure. Außerdem erhöht er die Ausscheidung dieser Vitamine über den Urin und ist damit ein Vitaminräuber.

- Zucker und raffinierte Kohlenhydrate liefern kaum Nährstoffe. Stattdessen leeren sie die kostbaren Vitamin-B-Speicher des Körpers, die für den Abbau von Homozystein erforderlich wären.
- Schwarztee und Kaffee rauben dem Körper ebenfalls Nährstoffe, die für die Homozysteinsenkung gebraucht werden.

Heilpflanzen und Ergänzungsmittel

- TMG oder Betain, Folsäure und die Vitamine B_{12} und B_6 einnehmen.
- Weitere nützliche Nährstoffe sind Cholin, Inositol, Zink und Magnesium.
- Bei einer gestörten Verdauung mit schlechter Nährstoffaufnahme sollten Verdauungsenzyme eingenommen werden. Sie unterstützen die Resorption und den Nährstoffstatus und damit alle möglichen Körperfunktionen.

Extratipps

- Sofort mit dem Rauchen aufhören. Rauchen entzieht dem Körper Nährstoffe, die für den Homozysteinabbau benötigt werden, und erhöht das Erkrankungsrisiko.
- Täglich ausreichend Bewegung. Wer sich regelmäßig anstrengt, hat einen niedrigeren Homozysteinwert als Menschen mit sitzender Lebensweise. Bewegung hilft auch gegen viele Erkrankungen, die mit einem hohen Homozysteinspiegel einhergehen. Jeden Tag eine halbe Stunde zügig gehen, joggen, schwimmen, tanzen oder Rad fahren und damit den Puls auf Trab bringen.

Immunschwäche

Das Immunsystem umfasst in erster Linie Thymusdrüse und Milz, Lymphsystem, Knochenmark und rote Blutkörperchen. Natürlich spielen für die Immunabwehr auch andere Organe eine Rolle, doch die oben genannten gelten als »das Immunsystem«. Bei einem geschwächten Immunsystem kann der Körper sich schlecht gegen Erkrankungen zur Wehr setzen. Man bekommt eine Erkältung nach der anderen und fühlt sich immer abgeschlagen. Begleitsymptome sind Apathie und ein allgemeiner Mangel an Vitalität und Energie.

Symptome

- Allergien oder Nahrungsmittelunverträglichkeiten.
- Ständige Müdigkeit.
- Gehäufte Erkältungen, grippale Infekte oder Grippe (mehr als drei pro Jahr).
- Bissspuren oder muschelförmige Ränder auf der Zunge.
- Geschwollene Drüsen.
- Halsschmerzen.
- Unerklärlicher Gewichtsverlust.
- Kopfschmerzen.
- Schmerzen unter dem rechten Rippenbogen.

Mögliche Ursachen

- Nährstoffmängel.
- Amalgamhaltige Zahnfüllungen.
- Zuckerlastige Ernährung.
- Viel Fertigkost.

- Rauchen.
- Übermäßiger Alkoholkonsum.
- Zinkmangel.
- Kohlensäurehaltige Getränke und Limonade.
- Stress.
- Kälte und Feuchtigkeit.
- Verdauungsprobleme.
- Bewegungsmangel.
- Schlafmangel.
- Übermäßige Nutzung von Computer und Handy.
- Degenerative Erkrankungen bei nahen Verwandten.
- Falsche Ernährung.
- Wassermangel.
- Hoher Homozysteinspiegel (siehe Seite 431).
- Candidabefall (siehe Seite 306, Candida albicans).
- Milz und Verdauung arbeiten träge.

Gegenmaßnahmen

Sobald das Immunsystem stärker wird, werden Sie den Unterschied spüren.

⊕ *Empfehlenswert*

- Täglich Obst und Gemüse. Sie versorgen den Körper mit vielen antioxidativen Substanzen, unserer besten Waffe gegen Krankheiten, und beschleunigen bei Infektionen die Genesung. Besonders hilfreich sind Beeren.
- Gemüsesäfte zählen zu den besten Mitteln, das Immunsystem zu unterstützen. Sie nähren und entgiften den Körper.

Apfel, Möhre, Rote Bete, Sellerie, Ingwer, Radieschen und Spinat eignen sich gut zum Entsaften.

- Wasser und Kräutertee (siehe unten). Auf Wasserentzug reagiert der Körper mit Lethargie, Kopfschmerzen und erhöhter Infektanfälligkeit. Trinken Sie warmes Wasser. Kalte Getränke können besonders bei kaltem Wetter zusätzlich belasten.
- Esskastanien enthalten Vitamin C, Riboflavin und leicht verdauliche Proteine.
- Senfblätter mit immunstärkenden pflanzlichen Wirkstoffen verzehren.
- Vollkorngetreide stärkt die Nerven und hebt den Serotoninspiegel im Gehirn, ohne dass man sich übersättigt fühlt. Günstig sind Naturreis, Hafer, Quinoa, Buchweizen und Hirse.
- Brokkolikeimlinge. Frisch gekeimte Brokkolisprossen haben einen enormen Nährwert und enthalten sehr viel antioxidatives Sulforaphan. Das hilft dem Immunsystem kräftig auf die Sprünge.
- Auch normaler Brokkoli nährt die Leber, und eine gute Leberfunktion ist die Voraussetzung für ein starkes Immunsystem.
- Reishi- und Shiitakepilze. Diese Pilze enthalten ein Protein, das die Immunreaktion fördert. Der Wirkstoff Lebtinal mobilisiert unsere natürlichen Abwehrkräfte. Zudem schützen sie den Körper durch die Reduzierung heißer Abbauprodukte aus übermäßig säurehaltiger Ernährung. Ein übersäuerter Körper schwächt das Immunsystem. Darüber hinaus enthalten diese Pilze auch das antioxidative Germanium, welches das Immunsystem unterstützt.
- Meeresgemüse, Adzukibohnen, Kidneybohnen, schwarze Bohnen, Quinoa (als Brei oder in Salaten und Suppen) sowie Fisch nähren die Nieren.

⊖ *Lieber nicht*

- Schwere, fette und stopfende Nahrung. Solche Speisen kommen uns erst sehr verlockend vor, zehren aber letztlich an der Energie. Dann fühlt man sich unangenehm träge.
- Zucker, raffinierte Kohlenhydrate, Alkohol und Koffein unterdrücken das Immunsystem und liefern leere Kalorien, aber keine essenziellen Nährstoffe für die Gesundheit.

Heilpflanzen und Ergänzungsmittel

- Astragalus ist ein optimales Immuntonikum, das die Abwehr anregt. Dieser Superstar unter den Pflanzen steigert die Widerstandskraft gegenüber Krankheitserregern und hilft dem Körper, Viren und Bakterien wirksam abzuwehren.
- Echinacea wird seit langem eingesetzt, um ein angeschlagenes Immunsystem zu stärken.
- Vitamin-B-Komplex. B-Vitamine werden für die Antikörperproduktion und die weißen Blutkörperchen des Immunsystems gebraucht.
- Ginsengwurzel. Sibirischer Ginseng ist ein nahrhaftes Stärkungsmittel. Bei Stress neutralisiert er die Angriffe von freien Radikalen (zerstörerischen Molekülen) und hilft dem Körper, sich an belastende Faktoren anzupassen. Außerdem leitet er im Immunsystem Reize weiter und sorgt als Katalysator für die Freisetzung bestimmter Hormone, die für die Immunabwehr von großer Bedeutung sind.
- Gewöhnliche Mahonie (immergrüner Strauch) enthält die Substanz Berberin, die den Kampf gegen gefährliche Bakterien unterstützt.
- Olivenblätter enthalten natürliche Antibiotika, die gegen Dutzende von Bakterienstämmen helfen.

- Ingwerwurzel unterstützt die Steuerung verschiedener Bestandteile des Immunsystems. Ingwerwurzel hat eine beruhigende, antiseptische Wirkung und hilft dem Körper besonders, mit Wind und Kälte umzugehen.
- Süßholzwurzel neutralisiert die immunschädigenden Wirkungen von Stress. Außerdem befeuchtet und beruhigt Süßholz die Schleimhäute der Immunorgane.
- Zitronenschalentee. Die Schale einer Zitrone in eine Tasse mit warmem Wasser geben und etwas Zitronensaft hineinpressen.

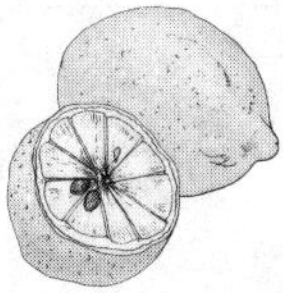

- Lapacho-Tee enthält einen Wirkstoff, der gegen Pilze, Parasiten und Mikroben hilft. Außerdem trägt er zur Erhaltung der roten Blutkörperchen und anderer Teile bei, die für das Immunsystem wichtig sind.
- Wohltuend ist auch ein Kräutertee aus Brennnessel, Fenchel, Ingwer, Hagebutte, Süßholz oder Löwenzahn.
- Labkrautextrakt regt das Lymphsystem an.

Extratipps

- Täglich an die frische Luft und ans Tageslicht gehen. Tageslicht reguliert durch seinen Einfluss auf die Zirbeldrüse die inneren Rhythmen des Körpers. Frische Luft erhöht die Sauerstoffzufuhr zum Gehirn und zu anderen Organen. Rasches Gehen bringt den Kreislauf in Schwung – die Arme dabei schwingen lassen. Auch Radfahren, Joggen und Inlineskaten sind gut für Kreislauf und Stimmung.
- Heizung drosseln. In zentral beheizten Räumen können Krankheitserreger bestens gedeihen. Lieber einen Pullover überstreifen und regelmäßig bewegen, damit der Kreislauf aktiv bleibt.

- Im Winter kurmäßig Darmbakterien einnehmen. Wenn der Darm von Hefepilzen überwuchert ist, müssen Sie diese mit guten Bakterien verdrängen. Menschen mit einer gestörten Darmflora sind häufiger krank. Nehmen Sie hochpotentes Pulver, das im Kühlschrank gelagert werden muss.
- Zu jeder gekochten Mahlzeit etwas Rohkost essen. Die Enzyme darin kräftigen von innen. Zu viel gekochte Nahrung kann das Immunsystem schwächen, denn sie hält die weißen Blutkörperchen in ständiger Alarmbereitschaft. Das schwächt die Immunkraft.

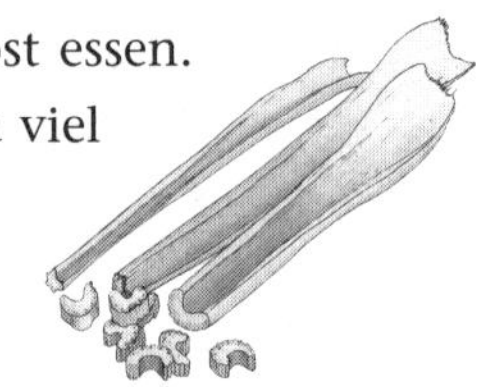

- Eine Lymphdrainage leitet die Lymphe besser durch das lymphatische System, das im Körper wie ein Abwassersystem funktioniert.
- Täglich vor dem Duschen die Haut trocken abbürsten.
- Die Thymusdrüse klopfen. Mit der Faust 20-mal dicht unter dem Hals auf das Brustbein klopfen. Das entspricht einem Weckruf an die Thymusdrüse. Bei einer geschwächten Thymusdrüse wird der Körper anfälliger für Immunprobleme, doch wenn die Lymphe besser durch die Thymusdrüse läuft, kommt sie dort mit weißen Blutkörperchen in Kontakt, die auf Fremdkörper warten, ehe die Lymphe wieder ins Blut gelangt. Also helfen Sie ein wenig nach.
- Stress abbauen. Bei zu viel Stress wird die Thymusdrüse anfälliger für oxidative Schäden durch freie Radikale und zieht sich zusammen. Das erzeugt einen Dominoeffekt, bei dem die Thymusdrüse nicht ausreichend gesunde Lymphozyten für die Infektionsbekämpfung im Blut bereitstellen kann. Die Betroffenen leiden unter ständigen Gesundheitsproblemen. Stressbewältigung ist entscheidend, weil wir die Immunreak-

tion nur verbessern können, indem wir die wichtigsten Organe des Immunsystems stärken.

- Jeden Tag 20 Minuten auf dem Minitrampolin hüpfen. Das regt den Lymphfluss an.

Inkontinenz

Inkontinenz bezieht sich auf die mangelnde Blasenkontrolle. Bei Anspannung, starken Gefühlsregungen, schwerem Heben, Husten oder Niesen können ungewollt einige Tropfen Urin oder auch mehr aus der Blase austreten.

Mögliche Ursachen

- Schwache Beckenbodenmuskulatur.
- Prostataprobleme.
- Gynäkologische Probleme.
- Chronische Verstopfung.
- Übergewicht.
- Schlaganfall.
- Rauchen.
- Alter.
- Stress.
- Wirbelsäulenverletzungen.

Gegenmaßnahmen

Es kommt darauf an, die eigentliche Ursache zu finden. Deshalb können verschiedene Untersuchungen erforderlich sein.

⊕ *Empfehlenswert*

- Grünes Gemüse. Es ist reich an Kalzium und Magnesium für eine angemessene Spannung und Entspannung von Muskeln und Nerven. Weitere gute Quellen für diese Mineralstoffe sind Mandeln, Haselnüsse, Paranüsse, Sesamsamen, Meeresgemüse, Petersilie, Quinoa und Hafer.

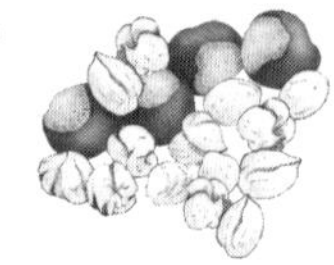

- Gerstenwasser. Mit geriebenem Ingwer und Zitronensaft schmeckt es besser. Gerstenwasser ist insgesamt gut für die ableitenden Harnwege.

⊖ *Lieber nicht*

- Salz, Alkohol, Koffein und Schokolade belasten die Nieren.
- Oxalsäurehaltige Lebensmittel nur in Maßen essen, weil sie die Blase irritieren können. In diese Gruppe fallen Spinat, Mangold, Rhabarber, Eier, Spargel, Rote-Bete-Blätter und Sauerampfer.

Heilpflanzen und Ergänzungsmittel

- Mehr Vitamin D, Proteine und Kalium können eine überaktive Blase beruhigen.
- Den Vitaminen B3 und B6 wird eine schützende Wirkung zugeschrieben.
- Kalziumhydroxalapaptit kann bei stressbedingter Inkontinenz Abhilfe schaffen.

Extratipps

- Täglich den Beckenboden trainieren. Dabei werden die Muskeln, die den Harnfluss regulieren, einzeln angespannt. Das nötige Wissen dazu vermitteln Physiotherapeuten oder passende Kurse der Krankenkassen.

- Nicht mehr rauchen! Inkontinenz ist nur eines von vielen Problemen, die durch Rauchen entstehen.
- Heiß-kalte Wechselduschen. Richten Sie das Wasser auf den Unterbauch, um die Muskeln in diesem Bereich zu straffen.
- Täglich den Unterbauch massieren. Dafür etwas Zypressenöl in Mandelöl geben.
- Mit einer Wärmflasche oder einer heißen Kompresse die Nierengegend wärmen.

Jetlag

Bei Reisen über mehrere Zeitzonen hinweg wird der natürliche Schlaf-Wach-Rhythmus aus dem Zeittakt gebracht. Außerdem enthält die Luft im Flugzeug weniger Sauerstoff, entzieht dem Körper durch ihre Trockenheit Wasser und erhöht das Infektionsrisiko. Dadurch entsteht ein Jetlag.

Gegenmaßnahmen

- Schon vor dem Abflug die Uhr auf die Zeit am Zielflughafen einstellen. Versuchen Sie, sich beim Schlafen und Essen schon während der Reise auf die neue Zeitzone einzustellen.
- Am Tag vor dem Flug und während des Fluges auf Kaffee und Alkohol verzichten. Beides dehydriert und regt an, so dass man schlechter schlafen und ruhen kann.
- Das Immunsystem vor dem Flug in Hochform bringen. Flugzeuge können ein guter Nährboden für Krankheitserreger sein. Eine Woche vor der Reise täglich einen Gemüsesaft trinken und viel Obst und Gemüse essen.

- Vor dem Flug ausreichend bewegen. Dann fällt die Ruhepause beim Fliegen leichter.
- Unterwegs nur leichte Mahlzeiten. Speisen mit viel Zucker, Salz, raffinierten Kohlenhydraten und Fett belasten den Körper, verstärken den Wasserverlust und machen noch müder. Eigene Knabbereien wie Obst, Nüsse und Kerne mitnehmen.
- Während des Fluges reichlich Wasser trinken, ganz regelmäßig. Dehydrierung kann Müdigkeit und Kopfschmerzen verursachen.
- Immer wieder aufstehen, herumlaufen und räkeln, damit der Kreislauf durchhält. So wird das Gewebe weiter mit Sauerstoff versorgt, und es kommt weniger leicht zu Muskelkrämpfen oder einer Venenthrombose.
- Bei Nachtflügen eine Augenmaske und Ohrenstöpsel mitnehmen. Beides erleichtert das Einschlafen.
- Gleich nach der Ankunft nicht zu viel vornehmen, sondern Zeit für die Anpassung und eine Ruhepause einplanen. Wer morgens oder tagsüber eintrifft, sollte möglichst erst am frühen Abend ins Bett gehen. Halten Sie sich von vorneherein an den Tag-Nacht-Rhythmus der neuen Umgebung. Tageslicht erleichtert das Wachbleiben, also herumlaufen und sich an den neuen Ort gewöhnen.
- Im Flugzeug oder am Zielort vor dem Schlafen einen beruhigenden Tee trinken. Geeignet sind Kamille, Zitronenmelisse oder Lindenblüten. Andere Kräuter wie Passionsblume, Helmkraut und Hopfen lassen sich auch als Tinktur oder Kapsel einnehmen. Auch sie fördern die Entspannung und den Schlaf.
- Nach der Ankunft abends tryptophanreiche Lebensmittel essen. Tryptophan ist eine Aminosäure, die im Gehirn in das

Schlafhormon Melatonin umgewandelt wird. Empfehlenswert sind Huhn, Pute, Vollkornreis, Soja, Fisch, Banane und Eier. Auch Haferbrei unterstützt die Entspannung.

- Alternativ 5-HTP einnehmen. Es kann vom Gehirn in Melatonin umgewandelt werden.
- Magnesium unterstützt die Entspannung, wenn Reisen als stressig empfunden wird. Bei starker Erschöpfung zusätzlich oder alternativ B-Vitamine einnehmen.
- Ein Muntermacher sind einige Tropfen Astragalus und Sibirischer Ginseng in warmem Wasser, dazu kommt Vitamin-C-Pulver.

Karies

Siehe Seite 533, Parodontose.

Karpaltunnelsyndrom

Typisch für das Karpaltunnelsyndrom sind Taubheit, Schwäche und Schmerzen sowie Brennen oder Prickeln in den Fingern und Handgelenken. Die Symptome können sich nachts, aber auch beim Beugen des Handgelenks verschlimmern. Die Schmerzen können sich den Arm hinauf bis in die Schulter ausbreiten.

Mögliche Ursachen

Das Karpaltunnelsyndrom entsteht durch Druck auf die Nerven zwischen den Sehnen und dem Karpalknochen im Handgelenk und kann durch wiederholte und anhaltende Belastung ausgelöst werden. Mitunter wird es auch durch eine Verletzung oder ein Trauma hervorgerufen. Häufig spielen Nährstoffmängel eine Rolle, besonders das Fehlen von Vitamin B_6 und Omega-3-Fettsäuren. Die Einnahme von Antidepressiva oder der Pille erhöht das Risiko, weil bei dieser Medikation ein vermehrter Bedarf an Vitamin B_6 besteht.

Andere Grunderkrankungen, die möglicherweise mitbehandelt werden müssen, sind Arthritis, Sehnenscheidenentzündung, Menopause, Raynaud-Syndrom, Schilddrüsenunterfunktion, Diabetes und Wassereinlagerungen.

Gegenmaßnahmen

In erster Linie müssen Wassereinlagerungen im Körper abgebaut werden, deren Vorliegen den Schmerz verstärkt.

⊕ *Empfehlenswert*

- Zwischen den Mahlzeiten frische Ananas. Ananasfleisch enthält das entzündungshemmende Enzym Bromelain.
- Lebensmittel mit viel Vitamin B_6. Gute Quellen sind Brauheflocken, Eier, Fisch, Erbsen, Sonnenblumenkerne, Vollkornreis und Alfalfa.
- Täglich essenzielle Fettsäuren. Sie sind entzündungshemmend und wirken wie ein Gleitmittel. Essenzielle Fettsäuren stecken in Lachs, Makrele, Sardinen, Forelle, Hering, Hanfsamen, Kürbiskernen, Leinsamen und Avocados.

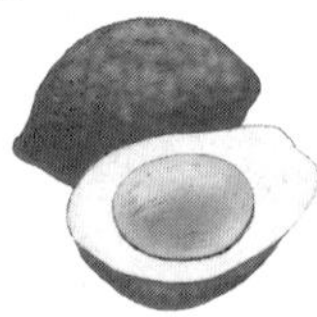

- Beim Kochen Bohnen, Getreide und Gemüse mit Kurkuma würzen. Kurkuma hat gut belegte entzündungshemmende Eigenschaften.

⊖ *Lieber nicht*

- Lebensmittel mit Oxalsäure, also Spinat, Mangold, Rhabarber, Spargel und Blätter von Roter Bete.
- Salz, Kaffee, Schwarztee, Alkohol, Zucker und Fertigkost können die Probleme durch erhöhte Wassereinlagerung oder Vitaminverbrauch verschlimmern.
- Lebensmittel mit Zusatzstoffen, welche die Verwertung von Vitamin B_6 im Körper stören können. Insbesondere gelbe Farbstoffe meiden.
- Übermäßiger Fleischverzehr.

Heilpflanzen und Ergänzungsmittel

- Kräuter wie Gewöhnlichen Schneeball, Stechenden Mäusedorn, Capsicum, Eibischwurzel, Traubensilberkerze, Johanniskraut und Helmkraut als Tinktur oder Kapsel einnehmen.
- Ein Präparat mit B-Vitaminen, insbesondere Vitamin B_6. Das Karpaltunnelsyndrom kann ein Zeichen für einen Vitamin-B_6-Mangel sein. Die ergänzende Einnahme kann in diesem Fall viel bewirken.

Extratipps

- Falls die Erkrankung auf bestimmte Tätigkeiten zurückgeht, sollten Sie Ihre Arbeitsweise umstellen. Das Karpaltunnelsyndrom hängt häufig mit Computernutzung zusammen. Hier lohnt sich eine Überprüfung und eventuell Anpassung von Sitzhaltung und Stuhl. Der Rücken sollte relativ gerade sein, die Unterarme parallel zum Boden, die Füße flach aufgestellt.
- Vorbeugend sollte man Arbeiten, die Hände und Handgelenke belasten, regelmäßig unterbrechen. Schütteln Sie stündlich Ihre Hände aus und drehen Sie die Handgelenke in beide

Richtungen. Massagen von Händen und Handgelenken verbessern die Durchblutung.

- Johanniskrautöl oder Aloe-vera-Gel unterstützen äußerlich aufgetragen die Heilung.
- Achten Sie auf Ihre Schlafhaltung. Am besten schlafen Sie auf dem Rücken und legen die Hände seitlich ab.

Kater

Mit »Kater« ist dieses grässliche Gefühl nach dem Genuss von zu viel Alkohol gemeint. Schon beim Aufwachen ist der Mund trocken wie Sandpapier, der Kopf schmerzt, man ist dehydriert und hat das Gefühl, unter einen Bus geraten zu sein.

Alkohol raubt dem Körper Nährstoffe und entwässert. Die typischen Symptome eines Katers – Kopfschmerzen, Müdigkeit, Gereiztheit, Niedergeschlagenheit und verlangsamte Gehirnreaktion – rühren von der Vergiftung der Leber her, dem niedrigen Blutzucker sowie dem Wasserentzug.

Normalerweise besteht nach übermäßigem Alkoholkonsum ein Verlangen nach Speisen mit vielen gesättigten Fetten, Zucker, Salz und leeren Kalorien, denn Alkohol lässt den Blutzucker schlagartig in die Höhe schnellen. Danach folgt das unangenehme Zuckerloch, in dem man nach Energie und Nährstoffen hungert und dringend Abhilfe sucht. Zu viel Alkohol senkt auch den Spiegel der Wohlfühlsubstanz Serotonin. Ein dickes Fladenbrot mit viel Fleisch entspricht einer Selbstmedikation mit reichlich Fett und Kohlenhydraten, um die Serotoninausschüttung schnell wieder anzukurbeln. Dennoch sollte man darauf verzichten, denn abends wird es einem sonst nicht besser, sondern schlechter gehen.

Gegenmaßnahmen

Bei einem Kater müssen unbedingt die Entgiftungsarbeit der Leber gestärkt, der Blutzucker stabilisiert und verlorene Flüssigkeit und Nährstoffe ersetzt werden.

Vorbeugende Schritte gegen den Kater

- Vor dem Trinken Vollkornbrot, Vollkornkekse oder klein geschnittenes Gemüse essen. Ein Teller Vollkornreis oder Quinoa füllt den Magen, und komplexe Kohlenhydrate verzögern die Alkoholaufnahme.
- Mit Nachtkerzenöl, Olivenöl oder Leinöl eine schützende Schicht über die Magenschleimhaut legen.
- Vor und nach dem Ausgehen Mariendistelextrakt einnehmen.

Empfehlenswert

- Reichlich Flüssigkeit: Mindestens zwei Liter Wasser, Kräutertee, Löwenzahnkaffee und Gemüsesäfte am Tag.
- Obst und Gemüse zählen zu den besten Quellen für Antioxidanzien, Vitamine und Mineralien, die der Körper benötigt, um die Schäden zu reparieren.
- Beeren sind gut für die Leber und liefern viele Antioxidanzien. Ideal sind Heidelbeeren, Brombeeren und Himbeeren.

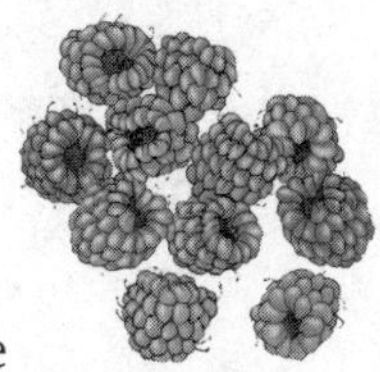

- Haferflocken enthalten langsam abbaubare Kohlenhydrate mit vielen löslichen Ballaststoffen, die für die Gesundheit von Darm, Herz und Gefäßsystem gebraucht werden. Ausgezeichnet wäre daher eine Schale Haferbrei oder zuckerfreies Müsli mit Reis- oder Hafermilch. Gemahlene Samen darüberstreuen – sie versorgen das Gehirn, das während eines Katers oft schlecht arbeitet, mit essenziellen Fettsäuren.

- Rote Bete ist besonders gut für die Leber, Sellerie reinigt, Möhren sind eine gute Quelle für das antioxidative Betakarotin, Äpfel sorgen für Süße.
- Gekeimte Samen und Nüsse reinigen, ohne die Verdauung zu belasten. Die Keimlinge mit einem Dressing aus Olivenöl und Zitronensaft begießen, beides ist gut für die Leber.
- Grünes Gemüse enthält Magnesium und Chlorophyll als Energiespender und zur inneren Reinigung. Noch besser wirkt es, wenn man etwas Spirulina oder blaugrüne Algen hinzugibt.
- Geraspelter Kohl hilft gegen Kopfschmerzen.
- Spargel stärkt die Leber.

Lieber nicht

- Alles, was den Blutzucker durcheinanderbringt, Leber und Verdauung belastet, leere Kalorien liefert und den Körper weiter auslaugt. Hierzu zählen Zucker, raffinierte Kohlenhydrate, Koffein, Alkohol, fettes Fleisch, Milchprodukte, Salz und Salzgebäck, Fertiggerichte sowie Limonade.

Heilpflanzen und Ergänzungsmittel

- Brennnesseltee unterstützt die Funktion von Leber und Niere und liefert die nötigen Mineralstoffe für die Entgiftung.
- Ingwer begünstigt die Durchblutung. So gelangen die Nährstoffe in die Zellen.
- Die Aminosäure L-Glutamin hilft gegen das benebelte Gefühl.

Extratipps

- Regelmäßig kleine Mahlzeiten zu sich nehmen. Das stabilisiert den Blutzucker und lässt gar nicht erst ein Verlangen nach weiteren anregenden Stoffen und Zucker aufkommen.
- Ein flotter Spaziergang an der frischen Luft versorgt das Gewebe mit Sauerstoff und regt den Kreislauf an.
- Früh schlafen gehen und am folgenden Tag weiterhin viel frisches Obst und Gemüse essen, dazu reichlich Wasser und Kräutertee trinken.

Knochenbrüche

Knochen können teilweise oder ganz brechen. Bei einem offenen Bruch ist auch die Haut durchbohrt, die bei einem geschlossenen Bruch unverletzt bleibt.

In der Regel kommt es im Bereich des Bruchs zu heftigen Schmerzen, einer Schwellung und manchmal Prickeln oder Taubheitsgefühlen. Mit zunehmendem Alter werden Knochenbrüche wahrscheinlicher, weil die Knochen schwächer werden.

Mögliche Ursachen

- Unfälle und Verletzungen.
- Osteoporose.

Gegenmaßnahmen

Über Ernährung und Lebensweise kann man dem Knochenbruchrisiko vorbeugen und die Heilung beschleunigen. Bei Verdacht auf einen Knochenbruch sollten Sie einen Arzt aufsuchen.

⊕ *Empfehlenswert*

- Meeresgemüse wie Arame und Hijiki enthält viele Mineralstoffe für gesunde Knochen.
- Frisch gepresster Gemüsesaft ist eine gute Methode, die Nährstoffversorgung der Knochen zu erhöhen. Geeignet sind Möhren, Sellerie, Petersilie, Salat, Fenchel, Ingwer und Weißkohl.

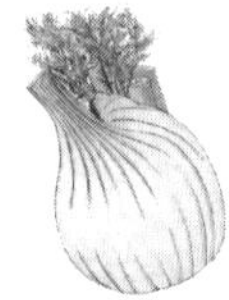

- Zwischen den Mahlzeiten frische Ananas essen. Ananas enthält Bromelain, das entzündungshemmend wirkt.
- Zimt unterstützt die Heilung von Knochenbrüchen.

⊖ *Lieber nicht*

- Kohlensäurehaltige Getränke und rotes Fleisch. Beides enthält viel Phosphor, das die Kalziumeinlagerung stört.
- Tee, Kaffee, Alkohol, Zucker, verfeinerte Kohlenhydrate, Salz und stark verarbeitete Nahrung verbrauchen Nährstoffe, die dringend für die Heilung benötigt werden.

Heilpflanzen und Ergänzungsmittel

- Heilende Kräuter sind Ackerschachtelhalm, Brennnessel, Beinwell, Bockshornklee, Alfalfa und Königskerze. Als Tee oder Tinktur einnehmen.
- Ergänzungsmittel für die Knochen sollten Magnesium, Kalzium, Bor, Zink und die Vitamine A, D und K enthalten.
- Vitamin C mit Bioflavonoiden ist wichtig für die Gesundheit und die Reparatur der Knochen.
- Glukosaminsulfat hat entzündungshemmende Eigenschaften und fördert die Reparatur von Gelenken.

Extratipps

- Täglich drei Stunden einen Umschlag mit Beinwell auflegen, um die Heilung zu beschleunigen. Dazu stellen Sie aus frischen oder getrockneten Beinwellblättern und Apfelessig eine Paste her. Eine dicke Lage Brei auf die Wunde auftragen und mit einem Baumwolltuch verbinden. Man kann den Umschlag auch abends machen und über Nacht auf dem Bruch belassen.
- Regelmäßiges Training mit Gewichten. Sport ist eine der besten Methoden, kräftige Knochen aufzubauen und Brüchen vorzubeugen. Außerdem lassen sich damit nach Abschluss der Heilung die Knochen und Muskeln wieder aufbauen.

Krämpfe

Bei Krämpfen ziehen sich die Muskeln schmerzhaft zusammen. Besonders betroffen sind Beine, Zehen oder Füße. Der Muskel fühlt sich knotig an und kann sehr empfindlich sein.

Mögliche Ursachen

- Mineralstoffmangel.
- Vitaminmangel.
- Schlechte Durchblutung.
- Bewegungsmangel.
- Dehydrierung.
- Medikamente.
- Schwangerschaft.
- Zu viel Sport.

Gegenmaßnahmen

Entscheidend ist, dass die Nahrung viele Mineralstoffe enthält.

Empfehlenswert

- Wasser. Sie brauchen bis zu acht Gläser am Tag. Gemüsesaft und Kräutertee zählen bei der Wasserzufuhr mit, Alkohol und koffeinhaltiger Tee oder Kaffee hingegen nicht.
- Viel Kalzium steckt in Weißkohl, Rübenblättern, Grünkohl, Tahini, Brokkoli, Mandeln, Amaranth, Sesamsamen, Sardinen, Naturjogurt und Löwenzahnblättern.
- Besonders viel Magnesium findet sich in Nüssen, Hülsenfrüchten, Petersilie, Quinoa, Senfblättern, Kresse und anderem dunkelgrünem Blattgemüse.

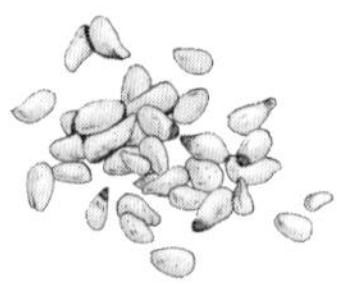

- Kaliumreiche Nahrungsmittel sind Bananen, Cantaloup-Melone, Pfirsiche, Pflaumen und Trauben.

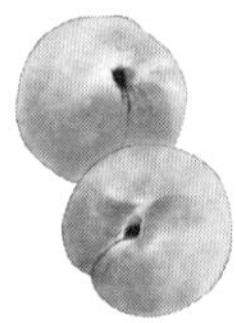

Lieber nicht

- Kohlensäurehaltige Getränke und Koffein rauben dem Körper wichtige Mineralstoffe und tragen zur Dehydrierung bei.

Heilpflanzen und Ergänzungsmittel

- Rosskastanie als Ergänzungsmittel hilft besonders Erwachsenen, wenn die Schmerzen auf schlechte Durchblutung zurückgehen.
- Cayennepfeffer verbessert auf natürliche Weise die Durchblutung und beugt so Krämpfen vor.
- Tee aus frischer Ingwerwurzel. Mit etwas Zitrone schmeckt er noch besser.

- Tee aus Haferstroh, Ackerschachtelhalm oder Rotklee.
- Sicherheitshalber Magnesium einnehmen. Auch ein Kombinationsmittel aus Magnesium, Kalzium und Bor kann Muskelkrämpfen vorbeugen.

Wachstumsschmerzen

Kleine Kinder klagen mitunter über Schmerzen in den Beinen, die häufig als »Wachstumsschmerzen« bezeichnet werden. Den betroffenen Kindern mangelt es möglicherweise an Mangan und anderen Mineralstoffen wie Zink und Vitamin B_6.

Solche Nährstoffmängel werden mit Skoliose in Verbindung gebracht, einer Krümmung der Wirbelsäule, die mit zunehmendem Alter sehr schmerzhaft werden und die Nieren beeinträchtigen kann.

Wenn Kinder über Beinschmerzen klagen, sollten sie flüssige Mineralstoffe erhalten. Man kann auch Kapseln kaufen, sie öffnen und den Inhalt in Smoothies mischen. Das Kind sollte außerdem einem Ernährungsberater und dem Kinderarzt vorgestellt werden.

Krätze

Krätze (Scabies) ist eine Hautkrankheit, die auf eine Infektion mit Krätzmilben (Sarcoptes scabiei) zurückzuführen ist. Die Milbe gräbt sich zur Eiablage in die oberste Hautschicht. Anfangs entstehen dadurch kleine, rote Knötchen auf der Haut. Weitere Symptome sind Hitzegefühl, Juckreiz, Reizung und rote, schuppige, trockene Haut. Meist beginnt die Infektion an den Händen und breitet sich von dort her aus, oft auf Arme, Zehen und Gesäß. Der Juckreiz kann wochenlang anhalten.

Die Diagnose wird durch mikroskopische Untersuchung einer Hautprobe gestellt. Dabei sollten die Milben oder deren Eier zu erkennen sein. Krätze ist hochgradig ansteckend. Sie wird durch direkten Hautkontakt übertragen, weshalb die Erkrankung in Schulen und Gemeinschaftseinrichtungen auftreten kann.

Gegenmaßnahmen

Die Krankheit ist meldepflichtig. Betroffene dürfen keine Gemeinschaftseinrichtungen besuchen, dort arbeiten oder Veranstaltungen besuchen.

Abgesehen davon gewährt ein intaktes Immunsystem den besten Schutz.

⊕ *Empfehlenswert*

- Gemüsesäfte enthalten Nährstoffe, die für die Heilung wichtig sind.
- Knoblauch wirkt innerlich und äußerlich gegen Parasiten und Bakterien. Die betroffenen Stellen vorsichtig mit Knoblauchzehen abreiben. Allerdings ist Knoblauch so intensiv, dass er die Haut wund machen kann.

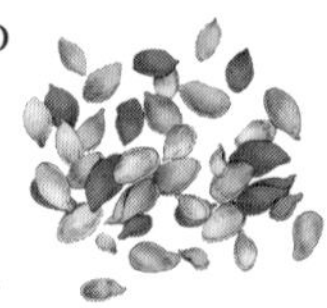

- Zinkreiche Ernährung mit Kürbis- und Sonnenblumenkernen sowie Sesamsamen unterstützt die Heilung.
- Shiitakepilze und Lapacho-Tee kurbeln das Immunsystem an.
- Keimlinge aus Samen liefern Antioxidanzien.

⊖ *Lieber nicht*

- Zucker, raffinierte Kohlenhydrate und stark verarbeitete Nahrung beeinträchtigen das Immunsystem und verzögern die Heilung.

Extratipps

- Teebaumöl auf die betroffenen Hautareale auftragen. Es tötet die Milben ab.
- Auch Schwefelpulver auf der Haut soll die Milben abtöten.
- Zur Unterstützung der Heilung Aloe-vera-Gel oder Calendulasalbe auftragen.
- Möglichst nicht mit Infizierten und deren Kleidern in Kontakt kommen.
- Fingernägel kurz und sauber halten. Beim Kratzen können die Milben unter die Nägel geraten.
- Die Milben möglichst mit einer sterilisierten Nadel aus ihren Gängen holen.

Krampfadern

Als Krampfadern werden geschwächte oder brüchige Venen bezeichnet, die meist an Rektum, Anus (Hämorrhoiden) oder Beinen auftreten. Sie entwickeln sich, wenn die kleinen Klappen in den Gefäßen, die das Blut wieder zum Herzen hin transportieren, nicht mehr richtig funktionieren. Dann staut sich an bestimmten Stellen das Blut und lässt die Venen anschwellen.

Krampfadern bilden sich besonders häufig während der Schwangerschaft oder im Anschluss daran. Sie sehen nicht nur unschön aus, sondern können auch dumpfe Schmerzen hervorrufen. In schweren Fällen können sich sogar Geschwüre an den Beinen bilden.

Mögliche Ursachen

- Langes Stehen oder Sitzen.
- Bewegungsmangel.
- Zu wenig Antioxidanzien in der Nahrung.
- Übergewicht.
- Schwangerschaft.
- Genetische Veranlagung.
- Kreislaufschwäche.
- Falsche Ernährung und geschwächte Verdauung.
- Leberschwäche.

Gegenmaßnahmen

Man kann viel tun, um weiteren Krampfadern vorzubeugen oder zu verhindern, dass die vorhandenen schlimmer werden. Führen Sie ein Ernährungstagebuch und prüfen Sie, wo Verbesserungen möglich sind. Eine gute Ernährung unterstützt gesunde Venen, aber auch die Funktion von Darm und Leber.

⊕ *Empfehlenswert*

- Ballaststoffe und pflanzliche Lebensmittel mit vielen Antioxidanzien erhalten die Spannkraft des Gewebes.
- Alles, was viel Vitamin C und Bioflavonoide erhält, stärkt die Gefäßwände. Beides steckt zum Beispiel in Schwarzen Johannisbeeren, Trauben, Kirschen, Pflaumen, Aprikosen, Hagebutten, grüner Paprika, Tomaten, Datteln und Buchweizengrütze.

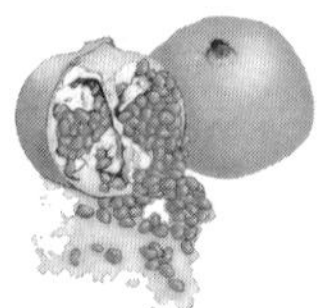

- Weizenkeime über das Müsli streuen.
- Grünes Blattgemüse ist ein Chlorophylllieferant.

- Mehr Algen essen.
- Petersilie enthält zahlreiche Nährstoffe. Also auch zum Kochen verwenden, nicht nur zur Garnierung.
- Einen Esslöffel Leinsamen über Nacht in eine Tasse warmes Wasser geben. Morgens durchseihen und trinken.
- Grapefruitsaft unterstützt eine regelmäßige Darmtätigkeit.
- Mit Zwiebeln, Knoblauch und Schalotten kochen.

⊖ *Lieber nicht*

- Stark verarbeitete Nahrung.
- Alles, was die Zellen dehnt oder ermüdet, also Milchprodukte, Zucker, Alkohol, Schwarztee und Kaffee.

Heilpflanzen und Ergänzungsmittel

- Heidelbeeren sind sehr gut, wenn man zu Krampfadern neigt, denn sie stärken die Gefäßwände von Venen und Kapillaren.
- Brennnesseltee fördert die Elastizität der Venen. Abwechselnd mit Löwenzahntee trinken. Auch Ginkgo-biloba-Tee kann günstig sein.
- Ackerschachtelhalmtinktur liefert viele Bioflavonoide.
- Hilfreich sollen auch Kiefernrinden- und Traubenkernextrakt sein.
- Bei Darmträgheit einige Monate das ayurvedische Pulver Triphala anwenden. Gegen Verstopfung hilft auch Mariendisteltinktur.
- Für die Kräftigung der Blutgefäße ist Vitamin C in Begleitung von Bioflavonoiden besonders wichtig. Bioflavonoide – auch als Vitamin P bekannt – tragen dazu bei, dass die Durchlässigkeit der Kapillargefäße reguliert wird: Sie heften sich an die

Kollagenfasern in den Gefäßen und halten damit die Kapillarwände intakt.

- Auch andere Nährstoffe unterstützen die Venentätigkeit. Neben Vitamin C mit Bioflavonoiden empfehle ich meinen Patienten stets Vitamin E (verbessert die Durchblutung und hilft gegen Schmerzen und Schwellungen), Vitamin-B-Komplex, Lecithin und Coenzym Q10. Günstig ist auch ein allgemeines antioxidatives Präparat mit Betakarotin, Selen und Zink.

Extratipps

- Bei Beschwerden durch Krampfadern hilft ein Umschlag mit Rosskastanie. Dazu einen halben Teelöffel Kastanienpulver in einen halben Liter Wasser rühren und ein steriles Baumwolltuch damit tränken. Auf den betroffenen Bereich auflegen.
- Hamamelis (Virginische Zaubernuss) wird ebenfalls äußerlich angewendet. Hamamelis strafft auf natürliche Weise das Gewebe und lindert Schmerzen.
- Verwöhnen Sie sich mit einem warmen Bad mit ätherischen Ölen. Morgens Rosmarin oder Weihrauch verwenden, abends Lavendel, Kamille oder Rosenöl.
- Nicht lange in derselben Position stehen oder sitzen.
- Beim Sitzen nicht die Beine überschlagen.
- Nicht zu heiß baden.
- Das persönliche Idealgewicht anstreben.
- Regelmäßige Bewegung einplanen, zum Beispiel Spazierengehen, Schwimmen oder Radfahren.
- Täglich die Beine massieren.
- Auf enge Kleidung verzichten, welche die Durchblutung behindert.

- Die Beine hoch lagern: Auf dem Rücken auf den Boden legen und die Füße auf einen Stuhl oder auf die Couch legen. Eine Viertelstunde so liegen bleiben, bis das Blut wieder zurückfließen konnte und sich die Durchblutung der Beine verbessert hat.
- Jede Woche in Meersalz baden. Das entspannt und entgiftet und sorgt nebenher für eine seidenweiche Haut. Nach dem Waschen außerdem immer den Körper mit Pfirsichkern- oder Mandelöl massieren.
- Zur Vorbeugung: Trockenbürsten. Bürsten hilft der Haut bei der Ausscheidung von Abbauprodukten. Regelmäßige Bürstenmassagen des ganzen Körpers entfernen nicht nur abgestorbene Hautzellen, sondern regen den Kreislauf und die Lymphdrüsen an, Giftstoffe abtransportieren. Verwenden Sie eine kleine, feste Bürste mit Naturborsten und bearbeiten Sie damit vor dem Duschen oder Baden den trockenen Körper. Sie beginnen an den Fußsohlen und fahren mit langen, festen Strichen erst die Beine und dann die Arme hoch, danach am Rücken wieder nach unten. Immer nach oben und zur Brust hin arbeiten. Empfindliche Stellen wie Hühneraugen, Warzen oder geplatzte Äderchen auslassen und nie das Gesicht bürsten.
- Venenmassage. Für eine Aromatherapie geben Sie fünf Tropfen Lavendelöl und fünf Tropfen Zypressenöl in 20 ml Trägeröl (Mandel- oder Traubenkernöl). Vorsichtig in die Beine einmassieren, dabei nach oben, zum Herzen hin, arbeiten.

Krebs

Krebs zählt zu den gefürchtetsten Krankheiten und beginnt doch mit nur einer abweichenden Zelle, die sich ungehemmt vermehrt. Solche Zellhaufen bilden Tumoren, die das gesunde Gewebe beeinträchtigen und auf andere Körperteile übergreifen können.

Krebszellen werden durch Karzinogene erzeugt – krebsfördernde Substanzen aus Lebensmitteln, aus der Luft oder aus dem Körper selbst. Die meisten Karzinogene werden vom Körper beseitigt, ehe sie Schaden anrichten können, doch bei ständiger Exposition können sie irgendwann das genetische Material in gesunden Zellen schädigen und so mit der Zeit Krebs erregen.

Schätzungen zufolge erkrankt mindestens jeder dritte Mensch irgendwann im Leben an Krebs. Unter den über 200 Krebsarten sind Brustkrebs (siehe Seite 297), Lungenkrebs (siehe Seite 477), Darmkrebs (siehe Seite 331) und Prostatakrebs (siehe Seite 542) bei weitem die häufigsten.

Da bei 80 Prozent aller Krebsarten die Risikofaktoren bekannt sind und bei 35 bis 50 Prozent ein Zusammenhang mit der Ernährung besteht, kann man zum Glück vorbeugend viel unternehmen.

Mögliche Ursachen und Risikofaktoren

- Alter: Das Krebsrisiko steigt mit zunehmendem Alter an.
- Viele gesättigte Fette in der Ernährung.
- Hoher Verzehr an rotem Fleisch und Wurstwaren.
- Übergewicht oder Fettsucht.
- Alkohol.
- Rauchen und Passivrauchen.

- Inaktive Lebensweise.
- Hohe Hormonspiegel bei Östrogen und Testosteron.
- Luftverschmutzung.
- Ionisierende Strahlung.
- Ultraviolettes Sonnenlicht (UV-Strahlen).
- Industriell erzeugte Chemikalien.
- Medikamente.
- Viren.
- Familiäre Veranlagung.

Mögliche Symptome

- Knoten oder Schwellung.
- Blutung.
- Schmerzen (im Frühstadium allerdings oft schmerzlos).
- Vergrößerte Lymphknoten.
- Appetitlosigkeit.
- Müdigkeit.
- Gewichtsverlust.
- Nächtliches Schwitzen.
- Blutarmut.

Gegenmaßnahmen

Die folgenden Angaben beruhen auf wissenschaftlich belegten Ansätzen, das Krebsrisiko zu senken. Sie können auch als ganzheitliche Ernährungs- und Lebensweise eine schulmedizinische oder anderweitige Krebsbehandlung begleiten. Krebspatienten sollten jedoch jede Ernährungsumstellung und jedes Ergänzungsmittel zunächst mit dem behandelnden Arzt besprechen.

⊕ *Empfehlenswert*

- Obst und Gemüse senen dank des darin enthaltenen Vitamin C und der pflanzlichen Zusatzstoffe das Risiko für viele Krebsarten. Streben Sie acht bis neun Portionen pro Tag an – fünf sind nicht genug. Achten Sie dabei auf Abwechslung: Gemüse und Obst in allen Farben liefern ein breites Spektrum an Nährstoffen und antioxidativen Substanzen. Neben Salaten und frischem Obst können Sie auch Suppen, Pfannengerichte und Aufläufe mit Gemüse anreichern oder ein Sandwich damit aufpeppen. Bei der Gemüsezubereitung sind schonende Garmethoden wie Dämpfen und Dünsten zu bevorzugen.

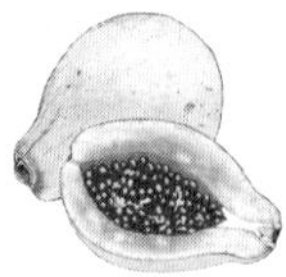

- Mehr Rohkost essen, also ungekochtes Obst und Gemüse.
- Betakarotin ist ein Antioxidationsmittel, das dem Immunsystem guttut. Der Körper kann es zu Vitamin A umbauen, das die normale Zellteilung fördert. Viel Betakarotin steckt in Möhren, Süßkartoffeln, Grünkohl, Spinat und Kürbis.
- Tomaten enthalten ein Karotinoid, Lykopin, das auch in roter Gemüsepaprika vorkommt. Es kann die Metastasenbildung von Krebszellen hemmen und trägt möglicherweise zum Schutz vor Krebserkrankungen von Prostata, Lunge, Magen, Bauchspeicheldrüse, Darm, Speiseröhre, Mund, Brust und Gebärmutterhals bei. Manche Menschen reagieren allerdings empfindlich auf das in Tomaten enthaltene Solanin. Wer zu arthritischen Symptomen und Gelenkschmerzen neigt, sollte im Rahmen einer Antikrebsdiät nicht unbedingt viele Tomaten zu sich nehmen, sondern sich eher ein Lykopinpräparat besorgen.

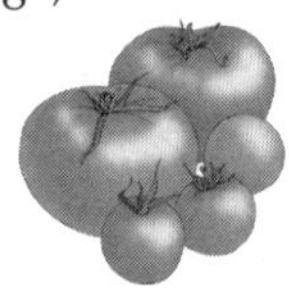

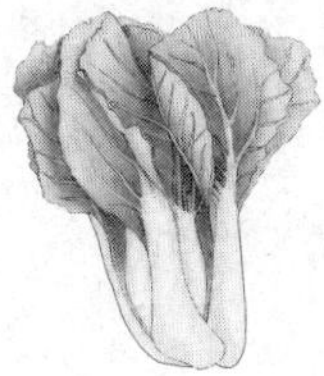

- Kreuzblütler wie Brokkoli, Weißkohl, Rosenkohl, Blumenkohl, Steckrüben, Rübchen, Bok Choi und Kresse liefern zahlreiche krebshemmende Stoffe, darunter Indol-3-Carbinol, D-Glucarsäure und Sulforaphan.
- Sprossen aus Samen und Hülsenfrüchte sind eine ausgezeichnete Quelle für Vitamine, Mineralstoffe und Enzyme. Besonders gut sind Brokkolisprossen geeignet, weil sie mit Sulforaphanglukosinolat eine Vorstufe der krebshemmenden Substanz Sulforaphan enthalten, und zwar bis zu 50-mal mehr als Brokkoli selbst.
- Ballaststoffreiche Nahrung, besonders solche mit vielen unlöslichen Fasern wie Vollkorngetreide (Vollkornreis, Hirse, Vollkornbrot) und Vollkornflocken. Andere gute Ballaststofflieferanten sind Bohnen, Linsen, Erbsen, Obst und Gemüse. Wer viele Ballaststoffe verzehrt, erkrankt an vielen Krebsarten seltener.
- Essen Sie reichliche Nahrung mit pflanzlichen Östrogenen wie Soja (Tofu) und Leinsamen, in geringerem Maße auch Sesamsamen, Haferflocken, Gerste, Kichererbsen, Linsen, Alfalfa, Äpfel, Weizenkeime und Fenchel. Diese Lebensmittel haben eine leicht östrogenähnliche Wirkung, die vor manchen Krebsarten zu schützen scheint (Brust-, Prostata- und Darmkrebs).
- Nahrungsmittel mit vielen essenziellen Fettsäuren, darunter Samen wie rohe, geschälte Hanfsamen, aber auch Nüsse, dunkelgrünes Blattgemüse, Tofu und kaltgepresste pflanzliche Öle wie Leinöl schützen den Körper.
- Essen Sie eine kleine Hand voll Mandeln jeden Tag wegen ihrer krebshemmenden Eigenschaften.

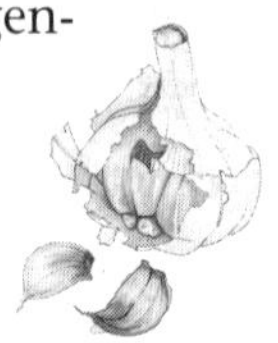

- Knoblauch senkt das Risiko für Speiseröhren-, Magen- und Darmkrebs, möglicherweise weil er die Entwicklung krebserregender Substanzen im Körper unterdrückt. Deshalb sollte Knoblauch regelmäßig verwendet werden.
- Fetter Fisch ist eine gute Quelle für schützende Omega-3-Fettsäuren.
- Frisch gepresster Obst- und Gemüsesaft enthält viele krebshemmende Pflanzenstoffe und stärkt das Immunsystem. Außerdem sorgen Säfte für die innere Reinigung, Nährung und Wasserversorgung.
- Meeresgemüse wie Kombu, Wakame, Dulse oder Nori sollte ein- bis zweimal pro Woche auf den Tisch kommen.
- Wasser trägt zur Reinigung bei und beugt Dehydrierung vor.
- Grüner Tee enthält antioxidative Polyphenole, die offenbar das Risiko für viele Krebserkrankungen senken.

⊖ *Lieber nicht*

- Rotes Fleisch und Wurstwaren enthalten gesättigte Fette, zudem Giftstoffe und wenig Fasern.
- Lebensmittel mit vielen gesättigten Fetten, also Fleisch, Eier, Käse, Milch, Butter und Sahne sparsam verwenden. Wer auf diesem Weg viel Fett zu sich nimmt, erhöht sein Krebsrisiko.
- Frittiertes, Margarine und damit hergestellte Backwaren wie Kuchen oder Kekse enthalten in der Regel viele gesättigte und gehärtete Fette sowie Transfettsäuren.
- Stark ausgemahlene Kohlenhydrate und Weißmehlprodukte wie polierter Reis, Weißbrot und helle Nudeln enthalten zu wenig Ballaststoffe und kaum noch Nährstoffe.

- Fertigkost erhöht die Toxinbelastung des Körpers.
- Zucker und zuckerhaltige Nahrungsmittel haben wenig Nährwert und rauben dem Körper Vitamine und Mineralstoffe. Besser ist natürliche Süße aus frischem und getrocknetem Obst. Trockenfrüchte sollten ungeschwefelt sein.
- Salz nur in Maßen.
- Alkohol hat keinen Nährwert und belastet die Leber, das wichtigste Organ zur Entgiftung. Zu viel Alkohol erhöht das Risiko für eine Krebserkrankung an Mund, Rachen, Speiseröhre, Leber, Brust und eventuell Darm.
- Schwarzen Tee und Kaffee meiden. Empfehlenswerter sind Ersatzkaffee auf Getreidebasis und Kräutertees wie Brennnessel, Fenchel, Kamille, Pfefferminze und Ingwer.

Kräuter

- Echinacea, Rotklee und Astragalus stärken das Immunsystem.
- Katzenklaue verbessert die Immunlage und wirkt antioxidativ.
- Reishi-Pilze haben krebshemmende und immunstärkende Wirkungen.
- Sibirischer Ginseng kann nach Chemotherapie und Strahlentherapie die Genesung fördern.

Ergänzungsmittel

- Betakarotin, gepuffertes Vitamin C, Vitamin E und Selen sind antioxidative Nährstoffe, die zum Schutz des Körpers vor krebserregenden Substanzen beitragen.
- B-Vitamine erhöhen das Energieniveau und unterstützen die normale Zellfunktion.

»Meine Frau Josie erholt sich nach ihrer stationären Krebstherapie von Brustkrebs. Nach Chemotherapie und Bestrahlung ging es ihr immer schlechter. Sie hatte Rückenschmerzen, wenig Energie und einen beeinträchtigten Geschmackssinn. Wir haben ihr Gillians ›Du bist, was du isst‹ besorgt. Josies Zunge deutete auf Vitamin-B-Mangel hin. Also besorgte ich ihr ein Vitamin-B-Präparat und ein Getränk mit Aloe vera. Schon nach zwei Stunden bemerkten wir eine auffällige Veränderung.

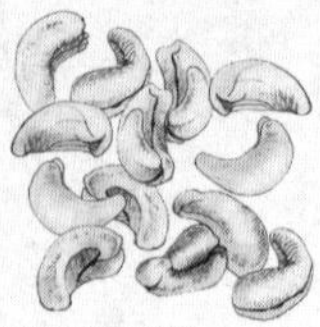

Josie hatte mehr Energie und weniger Rückenschmerzen (sie waren nicht ganz weg, aber deutlich besser). Inzwischen kann sie nach elfmonatiger Pause wieder ihren Teilzeitjob ausüben.«

- Coenzym Q10 wird vom Körper selbst hergestellt. Es verbessert die Sauerstoffversorgung der Zellen, wirkt Oxidationsprozessen entgegen und stimuliert das Immunsystem.
- IP6 (Inositol-Hexaphosphat) hat Berichten zufolge krebshemmende Eigenschaften.
- Ergänzendes Vitamin D kann Brust, Darm, Prostata, Eierstöcke, Lunge und Bauchspeicheldrüse vor Krebs schützen.
- Salvestrole sind natürliche pflanzliche Stoffe, die indirekt Krebszellen ins Visier nehmen und zu ihrer Zerstörung beitragen. Krebszellen enthalten das Enzym CYP1B1, das Salvestrole in Stoffe umwandelt, welche die befallenen Zellen abtöten. In gesunden Zellen liegt dieses Enzym nicht vor, so dass Salvestrole diese nicht beeinträchtigen.

Extratipps

- Kaufen Sie möglichst Nahrung aus Bioanbau.
- Da Vegetarier seltener an Krebs erkranken, ist eine Umstellung auf vegetarische oder vegane Ernährung eine ernsthafte Überlegung wert.
- Kaufen Sie für Reinigung, Körperpflege und Kosmetik lieber natürliche Mittel als synthetisch erzeugte.
- Achten Sie auf Ihre Belastung mit schädlichen Fremdöstrogenen aus Insekten- und Unkrautvernichtungsmitteln, Farben, Kleb- und Kunststoffen.
- Nicht rauchen oder passiv rauchen.
- Ein gesundes Körpergewicht anstreben. Übergewicht und Fettsucht gehen mit einem erhöhten Krebsrisiko einher.
- Regelmäßiger Sport hilft, das Gewicht zu halten, und kann so Krebs vorbeugen.
- Stress vermeiden und Entspannungstechniken ausüben, zum Beispiel Meditation.
- Luftverschmutzung, industriell produzierte Chemikalien und ionisierende Strahlung möglichst vermeiden.
- An Sonnenschutz durch Sonnencreme und schützende Kleidung denken.

Laktoseintoleranz

Laktoseintoleranz oder Milchzuckerunverträglichkeit liegt vor, wenn der Milchzucker (Laktose) nicht verdaut werden kann. Hierzu wird das Enzym Laktase benötigt, das bei einer Milchzuckerunverträglichkeit in unzureichender Menge oder gar nicht vorliegt. Normalerweise treten bei den Betroffenen unangenehme Verdauungssymptome auf, sobald sie Produkte mit Milchzucker verzehren. Häufig kommt es zu Durchfall, Blähungen, Aufstoßen und Bauchschmerzen.

Kinder leiden mitunter auch an Erbrechen und nehmen nicht richtig zu. Kaukasier leiden am seltensten an einer Milchzuckerunverträglichkeit. Ansonsten tritt das Problem bei Erwachsenen jedweder Herkunft auf.

Im Gegensatz zu den meisten anderen Milchprodukten wird der Milchzucker in Jogurt und Kefir während der Fermentierung von den Bakterien weitgehend verdaut.

Mögliche Ursachen

- Genetische Veranlagung.
- Schädigung des Verdauungstrakts durch andere Erkrankungen wie Zöliakie, Magen-Darm-Verstimmung (Gastroenteritis) oder eine Darmentzündung.

Gegenmaßnahmen

Kalziumreiche Lebensmittel essen, die nicht auf Milch basieren. Die Auswahl ist groß.

⊕ *Empfehlenswert*

- Grünkohl, Bok Choi, Brokkoli, Romanasalat, Wirsing, Toskanischer Palmkohl, Mandeln, Haselnüsse, Feigen, Sesamsamen, Tahini, Kichererbsen, Alfalfa, Haferflocken, Fisch und Soja liefern biologisch verwertbares Kalzium.

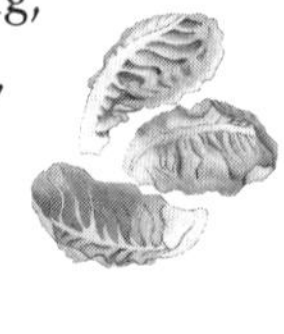

- Suppen, Aufläufe und Pfannengerichte mit den Algen Dulse und Wakame anreichern. Sie liefern gleichzeitig Vitamin C.

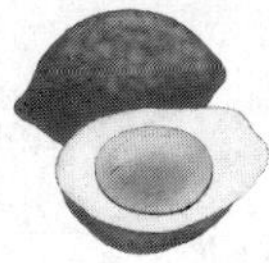

- Kalziumaufnahme durch magnesiumreiche Lebensmittel sicherstellen wie Mangold, dunkelgrünes Blattgemüse, weiße Bohnen, Brokkoli, Tofu, Kürbiskerne, Avocados, Bananen, Vollkornreis, Dulse, Kelp, Hirse, Mandeln, Haselnüsse und Alfalfasprossen.
- Reis-, Hafer- und Sojamilch sowie Sojajogurt als Alternativen verzehren.

⊖ *Lieber nicht*

- Milchprodukte wie Käse, Milch und Sahne. Butter wird mitunter toleriert, weil sie aus Milchfett ohne Milchzucker besteht. Vorsicht vor fettarmem Jogurt: Hier wird zum Andicken gern Milchpulver aus fettarmer Milch zugesetzt. Dann kann der Jogurt Laktose enthalten und ist nicht mehr zu empfehlen.

Heilpflanzen und Ergänzungsmittel

- Eventuell Magnesium einnehmen. Es mobilisiert Kalzium und ist oft nicht ausreichend vorhanden.
- Falls Sie Zweifel haben, ob Sie über die Ernährung genügend Kalzium bekommen, können Sie ein Kalziumpräparat nehmen. Kalziumzitrat wird vom Körper besser aufgenommen als Kalziumcarbonat.
- Milchprodukten vor dem Verzehr Laktase beimischen, um den Milchzuckerabbau zu erleichtern. Besser ist jedoch der Verzicht auf Milchprodukte. Hilfreich können auch Probiotika wie der Milchbazillus Acidophilus sein.

Extratipps

- Sorgfältig die Inhaltsstoffe prüfen. Milchprodukte und Laktose werden vielen Produkten zugesetzt.

- Wenn Sie Laktose aufgenommen haben und unter den Symptomen leiden, reichlich Wasser trinken und ein paar Kapseln Acidophilus nehmen. Die Bakterien unterstützen die Laktoseverdauung.

Leberzirrhose

Bei einer Leberzirrhose verhärten sich die Leberzellen mit der Zeit, und es bildet sich Binde- und Narbengewebe. Das behindert die Durchblutung der Leber und schränkt ihre Funktion ein. Die Leber nimmt im Körper viele wichtige Aufgaben wahr, darunter die Entgiftung, die Regulierung von Blutzucker und Cholesterin sowie die Verdauung und Absorption von Eiweiß, Fett und Kohlenhydraten. Normalerweise hat die Leber gute Regenerationsfähigkeiten, doch bei einer Zirrhose werden die Zellen nicht mehr so ersetzt wie bei einer gesunden Leber.

Mögliche Symptome

- Übelkeit.
- Verstopfung.
- Durchfall.
- Appetitlosigkeit.
- Magenbeschwerden.
- Leichtes Fieber.
- Müdigkeit.
- Muskelschwäche.
- Augenprobleme.
- Gelbsucht.

Ursachen

Die häufigste Ursache ist chronischer und übermäßiger Alkoholkonsum. Andere Faktoren umfassen Schäden durch Gallensteine, Medikamente, frühere Infektionen mit Bakterien oder Viren, zum Beispiel Hepatitis, aber auch starkes Übergewicht und schlechte Ernährung.

Gegenmaßnahmen

Die Leber braucht Hilfe. Deshalb sollten Ernährung und Lebensweise umgestellt werden.

⊕ *Empfehlenswert*

- Kaffee aus Löwenzahnwurzel regt den Gallenfluss aus der Leber in die Gallenblase und von dort in den Darm an. Die Galle wird zur gründlichen Fettverdauung und für die Darmfunktion benötigt. Bei Zirrhosepatienten liegt oft nicht ausreichend Galle vor.
- Regelmäßig warmes Wasser mit Zitrone trinken.
- Auf fettarme, zuckerfreie Ernährung achten. Zur Fettverdauung ist eine gesunde Leber erforderlich. In Salatsaucen können kleine Mengen gesunder Fette verwendet werden, also Olivenöl, Leinöl oder Hanföl.
- Fisch und pflanzliche Proteine wie in Hülsenfrüchten, Nüssen, Samen und Soja liefern wertvolle Inhaltsstoffe.
- Rohes Obst und Gemüse entlasten die Leber und liefern reichlich antioxidative Stoffe, die für die Heilung benötigt werden. Es wäre optimal, drei Tage ausschließlich frisch gepresste Säfte und rohes Obst und Gemüse zu essen.
- Artischocken enthalten Cynarin, das den Gallenfluss anregt, die Fettverdauung unterstützt und dem Darm guttut.

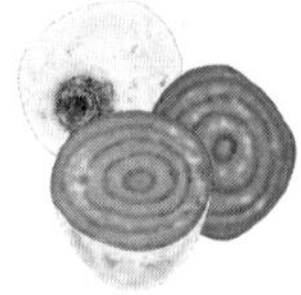

- Rote Bete liefert viele Antioxidanzien, reinigt und entgiftet.
- Zwiebelgewächse wie Knoblauch, Frühlingszwiebeln oder Schnittlauch enthalten Schwefel, einen wichtigen Nährstoff für die Leber.
- Grünes Gemüse enthält Chlorophyll, Vitamin K und Schwefel. Chlorophyll ist ausgezeichnet für die innere Reinigung und Verjüngung der Zellen. Vitamin K wird benötigt, um Blutungen und Blutergüsse zu beschränken. Wohltuend sind zudem Weißkohl, Brokkoli, Rosenkohl, Grünkohl, Bok Choi, Chicorée, Kresse und Blattsalat.
- Lieber sparsam würzen. Vollkornreis oder Quinoa mit gedämpftem Gemüse oder Fisch mit grünem Salat sind eine gute Wahl.

⊖ *Lieber nicht*

- Zucker, Margarine, erhitzte Fette, Frittiertes, Wurstwaren, Kuchen, Milchprodukte, Chips, Koffein, Stärkehaltiges und Nahrungsmittel mit Zusatzstoffen.
- Alkohol. Wenn Sie weiter trinken, geht auch der Verfall der Leber weiter. Lassen Sie sich helfen. Der Verzicht auf Alkohol fällt leichter, wenn die restliche Ernährung wirklich nahrhaft ist. Arbeiten Sie also auch an diesem Baustein.

Heilpflanzen und Ergänzungsmittel

- Mit Kurkuma würzen. Kurkuma trägt zur Regeneration von Lebergewebe bei und unterstützt die Leberfunktion. Es regt auch den Gallenfluss an.
- Weitere hilfreiche Kräuter und Gewürze sind Ingwer, Rosmarin und Cayennepfeffer in kleinen Mengen.

- Mariendistel ist eine gute Verjüngungskur für die Leber.
- Ergänzen Sie die Ernährung um grüne Superstars. Blaugrüne Algen, Spirulina, Weizengras und Gerstengras enthalten Unmengen Nährstoffe zur Entgiftung und Zellerneuerung.
- Verdauungsenzyme zu den Mahlzeiten einnehmen. Besonders Lipase unterstützt die Fettverdauung.

Lungenentzündung

Eine Lungenentzündung beruht in der Regel auf einer Infektion. Diese Infektion führt dazu, dass sich Schleim und Eiter in der Lunge ansammeln.

Die Symptome umfassen Müdigkeit, Schüttelfrost, Fieber, Brustschmerzen, Aushusten von Schleim, Schwitzen, Muskelschmerzen, Halsschmerzen, geschwollene Lymphknoten, eine bläuliche Verfärbung der Haut und Atembeschwerden.

Mögliche Ursachen

Die ursprüngliche Infektion kann durch Viren, Bakterien oder Pilze ausgelöst werden. Besonders gefährdet sind Kinder, ältere Menschen und Patienten mit Grunderkrankungen wie Diabetes, einer HIV-Infektion, Herzerkrankungen oder einem angeschlagenen Immunsystem. Auch für Raucher besteht ein erhöhtes Risiko, weil Nikotin Lunge und Immunsystem schädigt. Weitere Faktoren sind mitunter Fehlernährung, Stress und Umweltschadstoffe.

Gegenmaßnahmen

Eine Lungenentzündung gehört stets in ärztliche Behandlung.

⊕ *Empfehlenswert*

- Obst und Gemüse. Sie tragen am meisten zur inneren Reinigung bei und sind sehr leicht verdaulich. Außerdem versorgen sie das Immunsystem mit einer Fülle antioxidativer Substanzen, die die Infektion bekämpfen helfen.
- Lebensmittel mit viel Betakarotin. Betakarotin kann vom Körper in Vitamin A umgewandelt werden, schützt besonders die Lungenschleimhäute und unterstützt die Heilung. Geeignete Quellen sind Möhren, Kürbis, gelbe Zucchini, Aprikosen, Spinat und Kresse.

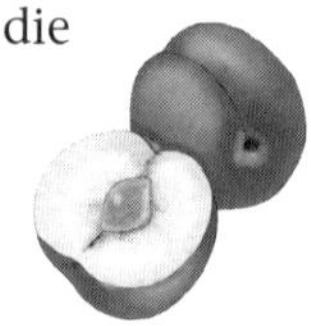

- Mindestens zwei Liter warmes Wasser am Tag trinken. Flüssigkeit verdünnt den zähen Schleim und befreit damit die Lunge.
- Empfehlenswert sind frisch gepresster Gemüsesaft, Kräutertees und Brühe. Einige Tage Saftfasten verkürzt die Krankheitsdauer und senkt das Fieber.

⊖ *Lieber nicht*

- Milchprodukte erhöhen die Schleimbildung und damit die Verlegung der Luftwege.
- Zucker, Schwarztee, Kaffee, raffinierte Kohlenhydrate, Alkohol und Zusatzstoffe unterdrücken das Immunsystem, belasten Leber und Verdauungsapparat und rauben dem Körper Nährstoffe.

Heilpflanzen und Ergänzungsmittel

- Passende homöopathische Mittel sind Aconit (Blauer Eisenhut), Veratrum (Weißer Nieswurz), Gelsemium (Gelber Jasmin), Belladonna, Echinacea und Alant. Sie sind jedoch jeweils in unterschiedlichen Stadien der Infektion angezeigt, so dass man sie nicht ohne den Rat eines Arztes bzw. Homöopathen einsetzen sollte.

- Tragant (Astragalus) kann die Genesung unterstützen.
- Ergänzend Vitamin C mit Bioflavonoiden einnehmen. Vitamin C wirkt antibakteriell sowie antiviral und wird für die Heilung der Schleimhäute gebraucht.

Extratipps

- Das Rauchen aufgeben. Rauchen schädigt die Lunge, raubt dem Körper Nährstoffe, beeinträchtigt die normale Atmung und schädigt das Immunsystem.
- Gegen die Verschleimung der Lunge dreimal pro Woche eine Rizinusölpackung aufbringen. Am besten eine Wärmflasche darauflegen, um die Wirkung noch zu verstärken.

Lungenkrebs

Lungenkrebs steht in Deutschland zahlenmäßig bei Männern und Frauen an dritter Stelle der Krebsneuerkrankungen. Neunzig Prozent der Fälle gehen auf Zigarettenrauch zurück, und jedes Jahr sterben über 40000 Bundesbürger an Lungenkrebs. Dieser Krebs verläuft meist tödlich, denn nur bei wenigen Patienten wird die Diagnose in einem frühen Krankheitsstadium gestellt.

Je höher der Zigarettenkonsum, desto höher ist auch das Krebsrisiko. Zusätzlich spielt auch die Dauer des Rauchens eine Rolle. Wer 40 Jahre lang jeden Tag 20 Zigaretten raucht, hat ein achtmal höheres Risiko gegenüber jemandem, der 20 Jahre lang 40 Zigaretten pro Tag raucht. Die gute Nachricht ist, dass das

Risiko wieder sinkt, sobald man mit dem Rauchen aufhört. 15 Jahre später liegt das Lungenkrebsrisiko wieder fast auf demselben Niveau wie bei Nichtrauchern.

Ursachen und Risikofaktoren

- Rauchen (Zigarette, Pfeife, Zigarre).
- Passivrauchen.
- Lungenkrebs in der Familie.
- Narben aus anderen Lungenerkrankungen, zum Beispiel von Tuberkulose (TB).
- Luftverschmutzung.
- Radonexposition – die zweite Hauptursache für Lungenkrebs. Radon ist ein natürliches Gas, das aus der Erde in Kellerräume sickern kann. Eine vermehrte Radonbelastung besteht in Deutschland vor allem im Hainich, im Erz- und Fichtelgebirge, im Oberpfälzer Wald, am östlichen Alpenrand sowie im südlichen Bereich von Schwarzwald und Schwäbischer Alb. Stellenweise sind auch andere Gebiete stärker belastet.
- Häufiger Kontakt mit Inhalationsschadstoffen, zum Beispiel Asbest, Metallstaub und Dämpfen, Farben, Unkraut- und Insektenvernichtungsmitteln.
- Abgeschlossene Krebstherapie.

Mögliche Symptome

- Dauerhusten.
- Luftnot.
- Kurzatmigkeit.
- Aushusten von blutigem Schleim.

- Appetitverlust.
- Müdigkeit.
- Unerklärlicher Gewichtsverlust.

Gegenmaßnahmen

Am wichtigsten ist es, nicht zu rauchen. Bei Rauchern hat eine Ernährungsumstellung wenig Einfluss auf das Lungenkrebsrisiko, doch mein ganzheitlicher Ansatz kann bei Verzicht auf Rauchen zu einem besseren Schutz beitragen. Wer wegen Lungenkrebs in Behandlung ist, sollte jede Einnahme von Ergänzungsmitteln zuvor mit dem Arzt absprechen.

+ *Empfehlenswert*

- Mindestens fünf Portionen frisches Obst und Gemüse am Tag. Die darin enthaltenen pflanzlichen Nährstoffe bekämpfen Krebszellen im Entstehen. Studien zufolge sinkt das Lungenkrebsrisiko, wenn mehr Obst und Gemüse verzehrt wird.

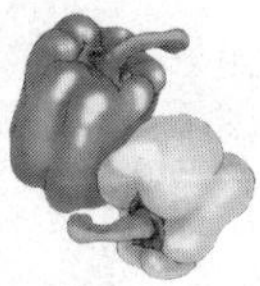

- Betakarotin aus Möhren, Süßkartoffeln, Grünkohl, Senfblättern, Spinat und Kürbis wirkt Oxidationsprozessen entgegen und stärkt das Immunsystem. Außerdem kann der Körper es in Vitamin A umwandeln, das an der normalen Zellerneuerung beteiligt ist.
- Zwiebeln und Äpfel enthalten das antioxidative Flavonoid Quercetin, dem eine vorbeugende Wirkung gegen Lungenkrebs zugeschrieben wird.
- In Tomaten steckt das pflanzliche Lykopin, dessen Aufnahme das Lungenkrebsrisiko senken soll. Es kann besser aufgenommen werden, wenn die Tomaten gekocht sind. Eine weitere Option ist die ergänzende Einnahme von Lykopin.

- Die antioxidativen Stoffe in Pfirsichen sind hilfreich.
- Ballaststoffreiche Nahrung wie Vollkornreis und -getreide, Bohnen und Linsen enthalten viele Fasern.
- Zwei- bis dreimal die Woche sollte fetter Fisch wie Lachs, Makrele oder Forelle auf dem Speiseplan stehen. Fischesser haben ein geringeres Lungenkrebsrisiko, was den Omega-3-Fettsäuren zugeschrieben wird. Vegetarier können diese Fettsäuren aus pflanzlichen Quellen wie Leinsamen, Soja, Walnüssen und dunkelgrünem Blattgemüse beziehen.

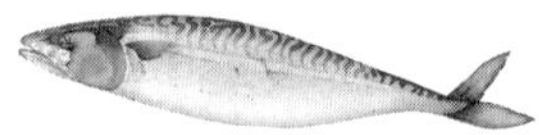

- Frisch gepresster Obst- und Gemüsesaft enthält zahlreiche krebsbekämpfende Bestandteile und trägt zur Reinigung des Körpers von Giftstoffen bei. Außerdem bringt Saft einen Energieschub.
- Wasser spült die Zellen durch. Täglich mindestens acht Gläser gefiltertes Wasser oder Mineralwasser trinken.

Lieber nicht

- Fleisch. Ein insgesamt höherer Verzehr an gut durchgebratenem, frittiertem oder rotem Fleisch geht mit einem erhöhten Lungenkrebsrisiko einher. Lungenkrebspatienten sollten pflanzliche Eiweißquellen wie Tofu, Bohnen, Vollkorngetreide, Quinoa, Nüsse, Samen, Eier (maximal fünf pro Woche) und Naturjogurt mit lebenden Kulturen bevorzugen.
- Gesättigte Fette und Cholesterin. Das Lungenkrebsrisiko scheint direkt mit dem Verzehr von Speisen mit gesättigten Fettsäuren in Verbindung zu stehen (rotes Fleisch, Schmalz, vollfette Milchprodukte). Andere Untersuchungen haben erheben, dass das Risiko mit wachsendem Cholesterinverzehr steigt.

- Lebensmittel mit schädlichen Transfettsäuren, also gehärtete Margarine, Kekse und alles, was frittiert wurde.
- Verschiedene Studien belegen, dass Industriezucker das Lungenkrebsrisiko erhöht. Besser ist natürliche Süße aus frischem Obst und (ungeschwefelten) Trockenfrüchten.
- Stark verarbeitete Nahrung. Sie führt dem Körper Giftstoffe zu und schwächt das Immunsystem.
- Alkohol erhöht die Giftbelastung des Körpers und verbraucht wichtige, gesunde Nährstoffe.
- Kaffee und schwarzer Tee. Lieber Ersatzkaffee auf Getreidebasis, Grüntee mit krebsbekämpfenden Wirkstoffen und Kräutertee aus Brennnessel, Fenchel, Kamille, Pfefferminze, Ingwer oder Roibusch trinken.

Heilpflanzen und Ergänzungsmittel

- Ginseng. Erste Tests haben ergeben, dass dieses Mittel bei Lungenkrebspatienten nach konventioneller Krebstherapie (Chemotherapie und Bestrahlung) die Immunfunktion verbessert.
- Königskerze als Tee oder Tinktur.
- Lobelia soll gegen das Verlangen nach einer Zigarette helfen. Sprechen Sie darüber mit einem Arzt, der sich mit Heilpflanzen auskennt.
- Ein allgemeines Multivitamin- und Multimineralpräparat. In einer Vorabuntersuchung überlebten Lungenkrebspatienten, die Vitamine einnahmen, beinahe viermal länger als Patienten, die das nicht taten. Das deutet darauf hin, dass eine umfassende ergänzende Nährstoffzufuhr bei der Behandlung von Lungenkrebs vorteilhaft ist.

- Folsäure und Vitamin B_{12}. Diese beiden B-Vitamine werden für die normale Zellteilung benötigt. In einer Doppelblindstufe wurde bei Rauchern mit präkanzerösen Veränderungen an der Lunge, die vier Monate lang diese Vitamine einnahmen, im Gegensatz zur Plazebogruppe ein signifikanter Rückgang solcher Zellveränderungen beobachtet.
- Vitamin E. Hohe Zufuhr und ein hoher Spiegel von Vitamin E im Blut scheint das Lungenkrebsrisiko zu senken – daher ist die Einnahme empfehlenswert.
- Lungenkrebspatienten scheinen einen niedrigen Selenspiegel aufzuweisen. In einer Gruppe, die sechseinhalb Jahre ergänzend antioxidatives Selen erhielt, waren im Vergleich zur Plazebogruppe insgesamt 46 Prozent weniger Lungenkrebsneuerkrankungen und 53 Prozent weniger Todesfälle an Lungenkrebs zu verzeichnen.
- Salvestrole. Diese natürlichen Pflanzenstoffe tragen indirekt zur Ortung und Zerstörung von Krebszellen bei. Krebszellen enthalten das Enzym CYP1B1. Dieses Enzym verwandelt Salvestrole in Substanzen, welche die befallenen Zellen abtöten. In gesunden Zellen liegt das Enzym nicht vor, so dass die Salvestrole dort keine Wirkung entfalten.

Extratipps

- Nicht passiv mitrauchen.
- Luftverschmutzung möglichst meiden.
- Radon und andere Inhalationsgifte, die mit Lungenkrebs in Verbindung gebracht werden, nach Möglichkeit meiden.

Lupus erythematodes

Lupus erythematodes ist eine Autoimmunerkrankung, bei der das Immunsystem Antikörper gegen körpereigenes Gewebe erzeugt, was zu Schmerzen und Entzündungsreaktionen führt. Die Krankheit ist bisher nicht ausreichend erforscht. Unterschieden wird in erster Linie nach diskoidem Lupus erythematodes (DLE) und systemischem Lupus erythematodes(SLE).

DLE oder Hautlupus betrifft vor allem die Haut. Zu den Symptomen zählt ein roter, schmetterlingsförmiger Ausschlag über Nase und Wangen mit gelblichen Knötchen auf der Haut und an den Ohren.

SLE kann viele Körperteile befallen. Typische Symptome sind Schwäche, Appetitverlust, Infektanfälligkeit, ein roter, schmetterlingsförmiger Ausschlag im Gesicht und manchmal auf der Kopfhaut sowie Gelenkschmerzen. In schweren Fällen können Lunge, Nieren, Milz und Gehirn in Mitleidenschaft gezogen werden.

Bei Lupus wechseln häufig beschwerdenreiche und beschwerdefreie Zeiträume (Remission).

Mögliche Ursachen

Lupus ist eine komplexe Erkrankung, die zum Beispiel durch chronischen Stress, Drogen und Medikamente, Virusinfektionen, Umweltschadstoffe, Nahrungsmittelunverträglichkeiten und extreme Übermüdung ausgelöst werden kann.

Gegenmaßnahmen

Bei Lupus sollte ein Arzt zu Rate gezogen werden. Bis dahin kommt es darauf an, die Entzündung einzudämmen, die Heilung zu unterstützen, den Körper zu entsäuern und Leber, Nieren und Darm bei ihren Entgiftungs- und Ausscheidungsfunktionen zu helfen.

⊕ Empfehlenswert

- Vollkorngetreide und Hülsenfrüchte mit ihrem Gehalt an B-Vitaminen, Magnesium und Ballaststoffen unterstützen die innere Reinigung.
- Meeresgemüse ist reich an Mineralstoffen, welche eine normale Immunreaktion fördern.
- Fetter Fisch mit entzündungshemmenden Ölen. Greifen Sie zu bei Sardinen, Makrele, Lachs (Wildfang und biologische Aufzucht), Hering und Forelle.
- Obst und Gemüse sind die beste Quelle für Nährstoffe, die für eine ordentliche Immunfunktion und einen ausgewogenen pH-Wert sorgen. Essen Sie mindestens acht Portionen pro Tag. Günstig ist auch das tägliche Glas mit frisch gepresstem Saft aus Biogemüse.

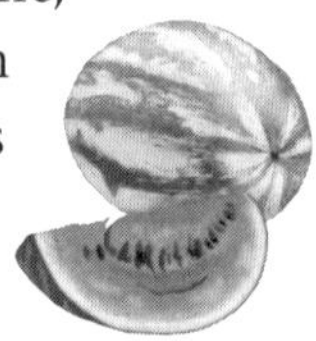

⊖ Lieber nicht

- Tomaten, Kartoffeln, Paprika, Chilis, Auberginen, Alfalfa und Tabak können entzündliche Erkrankungen verschlimmern.
- Alkohol, Koffein, Zucker, verfeinerte Kohlenhydrate, Salz, Fleisch, stark verarbeitete Lebensmittel und Zusatzstoffe fördern Entzündungen.

Heilpflanzen und Ergänzungsmittel

- Löwenzahnkaffee unterstützt die Leber und liefert Kalium, das zur Entsäuerung des Körpers beiträgt.
- Magnesiumzitrat. Magnesium puffert Säuren ab und unterstützt den gesunden Knochenbau.
- Fischölkapseln. Fischöl enthält wohltuende, entzündungshemmende Omega-3-Fettsäuren.

»Im Jahr 2000 hatte ich mit einem mysteriösen Virus zu kämpfen. Die Ärzte vermuteten, es könnte eine Episode systemischer Lupus erythematodes gewesen sein. Jedenfalls war es wirklich nicht lustig. Als ich krank im Bett lag, bekam ich Ihr Buch in die Finger. Inzwischen habe ich die Ernährung meiner Familie weitgehend auf Obst, Gemüse, Algen, Bohnen und Linsen umgestellt. Wir essen ›in Hülle und Fülle‹, und keiner von uns hat Übergewicht. Wir sind auch alle kerngesund. Die Kinder essen keine Süßigkeiten, sondern steuern immer als Erstes den Obstkorb an. Ich selbst bin wieder eine gesunde Frau und Mutter. Mit gezielter, guter Ernährung soll das auch so bleiben.«

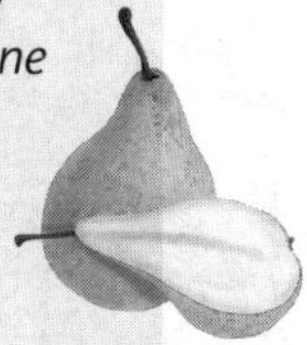

Extratipps

- Wenn die Symptome erstmals nach einer neuen Medikation auftreten, sollten Sie mit dem Arzt besprechen, ob auch ein anderes Medikament helfen könnte.
- Auf die betroffenen Hautstellen Aloe-vera-Gel auftragen. Aloe vera heilt und beruhigt. Die Stellen auch mit Vitamin E einreiben, um Narbenbildung zu verhindern. Dazu eine Vitamin-E-Kapsel anstechen und das Öl einmassieren. Erst eine kleine Testfläche behandeln und die Reaktion beobachten.
- Persönliche Auslöser ermitteln. Dabei hilft ein Ernährungstagebuch oder ein Test auf Lebensmittelunverträglichkeiten. Häufig spielen Weizen, glutenhaltiges Getreide, Milchprodukte, Soja, Eier, Hefe oder Schokolade eine Rolle.
- Lupus zeigt oft an, dass der Körper mit Giftstoffen überlastet ist. Deshalb häufiger einen bis zwei Entgiftungstage einlegen, damit die Leber ihre Aufgabe besser bewältigen kann und der Körper entzündungsfördernde Substanzen ausscheidet.

Magengeschwür

Bei einem Magengeschwür liegt in der Schleimhaut des Magens (Ulcus ventriculi) oder des Zwölffingerdarms (Ulcus duodeni) eine offene Wunde vor. Normalerweise ist die Umgebung stark entzündet. Die Schmerzen werden durch die normale Magensäure verursacht, die für die Proteinverdauung erforderlich ist.

Magengeschwüre entstehen, wenn die schützende Magenschleimhaut zu dünn wird oder nicht mehr ausreichend Schleim erzeugt.

Geschwüre im Zwölffingerdarm gehen auf das Eindringen von Magensäure in den Dünndarm zurück. Das geschieht mitunter bei einem Defekt des Schließmuskels am Magenausgang. In beiden Fällen wird die Schleimhaut gereizt, und es kommt zu einem Geschwür.

Zu den Symptomen zählt ein brennender Schmerz, der etwa eine Stunde nach dem Essen oder zwischen den Mahlzeiten auftritt. Wenn man dann etwas isst, geht der Schmerz zurück, weil Nahrungsaufnahme die Säure im Magen abpuffert.

Mögliche Ursachen

- Zu viel oder zu wenig Magensäure oder eine ungenügende Schleimproduktion im Verdauungstrakt können eine Geschwürbildung begünstigen.
- Ein Schlüsselfaktor für die Entstehung eines Magengeschwürs ist das Bakterium Heliobacter pylori. Es ist bei 95 Prozent aller Betroffenen nachweisbar. Trotz der allgemeinen Annahme, dass Geschwüre auf zu viel Magensäure hindeuten, gedeihen diese Bakterien besser, wenn zu wenig Magensäure im Magen ist. Sie behindern auch selbst die Säureproduktion und stören so die gesunde Verdauung und Resorption. Für die Heilung

muss Heliobacter pylori beseitigt werden. Dabei erzeugen Antazida günstige Wachstumsbedingungen für diese Bakterien, sind also keine gute Lösung.

- Stress.
- Azetylsalizylsäure und andere Medikamente.
- Rauchen.
- Übermäßiger Alkoholkonsum.
- Unregelmäßiges Essen.
- Hoher Fleischkonsum.
- Kaugummi kauen.

Gegenmaßnahmen

In erster Linie müssen die Bakterien abgetötet werden. Dann kann die Wunde abheilen, und Magensäure wie Verdauung können normalisiert werden.

⊕ *Empfehlenswert*

- Kohlsaft ist ausgesprochen hilfreich für den Darm. Zusammen mit Möhrensaft schmeckt er besser.
- Roher Knoblauch.
- Weiche, leicht verdauliche Nahrung. Ideal sind Avocados, weiche Früchte, Süßkartoffeln, gebackener Sommerkürbis, Suppen und Smoothies.

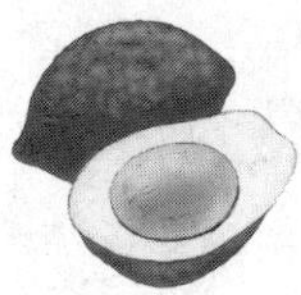

- Gut gekochtes Vollkorngetreide. Besonders wohltuend für den Magen ist Hirse, aber auch Quinoa und Rundkornreis sind angenehm beruhigend.
- Wasser zur raschen Verdünnung der Magensäure. Nicht zum Essen trinken, aber 30 Minuten vorher und eine Stunde nach einer Mahlzeit ein großes Glas Wasser zu sich nehmen.

- Mus und kaltgepresstes Öl aus Nüssen und Samen sind leichter zu verdauen als die Nüsse selbst. So bekommen Sie entzündungshemmende essenzielle Fette, ohne die Schleimhaut weiter zu reizen.

⊖ *Lieber nicht*

- Alkohol, Schwarztee, Kaffee, Salz, Schokolade, Gewürze, Zucker, fette Speisen, kohlensäurehaltige Getränke, stark verarbeitete Speisen, Milchprodukte und rotes Fleisch. Proteinreiche Nahrung wie rotes Fleisch, Milchprodukte und Eier können nur mit viel Säure zerlegt werden und damit die Schmerzen verstärken. Auch besonders heiße oder sehr kalte Speisen können die Schleimhaut noch mehr reizen.

Heilpflanzen und Ergänzungsmittel

- Slippery-Elm-Tee legt sich wie ein Schutzfilm über die Magenschleimhaut. Pfeilwurzelpulver hat eine vergleichbare Wirkung.
- Kamillentee beruhigt die Verdauung. Normalerweise spielt Stress bei Magengeschwüren eine Rolle. Andere hilfreiche Kräuter sind Mädesüß, Helmkraut und Eibischwurzel.
- Zum Essen Bromelain einnehmen. Es stammt aus dem Herz frischer Ananas und kann als Ergänzungsmittel die Verdauung unterstützen und Entzündungen eindämmen.
- Mastixharz hilft gegen die bakterielle Infektion.
- Süßholz ohne Glycyrrhizin. Süßholz ist ein altes Heilmittel für den Verdauungstrakt.
- L-Glutamin-Pulver. L-Glutamin ist eine bevorzugte Energiequelle im Verdauungsapparat und kann die Heilung der Magenschleimhaut fördern.

- Hochdosiertes Vitamin C konnte bei manchen Patienten die bakterielle Infektion erfolgreich bekämpfen.
- Ergänzend Acidophilus einnehmen. Probiotika verbessern die Darmflora und ganz allgemein die Verdauung.

Extratipps

- Beim Schlafen den Oberkörper leicht erhöht lagern, damit die Magensäure nicht in die Speiseröhre aufsteigt. Das hilft gegen nächtliches Sodbrennen.
- Antazida helfen allenfalls kurzfristig. Sie drosseln die körpereigene Magensäureproduktion. Magensäure wird jedoch für die Verdauung gebraucht. Ohne ausreichend Magensäure liegt die Nahrung schwer im Magen und beginnt im Verdauungstrakt zu gären und zu faulen. Das zieht alle möglichen Verdauungs- und Resorptionsstörungen nach sich. Wenn der Magen nicht genügend Säure enthält, werden Bakterien und andere Krankheitserreger nicht mehr abgetötet. Antazida haben keinerlei heilende Wirkung und helfen nicht gegen die Ursache der Erkrankung, sondern lindern nur die Symptome.
- Nicht mehr rauchen. Raucher neigen vermehrt zu Magengeschwüren. Rauchen entzieht dem Körper heilende Nährstoffe und unterdrückt das Immunsystem.
- Gründlich kauen, um Magen und Darm ihre Arbeit zu erleichtern und die Nährstoffversorgung zu verbessern. Beim Kauen wird zudem alkalisierender Speichel in die Nahrung gemischt. Auch eine entspannte Atmosphäre beim Essen unterstützt die Verdauung.

Magersucht (Anorexia nervosa)

Die lateinische Bezeichnung Anorexia bedeutet ursprünglich Appetitverlust. Heute verwendet man sie in der Regel, wenn jemand sich die Nahrung versagt, selbst wenn er oder sie Hunger hat.

Magersüchtige empfinden eine irrationale Angst vor Körperfett und Gewichtszunahme. Sie sind von dem Drang besessen, dünner zu werden, und haben eine verzerrte Körperwahrnehmung. Oft fühlen sie sich dick, obwohl sie untergewichtig sind.

Mögliche Symptome

- Auffälliger Gewichtsverlust. Definitionsgemäß besteht eine Magersucht, wenn das Gewicht 15 bis 25 Prozent unter dem Normalgewicht liegt.
- Die Betroffenen essen nur ausgesuchte Nahrungsmittel, die zudem kaum Fett und Kalorien enthalten.
- Starke Sorge um die körperliche Erscheinung.
- Der dünne Körper wird unter voluminöser Kleidung versteckt.
- Meidung sozialer Ereignisse, die mit Essen verbunden sind.
- Ausreden für das Nichtessen und Heimlichtuerei um Nahrung.
- Die Periode bleibt dreimal in Folge aus.
- Libidoverlust.
- Mangelernährung und gesundheitliche Probleme.
- Zwanghaftes Sporttreiben.
- Weiße Flecken auf den Nägeln – ein Zeichen für Zinkmangel.

Mögliche Ursachen

- Eine Gesellschaft, die schlank mit attraktiv gleichsetzt.
- Es liegt eine emotionale und psychische Unausgewogenheit vor. Magersüchtige sind oft zwanghaft und perfektionistisch, haben ein geringes Selbstbewusstsein und suchen Anerkennung.
- Frühkindliches Trauma oder Missbrauch.
- Beziehungsprobleme.
- Kontrollbedürfnis. Ein Gefühl der Machtlosigkeit kann das Bedürfnis auslösen, wenigstens einen Aspekt des Lebens zu kontrollieren – zum Beispiel, wie viel und welche Nahrung dem Körper zugeführt wird.
- Nährstoffmangel (besonders Zink) und ein Ungleichgewicht der Neurotransmitter.

Gegenmaßnahmen

Ziel der Behandlung ist es, eine gesunde Einstellung zum Essen mit drei Hauptmahlzeiten pro Tag zu erreichen, sowie die Gesundheit wiederherzustellen. Bei der Erstellung von Essensplänen für eine gesunde Gewichtszunahme helfen Ernährungsberater. Versuchen Sie keinen Alleingang!

⊕ *Empfehlenswert*

- Flüssige Präparate mit Algen und Zink. Sobald sich der Zinkspiegel normalisiert, steigt auch der Appetit. Ergänzende Gaben von Zink können das Wohlbefinden enorm steigern. Empfehlenswert sind daher rohe, geschälte Hanfsamen, Kürbiskerne, Sesam, Sonnenblumenkerne, Weizenkeime und Hering.

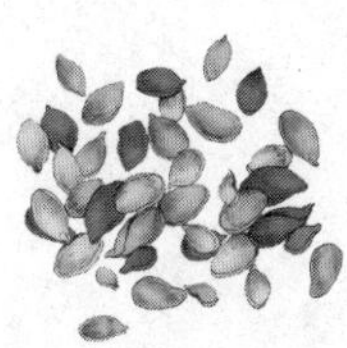

- Nährstoffreiche Nahrungsmittel wie Avocados, Misosuppe, Kresse, Bananen, Vollkornreis, Quinoa, Nussmuse, Haferkekse und Hummus.
- Smoothies mit Leinsamen anreichern.

Heilpflanzen und Ergänzungsmittel

- Enzian aus Apotheke, Drogerie oder Reformhaus unterstützt die Verdauung und regt neben dem Appetit auch die Magensäfte an.
- Eine Kombination aus Ginseng und Astragalus kann die Genesung unterstützen.
- Klette macht Appetit.
- Als hilfreich können sich Zink, Magnesium, Fischöl, B-Vitamine, Probiotika und Verdauungsenzyme erweisen.
- Wählen Sie auch ein flüssiges Multivitamin- und Multimineralpräparat aus.

Extratipps

- Um die zugrundeliegenden emotionalen Probleme wie ein geringes Selbstwertgefühl und irrationale Ängste anzugehen, ist eine Psychotherapie wichtig. Mögliche Formen wären zum Beispiel kognitive Verhaltenstherapie, Familientherapie oder Gruppentherapie. Aber wenn nicht gleichzeitig die Nährstoffdefizite behandelt werden, ist die Genesung ein echter Kampf. Die Frage der Nährstoffversorgung sollte bei Magersucht nicht aus dem Blick geraten.

Mandelentzündung

Siehe auch Halsschmerzen, Seite 416. Bei einer Mandelentzündung (Tonsillitis) sind die Gaumenmandeln (Tonsillae palatina) erkrankt. Normalerweise liegt eine Infektion mit Streptokokken vor, manchmal auch eine Virusinfektion. Symptome sind Halsschmerzen, entzündete Mandeln, Fieber und Schluckbeschwerden. Manchmal besteht auch Mundgeruch.

Früher wurden die Gaumenmandeln gern schon im Kindesalter entfernt, doch hier hat ein Umdenken stattgefunden. Ohne die Mandeln fehlt dem Körper ein anatomischer Teil, der für die Immunabwehr von Bedeutung ist. Sie unterstützen das Immunsystem, indem sie Bakterien zurückhalten.

Wenn ein Kind häufig Halsschmerzen hat, sollten Sie prüfen, wie viel Milch es zu sich nimmt. Es könnte ein Zusammenhang bestehen.

Mögliche Ursachen

Eine chronische Mandelentzündung kann ein Hinweis auf eine Überlastung der Ausscheidungsorgane (Darm, Leber, Nieren und Lunge) sein. Das führt zu einer Überbeanspruchung des lymphatischen Systems, zu dem auch die Mandeln gehören.

Gegenmaßnahmen

Bei einer Mandelentzündung sollte ein Arzt beurteilen, ob Antibiotika angezeigt sind. Am wichtigsten aber ist die Stärkung des Immunsystems.

⊕ *Empfehlenswert*

- Saft aus Biogemüse enthält zahlreiche Nährstoffe, die das Immunsystem für die Infektabwehr braucht. Außerdem tragen sie zur innerlichen Reinigung bei.

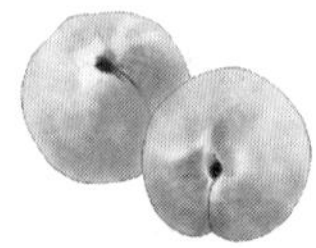

- Suppen und Obst begünstigen Reinigungs- und Heilungsprozesse, ohne den Körper noch mehr zu belasten.
- Knoblauch wirkt antibakteriell.

⊖ *Lieber nicht*

- Milchprodukte, Zucker, raffinierte Speisen, Salz und gesättigte Fette. Sie fördern die Verschleimung des Körpers und behindern damit die Heilung.

Heilpflanzen und Ergänzungsmittel

- Slippery-Elm-Tee beruhigt den Hals.
- Zur lokalen Infektionsbekämpfung mit Salbeitinktur gurgeln.
- Gegen Rückfälle jeden Abend drei Tropfen Thujatinktur in warmem Wasser einnehmen.
- Kamillen- und Labkrauttee helfen gegen die Entzündung.
- Alle drei Stunden eine Tasse warmes Wasser mit einem halben Teelöffel Vitamin-C-Pulver, 20 Tropfen Echinaceatinktur und zehn Tropfen Astragalustinktur trinken.
- Vitamin C mit Bioflavonoiden. Vitamin C bekämpft Viren und Bakterien.
- Zink unterstützt das Immunsystem bei Infektionsabwehr und Heilung.
- Bei Antibiotikabehandlung sollte der Körper mit probiotischen Bakterien gestärkt werden.

Extratipps

- Kalte Umschläge mit Hamamelis.
- Fußreflexzonenmassagen.

Metabolisches Syndrom

Das metabolische Syndrom umfasst eine Symptomgruppe, die häufig gemeinsam auftritt. Typisch sind Gewichtszunahme im Stammbereich (Bauchfett), hoher Blutdruck, hohe Triglyzeridwerte, Blutzuckerprobleme und ein unausgewogener Cholesterinspiegel. Bei diesen Symptomen besteht ein erhöhtes Risiko für Herzinfarkt, Schlaganfall, Diabetes, Arteriosklerose und polyzystische Ovarien (bei Frauen) beziehungsweise Prostatakrebs (bei Männern).

Mögliche Ursachen

Zu den häufigsten Ursachen des metabolischen Syndroms zählt eine Ernährung mit viel Zucker, raffinierten Kohlenhydraten und Alkohol. Diese Nahrungsmittel zerfallen bei der Verdauung rasch in Glukose, was im Blut eine schnelle Blutzuckerspitze bewirkt. Da der Körper einen so hohen Blutzucker nicht überleben würde, scheidet die Bauchspeicheldrüse daraufhin Insulin aus, um den Zucker aus dem Blut in die Zellen zu schleusen. Dort wird er als Energievorrat zur späteren Verwendung eingelagert oder zur langfristigen Aufbewahrung in Fett umgewandelt. Da Insulin bevorzugt die Umwandlung in Fett fördert und erst in zweiter Linie die Energiegewinnung, wird bei erhöhter Insulinausschüttung eher mehr Fett gebildet.

Bei einer Ernährung mit hohem Anteil an Zucker, verfeinerten Kohlenhydraten und Alkohol muss das Insulin ständig Glukose in die Zellen befördern. Irgendwann gewöhnen sich die Zellen daran, dass ständig Insulin vor der Tür steht, und stellen sich taub. Das Insulin ist wie ein Hintergrundrauschen – anfangs nimmt man es noch war, doch irgendwann blendet man es auch. Daraufhin erhöht sich die Insulinproduktion, bis die Zellen wieder Glukose einlassen. Inzwischen ist der Insulinspiegel jedoch höher als üblich, so dass noch mehr Glukose zu Fett umgebaut wird und noch weniger als Energielieferant bereitsteht. Zu diesem Zeitpunkt lagert sich gern Bauchfett in der Körpermitte ab, und es kommt zur charakteristischen Apfelform, die heute so verbreitet ist. Weitere Risikofaktoren für das metabolische Syndrom sind:

- Typ-2-Diabetes in der Familie.
- Bluthochdruck.
- Erhöhte Triglyzeridwerte.
- Polyzystische Ovarien.
- Sitzende Lebensweise.
- Übergewicht. Der Bauchumfang ist ein klares Diagnosekriterium. Ein Taillenmaß von über 88 cm bei Frauen und mehr als 100 cm bei Männern bedeutet ein erhöhtes Risiko für das metabolische Syndrom. Blutdruck und Triglyzeridwerte sollten überwacht werden.
- Auch zunehmendes Alter ist ein Risikofaktor.

Gegenmaßnahmen

Zentrales Anliegen der Behandlung ist ein möglichst niedriger Insulinspiegel. Dafür sollten alle Lebensmittel gestrichen werden, die für einen raschen Blutzuckeranstieg sorgen. Außerdem müssen Herz und Kreislauf geschützt werden. Die Nahrung enthält nach Möglichkeit reichlich Kalzium, Magnesium und Kalium.

⊕ *Empfehlenswert*

- Proteine verlangsamen die Zerlegung von Kohlenhydraten zu Glukose. Gute Kombinationen sind Huhn oder Fisch zu Gemüse (ausgenommen Kartoffeln) oder Linsen, Bohnen, Soja,

Nüsse und Samen mit Vollkornprodukten wie Naturreis, Hafer, Quinoa, Hirse, Buchweizen und Amaranth.

- Ballaststoffe tragen dazu bei, Insulinspiegel und Blutzucker zu stabilisieren. Achten Sie darauf, dass alle Mahlzeiten und Knabbereien Ballaststoffe aus Vollkorn, Nüssen, Samen, Obst, Gemüse, Bohnen und Linsen enthalten. Besonders empfehlenswert sind Haferflocken. Sie enthalten Beta-Glucan-Fasern, die nach dem Essen den Blutzucker regulieren und das Cholesterin senken.

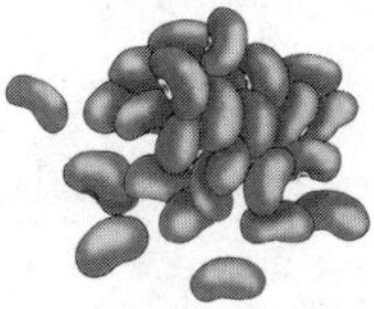

- Knoblauch schützt das Herzkranzgefäßsystem, das beim metabolischen Syndrom oft in Mitleidenschaft gerät.
- Das Omega 3 in fettem Fisch hat eine schützende, entzündungshemmende Wirkung auf die Gefäße und kann die Insulinreaktion der Zellen verbessern. Andere Omega-3-Quellen sind Leinsamen, Hanfsamen, Kürbiskerne, Walnüsse und Avocados. Die kaltgepressten Öle dieser Saaten lassen sich auch für Salatsaucen verwenden.
- Kaliumreiche Lebensmittel wie Aprikosen, Avocados, Dörrpflaumen, Feigen, grünes Gemüse, Erbsen, Linsen und Bohnen.

⊖ *Lieber nicht*

- Zucker, raffinierte Kohlenhydrate und Alkohol. Alles, was rasch in Glukose zerfällt, ist zu meiden, weil es den Insulinspiegel hebt und damit die Umwandlung von Glukose in Fett begünstigt. Verzichten Sie deshalb auf Zucker, Limonade, Alkohol, Kekse, Kuchen, Torte, Schokolade, andere Süßigkeiten, helle Nudeln, polierten Reis, Weißbrot und Weißmehlprodukte, Salzgebäck, Pommes frites und Kartoffeln.

- Salz. Natrium lässt den Blutdruck ansteigen. Das ist einer der Risikofaktoren für das metabolische Syndrom.
- Schwarztee, Kaffee und koffeinhaltige Limonade. Koffein hebt indirekt den Insulinspiegel an. Besser sind Kräutertee und frisch gepresster Gemüsesaft.

Heilpflanzen und Ergänzungsmittel

- Alpha-Liponsäure erleichtert die Aufnahme von Glukose in die Muskeln. Dann wird weniger Glukose in Fett umgewandelt.
- Coenzym Q10 verbessert die Funktion der Insulinzellen in der Bauchspeicheldrüse.
- Jeden Tag ein Vitamin-B-Präparat. Die B-Vitamine sind entscheidend für Blutzuckerregulierung, Energieproduktion und die Gesundheit von Herz und Kreislauf.
- Jeden Tag Magnesiumzitrat. Magnesium ist wichtig für Blutzuckerregulierung, Energie sowie Herz und Gefäße.

Extratipps

- Regelmäßig kleine Mahlzeiten und Zwischenmahlzeiten essen. Große Portionen provozieren immer einen Anstieg von Blutzucker und Insulin. Lieber sechsmal am Tag eine bescheidene Mahlzeit als dreimal eine große. Das bedeutet natürlich nicht, dass insgesamt mehr gegessen wird!
- Übergewicht abbauen, am besten durch eine Umstellung von Ernährung und Lebensweise. Übergewicht bedeutet ein erhöhtes Risiko für alle anderen Symptome des metabolischen Syndroms.
- Mit dem Rauchen aufhören. Nikotin erhöht indirekt den Blutzuckerspiegel.

- Tägliche Bewegung einplanen. Körperliche Aktivität verbessert die Reaktion der Zellen auf Insulin, so dass weniger Insulin erzeugt werden muss. Außerdem reguliert Sport den Appetit und hilft gegen Heißhunger.
- Jeden Tag ins Freie gehen. Bei Kontakt mit Sonnenlicht bildet die Haut Vitamin D. Dieses Vitamin verbessert die Reaktion der Zellen auf Insulin um 60 Prozent. In den Wintermonaten kommt eventuell ein Ergänzungsmittel in Frage.

Migräne

Migräne zeichnet sich durch heftige Kopfschmerzen aus, oft in Begleitung von Lichtblitzen, Sehstörungen, Übelkeit, Erbrechen und erhöhter Lichtempfindlichkeit. Diese Begleitsymptome können einem Anfall auch vorausgehen. Manche Menschen klagen zusätzlich über merkwürdige Geschmacks- und Geruchsempfindungen. Migräne tritt in periodischen Abständen auf, kann eine Stunde, aber auch mehrere Tage dauern und den Betroffenen stark beeinträchtigen. Vermutlich hängt sie mit einer Verengung der Blutgefäße im Gehirn zusammen, die sich nachfolgend wieder weiten und erneut mit Blut füllen.

Mögliche Ursachen

- Stress.
- Unausgewogene Leberfunktion.
- Schlafmangel.
- Lebensmittelunverträglichkeiten.
- Haltungsfehler oder Halsverletzungen.

- Blutzuckerschwankungen.
- Verstopfung.
- Hormonschwankungen bei Frauen.
- Erschöpfung.
- Hohe Giftstoffbelastung.
- Zähneknirschen.
- Zahnprobleme.
- Medikamente.
- Wassermangel.
- Grelles Licht oder Blitzlichter.
- Rauchen.
- Lebensmittel, in denen die Aminosäure Tyramin enthalten ist (z. B. Rotwein, Schokolade, Bananen und viele Käsesorten).
- Bei einer starken Besiedelung mit Candida albicans (siehe Seite 306) besteht oft erhöhte Wetterfühligkeit, die auch eine Migräne auslösen kann.

Gegenmaßnahmen

Ein Migränetagebuch, in dem Sie Ihre Ernährung protokollieren, kann dazu beitragen, die persönlichen Auslöser zu ermitteln.

⊕ *Empfehlenswert*

- Wasser. Eine Migräne kann ganz schlicht Folge einer Dehydrierung sein. Vorbeugend über den Tag hinweg mindestens acht Gläser Wasser trinken. Wenn Sie spüren, dass sich ein Anfall anbahnt, ein großes Glas warmes Wasser trinken.
- Brennnessel-, Mutterkraut- und Kamillentee mischen und trinken.

- Magnesiumreiche Ernährung. Magnesium entspannt Muskeln und Nerven. Bei Migränepatienten liegt oft ein niedriger Magnesiumspiegel vor. Über die Nahrung kann es aus grünem Gemüse, Avocados, Alfalfasprossen, Hirse, Vollkornreis, Quinoa, Soja, Meeresgemüse, Haselnüssen und Kresse aufgenommen werden.

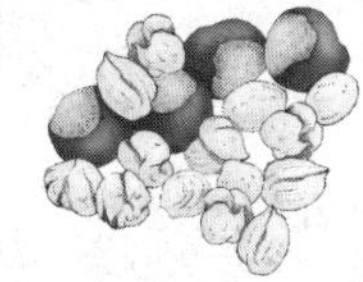

- Hanf- und Leinsamen enthalten viele entzündungshemmende essenzielle Fettsäuren. Fetter Fisch sowie weitere Nüsse und Samen sind ebenfalls gute Lieferanten für diese Fettsäuren.
- Roggenbrühe kann zur Linderung eines Migräneanfalls beitragen, eignet sich aber auch vorbeugend.

Lieber nicht

- Tyraminhaltige Nahrungsmittel: Schokolade, Käse, Kaffee, Rotwein, Orangen, altes Fleisch und Speisen mit dem Geschmacksverstärker Natriumglutamat.
- Problematisch können auch Kartoffeln, Tomaten (besonders gekochte), Milchprodukte, Salz, Weizen, Gluten, Hefe, Bier, Konservierungsmittel und Zusatzstoffe sein. Sie alle enthalten Tyramin, das bei manchen Menschen Migräne hervorrufen kann.

Heilpflanzen und Ergänzungsmittel

- Mutterkraut zur Langzeitverwendung. Es hilft nicht gegen einen akuten Migräneanfall, doch bei täglicher Einnahme hat es eine kumulierende Wirkung. Am besten die Blätter essen.
- Brennnesseltee kann wegen seines hohen Mineraliengehalts wohltuend sein.
- Manchmal hilft Pestwurz-Extrakt.

- Magnesium kann zur Entspannung von Nerven und Muskeln beitragen.
- Migränepatienten weisen oft einen Mangel an Vitamin B_6 auf. Bei langfristiger Einnahme von B_6 sollte zusätzlich ein Vitamin-B-Komplex genommen werden.

Extratipps

- In einem Ernährungstagebuch alle Symptome notieren, um Zusammenhänge herauszufinden. Dabei ist zu berücksichtigen, dass Migräne auch durch etwas ausgelöst werden kann, was schon einen oder zwei Tage vorher verzehrt wurde. Die Reaktion muss nicht zwangsläufig prompt erfolgen.
- Den Blutzucker stabil halten. Regelmäßig kleine Mahlzeiten essen und auf Zucker, raffinierte Kohlenhydrate, Koffein sowie Alkohol verzichten.
- Die Körperhaltung überprüfen, besonders wenn Sie den ganzen Tag am Computer arbeiten. Achten Sie darauf, die Wirbelsäule zu strecken und die Schultern herunterzunehmen. Das verbessert die Blutzufuhr zum Kopf.
- Einen Chiropraktiker oder Osteopathen aufsuchen. Die Behandlung von Verspannungen oder Narben kann die Durchblutung verbessern und Migräneanfälle reduzieren.
- Beim akuten Anfall die Füße in eine Schüssel mit heißem Wasser stellen und ein kühles Tuch auf den Kopf legen.

Milchzuckerunverträglichkeit

Siehe Seite 469, Laktoseintoleranz.

Morbus Crohn

Bei Morbus Crohn handelt es sich um eine chronische Entzündung des Verdauungsapparats, die mit Geschwüren und einer Verengung einhergeht.

Die Symptome flammen meist alle paar Monate auf, anschließend kommt es zur Remission (Nachlassen der Symptome). Wichtig ist, auch in der Remissionsphase weiter gut zu essen, um den nächsten Anfall zu vermeiden.

Mögliche Symptome

- Durchfall und Verstopfung.
- Blasser, voluminöser Stuhl.
- Blähungen.
- Bauchschmerzen.
- Gewichtsverlust.
- Energiemangel.

Mögliche Ursachen

- Gestörte Darmflora.
- Nahrungsmittelunverträglichkeiten.
- Infektionen.
- Medikamente oder Drogen.
- Nährstoffmängel.
- Gestörte Immunfunktion.
- Mangel an Verdauungssäften.

Gegenmaßnahmen

Ein Tagebuch, in dem Ernährung und Befinden vermerkt werden, unterstützt das Verständnis, wie eng die Ernährung mit dieser Erkrankung zusammenhängt.

⊕ *Empfehlenswert*

- Gemüsesäfte enthalten viele heilende Nährstoffe. Da ihnen Ballaststoffe fehlen, reizen sie die Darmwand nicht. Beruhigend und wohlschmeckend sind Möhren- und Apfelsaft.
- Fischöl ist besonders heilsam für den Verdauungsapparat.
- Leinöl und Hanföl.
- Frischer Ananassaft hat entzündungshemmende Wirkstoffe.

⊖ *Lieber nicht*

- Unverträgliche Nahrungsmittel. Häufig sind Milchprodukte, glutenhaltiges Getreide, Zitrusfrüchte, Hefe, Mais und Tomaten problematisch.
- Salz, Gewürze, eingelegtes Gemüse wie Sauerkraut, kohlensäurehaltige Getränke, Koffein, Alkohol, Zucker, Fertiggerichte und Zusatzstoffe können Entzündungen Vorschub leisten.

Heilpflanzen und Ergänzungsmittel

- Kräutertees aus Kamille, Fenchel, Brennnessel, Bockshornklee oder Pfefferminze sowie heißes Wasser mit frischem Ingwer tun dem Darm gut.
- Ackerschachtelhalm kann durch seinen hohen Gehalt an Kieselsäure zur Heilung des Darmgewebes beitragen.
- Tee aus der Rinde von Slippery Elm legt sich wie ein Film be-

ruhigend über den Verdauungstrakt und schirmt ihn von weiterer Reizung ab.

- Aloe-vera-Saft.
- Grüne Superstars wie Spirulina oder blaugrüne Algen können die Reinigung und Heilung des Darms unterstützen und den Nährstoffstatus verbessern.
- Ergänzende Einnahme von Probiotika wie Acidophilus- und Bifidusbakterien. Sie tragen zur Wiederbesiedelung des Darms mit erwünschten Bakterien bei und normalisieren die Darmfunktion.
- Flüssiges Chlorophyll kann Linderung bringen.
- Ergänzende Einnahme von Verdauungsenzymen zur verbesserten Nährstoffaufnahme.

»Mit 18 Jahren erkrankte ich an Morbus Crohn. Jahrelang war ich immer wieder im Krankenhaus, bekam Steroide und entzündungshemmende Mittel. Irgendwann sagten die Ärzte, es würde mir erst besser gehen, wenn ich mir 60 Zentimeter meines Darms entfernen lasse. Zu diesem Zeitpunkt hatte ich starkes Untergewicht, litt ständig unter Schmerzen und war so müde, dass ich kaum gehen konnte. Die Operation lehnte ich dennoch ab. Deshalb beschloss ich, mein Schicksal selbst in die Hand zu nehmen, stellte Ernährung und Lebensweise um und begann mit einigen Wochen Saftfasten, damit mein Verdauungssystem heilen konnte. Die Ärzte staunten, als ich mich einige Monate später ohne Medikamente und ohne Operation guter Gesundheit erfreute! Heute, 18 Monate später, verzichte ich ganz auf Weizen, Milch und Zucker, ernähre mich von Bioprodukten und mache dreimal die Woche Yoga. Dabei geht es mir bestens!«

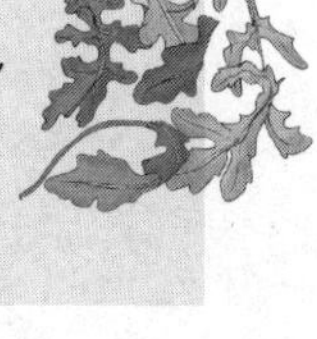

- L-Glutamin kann die Heilung der Darmwand unterstützen und den Darm mit Energie versorgen.
- Ein Vitamin-B-Komplex unterstützt die Verdauung und verbessert den Stuhl.

Extratipps

- Stressmanagement erlernen. Darm und Nervensystem sind eng miteinander verknüpft. Stress kann die Darmgesundheit erheblich belasten.
- Bei Blut im Stuhl suchen Sie bitte einen Arzt auf.

Morgendliche Übelkeit

Siehe Abschnitt Schwangerschaft im Kapitel Ernährung in verschiedenen Lebensphasen, Seite 140.

Multiple Sklerose

Multiple Sklerose (MS) ist eine Erkrankung des zentralen Nervensystems, bei der die Myelinscheiden um die Nerven zerstört und durch Narbengewebe ersetzt werden. Die Krankheit verläuft schubweise, wobei zwischen den akuten Schüben immer wieder Remissionsphasen (Nachlassen der Symptome) liegen.

Zu den Symptomen zählen Schwindel, Koordinations- und Gleichgewichtsstörungen, Prickeln und Taubheit in den betroffenen Körperteilen, Steifheit, verzögerte Sprechweise, Gliederschmerzen, Schwäche, Müdigkeit, Erektions- sowie Gehstörungen. Im weiteren Verlauf wird die Beweglichkeit immer weiter eingeschränkt, und selbst die Atmung kann in Mitleidenschaft gezogen werden.

Mögliche Ursachen

Vermutlich handelt es sich bei MS um eine Autoimmunkrankheit. Das Immunsystem attackiert die Myelinscheiden, als wären sie Fremdkörper. Dabei können Stress, Fehl- und Mangelernährung, geschwächte Nebennieren, Dehydrierung, Azidose (Übersäuerung des Körpers), Alkoholmissbrauch, Umweltgifte, Candida-Pilz-Befall, Quecksilbervergiftung, Lebensmittelunverträglichkeiten und die Gene eine Rolle spielen.

Gegenmaßnahmen

Je früher nach der Diagnose eine Umstellung der Ernährung und Lebensweise stattfindet, desto besser scheinen die Maßnahmen zu greifen. Aber besser spät als nie anfangen!

+ *Empfehlenswert*

- Essenzielle Fettsäuren sind für das gesamte Nervensystem wichtig. Gute Lieferanten sind fetter Fisch, Hanf-, Lein- und Sesamsamen, Kürbis- und Sonnenblumenkerne. Die kaltgepressten Öle dieser Saaten lassen sich gut zu Salatsaucen verarbeiten.
- Grünes Gemüse enthält viel Magnesium und Folsäure. Magnesium ist für die Funktion des Nervensystems und die Energieversorgung innerhalb der Zellen erforderlich. Folsäure wird ebenfalls für das Nervensystem benötigt und ist bei MS-Patienten häufig vermindert. Essen Sie deshalb Brokkoli, Rosenkohl, Wirsing, Bok Choi, Toskanischen Palmkohl und Grünkohl.

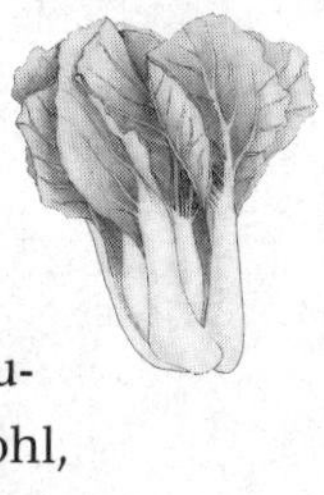

- Frisch gepresster Saft aus Biogemüse. Er enthält zahlreiche Nährstoffe für die Entgiftung und das Immunsystem. Gut geeignet sind Möhren, Äpfel, Radieschen, Rote Bete, Sellerie, Fenchel, Weißkohl, Grünkohl, Ingwer und Petersilie.
- Beeren enthalten jede Menge Antioxidanzien für die Reparatur von Zellen. Himbeeren, Erdbeeren, Heidelbeeren und Brombeeren sind gleichermaßen zu empfehlen.

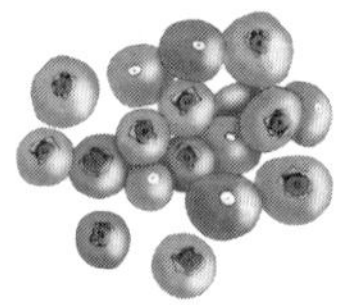

- Mindestens zwei Liter Wasser pro Tag trinken. Zwischen den Mahlzeiten regelmäßig Wasser und Kräutertee statt Schwarztee oder Kaffee trinken. Wasser wird für alle Reinigungs- und Reparaturarbeiten im Körper benötigt. Am besten einen Wasserfilter einbauen lassen, damit immer reines Wasser zur Verfügung steht.
- Kürbiskerne sind eine hervorragende Zinkquelle. Auch daran mangelt es MS-Patienten häufig. Zink ist wichtig für das Nervensystem und für die Heilung. Es steckt auch in Leinsamen, Sonnenblumenkernen, Vollkorngetreide, Fisch und Hülsenfrüchten.
- Obst und Gemüse wirken der Übersäuerung entgegen. Dasselbe gilt für Mandeln, Hirse, Paranüsse, Quinoa, Kastanien und Buchweizen.

Lieber nicht

- Fleisch und Eier erzeugen besonders viele Säuren.
- Margarine, erhitzte Fette, Frittiertes, Kartoffelchips, Kuchen und Wurstwaren enthalten Fette, welche die Funktion der essenziellen Fettsäuren stören können.
- Weizen und anderes glutenhaltiges Getreide (Roggen, Hafer, Kamut, Dinkel und Gerste), Milchprodukte, Hefe, Eier, Soja,

Schokolade, Tomaten, Kartoffeln und Zitrusfrüchte lösen oft Unverträglichkeitsreaktionen aus.

- Zucker, verfeinerte Kohlenhydrate, Alkohol, Koffein, Zusatzstoffe, Salz und industriell verarbeitete Speisen belasten den Körper, rauben Nährstoffe, erzeugen Giftstoffe und behindern die Heilung.

Heilpflanzen und Ergänzungsmittel

- Frische Säfte trinken. Verwenden Sie Gerstengras, Weizengras und Spirulina.
- Zweimal am Tag Probiotika nehmen. Diese erwünschten Bakterien verbessern die Darmfunktion, verdrängen Hefepilze und fördern die Nährstoffaufnahme. Außerdem stellen sie bestimmte B-Vitamine her, die für das Nervensystem und die Energieerzeugung gebraucht werden.
- Vitamin-B-Komplex. Die B-Vitamine werden für Nervensystem und Energieversorgung benötigt. Das Präparat sollte Cholin und Inositol enthalten, die zur Fettverdauung beitragen und die Leber unterstützen. Für das Nervensystem sind Folsäure und Vitamin B_{12} besonders wichtig. Achten Sie deshalb darauf, dass Ihr Mittel auch Folsäure enthält. Vitamin B_{12} wird vom Körper nur schwer aufgenommen. Deshalb sind eventuell monatliche B_{12}-Injektionen in Betracht zu ziehen.
- Coenzym Q10 trägt zur besseren Durchblutung und Sauerstoffversorgung der Zellen bei.
- Ein antioxidatives Ergänzungsmittel. Zu den Antioxidanzien zählen die Vitamine A, C und E, aber auch Zink, Selen und N-Acetylcystein. Am besten ein Präparat wählen, das alle Wirkstoffe enthält, weil sie sich gegenseitig ergänzen und gemeinsam die beste Wirkung entfalten.

Extratipps

- Pestizide, Chemikalien und Umweltbelastungen generell meiden. Sie fordern das Immunsystem zusätzlich und sind zum Teil Gift für das Nervensystem.
- Biologisch erzeugte Nahrung essen und nur natürliche Pflege- und Haushaltsprodukte verwenden.
- Schwimmen ist bei MS ein guter Sport. Alle Sportarten, die viel Hitze erzeugen, können die Symptome verschlimmern. Suchen Sie nach einem Schwimmbad, in dem das Wasser nicht mit Chlor versetzt wird, sondern beispielsweise mit Ozon. Auch Yoga und schnelles Gehen können guttun.
- Jeden Tag ins Freie gehen. Vitamin D ist wichtig für die Kalziumverwertung, und Kalzium ist wichtig für die Nervenfunktion. Vitamin D entsteht, wenn die Haut mit Sonnenlicht in Berührung kommt. Achten Sie darauf, dass zumindest ein Teil Ihrer Haut mindestens 30 Minuten am Tag dem Tageslicht ausgesetzt ist.
- Die Haut täglich vor dem Duschen mit Sesamöl massieren. Das beruhigt das Nervensystem und stimuliert Durchblutung und Sauerstoffversorgung im Gewebe. So können Reinigungs- und Heilungsprozesse leichter ablaufen.
- Eventuell intravenös Vitamine zuführen.

Mundgeruch

Wenn ich bei jemandem Mundgeruch (Halitosis) wahrnehme, denke ich zuerst an schlechte innere Leitungen und einen gestörten Darm.

Mögliche Ursachen

- Schlechte Zahnhygiene, Karies und Parodontose.
- Infektionen des Nasen- und Rachenraums.
- Verstopfung.
- Atmen mit offenem Mund.
- Verdauungsprobleme, zum Beispiel Mangel an Verdauungssäften.
- Unausgewogene Darmflora.
- Darmkrankheiten.
- Rauchen.
- Diabetes.
- Wassermangel.
- Überlastung der Leber mit Schadstoffen.

Gegenmaßnahmen

Die nachfolgenden Tipps tragen zur Verbesserung der Verdauung bei.

⊕ *Empfehlenswert*

- Rohkost und Säfte. Mundgeruch kann ein Hinweis auf Schadstoffe und Unausgewogenheiten im Verdauungstrakt sein.
- Hirse hilft gegen zu viele Bakterien im Mund. Besonders gut ist die Kombination mit Petersilie und Fenchel.

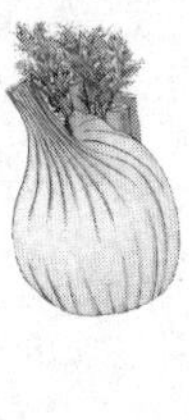

- Kresse enthält reinigendes Chlorophyll und unterstützt durch ihre Schärfe ganz allgemein die Verdauung.
- Alfalfasprossen putzen innerlich durch und verbessern den Atemgeruch.

⊖ *Lieber nicht*

- Zucker und raffinierte Kohlenhydrate. Sie verursachen Zahnfäule und begünstigen das Wachstum von Hefe und unerwünschten Organismen im Darm.

Heilpflanzen und Ergänzungsmittel

- Flüssiges Chlorophyll unterstützt die Darmgesundheit und sorgt für regelmäßigen Stuhlgang. Es sind auch Kapseln erhältlich, doch in flüssiger Form habe ich bessere Ergebnisse beobachtet.
- Für einen frischen Atem nach dem Essen Petersilie kauen.
- Zum Essen Verdauungsenzyme einnehmen. Sie unterstützen die Zerlegung der Nahrung, die andernfalls faule und schlechte Gerüche erzeugen kann.
- Für eine gesunde Darmflora morgens und abends den Lactobacillus Acidophilus einnehmen.

Extratipps

- Zahnarztbesuch vereinbaren.
- Mindestens dreimal täglich Zähne putzen, zusätzlich morgens die Zunge bürsten.
- Mit zwei bis drei Tropfen Teebaum- oder Myrrhenöl in einem kleinen Glas Wasser eine natürliche Mundspülung herstellen.
- Der Verdauung tut es gut, wenn Obst separat gegessen wird, nicht zum Nachtisch. Außerdem dichte Proteine wie Huhn oder Fisch nicht mit dichten Kohlenhydraten wie Kartoffeln oder Reis kombinieren.

Muskelkrämpfe

Siehe Krämpfe, Seite 453.

Myome

Ein Myom ist eine gutartige Wucherung des Muskelgewebes an der inneren oder äußeren Wand von Gebärmutter oder Gebärmutterhals. Die Geschwulst kann erbsen- bis melonengroß sein. Myome müssen keinerlei Beschwerden verursachen. Häufig kommt es jedoch zu starken oder gehäuften Blutungen, manchmal mit Fetzen aus geronnenem Blut, Schmerzen beim Geschlechtsverkehr, Ausfluss, Schmerzen bei Druck auf die Blase oder den Darm sowie vermehrtes Wasserlassen oder Verstopfung. Die starken Blutungen können nachfolgend Blutarmut und Müdigkeit hervorrufen. Myome können auch Unfruchtbarkeit zur Folge haben und müssen mitunter operativ entfernt werden (Myektomie). Frauen zwischen 30 und 50 neigen vermehrt zu Myomen. Häufig schrumpfen die Geschwulste, wenn nach der Menopause der Östrogenspiegel sinkt.

Mögliche Ursachen

Vermutlich gehen die Wucherungen auf ein unausgewogenes Verhältnis zwischen Östrogen und Progesteron zurück. Die Pille kann durch ihren Östrogengehalt manchmal das Myomrisiko erhöhen.

Gegenmaßnahmen

Bei den oben angeführten Symptomen sollte der Frauenarzt zu Rate gezogen werden.

⊕ *Empfehlenswert*

- Meeresgemüse hilft, Wucherungen wie Myome abzubauen. Probieren Sie Kelp, Nori, Dulse, Kombu und Arame. Kelp und Nori lassen sich gut verwenden, weil man sie als Flocken kaufen und über Suppen und Salate streuen kann. In Maßen einsetzen, denn es handelt sich um hoch konzentrierte Nahrung.
- Ballaststoffe unterstützen die Ausscheidung verbrauchter Hormone. Hilfreich sind Obst, Gemüse, Vollkorngetreide, Hülsenfrüchte und Leinsamen.

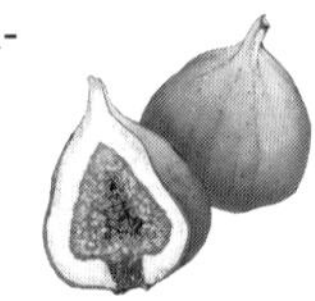

- Fetter Fisch, Hanfsamen, Leinsamen, Kürbis- und Sonnenblumenkerne sowie deren kaltgepresste Öle sind gute Quellen für essenzielle Fettsäuren. Sie wirken entzündungshemmend und sind eine Voraussetzung für einen ausgewogenen Hormonspiegel.
- Brennnesseltee füllt bei starken Blutungen den Mineralspeicher wieder auf.

⊖ *Lieber nicht*

- Kaffee, Schwarztee, Schokolade, Milchprodukte, Fleisch aus konventioneller Haltung und Eier können östrogenähnlich wirken.

Heilpflanzen und Ergänzungsmittel

- Morgens Mönchspfeffer einnehmen, um Östrogen und Progesteron auszubalancieren.
- Packungen mit Rizinusöl bauen Knoten und Wucherungen ab.
- Mariendisteltinktur einnehmen und Löwenzahnwurzelkaffee trinken.

- Nachtkerzenöl trägt zum hormonellen Gleichgewicht bei und wirkt entzündungshemmend.
- Magnesium ist entscheidend für den weiblichen Hormonhaushalt.

Extratipps

- Wenn nötig, Übergewicht abbauen. Mehr Fett bedeutet in der Regel mehr Östrogen.
- Wenn eine Darmstauung die Ursache ist, mehrere Einläufe durchführen. Danach Probiotika einnehmen und darauf achten, dass Sie mindestens zweimal am Tag Stuhlgang haben.
- Die Durchblutung fördern: Wechselduschen, Trockenbürsten, Massage und Bewegung unterstützen den Kreislauf und bauen Stauungen ab.

Nebenhöhlenentzündung

Eine Entzündung der Nasennebenhöhlen wird auch als Sinusitis bezeichnet. Dabei schwillt die Nebenhöhlenschleimhaut an und verlegt die Nasengänge. Man fühlt sich angeschlagen, erschöpft und reizbar und leidet unter Schmerzen. Übliche Symptome sind Kopfschmerzen, Husten, eine laufende oder verstopfte Nase, Nasenschleim sowie Fieber. Die Entzündung kann akut auf eine Infektion mit Bakterien, Viren oder Pilzen zurückgehen, aber auch chronisch werden. Dann liegt normalerweise eine Allergie oder eine andere Immunreaktion zugrunde.

Mögliche Ursachen

- Schlechte Immunlage.
- Allergien.
- Schwimmen in Chlorwasser.
- Passivrauchen.
- Umweltverschmutzung.
- Milchprodukte.
- Lebensmittelunverträglichkeiten.
- Häufige Erkältungen und Grippe.
- Zinkmangel.
- Trockene Heizungsluft.
- Schwache Lunge.

Gegenmaßnahmen

Kurzfristig hilft eine Verminderung der Schleimproduktion, doch langfristig geht es darum, das Immunsystem zu stärken.

⊕ *Empfehlenswert*

- Bis zu zwei Liter Wasser am Tag, aber kein eiskaltes. Wasser verdünnt das Nasensekret. So wird die Nase schneller wieder frei.
- Vollkornreis, Erbsen, Augenbohnen.
- Gemüsesaft, Suppe, Brühe, Salat und sonstiges rohes Obst und Gemüse.
- Mit Cayennepfeffer, Ingwer, Knoblauch, Bockshornkleesamen, Kurkuma und Meerrettich würzen. Das verbessert die Ausscheidung.

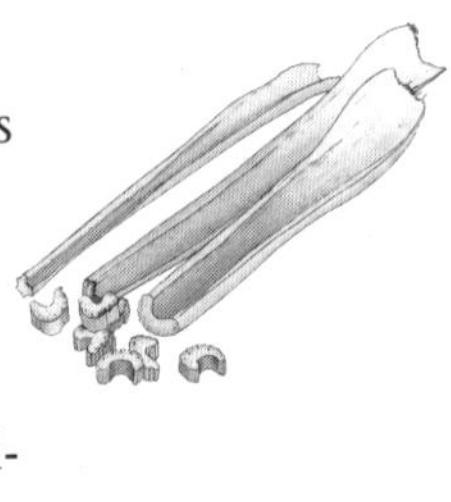

- Roher Knoblauch und frisch geriebener Meerrettich können helfen, den Schleim zu lösen.
- Mit Daikonwurzel eine Daikon-Miso-Suppe kochen. Daikon ist ein hervorragender Schleimlöser.

Lieber nicht

- Milchprodukte (Kuhmilch und Käse) sowie Eier.
- Alkohol.
- Mais, Erdnüsse, Auberginen und Weizen.
- Zucker.
- Backwaren aus Weißmehl.

Heilpflanzen und Ergänzungsmittel

- Salbei, Thymian und Basilikum wirken antibakteriell.
- Holunderblütentee trinken.
- Vitamin A einnehmen. Bei einer Nebenhöhlenentzündung ist häufig das Immunsystem geschwächt. Vitamin A unterstützt die Immunabwehr.
- Auch Vitamin C mit Bioflavonoiden und Quercetin kann helfen.
- Ein N-Acetylcystein-Präparat löst Schleim.
- Bei Einnahme zwischen den Mahlzeiten dämmt Bromelain Entzündungen ein, zu den Mahlzeiten genommen agiert es als Verdauungsenzym.
- Echinacea-Extrakt und der Extrakt der Kanadischen Gelbwurzel helfen gegen Verschleimung.
- Nach dem ersten Fläschchen Echinacea auf Astragalus umschwenken.

Extratipps

- Ein Dampfbad mit Eukalyptus- und Teebaumöl versetzen, eventuell mit Pfefferminzöl. Auch essenzielles Pinienöl in einer Schüssel mit heißem Wasser bringt Linderung.
- Ein Zitronen-Meerrettich-Trunk putzt als altes Hausmittel die Nase gründlich durch.

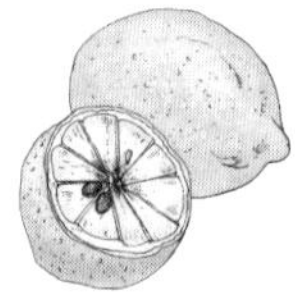

- Heiße Gesichtskompressen oder ein heißes, feuchtes Tuch auf dem Gesicht lindern die Beschwerden. Manche Menschen bevorzugen eiskalte Kompressen, doch die heißen helfen meiner Ansicht nach besser. Sie können aber auch heiße und kalte Auflagen im Wechsel verwenden.
- Akupressur. Drücken Sie mit Zeige- und Mittelfinger auf beide Nasenflügel. Den Druck einige Minuten aufrechterhalten. Das sollte eine Weile helfen.
- Ärztlich verordnete Medikamente durch die Einnahme von Probiotika unterstützen. So bleibt die Darmflora im Gleichgewicht.
- Täglich die Zehen massieren und daran ziehen, denn dort enden die Nervenfasern der Nebenhöhlen.
- Regelmäßig Reflexzonenmassagen wahrnehmen.
- Trockene Innenräume meiden. Im Winter in beheizten Räumen einen Luftbefeuchter aufhängen. Alle Zimmer sollten gut belüftet sein. Fenster öffnen, damit Frischluft zirkulieren kann.
- Tiefenatmung lernen und eine sanfte Yogaform ausüben, die sich auf den Atem konzentriert.
- Regelmäßige Lavendel- und Weihrauchbäder. Diese ätherischen Öle stärken das Immunsystem.

- Eine Woche lang ein Ernährungstagebuch führen und aufschreiben, wie es einem nach jedem Nahrungsmittel und Getränk geht.
- Nicht jeden Tag das Gleiche essen. Am besten ist eine Rotation über vier Tage hinweg.
- Möglichst nicht in Chlorwasser schwimmen.
- Nasenspray mit kollodialem Silber verwenden.

Nesselsucht

Nesselsucht oder Urticaria ist ein roter, erhabener Ausschlag, der juckt oder prickelt. Häufig ist die Haut in der Mitte oder am Rand weiß.

Mögliche Ursachen

Der Ausschlag entsteht durch Histamin, das vom Immunsystem als Reaktion auf eine scheinbare Bedrohung (das Allergen) in der Haut freigesetzt wird. Häufige Auslöser sind:

- Erdnüsse.
- Eier.
- Sesamsamen.
- Erdbeeren.
- Sellerie.
- Muscheln.
- Bestimmte Zitrusfrüchte.
- Verarbeitetes oder gepökeltes Fleisch.

- Alkohol.
- Chemikalien.
- Bestimmte andere Pflanzen.

Gegenmaßnahmen

Nesselsucht zeigt eine Reaktion des Immunsystems auf etwas an, das als Bedrohung für den Körper eingestuft wird. Das Ziel ist daher eine Stärkung des Immunsystems, aber auch eine Senkung des Histamins und der Entzündung.

⊕ *Empfehlenswert*

- Äpfel und rote Zwiebeln enthalten mit Quercetin ein natürliches Antihistamin.

⊖ *Lieber nicht*

- Alle unverträglichen Lebensmittel meiden. Außerdem nicht täglich dasselbe essen.
- Verzichten Sie auf Lebensmittel mit chemischen Zusatzstoffen.

Heilpflanzen und Ergänzungsmittel

- Brennnessel, Klette, Wacholderbeeren und Lobelie als Tee oder Tinktur enthalten natürliche Antihistamine.
- Vitamin C mit Bioflavonoiden ist sehr wirkungsvoll gegen Histamin.
- Vor den Hauptmahlzeiten L-Glutamin-Pulver einnehmen. Manchmal kann so eine Reaktion auf bestimmte Speisen verhindert werden. Außerdem nährt es die Leber.
- Die betroffenen Stellen mit abgekühltem Kamillen- oder Ho-

lunderblütentee behandeln. Beide haben eine beruhigende Wirkung.

- Aloe vera als Gel oder Brei auftragen. Die Pflanze hat eine entzündungshemmende Wirkung.

Extratipp

- Nach Möglichkeit den Reizstoff identifizieren und meiden. Wenn das Immunsystem wieder stärker ist, können Sie einen möglichen Auslöser später erneut probieren.

Nierensteine

Nierensteine können heftigste Schmerzen im mittleren Rücken hervorrufen, die zuweilen bis in die Magengegend ausstrahlen. Sie bestehen fast immer aus Kalziumoxalat, das entsteht, wenn sich Oxalsäure mit Kalzium verbindet, anstatt über die Nieren ausgeschieden zu werden. Die Steine sind also tatsächlich kristallisiertes Kalzium. Als Nebensymptom kann Blut im Urin auftreten. Auch Fieber, Übelkeit und Erbrechen sind typische Symptome.

Mögliche Ursachen

- Falsche Ernährung.
- Ansammlung von Kalziumoxalat.
- Ansammlung von Harnsäure.
- Zu viel Kaffee.
- Übermäßig viele verfeinerte Produkte.

- Zu viel Fleisch.
- Hohe Natriumaufnahme.
- Zu wenig Ballaststoffe.

Gegenmaßnahmen

Die folgenden Gegenmaßnahmen sollen das Entstehen von Nierensteinen verhindern. Sie sind nicht zu deren Ausleitung bestimmt. Nierensteine müssen ärztlich überwacht werden.

⊕ *Empfehlenswert*

- Morgens beim Aufwachen eine Tasse warmes Wasser und eine zweite abends vor dem Schlafengehen. In das Wasser ein paar Tropfen frischen Zitronensaft drücken. Das verringert die Harnsäure, die an der Entstehung von Nierensteinen beteiligt ist.
- Dunkelgrünes Blattgemüse, Algen, Tofu, Buchweizen, Limabohnen, Kürbiskerne, rohe, geschälte Hanfsamen und Fisch enthalten Magnesium. Dieser Mineralstoff verbessert die Löslichkeit von Kalziumoxalat, so dass es beim Wasserlassen ausgespült werden kann.

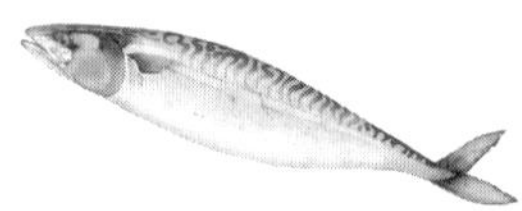

- Reiskleie konnte in Studien die Kalziummenge im Urin senken.
- Vollkornreis, Buchweizen, Avocados, Sonnenblumenkerne und Hülsenfrüchte enthalten Kalium, den Gegenspieler von Natrium, sowie Magnesium zur richtigen Kalziumverwendung.
- Quinoa, Mungbohnen, Wasserkastanien, Adzukibohnen und Kidneybohnen sollen den Nieren guttun.

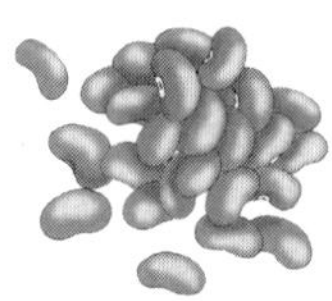

- Ballaststoffe verlangsamen den Nahrungstransport und binden Kalzium im Verdauungstrakt. Bei zu wenig Ballaststoffen gelangt mehr Kalzium ins Blut.
- Geriebene Radieschen.
- Wassermelonensaft. Auch den weißen Rand entsaften.
- Vor dem Essen Schwarze-Bohnen-Saft trinken.
- Cranberrysaft reduziert die Kalziummenge im Urin.

⊖ *Lieber nicht*

- Kohlensäurehaltige Getränke. Die Phosphate darin können die Nierensteinbildung verstärken.
- Zu viel Salz erhöht den Kalziumspiegel im Urin und damit das Nierensteinrisiko.
- Stark gewürzte Speisen, Zuckerzusätze und rotes Fleisch belasten die Nieren zusätzlich.
- In Milchprodukten, Schokolade und schwarzem Tee befindet sich Oxalsäure.
- Spinat und Rhabarber enthalten viele Oxalate, die sich in den Nieren mit Kalzium zu unlöslichen Steinen verbinden. Diese Form ist sehr verbreitet.
- Paprika, Auberginen, Tomaten und Kartoffeln können dadurch, dass sie Solanin freisetzen, die Nierenstauung fördern.

Heilpflanzen und Ergänzungsmittel

- Löwenzahnwurzeltee trinken.
- Petersilie hilft bei Nierenbeschwerden.
- Bärentraube als traditionelles Heilmittel gegen Nierensteine.
- Die Algen Spirulina und Chlorella.

- Zu den Mahlzeiten Verdauungsenzyme einnehmen. Das unterstützt die Verdauung und nimmt Druck von den Nieren.

Extratipps

- Frühes Abendessen. Mit vollem Magen nicht ins Bett gehen, um die Nieren nicht zu sehr zu belasten.
- Keine Antazida (Arzneimittel zur Neutralisierung der Magensäure) nehmen.
- In schweren Fällen hilft mitunter eine Chelierung (Ausleitung von Schwermetallen).

Ödeme

Als Ödem bezeichnet man eine Flüssigkeitsansammlung unter der Haut im Körpergewebe. Der Körper kann überall Flüssigkeit einlagern, doch in der Regel sind Bauchdecke, Finger, Knöchel, Füße, Brüste und das Gesicht unterhalb der Augen betroffen. Der Bereich wirkt insgesamt geschwollen und aufgedunsen.

Mögliche Ursachen

Es gibt verschiedene Faktoren, die zu einem Ödem beitragen können, darunter:

- Hormonschwankungen. Vor der Menstruation neigen viele Frauen zu Ödemen.
- Zu viel Natrium im Verhältnis zu Kalium. Natrium begünstigt die Wassereinlagerung im Körper.
- Mangel an B-Vitaminen, besonders B_6.
- Leberstauung.

- Probleme mit den Nieren oder den ableitenden Harnwegen.
- Schilddrüsenprobleme.
- Diabetes oder Blutzuckerschwankungen.
- Missbrauch von Abführmitteln oder entwässernden Mitteln.
- Dehydrierung.
- Lebensmittelunverträglichkeit.

Gegenmaßnahmen

Wichtig ist die Ermittlung und Behandlung der eigentlichen Ursachen.

⊕ *Empfehlenswert*

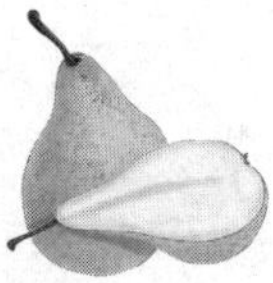

- Bohnen und Linsen. Sie enthalten Kalium, den Gegenspieler von Natrium. Auch Obst und Gemüse sind hervorragende Kaliumlieferanten.
- Grünkohl und Wirsing. Dunkelgrünes Blattgemüse enthält generell viel Vitamin B_6, Kalium und Magnesium, die für einen ausgewogenen Wasserhaushalt im Körper sorgen.
- Wasser – bis zu zwei Liter am Tag. Bei Ödemen wird oft zu wenig getrunken, doch wer mehr trinkt, lagert nicht automatisch mehr Wasser ein. Trinken ist notwendig, um verbrauchte Flüssigkeit und Natrium auszuschwemmen.
- Gemüsesäfte tragen dazu bei, Natrium durch Kalium zu ersetzen.

⊖ *Lieber nicht*

- Lebensmittel, die Unverträglichkeitsreaktionen auslösen. Bei Ödemen kommen besonders Weizen und anderes glutenhaltiges Getreide, Hefe und Milchprodukte infrage.

- Salz. Alle vorgefertigten, abgepackten Lebensmittel enthalten Salz. Zum Würzen lieber auf Selleriesamen, Dill, Petersilie, Kelpflocken und Koriander zurückgreifen.
- Alkohol, Kaffee, Schwarztee, Limonade, sauer eingelegtes Gemüse, raffinierte Kohlenhydrate und Zucker können den Wasserhaushalt beeinflussen und die Entgiftungsorgane belasten.

Heilpflanzen und Ergänzungsmittel

- Entwässernde Mittel auf pflanzlicher Basis regen den Harnfluss an. Besonders hilfreich sind Brennnesseltee, Löwenzahntee, Maisbarttee (Zea mays), Schafgarbentee und Löwenzahnkaffee.
- Nachtkerzenöl hilft besonders bei Wassereinlagerungen vor der Menstruation.
- Blaugrüne Algen und Alfalfasprossen unterstützen die Reinigung und liefern Magnesium und Kalium.
- Einen Vitamin-B-Komplex und zusätzlich Vitamin B_6 einnehmen. Vitamin B_6 spielt eine wichtige Rolle bei der Normalisierung des Wasserhaushalts. Es sollte am besten mit anderen B-Vitaminen zusammen eingenommen werden, damit das Gleichgewicht gewahrt bleibt.

Extratipps

- Ein Tuch in Lavendelöl tauchen und auf den betroffenen Bereich legen. Das lindert die Schwellung. Auch eine Hochlagerung über Hüfthöhe hinaus kann helfen.
- Täglich trocken bürsten. Dazu von den Füßen aufwärts die trockene Haut mit einer Bürste mit Naturborsten bürsten. Immer in Herzrichtung arbeiten. Diese Prozedur bringt Kreis-

lauf und Lymphe in Schwung und beugt dadurch Stauungen vor.

- In Bewegung bleiben. Jeden Tag so viel wie möglich bewegen, damit sich nirgendwo Flüssigkeit ansammeln kann.

Osteoporose

Wörtlich übersetzt bedeutet Osteoporose »poröse Knochen«, und in der Tat entstehen bei diesem Krankheitsbild im wabenähnlichen inneren Knochengerüst immer größere Löcher. Dadurch wird der Knochen immer bruchempfindlicher. Jede dritte Frau nach der Menopause und jeder zwölfte Mann über 50 ist von Osteoporose betroffen, häufig ohne es zu wissen. Vielen wird erst beim ersten Knochenbruch bewusst, dass sie an Osteoporose leiden. Ein anderes Warnzeichen ist eine zunehmende Verbiegung der Wirbelsäule, früher oft als »Witwenbuckel« bezeichnet.

Es kann zwar das ganze Skelettsystem in Mitleidenschaft gezogen werden, doch am stärksten betroffen sind die Knochen in Handgelenk, Wirbelsäule und Hüfte. Knochen sind ein lebendes Gewebe, das in erster Linie aus Eiweiß, Kalzium und anderen Mineralien besteht und sich ständig selbst regeneriert. Alte Knochenmasse wird von den sogenannten Osteoklasten abgebaut. Die Osteoblasten lagern dann neues Knochengewebe ein. Normalerweise erreicht die Knochendichte mit Mitte dreißig ihren Höhepunkt. Danach nimmt sie als Teil des normalen Alterungsprozesses wieder ab. Deshalb ist es wichtig, in der Zeit des Heranwachsens und zwischen zwanzig und dreißig stabile Knochen aufzubauen.

Mögliche Ursachen

- Vitamin D-Mangel.
- Kalziummangel.
- Magnesiummangel.
- Falsche Ernährung.
- Viel Kochsalz im Essen.
- Zu viel Kaffee, Limonade und Alkohol.
- Resorptionsstörung (schlechte Aufnahme bestimmter Stoffe durch den Körper).
- Zu viel Fleisch.
- Rauchen.
- Zöliakie.
- Einnahme von Antidepressiva.
- Aluminiumhaltige Antazida (Arzneimittel zur Neutralisierung der Magensäure).
- Genetische Veranlagung.
- Entzündliche Darmerkrankung.
- Morbus Crohn.
- Zu viel Zucker.
- Bewegungsmangel.

Gegenmaßnahmen

Damit die Krankheit nicht immer schneller fortschreitet, muss die Mineralstoffversorgung verbessert werden.

⊕ *Empfehlenswert*

- Obst und Gemüse fördern die Mineralisierung der Knochen. Zudem enthalten sie viel Vitamin C und das Spurenelement Bor, das ebenfalls zur Knochengesundheit beiträgt.
- Grünes Gemüse enthält den Kalziummobilisierer Magnesium, aber auch Kalzium und Vitamin K. Ohne Magnesium gelangt das Kalzium nicht in die Knochen. Eine gute Rundumversorgung wird über Kresse, Weißkohl, Brokkoli, Blattsalat, Rucola, Alfalfasprossen, Rosenkohl, Löwenzahnblätter, frische, grüne Kräuter, Senfblätter, Algen und Grünkohl erreicht, die alle auch noch Vitamin C liefern.
- Nüsse und Samen für die Versorgung mit Kalzium und anderen Nährstoffen für die Knochen. Am besten sind Mandeln, Sesamsamen und rohe, geschälte Hanfsamen.

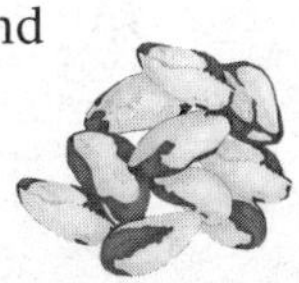

- Algen: Wakame, Kombu, Nori und Agar enthalten Kalzium. Wakame gilt wegen seines hohen Kalziumgehalts sogar als Frauenpflanze. Also das Sandwich lieber mit Wakame als mit dem obligatorischen Salatblatt zubereiten. Algen passen auch in Suppen, Eintöpfe und Aufläufe und sind gut für die Schilddrüse. Die Schilddrüse reguliert den Stoffwechsel und ist bei der Steuerung des Knochenumbaus von zentraler Bedeutung. Bei einer Fehlfunktion der Schilddrüse kann es zu Knochenverlusten kommen.
- Lebensmittel mit vielen essenziellen Fettsäuren unterstützen gesunde Knochen. Empfehlenswert sind fetter Fisch, Kürbiskerne, rohe, geschälte Hanfsamen und Sonnenblumenkerne.
- Bohnen (besonders Kidneybohnen) und die Getreidesorte Quinoa sind nicht nur reich an Kalzium, sondern auch ausgezeichnete Proteinlieferanten.

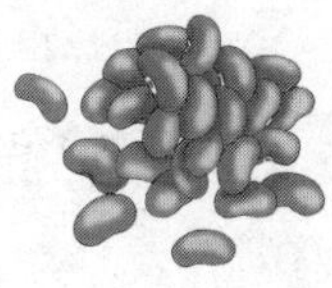

- Bestimmte Pflanzen enthalten Phytoöstrogene, welche die Knochen kräftigen. Hierzu zählen Sojabohnen und Sojaprodukte (zum Beispiel Tofu), Kichererbsen, Linsen und Leinsamen, aber auch Obst und Gemüse.
- Feigen sind eine gute Quelle für Magnesium, Kalzium und Phosphor.
- Haferflocken über Nacht in Wasser einweichen und morgens roh essen oder einen Brei daraus kochen. Gemahlenen Leinsamen hinzugeben. Das versorgt die Knochen mit Kieselsäure.
- Haselnüsse enthalten Kalzium, Magnesium und wichtige essenzielle Fettsäuren.
- Gemahlene Alfalfa kann als Vitamin-K-Quelle Smoothies beigemischt werden.

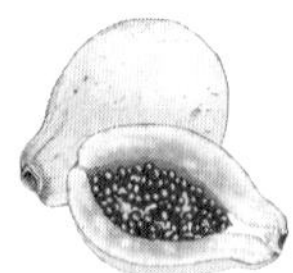

- In Papaya und Ananas stecken Enzyme, welche die Verdauung und damit die Nährstoffaufnahme fördern.
- Knollensellerie enthält eine ganze Reihe knochenfreundlicher Mineralstoffe und eignet sich gut als Kartoffelbreiersatz.
- Kieselsäure verbessert die Verwertbarkeit von Kalzium und Mangan: Ackerschachtelhalmtee, Blattsalat, Buchweizen, Hirse, Haferflocken, Naturreis, Erdbeeren, Sellerie, Aprikosen, Möhren, aber auch Silica-Gel aus dem Reformhaus sind zu empfehlen.

⊖ *Lieber nicht*

- Kohlensäurehaltige Getränke. Sie enthalten häufig Phosphate, die wichtige Mineralstoffe aus den Knochen lösen.
- Ich empfehle, weniger Fleisch zu essen. Bei der Verdauung von Fleisch und den darin enthaltenen Proteinen entstehen

im Körper Säuren, die durch alkalisierende Mineralstoffe neutralisiert werden müssen. Diese Mineralien werden notfalls den Knochen entzogen und schwächen damit das Knochengerüst.

- Koffein und Alkohol gelten als Nährstoffräuber. Sie behindern die Aufnahme und Verwendung von Nährstoffen im Körper – auch von Kalzium und Magnesium. Alkohol stört zudem den Protein- und Kalziumstoffwechsel und beeinträchtigt die Funktion der knochenbildenden Zellen.
- Salz und Zucker können die Ausscheidung von Mineralstoffen fördern und die Kalziumresorption behindern. Salz und Zucker stecken häufig in Frühstücksflocken, stark verarbeiteten Lebensmitteln, Schinken, Wurstwaren, bestimmten abgepackten Lebensmitteln, Konserven und Süßigkeiten.
- Lebensmittel mit viel Oxalsäure wie Rhabarber, Cranberries, Pflaumen, Spinat, Mangold und Rote-Bete-Blätter nur gelegentlich essen, weil sie Kalzium binden.

Heilpflanzen und Ergänzungsmittel

- Ackerschachtelhalm ist eine natürliche Kieselsäurequelle für den Kalziumstoffwechsel.
- Ginsengtee und Brennnesseltee trinken.
- Ergänzend Magnesium oder ein Magnesium-Kalzium-Präparat mit erhöhtem Magnesiumanteil einnehmen. Kalzium sollte am besten in Form von Kalziumzitrat oder -malat bereitgestellt werden.
- Neben Kalzium und Magnesium brauchen Sie auch Mangan, Vitamin D, Bor und Kieselsäure. Mangan ist wichtig zur Vorbeugung gegen Knochenverkrümmung durch Skoliose (siehe Seite 599).

- Verdauungsenzyme einnehmen. Sie sorgen für eine effiziente Nährstoffaufnahme und gründliche Zerlegung der Nahrung.
- Vor den Mahlzeiten ein HCl-Präparat auf pflanzlicher Basis einnehmen. Die meisten Frauen erzeugen nach der Menopause zu wenig Magensäure.
- Falls Sie in den Wintermonaten zu wenig Sonnenlicht bekommen, nehmen Sie täglich Vitamin D und Bor ein. Bor wandelt Vitamin D in seine aktive Form um.
- Gesunde Knochen hängen auch von der Vitamin B_{12}-Zufuhr ab.
- Außerdem brauchen die Knochen Vitamin K und Folsäure.

Extratipps

- Nicht rauchen. Rauchen behindert die Aufnahme wichtiger Mineralstoffe für die Knochen.
- Wer Antidepressiva oder Antazida (Arzneimittel zur Neutralisierung der Magensäure) einnimmt, muss noch mehr auf seine Knochen achten. Untersuchungen zufolge steigt bei älteren Menschen, die solche Medikamente erhalten, das Risiko einer Hüftfraktur. Nehmen Sie deshalb ergänzend ein gutes Präparat für den Knochenaufbau.
- Täglich mindestens 30 Minuten ins Freie gehen. Wenn Tageslicht auf die Haut kommt, wird Vitamin D gebildet. Das ist wichtig für die Einlagerung von Kalzium, aber auch für die Kalziumaufnahme im Darm.
- Krafttraining mit Gewichten. Sport zählt zu den effektivsten Methoden, Knochen zu bilden. Gut für die Knochen sind Gewichttraining, Aerobic, Walken, Joggen, Seilspringen, Pilates und Yoga. Ausdauertraining und Krafttraining sollen sich die Waage halten. Wenn bereits Osteoporose vorliegt, wird bei

Übungen mit Gewichten zu Vorsicht geraten. Besprechen Sie das individuelle Vorgehen mit dem Arzt.

- Bei Zöliakie (siehe Seite 643) beeinträchtigt der Getreidebestandteil Gluten die Fähigkeit des Dünndarms, essenzielle Nährstoffe wie Kalzium und Magnesium aufzunehmen. Das bedeutet ein höheres Risiko für die Knochen. Die Mineralien müssen ergänzend zugeführt werden.
- Eine Salbe mit natürlichem Progesteron aus wildem Yams kann den Knochenverlust verlangsamen.
- Getreide und Hülsenfrüchte vor dem Kochen einweichen. Das verringert den Gehalt an Phytinsäure, die Zink, Kalzium und Magnesium binden kann.

Parodontose

Parodontose ist ein Begriff, der verschiedene Erkrankungen von Zähnen und Zahnfleisch umfasst. Meist liegt zuerst eine Zahnfleischentzündung rund um die Zähne vor (Gingivitis), die durch angesammelte Nahrungsreste und Bakterien entsteht. Die Bakterien bilden Zahnbeläge (Plaque), welche das Zahnfleisch infizieren und entzünden. Die Entzündung wiederum bewirkt eine vermehrte Plaquebildung, weil es schwieriger wird, die Zahnzwischenräume und das entzündete Zahnfleisch zu reinigen.

Mit fortschreitender Erkrankung zersetzt die Infektion den Knochen, der die Zähne stützt. Es kommt zu Abszessen, Mundgeruch und Zahnfleischbluten. Am Ende können die Zähne ausfallen.

Mögliche Ursachen

Risikofaktoren sind eine Ernährung mit viel Zucker und raffinierten Kohlenhydraten, häufiger Konsum von Süßigkeiten und zuckerhaltigen Getränken, unzureichende Zahnpflege, Zähneknirschen, trockener Mund, Rauchen, Alkoholmissbrauch und Nährstoffmängel. Manchmal liegen auch Osteoporose, Diabetes und eine Herzerkrankung zugrunde. Deshalb sollten diese Erkrankungen von einem Arzt ausgeschlossen werden.

Gegenmaßnahmen

Mit den folgenden Vorschlägen stärken Sie Zähne und Zahnfleisch.

⊕ *Empfehlenswert*

- Rohe Möhren und Staudensellerie. Das Kauen kann Zähne und Kiefer kräftigen.
- Vitamin-C-haltige Früchte und Gemüse. Vitamin C wird für ein gesundes Zahnfleisch benötigt und wirkt Entzündungen entgegen. Gute Quellen sind Beeren (z. B. Johannisbeeren), grünes Gemüse, Melonen, Erbsen, Paprika, Kresse und Kiwis. Besonders saure Früchte (Zitrusfrüchte und deren Säfte) sollten Sie meiden. Sie können die Zähne noch stärker schädigen.

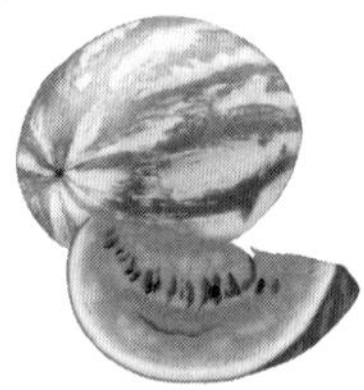

- Mandeln, Feigen, Sesamsamen, grünes Gemüse, Quinoa, Amaranth, Kichererbsen, Haferflocken und weiße Bohnen enthalten Kalzium und Magnesium. Diese Mineralstoffe werden für gesunde Knochen und Zähne gebraucht.

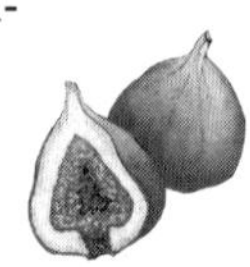

⊖ *Lieber nicht*

- Zucker, raffinierte Kohlenhydrate, Alkohol und Zigaretten begünstigen die Plaquebildung und beeinträchtigen die Nährstoffversorgung.
- Kohlensäurehaltige Limonaden enthalten oft viel Zucker und Phosphate. Beides ist schlecht für Zahnfleisch und Zähne.

Heilpflanzen und Ergänzungsmittel

- Ich empfehle in erster Linie Coenzym Q10. Es verbessert die Sauerstoffversorgung des Gewebes und unterstützt die Heilung. Bei Parodontose liegt oft wenig Q10 vor.
- Ergänzend Vitamin C mit Bioflavonoiden einnehmen. Das unterstützt allgemein die Gesundheit sowie die Reparatur des Zahnfleischs. Achten Sie darauf, nur gepuffertes Vitamin C zu nehmen. Andere Formen können sehr sauer sein und damit den Zähnen schaden.
- Ein Präparat für die Knochen. Zähne und Knochen bestehen weitgehend aus denselben Mineralien. Deshalb brauchen sie zur Erhaltung ähnliche Nährstoffe. Ein geeignetes Mittel sollte Kalzium, Magnesium, Vitamin D, Bor, Zink und B-Vitamine enthalten.

Extratipps

- Auf schmerzende oder entzündete Stellen Nelkenöl auftragen. Es ist ein altes Hausmittel gegen Probleme mit Zahnfleisch und Zähnen.
- Zahnseide entfernt Nahrungsreste zwischen den Zähnen, wo Zähneputzen nicht ausreicht. Mindestens zweimal täglich fädeln!
- Natürliche Mundspülung verwenden, um Plaque und plaque-

bildende Bakterien zu entfernen. Geeignete antibakterielle Öle sind Teebaumöl, Grapefruitsamenextrakt, Kanadische Gelbwurzel, Myrrhenöl und Salbei. Auch eine Mundspülung auf Meersalzbasis hilft gegen Bakterien. Noch wirkungsvoller ist es, beides abwechselnd einzusetzen.

- Regelmäßig zum Zahnarzt gehen und die Zähne professionell reinigen lassen. So werden die Probleme rechtzeitig angegangen, bevor sie nur noch schwer zu behandeln sind.
- Kariöse Zähne müssen gezogen oder saniert werden. Dabei möglichst auf Amalgamfüllungen verzichten – durch ihren Quecksilbergehalt belasten sie das Nervensystem. Keramikinlays sind unbedenklicher.

Pfeiffer'sches Drüsenfieber

Diese Erkrankung, Mononucleosis infectiosa, wird im Volksmund als »Kusskrankheit« bezeichnet und vom Epstein-Barr-Virus hervorgerufen. Sie befällt das Blut, die Drüsen, die Lymphknoten, die Milz und besonders die Leber. Zu den Symptomen zählen Fieber, Halsschmerzen, geschwollene Drüsen, starke Müdigkeit und Schwäche sowie Muskelschmerzen.

Gegenmaßnahmen

Der Patient braucht viel Ruhe und muss Blut, Leberfunktion und Immunsystem stärken, um wieder zu genesen. Nach einer Infektion mit Pfeiffer'schem Drüsenfieber schließt sich häufig ein starker Candidabefall an (siehe Seite 306). Der Appetit ist nicht besonders groß, aber gerade dann ist eine gute Ernährung sehr wichtig.

⊕ *Empfehlenswert*

- Gemüsesäfte und Suppen sind leicht verdaulich.
- Obst und Smoothies stärken das Immunsystem.
- Tofu, Samen, Pfirsiche, Erdbeeren, Lauch, Zwiebeln, Quinoa, Brokkolisprossen, Adzukibohnen, Petersilie, Löwenzahn, Chicorée und Kreuzblütler wie Weißkohl, Grünkohl und Rosenkohl essen.

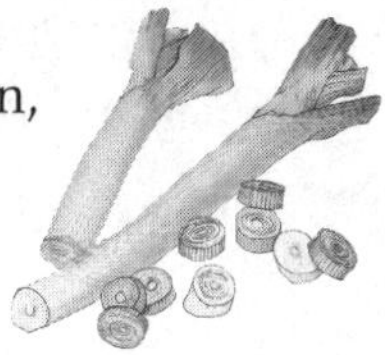

⊖ *Lieber nicht*

- Zucker, Alkohol, Limonaden mit Zusatzstoffen und stark verarbeitete Nahrung.

Heilpflanzen und Ergänzungsmittel

- Blaugrüne Algen in Smoothies mixen.
- Vor dem Essen Aloe-vera-Saft trinken.
- Unbedingt Mariendistel einnehmen, am besten in Kombination mit der Pflanze Astragalus.
- Bei einer Drüseninfektion steigt der Vitamin-C-Bedarf stark an.
- Lapacho-Tee kann dazu beitragen, dem Körper die Feuchtigkeit zu entziehen, die mit dieser Erkrankung einhergeht.
- Mindestens dreimal täglich Brennnesseltee trinken. Das sorgt für einen zusätzlichen Mineralschub.
- Jeden Abend ein Reishipilz-Präparat, Coenzym Q10, Acidophilus-Pulver und Triphala-Pulver einnehmen, um die Entgiftung der Leber zu fördern.

Extratipp

- In schweren Fällen können intravenös zugeführte Vitamine tatsächlich helfen.

Prämenstruelles Syndrom (PMS)

Das prämenstruelle Syndrom äußert sich auf unterschiedliche Weise. Nicht selten kommen bei Frauen im Laufe jedes Zyklus mehrere Symptome zusammen:

- Anspannung – Stimmungsschwankungen, Reizbarkeit und Ängste.
- Heißhunger – in den Tagen vor der Blutung Hunger auf Süßes, Schokolade und Kohlenhydraten, außerdem teilweise vermehrter Appetit, Müdigkeit und Kopfschmerzen.
- Depressionen – hierbei kommen Niedergeschlagenheit, Weinen, Verwirrtheit, Vergesslichkeit und Koordinationsstörungen zusammen.
- Zu viel Wasser – Wassereinlagerungen, Spannungsgefühle und Schwellung der Brüste, Blähungen und Gewichtszunahme.

Mögliche Ursachen

- Leberträgheit.
- Blutmangel.
- Unausgeglichener Hormonhaushalt (das normale hormonelle Gleichgewicht während der Menstruation hängt von einer normalen Leberfunktion ab).
- Zu viel rotes Fleisch.
- Ernährung mit viel Salz und Zucker.
- Stress.

Gegenmaßnahmen

Die Ernährung kann auf den Hormonhaushalt und eventuelle Nährstoffmängel einen erheblichen Einfluss nehmen.

⊕ *Empfehlenswert*

- Ballaststoffe aus Vollkorngetreide, Hülsenfrüchten, Nüssen, Samen, Obst und Gemüse tragen zur Ausscheidung verbrauchter Östrogene bei.
- Magnesiumreiche Nahrung wie grünes Gemüse, Nüsse, Samen, Tofu und Linsen. Es kann auch ratsam sein, vor Einsetzen der bekannten Symptome ein Ergänzungsmittel mit Magnesium einzunehmen. Magnesium wirkt Wassereinlagerungen entgegen, gleicht den Blutzucker aus und lindert menstruationsbedingte Kopfschmerzen.
- Essenzielle Fettsäuren werden für das gesamte Hormon- und Nervensystem benötigt. Gute Quellen sind Lein- und Sesamsamen, Sonnenblumen- und Kürbiskerne sowie deren kaltgepresste Öle, aber auch Nüsse und fetter Fisch wie Makrele, Sardinen, Lachs, Forelle und Hering.
- Lebensmittel mit B-Vitaminen für den Hormon- und Zuckerhaushalt, also Vollkorngetreide wie Hirse, Quinoa, Naturreis und Buchweizen, aber auch Brauhefeflocken. Man kann sie einfach über das Essen streuen.
- Yams, Vollkornreis, Sonnenblumenkerne, Buchweizen, Avocados und Hülsenfrüchte enthalten viel Vitamin B_6, das PMS-Symptome lindern kann.

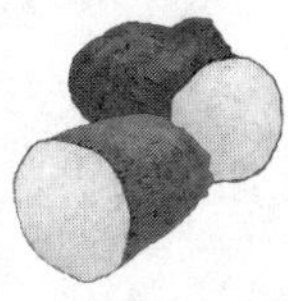

- Kohlblätter sind eine gute Kalziumquelle. Kalzium baut nicht nur Knochen auf, sondern hilft in der zweiten Zyklushälfte auch gegen prämenstruelle Beschwerden.
- Sonnenblumenöl hat einen hohen Vitamin-E-Anteil. Vitamin E hilft gegen Schmerzen in den Brüsten infolge von PMS, aber auch gegen Stimmungsschwankungen.
- Hanfsamen und Kürbiskerne sind ausgezeichnete Zinkquellen. Zink ist wichtig zur Umwandlung essenzieller Fettsäuren.

Außerdem spielt es eine entscheidende Rolle für einen ausgeglichenen Hormonhaushalt.

- Spargel liefert Kalium und ist dabei natriumarm. Außerdem hat er eine deutlich entwässernde Wirkung. Deshalb kann es bei PMS-bedingten Wassereinlagerungen sinnvoll sein, öfter Spargel zu essen.

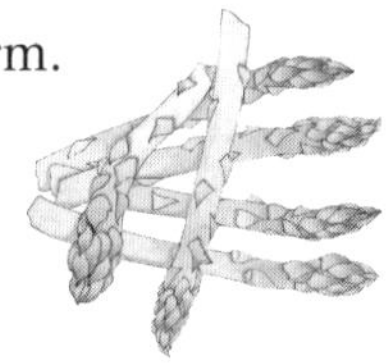

- Okraschoten haben eine günstige Vitamin- und Mineralstoffzusammensetzung. Sie enthalten auch Vitamin B_6.

⊖ *Lieber nicht*

- Alkohol, Schwarztee, Kaffee, Schokolade und kohlensäurehaltige Getränke bringen leicht den Hormonhaushalt durcheinander.
- Rotes Fleisch und Milchprodukte mit gesättigten Fettsäuren können das hormonelle Gleichgewicht stören und sollten daher in den zwei Wochen vor und während der Periode nur eingeschränkt verzehrt werden.
- Auf Zucker und raffinierte Kohlenhydrate verzichten, damit der Blutzucker stabil bleibt. Das hat Einfluss auf Stimmung und Energie. Regelmäßig kleine Mahlzeiten essen und mäßig Sport treiben, um die Blutzuckerregulierung zu verbessern.

Heilpflanzen und Ergänzungsmittel

- Spirulina, wilde blaugrüne Algen oder Chlorella in Smoothies geben. Je näher die kritischen Tage kommen, desto häufiger sollten Sie zu Algen greifen.
- Vor und während der Menstruation Mariendistel einnehmen. Sie enthält einige der wirksamsten bekannten Substanzen zum Schutz und zur Stimulierung der Leber.

- Bei PMS besteht möglicherweise eine Störung des Fettstoffwechsels in der Leber. Deshalb mehrmals pro Woche einen Esslöffel Lecithingranulat über den Salat streuen oder in einen Smoothie rühren, bis die Symptome sich bessern. Einfach ausprobieren!
- Es kann hilfreich sein, einige Tage vor und während der Menstruation die folgenden Kräuter einzunehmen: Mönchspfeffer gegen Brustspannen, Dong-Quai-Wurzel gegen Krämpfe, Schneeball gegen Bauchschmerzen, Süßholz bei Wassereinlagerungen und Traubensilberkerze gegen Beschwerden durch Myome.
- Die Leber durch lipotrope Wirkstoffe (dienen dem Fettabbau) entlasten. Ein gutes Präparat sollte Cholin, Methionin und/oder Zystein enthalten.
- Zinkzitrat und Magnesium nehmen. Zink ist wichtig, weil es zur Normalisierung von Hormonen, besonders Prolaktin, beiträgt.
- Auf B-Vitamine achten, auch Vitamin B_6 (bei Magnesiummangel geht die Aktivität der B-Vitamine zurück). Sie sind wichtig für Energie, Stimmung, Verdauung und Wasserhaushalt. Vitamin B_6 nicht isoliert einnehmen, sondern zusammen mit einem B-Komplex oder mit botanischem Gelée Royale.
- Vitamin A konnte in Untersuchungen PMS-Symptome verringern. Nehmen Sie aber die Vorstufe Betakarotin.
- Vitamin E unterstützt die Hormonregulierung.
- Täglich Leinöl, Nachtkerzenöl oder Borretschöl nehmen. Bei Menstruationsstörungen liegen häufig Probleme mit den essenziellen Fettsäuren vor.

Anmerkung zu Ergänzungsmitteln

Die Mittel sollten ab etwa vier Tage vor der Periode und während der Menstruation täglich eingenommen werden. Nach Ende der Blutung können sie bis zum nächsten Monat ausgesetzt werden. Wenn die Leber ausreichend gekräftigt und der Körper wieder im Gleichgewicht ist, stellen Sie vielleicht fest, dass Sie die vielen Nährstoffe und Kräuter nicht mehr brauchen.

Extratipps

- Regelmäßige leichte Bewegung fördert einen ausgewogenen Hormonspiegel sowie die Nährstoffaufnahme, entgiftet, stärkt die Organe und wirkt damit letztlich auch PMS-Symptomen entgegen.
- Stress hat großen Einfluss auf die Hormonlage, denn die Nebennieren, die auch die Stressreaktion steuern, erzeugen nebenher Östrogen und Progesteron. Hilfreich sind daher Entspannungstechniken wie Yoga, Tai-Chi, Tiefenatmung und Meditation.

Prostatakrebs

Die Prostata ist eine kleine Drüse am Ende der männlichen Blase. Sie scheidet ein Sekret aus, das den Samen transportiert. Wenn die Prostatazellen unkontrolliert zu wuchern beginnen, spricht man von Prostatakrebs. Die Krebszellen können in das umliegende Gewebe einwachsen und sich über die Lymphe in andere Körperteile ausbreiten.

Prostatakrebs tritt immer häufiger auf. Meist handelt es sich um einen langsam wachsenden Krebs, der oft keinerlei Beschwerden verursacht. Autopsien zeigen, dass viele Männer, die anderen Todesursachen erliegen, Prostatakrebs hatten, ohne dies überhaupt zu wissen.

Zu den Symptomen gehören Schmerzen oder Brennen beim Wasserlassen, häufiges Wasserlassen, schwacher oder ausbleibender Urinstrahl, Blut in Urin oder Ejakulat, erektile Dysfunktion (Impotenz) sowie Schmerzen im unteren Rücken oder im Beckenbereich. Viele Symptome können auch bei einer gutartigen Prostatavergrößerung auftreten. Deshalb muss eine korrekte Diagnose vom Arzt gestellt werden.

Zur Sicherung der Diagnose wird gern der Spiegel des prostataspezifischen Antigens bestimmt (PSA). Geeignet sind auch die rektale Tastuntersuchung und eine Ultraschalluntersuchung. Eine sichere Diagnose ist jedoch nur durch eine Biopsie möglich.

Mögliche Ursachen

- Geschlechtskrankheit in der Vergangenheit.
- Fettreiche Ernährung.
- Hoher Testosteronspiegel.
- Familiäre Veranlagung zu Prostatakrebs.
- Nährstoffmängel.
- Belastung durch Umweltgifte und Chemikalien.

Gegenmaßnahmen

Besprechen Sie alle Veränderungen mit dem behandelnden Arzt. Dennoch können die folgenden Maßnahmen helfen.

⊕ *Empfehlenswert*

- Viel Obst, Gemüse, Nüsse, Samen, Vollkorngetreide und Hülsenfrüchte. PSA-Messungen haben gezeigt, dass eine solche

Ernährung das Wachstum von Prostatakrebs verlangsamen kann.

- Tomaten zählen zu den besten Lykopinquellen. Lykopin ist ein pflanzlicher Wirkstoff, der das Risiko für Prostatakrebs senken und sein Fortschreiten hinauszögern kann. Am besten wird Lykopin aus pürierten Tomaten aufgenommen. Auch Wassermelonen und pinkfarbene Grapefruits liefern gewisse Mengen Lykopin.

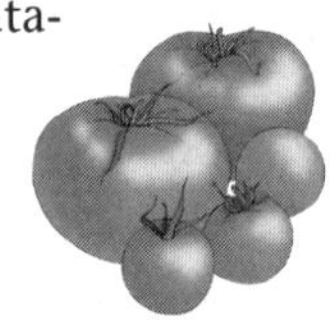

- Olivenöl und Avocados haben viele ungesättigte Fettsäuren, die das Wachstum von Prostatakrebs bremsen können. Außerdem enthalten sie größere Mengen Vitamin E. Vitamin E-Mangel begünstigt die Entwicklung von Krebs.
- Sojaprodukte enthalten Isoflavone, die den Testosteronspiegel senken können. Das kann hilfreich sein, wenn der Krebs durch zu viel Testosteron hervorgerufen wurde. Günstig sind Tempeh, Tofu, natürlicher Sojajogurt, Edamame, Miso, Natto und Tamari.
- Paranüsse zählen zu den besten Selenquellen. Selen ist ein wichtiger Antikrebswirkstoff, der besonders die Prostata stärkt. Die Nüsse sollten aus Bioanbau stammen – dann ist ihr Nährstoffgehalt meist höher als bei konventionell erzeugten Nüssen.
- Kreuzblütler wie Brokkoli, Rosenkohl, Blumenkohl und Weißkohl enthalten wirksame krebsbekämpfende Substanzen. Dasselbe gilt für Granatapfelsaft, dessen Antioxidanzien das Fortschreiten von Prostatakrebs verlangsamen können.
- Fetter Fisch, Hanfsamen, Leinsamen und Walnüsse sind gute Quellen für essenzielle Omega-3-Fettsäuren, die bei Prostatakrebs oft nicht in ausreichendem Maße vorhanden sind.

- Lösliche Fasern. Wer viele lösliche Fasern verzehrt, hat meist weniger PSA im Blut als Männer, die wenig Ballaststoffe essen. Gute Ballaststofflieferanten sind Hafer, Gerste, Linsen, Erbsen, Bohnen, Obst und Gemüse.

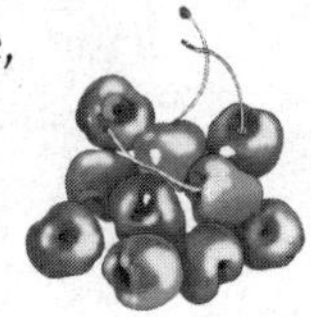

- Biologisch erzeugte Nahrungsmittel enthalten insgesamt mehr Nährstoffe und weniger potenziell schädliche Chemikalien.

Lieber nicht

- Fleisch, insbesondere Fleisch, das bei hohen Temperaturen zubereitet wurde (zum Beispiel über dem Holzkohlegrill, im Barbecue oder frittiert). Bei diesen Temperaturen bilden sich in Fleisch heterozyklische aromatische Amine, die zu den krebserzeugenden Substanzen (Kanzerogenen) zählen.
- Salz, Alkohol, Koffein, Zucker, fettes Fleisch, Frittiertes und Milchprodukte können das Immunsystem belasten, dem Körper Nährstoffe entziehen und das Krebsrisiko, aber auch das Wachstumstempo einer Krebserkrankung erhöhen. Meiden Sie gesättigte Fette aus fettem Fleisch und Milchprodukten, aber auch aus stark verarbeiteten und erhitzten Fetten. Solche Fette finden sich in Margarine, Kuchen, Kartoffelchips und angebrannten oder frittierten Speisen.

Extratipp

- Jeden Tag an die frische Luft! Ein niedriger Vitamin-D-Spiegel begünstigt die Entstehung von Prostatakrebs. Die beste Vitamin-D-Quelle ist Sonnenlicht auf der Haut. Setzen Sie sich also mindestens 30 Minuten am Tag dem Sonnenlicht aus.

Prostatavergrößerung

Bei der gutartigen (benignen) Prostatahyperplasie vergrößert sich die Prostata. Bei Männern ab 40 ist dies eine sehr verbreitete Erscheinung.

Typische Symptome sind häufiges Wasserlassen und ein verzögerter oder unterbrochener Urinstrahl mit herabgesetzter Kraft. Manchmal treten auch Schmerzen beim Wasserlassen oder im Unterbauch auf. Ohne Behandlung kann der zurückgehaltene Harn in die Niere rückgestaut werden und zu gefährlichen Komplikationen führen. Eine unbehandelte gutartige Wucherung kann auch irgendwann zu Krebs entarten.

Mögliche Ursachen

- Unausgewogener Hormonhaushalt. Bei Männern geht der Testosteronspiegel mit zunehmendem Alter zurück. Andere Hormone hingegen, zum Beispiel Prolaktin und Östrogen, werden vermehrt ausgeschüttet. Häufig liegt in der Prostata ein erhöhter Dihydrotestosteronspiegel vor (DHT). DHT fördert die Entstehung von Prostatazellen und begünstigt so eine Vergrößerung.
- Hoher Cholesterinspiegel. Cholesterinabbauprodukte können in der Prostata Zellschäden hervorrufen.

Gegenmaßnahmen

Meist wird zunächst eine Operation in Erwägung gezogen, doch die gutartige Prostatavergrößerung spricht auch auf Ernährungsumstellung und Kräutermittel an. Männer über 55 sollten ihre Vorsorgeuntersuchungen auf Prostatawucherungen wahrnehmen.

Empfehlenswert

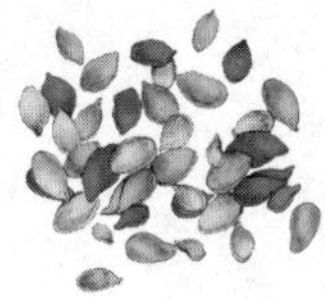

- Kürbiskerne sind eine ausgezeichnete Zinkquelle. Zink kann die Prostata schrumpfen lassen. Deshalb sollten auch Leinsamen, Vollkorngetreide, Hülsenfrüchte, Fisch, Eier und mageres Fleisch auf den Tisch kommen.
- Gerstenwasser reinigt Nieren und Blase. Mit geriebenem Ingwer oder Zitronensaft schmeckt es besser.
- Samen und kaltgepresste Öle. Entzündungshemmend wirken Hanf-, Lein-, Sonnenblumen- und Sesamöl.
- Fetter Fisch wie Lachs oder Makrele.
- Biologisch erzeugte Lebensmittel. Pestizide erhöhen den DHT-Spiegel in der Prostata.
- Vollkorngetreide enthält viel Vitamin B_6 und andere B-Vitamine für eine normale Prostatafunktion und das hormonelle Gleichgewicht. Günstig sind Vollkornreis, Hirse, Quinoa und Hafer.
- Kelp liefert viele Nährstoffe für ein gesundes Hormonsystem.
- Mindestens acht Gläser Wasser am Tag beugen Harnwegsinfektionen vor und erleichtern das Wasserlassen.

Lieber nicht

- Gesättigte tierische Fette in fettem Fleisch und Milchprodukten. Sie begünstigen Entzündungen.
- Zucker, Koffein, Alkohol und stark verfeinerte Speisen liefern kaum Nährstoffe, verbrauchen aber Nährstoffe im Körper. Außerdem regen sie die Insulinausschüttung an, und ein hoher Insulinspiegel kann bei der gutartigen Prostatavergrößerung eine Rolle spielen. Besonders Alkohol ist daran beteiligt – verzichten Sie ganz darauf.

Heilpflanzen und Ergänzungsmittel

- Pygeum africanum (afrikanischer Pflaumenbaum) wird bei der gutartigen Prostatawucherung zunehmend mit Erfolg eingesetzt.
- Unterstützende Heilpflanzen sind Brennnessel, Petersilie, Löwenzahnblätter, Slippery-Elm-Rinde und Bärentraube.
- Ergänzend Zinkzitrat, -chelat oder -glukonat sowie essenzielle Fettsäuren einnehmen. Danach Sägepalme.

Extratipps

- Regelmäßig Sport treiben. Bewegung verbessert die Sauerstoff- und Nährstoffversorgung. Allerdings lieber nicht Fahrrad fahren, um die Prostata nicht unter Druck zu setzen.
- Wechselduschen. Nach dem Duschen für 30 bis 60 Sekunden auf kalt stellen und den Wasserstrahl auf den Bauch richten. Dann wieder zwei bis drei Minuten warm stellen, zwei- oder dreimal im Wechsel. Das verbessert die Durchblutung und den Lymphfluss.

Raynaud-Syndrom

Das Raynaud-Syndrom bezieht sich auf eine eingeschränkte Durchblutung der Extremitäten: Bei Kälte verkrampfen sich die Arterien der Hände und Füße sowie der Nase und der Ohren. Die betroffenen Körperteile werden dann weiß oder blau und gefühllos, manchmal schwellen sie auch an. Frauen sind häufiger betroffen als Männer. Die Symptome zeigen sich vor allem im Winter.

Mögliche Ursachen

- Arteriosklerose.
- Migräne (siehe Seite 499).
- Rauchen.
- Kalziumkanalblocker (Kalziumantagonisten).
- Medikamente.
- Schlechte Durchblutung.

Gegenmaßnahmen

In erster Linie muss die Durchblutung verbessert werden.

⊕ *Empfehlenswert*

- Buchweizen als Schrot oder Getreide. Buchweizen enthält Rutin, das die Kapillarwände stärkt.
- Alle durchblutungsfördernden Lebensmittel wie Rote Bete, Roggen, Sojabohnen oder Sardinen werden in der Traditionellen Chinesischen Medizin gegen Gefäßerkrankungen wie das Raynaud-Syndrom eingesetzt.

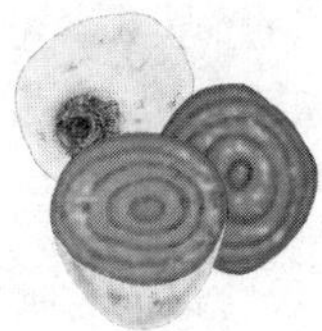

- Wärmende Gewürze wie Ingwer, Zimt, Nelken, Kreuzkümmel und Kurkuma. Auch eine Prise Cayennepfeffer in Aufläufen und Pfannengerichten kann wärmen.
- Fetter Fisch, Nüsse, Samen und kaltgepresste Öle tun dem Kreislauf gut.
- Weißdorntee.

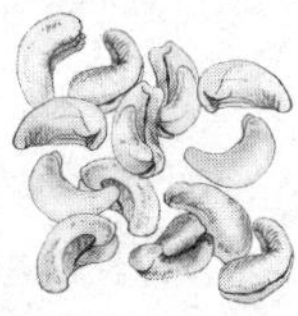

Lieber nicht

- Kalte Speisen und Getränke.
- Gesättigte Fette aus fettem Fleisch und Milchprodukten.
- Alkohol senkt die Körpertemperatur.
- Zucker und raffinierte Kohlenhydrate.
- Koffein und Nikotin. Beides verengt die Gefäße und beeinträchtigt die Durchblutung.

Heilpflanzen und Ergänzungsmittel

- Im Herbst und Winter verbessert Ginkgo biloba als Tee, Kapseln oder Tinktur die Durchblutung.
- Coenzym Q10 kann die Sauerstoffversorgung im Gewebe verbessern.
- Ein Vitamin-B-Komplex trägt zur stärkeren Durchblutung und Reizleitung bei. Hilfreich ist auch zusätzliches Vitamin B_3.
- Ergänzungsmittel mit grünem Algen-Pulver liefern zahlreiche bioverfügbare Nährstoffe.

Extratipps

- Täglich Trockenbürstenmassagen. Das bringt Kreislauf und Lymphe in Schwung. Anschließend mit Wechselduschen weiter die Durchblutung anregen. Möglichst zwei- bis dreimal zwischen heißem und kaltem Wasser wechseln.
- Warm anziehen. Bei kaltem Wetter Handschuhe und warme Socken tragen.
- Ein paar Tropfen Rosmarinöl in einen Esslöffel Olivenöl geben und Arme, Beine, Hände und Füße damit massieren. Rosmarin wärmt, und die Massage unterstützt die Durchblutung.

Reisekrankheit

Siehe Seite 617, Übelkeit und Reisekrankheit.

Reizdarmsyndrom

Die Symptome sind so vielfältig wie unangenehm. Meist kommen Magenschmerzen, Blähungen, Bauchkrämpfe, Verstopfung und Durchfall zusammen. Verräterisch ist auch Schleim im Stuhl. Beim Reizdarmsyndrom gerät die Muskeltätigkeit des Darms aus dem Takt, so dass der Transport von Nahrung und Abfallprodukten gestört ist.

Viele Menschen schieben die Schuld auf Stress (siehe Seite 606). Generell kann Stress zwar zu Magen-Darm-Krämpfen führen, doch die eigentliche Ursache ist eine innere »Rohrverstopfung«. Das Verdauungssystem ist angeschlagen, und der Darm arbeitet nicht mehr richtig. Die Kontraktionen, welche die Nahrungsabfälle durch den Darm schieben, werden uneinheitlich. Wenn sie zu schnell und zu stark erfolgen, bekommt man Durchfall; sind sie zu langsam, kommt es zu Verstopfung. Am Ende fehlen viele Nährstoffe, weil deren Aufnahme gestört wird.

Die Symptome eines Reizdarmsyndroms ähneln mitunter denen von ernsteren Erkrankungen wie Colitis ulcerosa, Diverkulitis oder Morbus Crohn. Deshalb sollte immer ein Arzt die Diagnose stellen.

Mögliche Ursachen

- Nahrungsmittelunverträglichkeiten (siehe Seite 221, Allergien).
- Gestörte Darmflora.
- Stress.

- Magnesiummangel.
- Mangel an Verdauungsenzymen.
- Wenig Magensäure.
- Falsche Ernährung.
- Candida albicans (siehe Seite 306).
- Juckreiz an After oder Nase.

Gegenmaßnahmen

Es geht darum, Reizstoffe auszuschalten und sich insgesamt darmfreundlich zu ernähren.

⊕ *Empfehlenswert*

- Gemüsesaft für eine bessere Nährstoffversorgung.
- Vollkorngetreide, Gemüse, Hülsenfrüchte und Sprossen aus Samen. Solche ballaststoffreichen Lebensmittel passieren den Darmtrakt reibungslos. Bei Brokkoli, Blumenkohl, anderen Kohlsorten und Zwiebeln hingegen sollten Sie eher zurückhaltend sein. Sie könnten die Probleme verschlimmern.
- Getrocknete, in Wasser eingeweichte Feigen.
- Artischockensuppe.

⊖ *Lieber nicht*

- Weizen und Milchprodukte irritieren oft den Darm. Mandel- oder Hanfmilch wird vielleicht gut vertragen, aber Kuhmilch ist kritisch. Verzichten Sie lieber darauf.
- Mais, Fertiggerichte, Zucker, Süßungsmittel, Margarine, rotes Fleisch, Alkohol und Kaffee: Zwei Monate ganz darauf verzichten und den Unterschied beobachten. Zucker nicht durch künstliche Süßstoffe ersetzen.

- Auf stark gewürzte Speisen, Tomaten, Zitrusfrüchte und alles andere, was Ihnen vielleicht schlecht bekommt, verzichten (eventuell einen Test auf Nahrungsmittelunverträglichkeit durchführen).

Heilpflanzen und Ergänzungsmittel

- Das beste Mittel bei solchen Problemen ist Enzianwurzel. Den unangenehmen Geschmack können Sie vielleicht mit Apfelmus oder zerdrückter Banane überdecken.
- Zwei Pfefferminzkapseln oder Pfefferminzöl zwischen den Mahlzeiten reicht mitunter aus, um Gasbildung und innerliche Krämpfe zu reduzieren.
- Artischockenextrakt.
- Beim Kochen Kurkuma und Ingwer verwenden.
- Zwischen den Mahlzeiten Slippery-Elm-Tee trinken. Das beruhigt den Darm. Auch Kamillen-, Pfefferminz- und Fencheltee sind gut für die Verdauung.
- Lapacho-Tee wirkt Entzündungen und Hefepilzen entgegen.
- Leinsamentee oder Leinsamen über den Salat streuen.
- Nachtkerzenöl.
- Slippery-Elm-Pulver beruhigt die Entzündung im Darm. In den Haferbrei, in Apfelmus oder eine Tasse warmes Wasser rühren.
- L-Glutamin als Pulver oder in Kapseln. Reizdarmpatienten verbrauchen große Mengen Glutamin, das beispielsweise dazu da ist, Ammoniak zur Ausscheidung zu den Nieren zu transportieren.
- Triphala-Tabletten und Mariendisteltinktur helfen ebenfalls.
- Probiotika einnehmen, damit im Darm die erwünschten Bakterien wieder die Oberhand gewinnen. Zusätzlich auch täg-

lich einen leicht dosierten Vitamin-B-Komplex einnehmen, um den Darm zu unterstützen.

- Vor dem Essen einen Esslöffel Apfelessig einnehmen und zu den Mahlzeiten Verdauungsenzyme. Bei Magengeschwüren dürfen Sie keine Enzyme für die Proteinverdauung nehmen, sondern sollten auf Papayaenzyme ausweichen.
- Falls die Verdauungsenzyme nicht ausreichen, kann Betain mit HCl (Salzsäure) die Symptome erheblich verbessern. Beginnen Sie langsam mit geringen Mengen vor dem Essen.
- Magnesium entspannt den Darm und sollte daher in ausreichender Menge genommen werden.
- B-Vitamine helfen bei der Aufspaltung der Nahrung.
- Wohltuend ist eine Sechsmonatskur mit probiotischen Darmbakterien (Pulver oder Kapsel).

Extratipps

- Eine Stuhlanalyse durchführen lassen, um andere, ähnliche Erkrankungen auszuschließen.
- Nicht zu viel essen und sehr gründlich kauen. Erst schlucken, wenn die Nahrung flüssig ist.
- Umgang mit Stress üben und täglich bewusst entspannen. Günstig sind Yoga, Tai-Chi, Meditation und Atemübungen. Besonders vor, während und nach dem Essen abschalten, damit die Verdauung ungestört ablaufen kann.
- Mehrere Reflexzonenbehandlungen durchführen lassen.
- Etwas Pfefferminzöl in Mandelöl geben und damit die Magengegend massieren.

Rheumatoide Arthritis

Die rheumatoide Arthritis ist eine chronische entzündliche Autoimmunerkrankung, bei welcher der Körper sein eigenes Gewebe angreift.

Die Symptome umfassen Schwellung und Gelenkschmerzen, die allmählich einsetzen und Finger, Handgelenke, Füße, Ellenbogen, Hüfte, Knie oder Schultern befallen können. Teilweise kommt es mit der Zeit zu erheblichen Deformierungen. Die Haut über dem geschwollenen Bereich verfärbt sich zudem rötlich bis lilafarben. Die meisten Betroffenen klagen über ein allgemeines Krankheitsgefühl mit Fieber, Müdigkeit und Appetitlosigkeit.

Mögliche Ursachen

- Genetische Veranlagung.
- Wenig Magensäure.
- Lebensmittelallergien.
- Ungewöhnlich durchlässige Darmschleimhaut.
- Leberbeteiligung.
- Mangel an B-Vitaminen, besonders Pantothensäure, und Zink.
- Mangel an essenziellen Fettsäuren und Gamma-Linolensäure.
- Rauchen.
- Dauerstress.
- Schwächung der Nebennieren.
- Verstopfung.
- Giftstoffe im Blut.
- Vitamin-D-Mangel.
- Infektion mit dem Parasiten Blastocystis hominis.

Gegenmaßnahmen

Diese Erkrankung ist am besten über die Ernährung zu beeinflussen – je vegetarischer, desto besser. Am besten geht es meinen Klienten mit einer veganen Ernährung ohne Milchprodukte, Fleisch und Fisch, wobei Fisch in manchen Fällen noch zuträglich ist.

Empfehlenswert

- Obst und Gemüse wegen ihrer antioxidativen Substanzen.
- Mehr gute Fette aus fettem Fisch wie Lachs, Hering, Makrele und Sardinen. Diese Sorten enthalten entzündungshemmende Omega-3-Fette.
- Alle Sorten Beeren beliefern uns mit Flavonoiden, die Schwellungen zurückgehen lassen. Auch Papaya hat ausgezeichnete entzündungshemmende Eigenschaften.

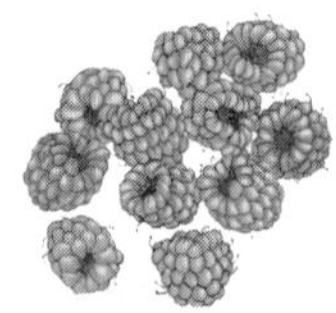

- Gelbe Lebensmittel wie Kürbis, Möhren und Yams enthalten Betakarotin für ein gesundes Immunsystem.
- Mit Kurkuma würzen. Kurkuma enthält das Flavonoid Kurkumin, das Entzündungen entgegenwirkt.
- Salate großzügig mit Olivenöl und Leinöl beträufeln.
- Molybdän, zum Beispiel aus Adzukibohnen. Dieses Spurenelement unterstützt die Entgiftung der Leber, und eine gesunde Leber beeinflusst die Gesundheit jeder einzelnen Körperzelle. Adzukibohnen eignen sich für Suppe, Salate, Aufläufe und zum Überbacken.
- Kreuzblütler: Weißkohl, Grünkohl, grüne Kohlblätter und Rosenkohl.

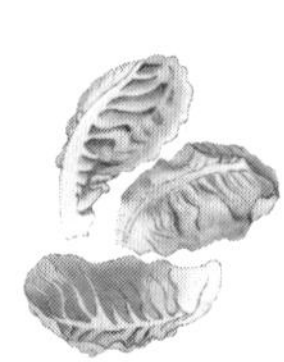

- Selleriesaft wirkt entwässernd. Man kann ihn gut anderen Gemüsesäften beimischen. Er passt zu Möhren, Grünkohl oder Weißkohl.

- Selleriestangen knabbern und zum Beispiel in Senf oder Hummus tunken.
- Leinsamen über das Müsli streuen. Leinsamen hat entzündungshemmende Eigenschaften.
- Rohe, geschälte Hanfsamen naschen oder in Avocadomus mischen.
- Auch mit fein geriebenem Ingwer würzen. Er blockiert möglicherweise entzündungsfördernde Prostaglandine.

⊖ *Lieber nicht*

- Untersuchungen haben verschiedene Lebensmittel als wahrscheinliche Auslöser der rheumatoiden Arthritis ermittelt. Hierzu zählen Mais, Weizen, Kuhmilch, Schweinefleisch, Orangensaft, Hafer, Roggen, Eier, Rindfleisch, Kaffee, Malz, Käse, Grapefruit, Zitronen, Tomaten und Soja.
- Orangen und Orangensaft fördern die Schleimbildung und reizen den Verdauungstrakt.
- Versuchsweise auf Nachtschattengewächse verzichten und beobachten, was sich verändert. Zur Nachtschattenfamilie gehören Kartoffeln, Tomaten, Paprika, Auberginen, Peperoni und Tabak. Manche Leute reagieren empfindlich auf das darin enthaltene Solanin. Vermutlich behindert Solanin die Enzymtätigkeit in den Muskeln, was Schmerzen und Beschwerden hervorrufen kann. Individuell können die Symptome auch denen einer Arthritis gleichen. Diese Beobachtung gilt auch für Patienten mit Arthrose. Solanin greift zudem in den Kalziumstoffwechsel ein, so dass es den Betroffenen auch an Kalzium mangeln kann.

- In der Praxis habe ich festgestellt, dass Arthritispatienten besser zurechtkommen, wenn sie sich glutenfrei ernähren. Verschiedene Studien haben bei Betroffenen erhöhte Mengen an Gliadin-Antikörpern festgestellt. Bei Zöliakiepatienten gehen arthritische Beschwerden zurück, wenn sie auf Gluten verzichten. Auch ohne Zöliakie kann eine glutenfreie Ernährung eine erhebliche Besserung bewirken.
- Vollständiger Verzicht auf alle Schnellgerichte, chemischen Zusatzstoffe und Farbstoffe, kohlensäurehaltige Getränke, Fertigkuchen und Kekse – man weiß nie, was drin ist. Lieber selber kochen und backen.

Heilpflanzen

- Yucca als Extrakt oder in Kapselform kann bei dieser Erkrankung sehr hilfreich sein, besonders in Kombination mit Teufelskralle. Dreimal täglich zwei Kapseln einnehmen.
- Astragalusextrakt liefert B-Vitamine, welche Nahrung in Energie umwandeln.
- Günstig wirkt die ayurvedische Heilpflanze Boswellia (indischer Weihrauch).
- Selleriesamenextrakt hat entzündungshemmende Eigenschaften.
- Cayennekapseln mit Capsaicin wird eine schmerzlindernde Wirkung zugeschrieben.

Ergänzungsmittel

- Quercetin hemmt Entzündungen. Zwischen den Mahlzeiten einnehmen.
- Alternativ zwischen den Mahlzeiten Bromelain nehmen.
- Dreimal täglich Borretschölkapseln.

- Nach Rücksprache mit dem Arzt vor dem Essen Betain und HCl mit Pepsin einnehmen. In allen Fällen rheumatoider Arthritis, mit denen ich Kontakt hatte, hatten die Betroffenen sehr wenig Magensäure. Das Präparat kann die Symptome einer Nahrungsmittelallergie zurückgehen lassen, weil es die Proteinzerlegung verbessert.
- Mit dem Arzt besprechen, ob Vitamin-B_{12}-Injektionen in Frage kommen.
- Ein Muss ist ein Vitamin-B-Komplex mit extra viel B_5. Dreimal täglich einnehmen. Erst bei 1500 bis 2000 mg stellt sich eine Wirkung ein.
- Auch mit Gelée-Royale-Paste kann man B-Vitamine, besonders Vitamin B_5, zuführen.
- Täglich Vitamin-E-Kapseln.
- Wenn die Beschwerden im Winter vermehrt auftreten, könnte ein Vitamin-D-Mangel vorliegen. Dann kann man im Winter eine Einnahme von Vitamin D in Erwägung ziehen, besonders wenn Sie den Rest des Jahres wenig mit Sonnenlicht in Berührung kommen.
- Täglich Probiotika zuführen, um Darmfunktion und Nährstoffaufnahme zu verbessern.
- Zwei Esslöffel Leinöl am Tag wirken Wunder. Eventuell mit Fischöl abwechseln.
- Vor dem Essen Glutaminpulver einnehmen. Das stärkt den Darm.

Extratipps

- Über ein Ernährungstagebuch können Sie feststellen, wie viel Weizen, Mais, rotes Fleisch, Milchprodukte, Kartoffeln, Paprika, Peperoni, Tomaten und Koffein Sie tatsächlich aufnehmen.

»Ich bin 17 und werde bald 18. Mit 14 erkrankte ich nach einer Sportverletzung an einer lebensgefährlichen Thrombose. Seitdem war ich immer wieder mit rheumatoider Arthritis und erneuten Blutgerinnseln im Krankenhaus. Nach langem Baden in Selbstmitleid beschloss ich irgendwann, dass es an mir liegt, was ich aus meinem Leben mache. Ich habe Ihre Sendung gesehen und begriffen, dass meine Gesundheit stark von meiner Ernährung beeinflusst wird. Inzwischen ernähre ich mich gesünder, habe mehr Appetit und genieße mein Essen viel intensiver. Mein körperlicher Zustand hat sich verbessert, und ich brauche keine intravenösen Schmerzmittel mehr! Meine Erkrankungen werden mich zwar mein Leben lang begleiten, aber die Lebensqualität hat sich entscheidend verbessert.«

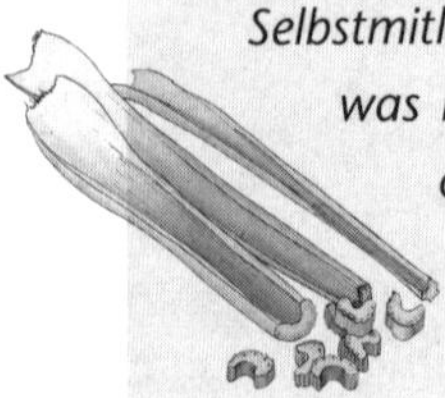

- Einen Monat lang die Nahrungsgruppen gemäß meiner Regeln kombinieren: Obst nur allein essen, nie zum Nachtisch. Dichte Proteine (Huhn oder Fisch) nicht mit dichten Kohlenhydraten (Kartoffeln oder Reis) zusammen verzehren.
- Auf Nahrungsmittelallergien und -unverträglichkeiten testen lassen, die bei dieser Krankheit häufig bestehen. Besprechen Sie dieses Thema mit Ihrem Arzt.
- Auf Parasiten testen lassen. Bestimmte Infektionen, zum Beispiel mit Blastocystis hominis, können arthritisartige Symptome hervorrufen. Hierfür ist eine Stuhlprobe erforderlich.
- Auch wenn es absurd klingt: Bei Schmerzen im Handgelenksbereich können Sie Magnetarmbänder ausprobieren. Manche Menschen berichten, dass ihre Beschwerden sich dadurch bessern. Einen Versuch ist es jedenfalls wert.

- Salben mit dem Inhaltsstoff Capsaicin (aus Chilis) können Schmerzen und Entzündung lindern.
- Regelmäßige Massagen mit Öl, besonders auch Kopfmassagen. Sie verbessern die Durchblutung des Gehirns und beeinflussen damit die Hirnanhangdrüse und die Hormonausschüttung. Die Hormone wiederum beeinflussen Autoimmunreaktionen.
- Ein uraltes Hausmittel sind ein paar Esslöffel Apfelessig im Badewasser.

Rosazea

Rosazea ist keine Akne, sieht aber ähnlich aus. Auf den Wangen und um Nase und Kinn tritt eine chronische Rötung auf, so dass viele Leute annehmen, die Person würde ständig erröten. Die Haut wird zudem dicker, fühlt sich rau an und kann rote Erhabenheiten oder Punkte aufweisen. Teenager sind fast nie betroffen, sondern eher Frauen mit heller Haut.

Mögliche Ursachen

- Parasiten, Fremdorganismen.
- Alkohol.
- Koffein.
- Bestimmte Milchprodukte.
- Schweinefleisch.
- Stark gewürzte Speisen.
- Verdauungsprobleme.

- Hormonschwankungen.
- Stress.
- Trägheit der Leber und des lymphatischen Systems.
- Zu wenig Verdauungsenzyme.
- Genetische Veranlagung.
- Helles Sonnenlicht.
- Lebensmittelunverträglichkeiten.

Gegenmaßnahmen
Durch systematische Überprüfung mögliche Auslöser die persönliche Ursache ermitteln.

⊕ *Empfehlenswert*

- Kohl, Blumenkohl, Brokkolisprossen, Sellerie, Algen. Rosazea zeigt oft eine Vergiftung der Leber an, und diese Lebensmittel unterstützen die Leber.
- Ballaststoffe, Rohkost und Gemüsesäfte beugen Verstopfung vor.
- Ananas und Papayas liefern Verdauungsenzyme.
- Naturreis, Linsen, Bohnen, Datteln, Weizenkeime, Rote Bete, grünes Gemüse wie Spinat, aber auch Mandeln und Sonnenblumenkerne enthalten viele B-Vitamine, an denen es meiner Erfahrung nach den meisten Betroffenen mangelt.
- Gleich morgens und spätabends eine Tasse warmes Wasser mit ein wenig Zitronensaft trinken, um den Körper alkalischer zu machen.

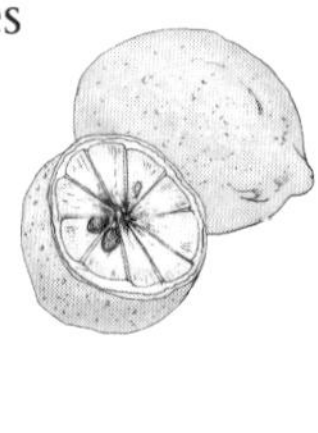

- Vor den Hauptmahlzeiten zur Unterstützung der Verdauung zwei Teelöffel Apfelessig einnehmen.

Lieber nicht

- Milchprodukte. Sie machen die Symptome nur schlimmer.
- Kuchen und Kekse, Quiches, Margarine und Frittiertes enthalten mit Transfettsäuren die gefährlichsten Fette.
- Vitamin B_3 – Niacin – allein verabreicht kann Erröten hervorrufen. Lieber innerhalb eines Vitamin-B-Komplexes zuführen.

Heilpflanzen und Ergänzungsmittel

- Mariendistelextrakt unterstützt die Leberfunktion.
- Brennnesseltee liefert B-Vitamine.
- Tinkturen aus Rotklee und Astragalus können sich als hilfreich erweisen. Sie sollten jedoch alkoholfrei sein.
- Klettenwurzel ist ein altes Heilmittel gegen Rosazea. Es regt die Leber an, die häufig nur träge arbeitet.
- Mönchspfeffer kann eventuelle Hormonstörungen regulieren, die das Problem verschlimmern.
- Eine 24-stündige Entgiftung ansetzen und dabei mit Labkraut die Lymphe anregen, damit Schadstoffe besser abtransportiert werden. Anschließend mehrere Tage nur Brühe, Rohkost und Gemüsesäfte verzehren.
- Bei Rosazea habe ich immer einen Mangel an B-Vitaminen festgestellt, besonders an Riboflavin (Vitamin B_2), das für den Kohlenhydratstoffwechsel, für Energie und eine klare Haut zuständig ist. Nehmen Sie daher einen Vitamin-B-Komplex.
- Zu den Hauptursachen von Rosazea zählt zu wenig Magensäure. Vor den Mahlzeiten Betain mit HCl einnehmen und zu oder nach den Mahlzeiten ein Mittel mit Verdauungsenzymen.
- Vitamin C und Bioflavonoide helfen gegen Entzündungen.

Extratipps

- Lassen Sie sich auf Nahrungsmittelunverträglichkeiten testen. Besonders bei Rosazeapatienten, die zusätzlich Kopfschmerzen haben, besteht häufig ein entsprechender Zusammenhang.
- Ich habe bei dieser Erkrankung auch eine Verbindung zu Parasiten, Amöben und einer unausgewogenen Darmflora beobachtet. Am besten die Verdauung überprüfen lassen
- Keine Dampfbäder für das Gesicht. Dampf kann die Symptome verschlimmern.
- Yoga oder Meditation helfen beim Entspannen und beim Umgang mit Stress (siehe Seite 606).
- Wenn Sie wegen Rosazea Antibiotika einnehmen, sollten Sie beim Stichwort Allergien nachlesen (siehe Seite 221).

Rückenschmerzen

Rückenschmerzen können eine quälende Erfahrung sein, weil Schmerz dem Körper viel Energie entzieht. Der Schmerz kann dumpf, stechend oder nagend sein, vom Nacken, der Wirbelsäule oder dem Steiß ausgehen und in Hüfte und Gesäß ausstrahlen. Am häufigsten treten Kreuzschmerzen auf, die viele Menschen stark belasten.

Mögliche Ursachen

- Fehlbildung der Wirbelsäule.
- Skoliose (Verbiegung der Wirbelsäule).
- Sitzende Lebensweise.
- Übergewicht.

- Haltungsschäden.
- Schweres Heben.
- Schwangerschaft.
- Nierenschwäche.
- Rückenverletzung.
- Stopfende Ernährung.

Gegenmaßnahmen

⊕ *Empfehlenswert*

- Quinoa, Gerste, Adzukibohnen, schwarze Bohnen, Kidneybohnen, Lachs, Forelle, Fenchel, Zwiebeln, Petersilie, Rote Bete, Frühlingszwiebeln, Schnittlauch, Brombeeren, Maulbeeren, Blaubeeren. Das nährt die Nieren, falls diese ursächlich für die Schmerzen sind, liefert aber auch viel Magnesium, das gegen Schmerzen und Spannungen hilft.

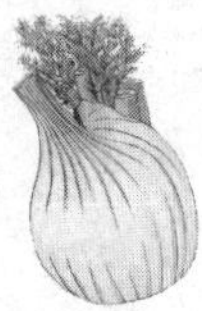

- Fetter Fisch, rohe, geschälte Hanfsamen, Leinsamen, Walnüsse und Avocados enthalten entzündungshemmende essenzielle Fettsäuren.
- Wasser: Sechs bis acht Gläser täglich sind ein Muss, um Schadstoffe auszuspülen und den Körper feucht zu halten.

⊖ *Lieber nicht*

- Paprika, Auberginen, Tomaten und helle Kartoffeln können durch Freisetzung von Solanin stauend auf die Nieren wirken. Bei empfindlichen Menschen irritiert Solanin Enzyme in den Rückenmuskeln und verursacht dadurch Schmerzen.
- Gesättigte Fette und Transfettsäuren aus Margarine und Backwaren können Entzündungen begünstigen.

Heilpflanzen und Ergänzungsmittel

- Tee aus Pfefferminze, Kamille, Salbei, Thymian, Schafgarbe und Holunder begünstigt den Schweißfluss. Das hilft gegen eine Ansammlung von Milchsäure, die Schmerzen verursachen kann.
- Gegen Schmerzen durch verletzte Nerven hilft Johanniskraut (Hypericum).
- Tee aus Ingwer, Zimtrinde, Bockshornklee, Himbeer- und Brombeerblättern, Hagebutten, Löwenzahn und Bärentraube (15 Tropfen in heißem Wasser) tragen zur Nährung der Nieren bei.
- Viermal täglich drei Tropfen der Bachblüte Pine (Schottische Kiefer) lindern Nervenschmerzen.
- Weidenrindentinktur ist ein natürliches Schmerzmittel, ebenso Ackerschachtelhalm.
- Magnesiumpräparate stärken Knochen und Muskeln und entspannen Muskeln und Nerven auf natürliche Weise. Der Mineralstoff Magnesium begünstigt die Kalziumeinlagerung in den Knochen, also achten Sie auf eine ausreichende Versorgung mit Kalzium und Vitamin D.
- Injiziertes Vitamin B_{12} kann Kreuzschmerzen lindern.
- Auch Kieselsäure (Silica) kann die Knochenstruktur stärken. Kieselsäure ist in flüssiger Form, aber auch als Kapseln oder Tabletten erhältlich.

Extratipps

- Ein Umschlag aus Leinsamenbrei kann den schmerzenden Bereich beruhigen.
- Capsicumcreme lindert Schmerzen.

»Nach einem Unfall mit dem Mountainbike hatte ich einen Bandscheibenvorfall und brauchte Schmerzmittel, um wieder zu irgendetwas fähig zu sein. Aber mir war klar, dass die Schmerzmittel meine Verdauung massiv beeinträchtigten. Mit Hilfe von Gillians Buch habe ich mich wieder gefangen. Auch jetzt schlage ich noch gern dort nach, wenn ich merke, dass etwas nicht stimmt (wenig Energie, Stimmungsschwankungen oder Ähnliches). Bei mir klappt das richtig gut. Übrigens bin ich jung, fit und gesund und hatte noch nie Gewichtsprobleme… Ich benutze das Buch, damit ich nicht zum Arzt muss und keine Probleme mit Zusatzstoffen und schlechter Ernährung habe.«

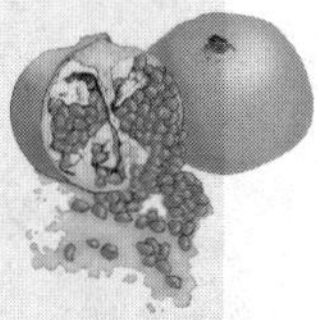

- Legen Sie sich mit dem unteren Rücken auf eine Wärmflasche. Die Wärme beruhigt die Nierengegend und lindert Kreuzschmerzen.
- Vorsichtig dehnen, um wieder beweglich zu werden und Verkrampfungen vorzubeugen.
- Nicht stundenlang sitzen. Schreibtischarbeiter sollten jede Stunde aufstehen und sich bewegen, zum Beispiel tanzen oder spazieren gehen. Wer den ganzen Tag sitzt, wird leicht steif. Dann fühlt man den Schmerz umso mehr.
- Abnehmen, wenn nötig. Übergewicht schwächt die Bauchmuskeln, und der Bauch tritt hervor. Dieses zusätzliche Gewicht verändert die Körperhaltung und führt zu unnatürlichen Belastungen für den Rücken.
- Die Rumpfmuskulatur stärken, zum Beispiel mit Pilates-Übungen. Starke Bauch- und Rückenmuskeln beugen Verletzungen und Bandscheibenproblemen vor. Zudem ist ein

Waschbrettbauch auch optisch ansehnlich. Sobald man die Bewegungen erlernt hat, kann man sie gut zu Hause durchführen.

- Haltungsschulung und richtiges Bücken. Die Alexandertechnik lehrt korrekte Bewegungsabläufe.
- Regelmäßige Massagen können das Muskelgewebe lockern und Schmerzen lindern. Dabei sollte auch das Gesäß massiert werden, denn Rückenschmerzen können von Spannungen und Verkrampfungen im Gesäß ausgehen.
- Akupunktur konnte schon vielen Rückenschmerzgeplagten helfen.
- Rolfing kann bei Wirbelverschiebungen, Skoliose und anderen Rückenproblemen sinnvoll sein. Ich persönlich habe sehr davon profitiert. Es handelt sich um eine Tiefenmassage von Muskel- und Bindegewebe, die Schmerzen nimmt und die Haltung verbessert.

Säure-Basen-Gleichgewicht

Wie wichtig das Säure-Basen-Gleichgewicht (also ein ausgeglichener pH-Wert im Körper) ist, begreift man erst, wenn man weiß, dass jede einzelne unserer Milliarden Zellen nur im basischen Bereich ihre Funktion im Körper erfüllen kann.

Bei dieser Arbeit scheiden die Zellen saure Abbauprodukte aus, die neutralisiert werden müssen, damit wir gesund bleiben. Das heißt, wir müssen alkalisch sein, um gesund zu bleiben, erzeugen aber unablässig Säuren. Leider haben viele Menschen heutzutage infolge von Ernährungsfehlern mehr Säure im Körper, als für sie gut ist.

Da die Erhaltung einer basischen Umgebung überlebensnotwendig ist, entzieht der Körper anderen Bereichen Mineralstoffe, wenn er über die Ernährung kein ausreichendes Angebot erhält. So holt er sich zum Beispiel Magnesium und Kalium aus dem Herzen, was Krämpfe oder einen Schlaganfall auslösen kann. Wenn Kalzium aus den Knochen gelöst wird, kommt es zu Osteoporose.

Ein lange Zeit übersäuerter Körper ist anfälliger für chronische oder akute Erkrankungen. Zum Beispiel kommt es zu arthritischen Symptomen, wenn die überschüssige Säure sich irgendwann in Bindegewebe und Gelenken ablagert.

Ursachen

Alle folgenden Faktoren begünstigen eine Übersäuerung des Körpers:

- Proteinreiche Ernährung (mit viel Fleisch, Wurst und Käse).
- Sport oder körperliche Aktivität (dabei entsteht Milchsäure).
- Schwitzen (führt zu einem Verlust alkalischer Mineralstoffe).
- Stress.
- Medikamente und Modedrogen führen oft zu Säurebildung.

Symptome einer Übersäuerung

Wer übersäuert ist, wirkt oft missgelaunt, empfindlich und erschöpft und neigt zu Schmerzen aller Art, aber auch zu Schlafstörungen, Hautproblemen, zu viel Magensäure und saurem Schweiß (der Schmuck verfärben kann). Eine saure Umgebung im Gewebe kann unerwünschten Organismen gute Wachstumsbedingungen bieten. Deshalb sind bei übersäuerten Menschen öfter Herpesbläschen oder Infekte zu beobachten. Zu den typischen Symptomen im Verdauungstrakt zählen:

- Aufstoßen nach dem Essen.
- Verdauungsstörungen (siehe Seite 631).
- Sodbrennen.
- Blähungen.

Gegenmaßnahmen
Überschüssige Säuren wehrt der Körper zuallererst mit Mineralstoffen aus der Nahrung ab. Das Ziel ist eine Ernährung, die zu 80 Prozent aus basenbildenden Lebensmitteln und nur zu 20 Prozent aus Säurebildnern besteht. Die meisten Diäten bewirken das Gegenteil.

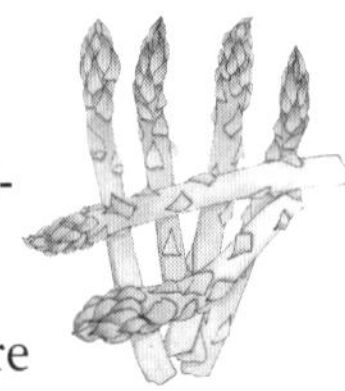

⊕ Empfehlenswert

- Gemüse, besonders Spargel, Meeresgemüse, Endivie, Petersilie, Kresse, Möhren und Sellerie.
- Amaranth, Hirse, Buchweizen und Quinoa. Andere Getreidesorten fördern die Säurebildung.
- Mandeln, Paranüsse, frische Kokosnuss und Esskastanien.
- Sprossen und Keime aus Bohnen und Samen, frische Erbsen und grüne Bohnen.
- Knoblauch.
- Frisch gepresster Gemüsesaft.

⊖ Lieber nicht

- Rotes Fleisch und Fleischwaren, Milchprodukte und Eier.
- Ungekeimte Bohnen und Linsen.
- Weißer Zucker.
- Stark ausgemahlenes Getreide.

- Schnaps, Wein und Bier, Kaffee, Schwarztee, Limonaden, gesüßte Getränke und gesüßter Fruchtsaft.
- Alle Drogen und Tabak.

Heilpflanzen und Ergänzungsmittel

- Grüne Superstars wie Weizengras und Kräutertee.
- Die Alge Agar-Agar (anstelle von Gelatine für Desserts).
- Cayennepfeffer.

Extratipps

- Hilfreich sind Tiefenatmung, Meditation und Entspannungsübungen zur Stressbewältigung.
- Bei einem übersäuerten Magen vor dem Essen zwei bis drei Teelöffel Apfelessig einnehmen.
- Bittersalzbäder können zur Alkalisierung von Haut und Gewebe beitragen.
- Gründliches Kauen neutralisiert einen Teil der Säuren, weil der Speichel basisch ist.

Schilddrüsenüberfunktion

Wenn die Schilddrüse zu viele Schilddrüsenhormone erzeugt, spricht man von einer Schilddrüsenüberfunktion. Schilddrüsenhormone steuern die Stoffwechselrate, also das Tempo, in dem Kalorien in Energie umgesetzt werden. Wenn zu viele Schilddrüsenhormone vorliegen, wird der Stoffwechsel schneller, und mit ihm alle anderen Körpervorgänge. Die Basedow-Krankheit (Morbus Basedow) ist eine schwere Schilddrüsenüberfunktion.

Mögliche Ursachen

Die Ursachen einer Schilddrüsenüberfunktion sind unklar. Möglicherweise lösen eine Autoimmunreaktion oder Knoten in der Schilddrüse die übermäßige Hormonausschüttung aus. Zu den Symptomen zählen Hitzegefühl, Schwitzen, Schlafstörungen, Müdigkeit, Durchfall, zittrige Hände, Herzrasen und Reizbarkeit. Auch die Menstruation kann sich verändern.

Gegenmaßnahmen

Es wird häufig zu einer Behandlung mit radioaktivem Jod oder einer Operation geraten. Aber auch Veränderungen der Ernährung und Lebensweise sind durchaus einen Versuch wert.

+ *Empfehlenswert*

- Rohe Kreuzblütler (Brokkoli, Weißkohl, Grünkohl, Blumenkohl und Steckrüben), Soja und Hirse. Sie drosseln die Schilddrüsenfunktion.
- Wasser und beruhigende Kräutertees. Günstig sind Kamille, Zitronenmelisse, Pfefferminze, Fenchel und Hopfen.
- Haferflocken und Salat. Sie haben eine beruhigende Wirkung.

– *Lieber nicht*

- Stimulierende Substanzen. Schwarztee, Kaffee, Alkohol, Drogen, Schokolade, Salz, Colagetränke und Nikotin können den Stoffwechsel ankurbeln und sind daher nicht zu empfehlen.
- Meeresgemüse. Algen enthalten viel Jod und können daher die Hormonausschüttung weiter anregen. Verzichten Sie darauf, bis die Schilddrüse wieder normal funktioniert.
- Zucker, raffinierte Kohlenhydrate und stark verarbeitete Speisen sowie Milchprodukte.

Heilpflanzen und Ergänzungsmittel

- Täglich grüne Superstars wie Spirulina, blaugrüne Algen oder Gerstengras einnehmen. Bei einer überaktiven Schilddrüse ist auch der Nährstoffbedarf erhöht. Superstars sind eine gute Methode, mehr Nährstoffe zuzuführen, ohne den Körper zu belasten.
- Magnesiumzitrat einnehmen. Magnesium beruhigt das Nervensystem.

Extratipp

- Mit einem stabilen Blutzucker pendelt sich auch das Energieniveau wieder ein. Regelmäßig kleine Mahlzeiten und Zwischenmahlzeiten essen.

Schilddrüsenunterfunktion

Wenn die Schilddrüse nicht genügend Schilddrüsenhormone erzeugt, spricht man von einer Schilddrüsenunterfunktion. Da die Schilddrüsenhormone die Stoffwechselrate steuern, also das Tempo, in dem Kalorien in Energie umgewandelt werden, kann ein Mangel zu Müdigkeit, Gewichtszunahme, Appetitlosigkeit, Frösteln, langsamem Herzschlag, Schwäche, Verstopfung und Depressionen führen. Weitere Symptome, die häufig mit einer Schilddrüsenunterfunktion einhergehen, sind eine trockene Haut mit gelblichem Teint, ein Kropf (Schilddrüsenvergrößerung), Haarausfall, Ausfall des äußeren Drittels der Augenbrauen und Benommenheit.

Mögliche Ursachen

Es können zu wenig Schilddrüsenhormone vorliegen. Manchmal werden die vorhandenen Hormone aber auch nicht richtig aktiviert. In anderen Fällen unterdrücken körpereigene Antikörper die Schilddrüsenfunktion. Die Ursachen für diese Fehlfunktionen sind nicht bekannt. Teilweise mangelt es an bestimmten Nährstoffen für die Hormonproduktion. Auch Bewegungsmangel, Nahrungsmittelunverträglichkeiten und weitere Störungen im endokrinen System (Organe und Gewebe, die Hormone produzieren) können eine Rolle spielen.

Gegenmaßnahmen

Wer unter den oben aufgeführten Symptomen leidet, sollte seine Schilddrüsenfunktion vom Arzt überprüfen lassen. Folgende Maßnahmen können Linderung bringen:

⊕ *Empfehlenswert*

- Meeresgemüse. Es enthält Jod, das für die Erzeugung von Schilddrüsenhormonen benötigt wird. Besonders hilfreich sind Kelp und Nori.
- Paranüsse zählen zu den besten Selenquellen. Auch Selen wird für die Schilddrüse benötigt.
- Frisches Obst, Gemüse, Nüsse, Samen, Vollkorngetreide, Hülsenfrüchte und Fisch versorgen den Körper mit essenziellen Fettsäuren, B-Vitaminen, Zink, Vitamin C und Magnesium. Eine Schilddrüsenunterfunktion geht oft auf chronisch überlastete Nebennieren zurück. Dann mangelt es an den erwähnten Nährstoffen.

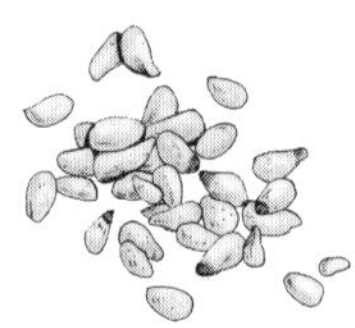

- Wasser: Mindestens acht Gläser am Tag. Ausreichend Flüssigkeit ist für das gesamte endokrine System von entscheidender Bedeutung, auch für die Schilddrüse.

⊖ *Lieber nicht*

- Weizen. Das Gliadin in Weizen ist für die Schilddrüse giftig, also besser darauf verzichten. Manche Menschen profitieren auch von einem Verzicht auf die anderen glutenhaltigen Getreidesorten (Hafer, Roggen, Gerste, Kamut und Dinkel).
- Rohe Kreuzblütler (Brokkoli, Kohl, Blumenkohl, Steckrüben), Soja und Hirse können die Schilddrüsenfunktion drosseln. Gekochte Kreuzblütler sind kein Problem, auch fermentiertes Soja ist in Maßen erlaubt (Natto, Miso, Tempeh, Tamari).
- Meiner Beobachtung nach hilft ein zeitweiliger Verzicht auf Salz, Koffein und Milchprodukte.
- Zucker, raffinierte Kohlenhydrate, stark verarbeitete Speisen und Alkohol liefern leere Kalorien und führen leicht zu einer Gewichtszunahme.
- Fluor und Chlor. Beide sind chemisch eng mit Jod verwandt und können diesen Stoff in der Schilddrüse verdrängen. Fluor liegt in Zahnpasta und Tee, manchmal auch in angereichertem Salz vor. Chlor findet sich teilweise in Leitungswasser, besonders aber im Schwimmbad. Am besten das Trinkwasser filtern und fluoridfreie Zahnpasta verwenden.

Heilpflanzen und Ergänzungsmittel

- L-Tyrosin einnehmen. Diese Aminosäure wird für eine normale Schilddrüsenfunktion benötigt.

Extratipps

- Jeden Tag bewegen. Bewegung regt den Stoffwechsel an und sorgt für eine gründliche Durchblutung des ganzen Körpers. Besonders geeignet ist Yoga, weil die Umkehrpositionen die Durchblutung der Schilddrüse verbessern.

- Körpertemperatur messen. Legen Sie ein Thermometer neben das Bett. Morgens nach dem Aufwachen das Thermometer unter den Arm stecken und noch zehn Minuten still liegen bleiben. Wenn die Morgentemperatur an fünf aufeinanderfolgenden Tagen unter 36,5 °C liegt, könnte eine Schilddrüsenunterfunktion bestehen.

Schizophrenie

Bei einer Schizophrenie kommt es zu Symptomen wie Halluzinationen, Stimmen, die zum oder über den Patienten sprechen, Verfolgungswahn, gewalttätigen Ausbrüchen, Sinnestäuschungen, fehlender Lebensfreude, sozialem Rückzug und Mattigkeit.

Die Erkrankung ist sowohl für den Patienten als auch für seine Familie eine schwere Belastung. Betroffen sind etwa ein Prozent der Bevölkerung.

Mögliche Ursachen

- Psychische Störungen in der Familie.
- Störungen in der Biochemie.
- Stress.
- Schädigungen während der Geburt.
- Umweltgifte.
- Kopfverletzungen.
- Hoher Histaminspiegel.
- Bestimmte Medikamente.
- Hohes Verhältnis von Kupfer zu Zink.
- Nährstoffmängel, besonders an Magnesium, Zink, Folsäure, B-Vitaminen und essenziellen Fettsäuren.

Gegenmaßnahmen

Die Behebung von Nährstoffmängeln kann die ärztliche Behandlung unterstützen.

⊕ *Empfehlenswert*

- Natürliche Vollwertkost ist die beste Methode, um die Versorgung mit den nötigen Nährstoffen sicherzustellen und eine Belastung durch Toxine und Fehlernährung zu vermeiden. Deshalb Obst, Gemüse, Nüsse, Samen, Hülsenfrüchte, Vollkornprodukte, Fisch und mageres Fleisch essen. Alles sollte möglichst von Anfang bis Ende selbst zubereitet sein.
- Grünes Gemüse, Vollkorngetreide, Bohnen und Linsen enthalten viel Folsäure, B-Vitamine und Magnesium. Bei depressiven Erkrankungen liegen hier häufig Mängel vor.
- Fetter Fisch wie Lachs, Forelle, Hering, Sardinen und Makrelen enthält Omega-3-Fettsäuren, die dem Körper bei Schizophrenie oft fehlen.

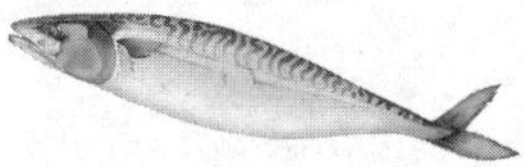

- Gemahlener Leinsamen, geschälte Hanfsamen und deren kaltgepresste Öle enthalten essenzielle Fette für die Neurotransmitter im Gehirn, aber auch antioxidatives Vitamin E zum Schutz des Gehirns.
- Kürbiskerne, Fisch, mageres weißes Fleisch, Eier, Linsen, Erbsen und Sonnenblumenkerne für die Zinkversorgung.

⊖ *Lieber nicht*

- Zucker, raffinierte Kohlenhydrate (wie Weißmehlprodukte, polierter Reis, helle Nudeln), Alkohol, Koffein, Drogen, Nikotin und Zusatzstoffe. Der Blutzucker muss stabil bleiben, denn Blutzuckerschwankungen können die Stimmung und die Gehirnchemie beeinflussen.

- Auslöser von Lebensmittelunverträglichkeiten oder Allergien. Der Verzehr von unverträglichen Nahrungsmitteln kann die Gehirnchemie verändern und Stimmungsschwankungen oder Suchtverhalten hervorrufen. Häufig sind Gluten (aus Weizen, Roggen, Hafer und Gerste) oder Milchprodukte problematisch. Aber auch Schokolade, Erdnüsse, Eier, Soja und Mais kommen infrage.
- Künstliche Süßungsmittel und Zusatzstoffe können ebenfalls auf die Gehirnchemie einwirken, deshalb alle industriell verarbeiteten Nahrungsmittel meiden.
- Gesättigte Fettsäuren aus fettem Fleisch und Milchprodukten verstärken bei Schizophrenie die Symptome.

Heilpflanzen und Ergänzungsmittel

- Fischölkapseln mit EPA einnehmen. EPA ist eine besondere Fettsäure, an der es vielen Schizophreniepatienten mangelt.

Extratipps

- Täglich mindestens 20 Minuten Bewegung. Sport verbessert die Blutzuckerregulierung und die Gehirnchemie, baut Stresshormone ab und hebt insgesamt die Stimmung. Joggen, Walken, Schwimmen, Radfahren, Seilspringen, Tanzen oder Trampolinspringen sorgen dafür, dass Sie sich besser fühlen, und tun der Gesundheit gut.
- Jeden Tag ins Freie gehen. Tageslicht ist von großer Bedeutung für die Normalisierung der Körperrhythmen und der Stimmungen. Eine halbe Stunde täglich sollte es schon sein.
- Umgang mit Stress üben. Schizophrenie kann mit chronischem und akutem Stress in Verbindung stehen. Wenn Sie unter Stress leiden, kommen Gesprächstherapie, Yoga, Tai-

Chi oder Visualisierungen in Frage. Auch Selbsthilfegruppen können hilfreich sein.

- Häufig besteht bei Schizophrenie eine Insulinresistenz (siehe Seite 344). Die Abklärung ist besonders wichtig, wenn antipsychotische Medikamente eingenommen werden, weil Untersuchungen nahelegen, dass in diesem Fall ein erhöhtes Risiko für Diabetes besteht.
- Giftige Metalle wie Blei, Aluminium, Kadmium oder Quecksilber meiden, weil sie die Gehirnchemie und die Nährstoffaufnahme beeinträchtigen können. Solche Metalle nehmen wir als Umweltgifte über Amalgamfüllungen, Deodorants, Zigarettenrauch, bestimmte Farben, Bleirohre, aluminiumhaltiges Kochgeschirr und manche Fischsorten wie Tunfisch, Schwertfisch oder Hai auf.
- Weniger Kupfer, aber mehr Zink. Bei Schizophrenie ist oft das Verhältnis zwischen Kupfer und Zink gestört. Einen Wasserfilter verwenden und kupferhaltige Töpfe und Pfannen verbannen.

Schlafstörungen

Bei Schlafstörungen unterscheidet man zwischen Einschlaf- und Durchschlafstörungen. Manche Menschen leiden auch an beidem.

Für Gesundheit und Wohlergehen ist guter Schlaf von entscheidender Bedeutung. Während wir schlafen, laufen viele Reparatur- und Erneuerungsprozesse im Körper ab. Schlafmangel kann die Wundheilung verzögern und die Infektanfälligkeit hinaufsetzen. Auch Konzentration und Gehirnfunktion leiden unter zu wenig Schlaf, und es kommt häufiger zu Blutzuckerschwankungen und Heißhunger.

Mögliche Ursachen

Bei Schlafproblemen können viele Faktoren eine Rolle spielen, darunter:

- Blutzuckerschwankungen. Wenn der Blutzucker nachts stark absinkt, setzt die Nebennierenrinde Stresshormone frei, die den Blutzucker wieder anheben, aber auch den Schlaf unterbrechen.
- Nährstoffmängel, besonders von Magnesium, den Vitaminen B_6 und B_3 sowie essenziellen Fetten. Magnesium wird für die Entspannung von Muskeln und Nerven benötigt. Vitamin B_6 und essenzielle Fette werden für Substanzen im Gehirn gebraucht, die für Entspannung sorgen.
- Mangel an Aminosäuren, besonders Tryptophan, einer Vorstufe von Serotonin und Melatonin. Melatonin ist das Schlafhormon, dessen Spiegel abends ansteigen sollte. Wenn zu wenig Vitamin B_3 vorliegt, wandelt der Körper Tryptophan lieber in Vitamin B_3 um anstatt in Melatonin. Deshalb ist es wichtig, auch den Vitamin B_3-Spiegel aufzufüllen.
- Stress führt dazu, dass die Nebennieren Adrenalin und Kortisol ausschütten. Ein Ungleichgewicht der Stresshormone lässt uns abends nicht in den Schlaf finden oder während der Nacht oder frühmorgens aufwachen.
- Schilddrüsenüberfunktion. Ein Übermaß an Schilddrüsenhormonen kann Nervosität bewirken und am vollständigen Entspannen hindern.
- Koffein, Alkohol, Nikotin und andere Drogen. Stimulierende Substanzen lassen die Nebennierenhormone ansteigen. Kof-

fein steckt in Schwarztee, Kaffee, Schokolade, Cola und vielen Medikamenten, zum Beispiel in Schmerzmitteln.

- Schmerzen und Krämpfe können dazu führen, dass man nachts aufwacht und nicht wieder einschlafen kann.
- Der Schlaf kann auch durch Verdauungsstörungen, Atmungsprobleme, Schnarchen, Schwitzen oder Frieren, Depressionen, Jetlag, unruhige Beine (Restless Leg Syndrome) und Ängste beeinträchtigt werden.
- Zahlreiche Medikamente können Einschlafen, Durchschlafen und Schlafqualität beeinflussen.

Gegenmaßnahmen

Wichtig ist die Ermittlung und Behandlung der eigentlichen Ursachen. Lesen Sie deshalb gegebenenfalls auch die entsprechenden anderen Einträge in diesem Buch.

⊕ *Empfehlenswert*

- Abends grünen Salat essen. Der milchige Saft in den Blättern enthält eine opiumähnliche Substanz mit dem Namen Lactucin, die zu Entspannung und Schlaf verhilft. Probieren Sie einmal Salatsuppe.
- Abends vor dem Schlafen Kamillentee trinken. Kamille hat natürliche, beruhigende Wirkstoffe, die nervöse Spannungen abbauen.
- Grünes Gemüse liefert Magnesium, das an der Entspannung von Muskeln und Nerven beteiligt ist. Gute Sorten sind Grünkohl, Brokkoli, Rosenkohl, Toskanischer Palmkohl, Chicorée und Bok Choi. Weitere Magnesiumquellen sind Vollkorngetreide, Nüsse und Samen.

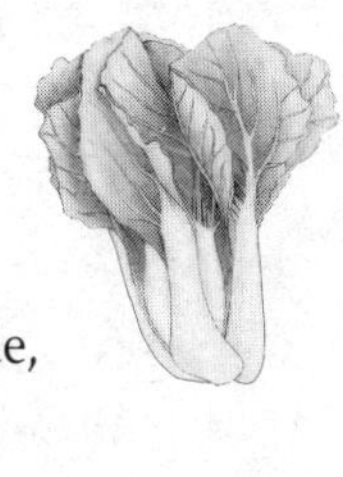

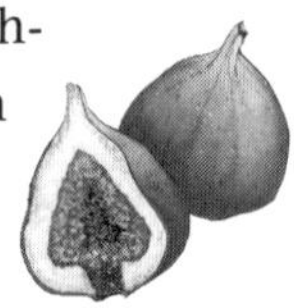

- Abends Lebensmittel mit reichlich Tryptophan verzehren. Tryptophan wird im Gehirn in das Schlafhormon Melatonin umgebaut. Greifen Sie zu bei Huhn, Pute, Naturreis, Erbsen, Fisch, Kürbiskernen, Haferflocken, Tunfisch, Feigen, Naturjogurt und Bananen.
- Komplexe Kohlenhydrate zum Abendbrot. Kohlenhydrate regen die Insulinausschüttung an, und Insulin transportiert Tryptophan ins Gehirn. Naturreis, Quinoa, Buchweizen, Hafer, Hirse, Gerste und Süßkartoffeln sind genau das Richtige.
- Abends Haferschleim essen. Hafer hat einen beruhigenden Einfluss und stärkt die Nerven. Ein bis zwei Esslöffel Haferflocken 10 bis 20 Minuten köcheln lassen.
- Vollkorngetreide mit B-Vitaminen. B-Vitamine werden tagsüber zur Energiegewinnung und für das Nervensystem verbraucht. Gute Quellen sind Vollkornreis, Quinoa, Hafer, Hirse und Buchweizen.
- Wenn man zu wenig Vitamin B3 (Niacin) zu sich nimmt, wird Tryptophan eventuell zu Niacin umgewandelt anstatt zu Serotonin. Deshalb ist eine niacinreiche Ernährung so wichtig. Niacin steckt zum Beispiel in Fisch, Huhn, Eiern, Sojabohnen, Erbsen und Bockshornklee.
- Fischöl aus fettem Fisch wie Lachs, Makrele, Sardinen, Hering und Forelle. Essenzielle Fettsäuren sind sehr wichtig für den Gehirnstoffwechsel und die Neurotransmitter, die für die Stoffe verantwortlich sind, die uns einschlafen lassen.

⊖ *Lieber nicht*

- Zucker, raffinierte Kohlenhydrate, Schwarztee, Kaffee, Alkohol, Zusatzstoffe, Nikotin und andere stimulierende Substanzen. Sie regen die Produktion von Stresshormonen in den Nebennieren an und können den Blutzuckerspiegel durcheinanderbringen.

- Fettreiche, schwere Speisen können die Körpertemperatur anheben und so das Einschlafen erschweren. Außerdem liegen sie lange im Magen. Die dadurch verursachten Verdauungsbeschwerden können einen erholsamen Schlaf beeinträchtigen.

Heilpflanzen und Ergänzungsmittel

- 30 bis 60 Minuten vor dem Schlafengehen ein entspannendes Kräuterpräparat einnehmen. Es kann zum Beispiel auf Passionsblume, Hopfen, Helmkraut, Lindenblüten oder Kalifornischem Mohn basieren.
- Jujubesamen oder -pulver nehmen (Kapsel öffnen).
- Eine halbe Stunde vor dem Schlafengehen 5-HTP, die Vorläufersubstanz von Serotonin, einnehmen. Es erhöht den Serotoninspiegel, der wiederum eine Vorstufe des Schlafhormons Melatonin ist.
- Baldrian hilft manchen Menschen eine Weile, hat bei anderen jedoch eine anregende Wirkung.
- Magnesiumzitrat einnehmen. Unsere Ernährung ist häufig arm an Magnesium, das für die Entspannung von Nerven und Muskeln erforderlich ist. Hilfreich kann auch ein Aminosäurekomplex sein.

Extratipps

- Zur Stabilisierung des Blutzuckers immer frühstücken und tagsüber regelmäßig etwas essen. Die letzte Mahlzeit sollte nicht zu spät am Abend sein. Essen Sie lieber kurz vor dem Schlafengehen noch ein paar Haselnüsse oder Mandeln.
- Abends keine große Mahlzeit ansetzen.

- Übergewicht abbauen. Es erhöht die Neigung zu Schnarchen und Schlafapnoe (Atemaussetzer im Schlaf). Das kann einen ruhigen Nachtschlaf beeinträchtigen.
- In den letzten drei Stunden vor dem Schlafen keinen anstrengenden Sport treiben. Sport lässt Stresshormone und Testosteron ansteigen, die den Schlafrhythmus stören können.
- Sport im Laufe des Tages fördert einen erholsamen Schlaf. Empfehlenswert sind rasches Gehen, Joggen, Seilspringen, Tanzen, Radfahren oder Aerobic.
- Immer zur selben Zeit ins Bett gehen. Am späten Abend weder fernsehen noch am Computer sitzen, sonst kann das Gehirn nicht abschalten. Lieber ein entspannendes Lavendelbad nehmen, Musik hören und ein paar Kerzen anzünden.
- Abends oder nachts kein helles Licht anmachen. Licht senkt den Spiegel des Schlafhormons Melatonin und macht weniger müde.
- Jeden Morgen zur gleichen Zeit aufstehen, damit sich der Körper daran gewöhnt. Selbst wenn Sie erst spät einschlafen konnten oder nachts wach gelegen haben, sollten Sie nicht länger im Bett bleiben, damit sich das Problem nicht immer weiter fortsetzt. Auch am Wochenende nicht »ausschlafen«, sondern den normalen Rhythmus beibehalten.
- Entspannungstechniken und Visualisierungsübungen lernen. Dabei stellt man sich zum Beispiel friedliche Bilder vor und entspannt dabei Stück für Stück jeden einzelnen Teil des Körpers. Hilfreich können auch Meditation oder Naturgeräusche sein, so genannter »weißer Lärm«. Es werden zahlreiche CDs mit natürlichen Hintergrundgeräuschen angeboten, und es kann sehr entspannend sein, auf diese Weise den Regen rauschen oder die Wellen an den Strand branden zu hören.

Schleimbeutelentzündung

Bei der Schleimbeutelentzündung (Bursitis) entzünden sich die mit Flüssigkeit gefüllten Taschen, die wie ein Kissen zwischen Sehnen und Knochen liegen. Häufig betroffen sind Ellenbogen (»Tennisellenbogen«), Knie, Hüfte und Schulter.

Zu den Symptomen zählen Entzündung, Schwellung, anhaltende, dumpfe Schmerzen und eingeschränkte Beweglichkeit.

Mögliche Ursachen

- Verletzung.
- Verschleiß.
- Rheuma oder Arthritis.
- Nahrungsmittelunverträglichkeit.
- Kalziumablagerungen.

Gegenmaßnahmen

Die folgenden Ernährungshinweise sind als Ergänzung zu jeglicher konventioneller Therapie zu verstehen, die Ihnen verordnet wird. Es geht in erster Linie um entzündungshemmende Lebensmittel mit vielen antioxidativen Substanzen, die an der Reparatur von Gewebeschäden beteiligt sind.

⊕ *Empfehlenswert*

- Essenzielle Fettsäuren wirken Entzündungen entgegen und fördern die Heilung. Gute Quellen sind fetter Fisch, Nüsse, Samen und kaltgepresste Öle.
- Rohes Obst und Gemüse sowie Säfte sind wegen der antioxidativen Bestandteile hilfreich. Das Immunsystem braucht diese Stoffe zur Reparatur von geschädigtem Gewebe.

- Zwischendurch frische Ananas naschen. Das Fruchtfleisch enthält das entzündungshemmende Enzym Bromelain.

Heilpflanzen und Ergänzungsmittel

- Ackerschachtelhalmtee enthält Kieselsäure zur Gewebereparatur.
- Gute Tees sind auch Brennnessel und Selleriesamen wegen ihrer entwässernden Eigenschaften sowie Lapacho zur Entzündungseindämmung.
- Teufelskralle-Extrakt hat entzündungshemmende, schmerzstillende und antirheumatische Eigenschaften.
- Bei Kalkablagerungen sollten Sie Magnesiumzitrat einnehmen. Magnesium fördert die richtige Kalziumverwendung durch den Körper. Wenn das Verhältnis zwischen Kalzium und Magnesium nicht stimmt, kann Kalzium falsch eingelagert werden.
- Sublinguales Vitamin B_{12} kann helfen (unter die Zunge legen, damit die Dosis schnell und vollständig aufgenommen wird). Auch Magnesium, Kalzium und Vitamin D sind wichtig. Sie brauchen mehr Magnesium als Kalzium.
- Beim Kochen großzügig Kurkuma verwenden. Das darin enthaltene Kurkumin wirkt Entzündungen entgegen.

Extratipps

- Die betroffenen Hautbereiche mit Kühlkissen kühlen.
- Täglich mindestens 20 Minuten Tageslicht an die Haut lassen. Tageslicht ist die beste Vitamin D-Quelle und wird für die Kalziumverwertung und gesunde Knochen gebraucht.
- Alles unterlassen, was die Schmerzen verschlimmert. Körperlich möglichst wenig belasten.

Schuppen

Von Schuppen spricht man, wenn abgestorbene Hautpartikel in kleinen Flocken an Kopfhaut und Haaren haften.

Mögliche Ursachen

- Ungleichgewicht der Fettdrüsen in der Kopfhaut.
- Pilzinfektion.
- Mangel an essenziellen Fettsäuren oder Zink.
- Hormonelles Ungleichgewicht.

Gegenmaßnahmen

Antischuppenshampoos helfen zwar, gehen jedoch nicht dem eigentlichen Problem an den Kragen.

⊕ *Empfehlenswert*

- Lebensmittel mit Fasern bevorzugen, welche die erwünschten Darmbakterien nähren, wie Chicorée, Topinambur, Sauerkraut, Vollkornreis, Quinoa und Möhren.
- Fetter Fisch enthält entzündungshemmende essenzielle Fettsäuren, von denen Menschen mit Schuppen oft zu wenig bekommen.
- Hanfsamen, Leinsamen, Sonnenblumen- und Kürbiskerne. Kaltgepresste Öle aus diesen Saaten eignen sich auch gut für Salatsaucen.

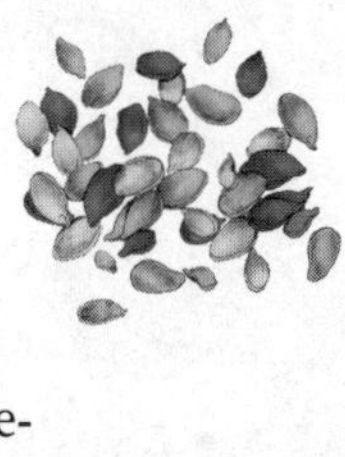

- Biotinreiche Nahrungsmittel: Spinat, Mangold, Brokkoli, Soja, Edamame, Süßkartoffeln, Vollkornreis, Champignons und Fisch. Biotin hindert Hefepilze (eine Ursache von Schuppen) am vollen Knospen.

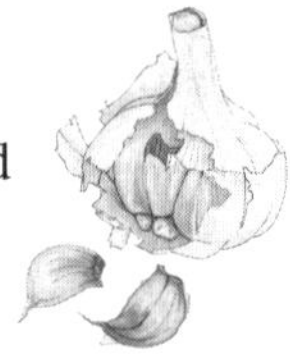

- Roher Knoblauch hilft ausgezeichnet gegen Pilze.
- Zinkreiche Lebensmittel wie Fisch, Kürbiskerne und rohe, geschälte Hanfsamen können unterstützend wirken.
- Selenreiche Lebensmittel sind gut für das Immunsystem: Brokkoli, die Alge Dulse, Kelp, Knoblauch und Paranüsse.

Lieber nicht

- Zucker, Alkohol, verfeinerte Kohlenhydrate, Hefe und Milchprodukte bieten einen guten Nährboden für Pilze.

Heilpflanzen und Ergänzungsmittel

- Lapacho-Tee kann helfen, falls der Darm von Hefepilzen befallen ist.
- Probiotika tragen zur Wiederbesiedelung des Darms mit erwünschten Bakterien bei und hemmen das Pilzwachstum.
- Biotin einnehmen.
- Zinkpräparate, denn bei starken Schuppen liegt normalerweise ein Zinkmangel vor.

Extratipps

- Zur Verbesserung der natürlichen Hautflora der Kopfhaut nach dem Haarewaschen eine Packung aus Naturjogurt auftragen. Den Jogurt 15 Minuten wirken lassen, dann mit warmem Wasser gründlich ausspülen. Auch Spülungen mit warmem Rosmarintee haben sich als hilfreich erwiesen.
- Vor dem Haarewaschen zwei Kappen Leinöl über den Kopf gießen und sanft einmassieren.

- Shampoo und Spülung sollten Neem- oder Teebaumöl enthalten. Beide wirken pilzhemmend. Am besten abwechselnd verwenden. Danach eignet sich eine Spülung aus einer Tasse Apfelessig mit zehn Tropfen Pfefferminzöl.

Schuppenflechte

Die Schuppenflechte (Psoriasis) ist eine verbreitete, unangenehme Hauterkrankung, die häufig zwischen Ende 20 und Ende 30 erstmals auftritt.

Es kommt zu rötlichen oder silbrigen, erhabenen, schuppigen Hautschäden, die nur sehr schwer wieder abheilen. Andererseits gibt es auch gelegentlich Spontanremissionen, und die Erkrankung kommt nie wieder. Manche Menschen leiden unter starker Schuppenbildung oder Läsionen an der behaarten Kopfhaut, die sich über den mittleren Oberkörper, Rücken, Ellenbogen, Knie, Leiste, Genitalien, After und in seltenen Fällen auch Gesicht und Hals ausbreiten können. Meist besteht kein Juckreiz, aber die Haut sieht sehr unschön aus. Auch die Nägel können betroffen sein. Sie nehmen ein fleckiges Aussehen an und können sogar abfallen.

Die Erkrankten bedecken manchmal selbst im Sommer ihre Haut, verstecken sich, meiden Strand und Schwimmbad und verspüren einen starken Leidensdruck mit Scham und Depressionen.

Bei Schuppenflechte teilen sich die Hautzellen viel schneller als die normale Haut. So wachsen zahlreiche neue Hautzellen nach, ehe die alten Zellen abfallen konnten. Es besteht ein Ungleichgewicht zwischen AMP (zyklisches Adenosinmonophosphat) und GMP (zyklisches Guanidinmonophosphat). Erhöhte

GMP-Werte führen zu rascherer Zellentwicklung, mehr AMP senkt das Tempo der Zellerneuerung.

Es handelt sich um eine hartnäckige Erkrankung, die über längere Zeit entschlossen behandelt werden muss.

Mögliche Ursachen

- Erbliche Veranlagung.
- Angeborene Fehlreaktion der Antikörper auf Fremdorganismen wie den Hefepilz Candida albicans.
- Hohe Schadstoffbelastung.
- Darmträgheit.
- Emotionaler Stress.
- Überlastung der Leber und gestörte Leberfunktion.
- Übermäßiger Candida-Befall.
- Nährstoffmangel.
- Unzureichende Proteinverdauung.
- Vergifteter Darm.
- Zu viel tierische Fette in der Nahrung.
- Alkohol.
- Schwere Erkrankung oder Infektion.
- Schwangerschaft und Hormonveränderungen.
- Sonnenbrand.

Gegenmaßnahmen

Unbedingt die Leber nach Kräften unterstützen und den Fettstoffwechsel verbessern.

⊕ *Empfehlenswert*

- Viele Ballaststoffe.
- Mehr Rohkost, also Salate, Smoothies, Säfte, ungekochte Suppen und Samen auf den Speiseplan nehmen.

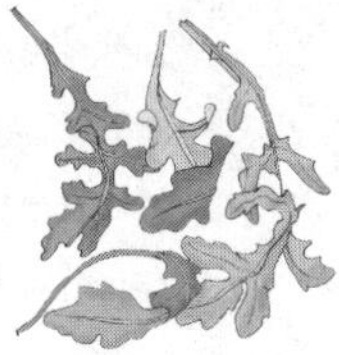

- Fisch enthält entzündungshemmende Omega-3-Fettsäuren. Bei den Inuit scheint die Krankheit nicht vorzukommen.
- Leberfreundliches Gemüse wie Artischocken, Blumenkohl, Weißkohl und Grünkohl.
- Viele B-Vitamine, zum Beispiel aus Vollkornreis. Vielen Erkrankten fehlen B-Vitamine.
- Schafgarbentee.

⊖ *Lieber nicht*

- Zucker, Alkohol, Koffein und ausgemahlenes Getreide. Schweinefleisch komplett streichen. Schweinefleischprodukte sind häufig mit Nitrat versetzt, das Schuppenflechte auslösen kann.
- Rotes Fleisch und Milch. Beide enthalten Arachidonsäure, die manche Menschen schlecht vertragen. Arachidonsäure verstärkt die Entzündungsneigung.
- Sehr viele Menschen reagieren überempfindlich auf Milchprodukte, Eier, Weizen, Mais oder Zitrusfrüchte.
- Auch Nachtschattengewächse wie Tomaten, Paprika und Kartoffeln können die Erkrankung auslösen.
- Gluten steht ebenfalls in Verdacht, Schuppenflechte auszulösen, also nicht zu viel Weizen essen. Allgemein auf abwechslungsreiche Ernährung achten.

Heilpflanzen und Ergänzungsmittel

- Mariendistel unterstützt die Leberfunktion. Ich habe damit die besten Ergebnisse beobachtet, denn Mariendistel verbessert das Ausfiltern von Giftstoffen aus dem Blut, hemmt Entzündungen und korrigiert zu rasches Zellwachstum.
- Auch der Eiweißbaustein Glutathion verzögert das Wachstum der Hautzellen und kann als Ergänzungsmittel eingenommen werden.
- Weitere nützliche Kräuter sind Labkraut, Löwenzahn, Schafgarbe und Klette, die als Tee oder Tinktur die Entgiftung fördern. Goldfaden kann neuen Schüben vorbeugen. Sarsaparilla (Stechwinde) wirkt gegen Hautausschläge. Kanadische Gelbwurzel kann indirekt dazu beitragen, dass die Hautzellen sich nicht so schnell vermehren. Im Ayurveda wird Coleus forskohlii (Harfenkraut) verwendet, um das Zellwachstum zu bremsen. Der Pflanze Mahonie (Mahonia aquifolium) wird ebenfalls eine gute Wirkung gegen Schuppenflechte zugeschrieben.
- Vor den Mahlzeiten Glutaminpulver nehmen.
- Lecithingranulat über den Salat streuen. Lecithin unterstützt den Fettstoffwechsel und die Gesundheit der Leber.
- Wichtig ist die Verbesserung der Verdauung insgesamt. Dazu trägt Enzianextrakt bei.
- Ein Borretschölpräparat tut gut.
- Grüne Superstars wie Spirulina, Algen und Chlorella verwenden.
- Eine unzureichende Proteinverdauung führt zu einer Anreicherung toxischer Zwischenprodukte im Darm. Das könnte an zu wenig Magensäure liegen. Vor dem Essen deshalb Betain mit HCl nehmen.

- Auch Fischöl kann hilfreich sein.
- Ergänzend Vitamin A nehmen, allerdings möglichst unter Aufsicht eines Arztes oder Heilpraktikers. In der Schwangerschaft kein Vitamin A einnehmen!
- Vitamin-B-Komplex kann unterstützend wirken.
- Zink hat einen bemerkenswerten Einfluss auf die Haut. Bei Zinkmangel können sich Hefepilze ausbreiten. Auch eine Schuppenflechte kann auftreten. Zink wird zur Aufnahme von Alpha-Linolensäure, einer gesundheitsfördernden ungesättigten Fettsäure, benötigt.
- Vitamin D in flüssiger Form ist ebenfalls bisweilen von Nutzen.

Extratipps

- Hypnose kann wahre Wunder bewirken. Die besten Ergebnisse bringt ein Besuch beim erfahrenen Therapeuten.
- Vorsicht vor Seifen und Reinigungsmitteln. Sie trocknen die Haut aus.
- Manchmal hilft direkte Sonneneinstrahlung, doch in anderen Fällen wird die Schuppenflechte dadurch noch schlimmer. Vorsichtig ausprobieren.
- Die meisten Betroffenen profitieren von steroidhaltigen Salben. Sie lösen die Schuppen auf, können die Haut aber auch dünner werden lassen. Sobald die Salbe abgesetzt wird, kehrt die Schuppenflechte zurück – also eher ein kosmetischer Effekt denn ein Heilmittel.
- Den Auslöser finden. Meiner Erfahrung nach geht es in erster Linie um seelischen Stress. Unterdrückte Gefühle können Hautprobleme hervorrufen.

- Manchmal liegt eine empfindliche Reaktion auf Gluten zugrunde. Dann sollten Hafer, Weizen, Roggen, Gerste, Kamut und Dinkel gegen Naturreis, Wildreis, roten Reis, Quinoa, Buchweizen und Hirse ausgetauscht werden.
- Unter Umständen besteht eine Verbindung zwischen Hefepilzen im Darm und Schuppenflechte. Lassen Sie sich testen. Bei einem positiven Testergebnis müssen Sie gegen den Hefepilzbefall vorgehen (siehe Seite 306, Candida albicans).

»Vor 24 Jahren erlitt ich einen Bandscheibenvorfall. Gleichzeitig tauchte entlang meiner Wirbelsäule Schuppenflechte auf, die sich über den Körper ausbreitete und Arme und Beine erfasste. Damals las ich, dass Schuppenflechte stets fälschlich als Hauterkrankung behandelt wurde, in Wahrheit aber auf Giften im Körper beruht. Ich setzte eine strenge Entgiftung an. Am ersten Tag gab es nur Wasser, dann Wasser und eine Obstsorte. Einen Monat lang fügte ich auf diese Weise jeden Tag neue Lebensmittel hinzu, ernährte mich ausschließlich vollwertig und aß kein Fleisch. In dieser Zeit ging die Schuppenflechte allmählich zurück, erst an den Gliedmaßen, dann am Rumpf, bis nur noch eine Linie entlang der Wirbelsäule verlief. Am Ende der vierten Woche war auch diese Linie verschwunden. Ich hatte keinerlei Salben verwendet und kann Rückfälle jetzt allein über die Ernährung in den Griff bekommen.«

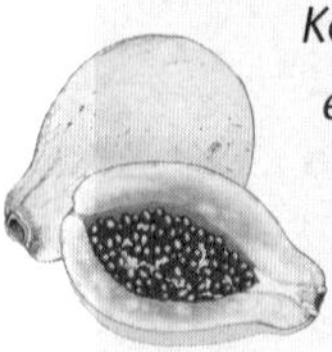

Schwielen und Hühneraugen

Bei Schwielen und Hühneraugen führt ein übermäßiges Wachstum von Hautgewebe zu einer Verhärtung und Verdickung der Haut. Schwielen befinden sich meist an den Fußsohlen, Hühneraugen auf oder zwischen den Zehen. Die betroffenen Bereiche können sehr schmerzempfindlich sein.

Mögliche Ursachen

- Druck und Reibung durch schlecht sitzende Schuhe.
- Übermäßige Beanspruchung.
- Barfußlaufen.
- Infektion.
- Übersäuerter Körper.

Gegenmaßnahmen

Auch wenn es sich überraschend anhören mag, wirkt sich die Ernährung doch auf den Zustand unserer Füße aus. Mit mehr essenziellen Fettsäuren ist man auf dem richtigen Weg.

+ *Empfehlenswert*

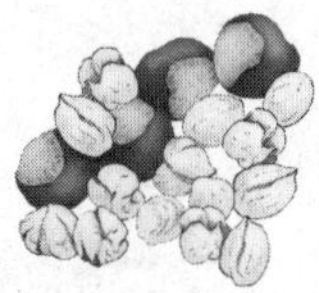

- Nüsse, Samen, Avocados, kaltgepresste Öle und fetter Fisch liefern essenzielle Fettsäuren.
- Beeren, Artischocken und grünes Gemüse stärken das Immunsystem.
- Rohes Obst und gekeimte Hülsenfrüchte wirken der Übersäuerung entgegen.
- Glutenfreies Getreide wie Quinoa, Hirse oder Buchweizen ist gut verdaulich und kräftigt.

Lieber nicht

- Weizen.

Extratipps

- Die Füße 20 bis 30 Minuten in Wasser mit Apfelessig oder Schüßlersalzen baden. Abtrocknen, dann wie unten beschrieben massieren.
- Fußmassage. Ein paar Tropfen Lavendel- oder Geraniumöl in Mandel- oder Olivenöl geben und als Massageöl einsetzen.
- Über Nacht ein Stück Zitrone mit Leukoplast auf die Schwiele oder das Hühnerauge kleben. So lange wiederholen, bis die Stelle weich wird und verschwindet.
- Die verhornte Stelle dreimal täglich mit einer aufgeschnittenen, rohen Knoblauchzehe betupfen.
- Zur Druckentlastung taugen handelsübliche Hühneraugenpflaster. Das Loch über dem Hühnerauge platzieren und mit Leukoplast befestigen.
- Öl mit Vitamin E macht das verhärtete Gewebe weicher.
- Möglichst bald zur Fußpflege gehen, denn Schmerzen am Fuß setzen sehr zu, machen müde und gereizt.

Seborrhoisches Ekzem

Rote, entzündete, schuppige Flecken auf Haut und Kopfhaut, die durch überaktive Talgdrüsen entstehen, werden als Seborrhoe bezeichnet. Am häufigsten sind Kopfhaut, Gesicht und Brust betroffen. Bei Säuglingen spricht man von Milchschorf.

Mögliche Ursachen

- Nährstoffmängel, besonders von Vitamin A, den B-Vitaminen, essenziellen Fettsäuren und von Biotin.
- Häufig liegt starker Hefepilzbefall und ein Mangel an Magensäure vor. Die Erkrankung kann auch anzeigen, dass der Körper versucht, Abbauprodukte über die Haut auszuscheiden. Dann ist eine Reinigung von Leber und Darm erforderlich.
- Nahrungsmittelunverträglichkeiten können ebenfalls eine Rolle spielen.

Gegenmaßnahmen

Eine ausgewogene Ernährung kann bei dieser Erkrankung viel bewirken.

⊕ *Empfehlenswert*

- Gemüse und Gemüsesaft reinigen und nähren den Körper. Grüne Sorten enthalten Chlorophyll, orangefarbene Sorten liefern Betakarotin, das der Körper in Vitamin A umwandeln kann.

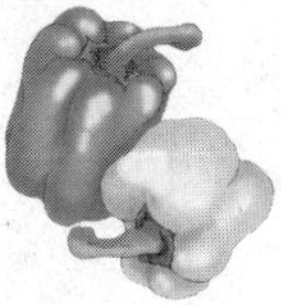

- Fetter Fisch (z. B. Lachs, Forelle) und Samen wirken entzündungshemmend. Zwei- bis dreimal pro Woche fetten Fisch essen, außerdem täglich zwei Esslöffel Samen und Kerne. Den Salat mit Hanf- und Leinsamenöl anmachen.
- Vollkorngetreide als Vitamin-B-Lieferant bevorzugen. Häufig fehlt bei dieser Erkrankung Vitamin B. Sinnvoll sind Naturreis, Hirse, Quinoa und Buchweizen.
- Lapacho-Tee hemmt das Pilzwachstum.

⊖ *Lieber nicht*

- Zucker, raffinierte Kohlenhydrate, Alkohol und Hefe können eine Hefepilzbesiedelung noch verschlimmern.
- Gesättigte und hoch erhitzte Fette meiden. Sie stecken in Milchprodukten, Schokolade, fettem Fleisch, Wurst und Schinken, aber auch in Kartoffelchips, Kuchen, Keksen und vielen industriell verarbeiteten, abgepackten Waren.
- Glutenhaltiges Getreide kann bei seborrhoischer Dermatitis beteiligt sein. Gluten findet sich in Weizen, Roggen, Hafer, Gerste, Dinkel und Kamut. Auch andere Unverträglichkeiten können die Symptome verschlimmern. Deshalb kann ein Test auf Nahrungsmittelunverträglichkeiten ratsam sein.

Heilpflanzen und Ergänzungsmittel

- Klettenwurzelkaffee trinken. Der Leber tun auch Löwenzahnkaffee und Brennnesseltee gut.
- Borretschöl und Nachtkerzenöl (in Kapseln) wirken entzündungshemmend.
- Probiotika einnehmen. Sie verdrängen Hefepilze und verbessern die Aufnahme von B-Vitaminen.
- Zweimal täglich einen Vitamin-B-Komplex einnehmen.
- Vitamin B_{12} sublingual (unter der Zunge) oder als Tropfen nehmen.
- Vorübergehend stärkt Vitamin A die Immunabwehr (nicht für Schwangere geeignet).
- Betain oder Verdauungsenzyme unterstützen die Verdauung.

Extratipps

- Wenn die Kopfhaut betroffen ist, sollten Shampoo und Spülung Neem enthalten. Die Haut mit Neemcreme eincremen. Neem hilft gegen Pilze und Entzündungen. Auch Teebaumöl im Shampoo ist gut gegen Pilze. Abwechselnd mit Neemshampoo verwenden.
- Die Kopfhaut mit Leinöl und Vitamin-E-Öl einreiben und eine Weile einwirken lassen.

Skoliose

Mit dieser Erkrankung lebe ich, seit ich 14 bin. Meiner Theorie nach hat mein Körper während der Jahre des Knochenwachstums nicht ausreichend Vitamin D gebildet, und ich hatte zu wenig Mangan. Heute empfehle ich Jugendlichen stets Ergänzungsmittel für den Knochenaufbau, damit das Skelett richtig wachsen kann.

Bei Skoliose verdreht sich die Wirbelsäule bogenförmig zur Seite, aber auch nach außen, wodurch ein Buckel entsteht. Man unterscheidet zwischen der thorakalen und der lumbalen Krümmung, je nachdem, wo der Bogen sitzt. Bei der Verdrehung werden auch die Rippen aus ihrer normalen Position gezogen. Die Wirbelsäule kann in C-Form oder in S-Form verlaufen. Häufig ist auch die Hüfte in Mitleidenschaft gezogen.

Die Krankheit kann von Geburt an vorliegen, tritt aber häufiger erst während der Wachstumsschübe in der Kindheit auf. Besonders aufmerksam sollten Jugendliche beobachtet werden, doch die ersten Anzeichen lassen sich schon früher feststellen.

Zudem sind oft die Muskeln um die Wirbelsäule herum übermäßig verspannt, was teilweise – keineswegs bei allen Patienten – heftigste Schmerzen hervorruft. Schulmedizinisch wird eine Skoliose mit einem Korsett behandelt, in schweren Fällen auch operativ. Dabei werden Metallstäbe an der Wirbelsäule verschraubt. Mädchen erkranken häufiger als Jungen.

Ursachen und Risikofaktoren

- Vitamin-D-Mangel.
- Manganmangel.
- Allgemeine Mineralstoffmängel.
- Genetische Veranlagung.
- Hormonelle Veränderungen während der Wachstumsschübe.
- Längere Zeit einseitige Belastung durch Tragen schwerer Taschen auf einer Schulter.
- Musizieren in schiefer Haltung, zum Beispiel auf einer Geige.
- Ernährung mit viel Zucker und einfachen Kohlenhydraten in den Entwicklungsjahren.
- Schlummerndes Virus, das die Wirbelsäule angreift.

Gegenmaßnahmen

Aus verschiedenen Gründen wird diese Erkrankung mit der Zeit schlimmer. Meine Schmerzen wurden zum Beispiel über die Jahre hinweg stärker und haben mir lange ganz erheblich zugesetzt. Aber es gibt Hoffnung, und man kann die Schmerzen eindämmen.

⊕ *Empfehlenswert*

- Jeden Morgen eine Tasse warmes Wasser trinken, eventuell mit etwas Zitronensaft.

- Die Ernährung nierenfreundlich gestalten. Die Nieren haben bei dieser Erkrankung viel zu leiden. Nehmen Sie Kidneybohnen, Zwiebeln, Fenchel, Frühlingszwiebeln, Schnittlauch, Rote Bete, Petersilie, Sellerie, Walnüsse, Quinoa, schwarze Sesamsamen, Walnüsse, Adzukibohnen und schwarze Bohnen in den Speiseplan auf.

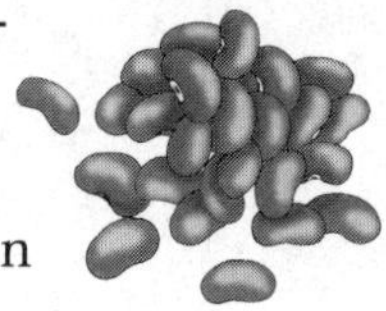

- Mandeln sind eine gute Magnesiumquelle. Magnesium hilft bei der Einlagerung von Kalzium in die Knochen.
- Dunkelgrünes Blattgemüse wie Grünkohl liefert Mineralstoffe, die für den Knochenaufbau wichtig sind.
- Einmal im Monat entgiften – einen Tag lang nur Saft, Suppe und Brühe verzehren.
- Haselnüsse enthalten Vitamin E, das den Gewebeabbau der Stützmuskulatur verhindert. Das ist bei Skoliose wichtig. Andere Lebensmittel mit Vitamin E sind Avocados, Mandeln, Spargel, Kohl, Vollkorngetreide, Edamame und grünes Blattgemüse.

⊖ *Lieber nicht*

- Alles, was Leber und Nieren belastet, insbesondere Zucker und Alkohol.

Heilpflanzen und Ergänzungsmittel

- Einmal im Monat eine Woche lang Labkraut einnehmen: Zweimal täglich 30 Tropfen.
- Goldruten- oder Haferstrohtee als Nierennahrung. Mit Löwenzahntee abwechseln.
- Täglich ein gutes Multivitaminpräparat.

- Zweimal täglich 50 mg Vitamin-B-Komplex zur optimalen Versorgung des zentralen Nervensystems.
- Magnesiumzitrat zur Einlagerung von Kalzium in die Knochen.
- Möglicherweise wird die Erkrankung durch Vitamin-D-Mangel oder Manganmangel ausgelöst. Skoliosepatienten sollten beides vorsichtshalber ergänzend einnehmen, damit die Krümmung nicht schlimmer wird. In flüssiger Form wird Vitamin D leichter aufgenommen.
- Bei Jugendlichen im Wachstum auf weiße Flecken auf den Nägeln achten. Sie können auf Zinkmangel hindeuten. In diesem Fall Zinkzitrat einnehmen. Es dauert eine Weile, bis der Mangel behoben ist.

Extratipps

- Eine Wärmflasche entspannt den Rücken. Vor dem Schlafen oder Ausruhen unter den Rücken legen.
- Tiefenatmung lernen.
- Keine schweren Taschen tragen. Kinder sollten Schultaschen nicht umhängen, sondern allenfalls auf dem Rücken tragen.
- Kaufen Sie sich ein Buch für positive Affirmationen, in das Sie jeden Tag etwas hineinschreiben. So konzentrieren Sie sich auf die positiven Seiten des Lebens und lenken sich von sich selbst, der Erkrankung und den Schmerzen ab. Finden Sie täglich etwas, das Sie zu schätzen wissen, und tragen Sie es ein.
- Krankengymnastik nach Katharina Schroth ist speziell auf Skoliose zugeschnitten. Die Übungen scheinen tatsächlich eine Besserung zu bewirken.
  Mehr dazu auf www.schroth-skoliosebehandlung.de.

- Rolfing ist eine Technik, die bei dieser Erkrankung unbedingt jeder ausprobieren sollte. Gegen die Schmerzen kann auch Japanische Akupunktur viel ausrichten.
- Eine Tuina-Massage vermag schmerzhafte Druckpunkte zu lindern. Sie sollte von einem erfahrenen Spezialisten für Traditionelle Chinesische Medizin durchgeführt werden.
- Alexandertechnik schult die Haltung. Ich kann nur wärmstens empfehlen, diese Technik auszuprobieren.
- Pilatesübungen haben sich bei mir erstaunlich gut bewährt. Die Schmerzen gingen ab dem ersten Tag zurück, so dass ich die Übungen inzwischen täglich mache. Pilates kräftigt die Muskulatur der Körpermitte, was für Skoliosepatienten von enormer Bedeutung ist. Eine stärkere Rumpfmuskulatur kann die Wirbelsäule besser stützen und entlasten. Zudem bekommt man ganz nebenbei einen schönen, straffen Bauch – das ist kaum zu überbieten!
- Bewegung. Sie dürfen nicht den ganzen Tag vor dem Computer sitzen und tippen. Machen Sie etwas, das Ihnen Spaß macht, ob Spazierengehen, Schwimmen, Yoga oder Pilates.
- Regelmäßige Reflexzonenmassagen mit besonderer Berücksichtigung der Leber-, Nieren- und Rückengegend können helfen.

Sodbrennen

Sodbrennen beschreibt einen brennenden Schmerz oberhalb des Bauchnabels oder unter dem Brustbein, der teilweise mit Übelkeit einhergeht. Der Schmerz kann sich über den Körper ausbreiten und in Arme und Hals ausstrahlen. Damit ähneln die Symptome denen eines Herzinfarkts. Das Brennen wird jedoch durch Magensäure ausgelöst, die in die Speiseröhre gelangt. Chronisches Sodbrennen geht normalerweise auf einen geschwächten Schließmuskel am Übergang zwischen Speiseröhre und Magen zurück.

Mögliche Ursachen

- Starkes Übergewicht.
- Zu reichliches Essen bzw. große, schwere und kalorienreiche Mahlzeiten.
- Zu viele unterschiedliche Nahrungsgruppen in einer Mahlzeit.
- Überempfindlichkeit auf Zitrusfrüchte oder bestimmte Gewürze.
- Schwangerschaft.
- Rauchen.
- Acetylsalicylsäure (ASS in Schmerzmitteln).
- Alkohol.
- Hastiges Essen auf die Schnelle.
- Sport unmittelbar nach dem Essen.
- Bücken nach dem Essen.
- Starke Erregung.
- Stress.
- Schlechte Verdauung.
- Gastrointestinaler Reflux (Magen-Darm-Rückfluss).
- Zwerchfellbruch (Hiatushernie).

Gegenmaßnahmen

Sehr wirkungsvoll ist eine Ernährungsumstellung. Achten Sie auf eine bessere Nahrungskombination und langsames Essen.

Empfehlenswert

- Als Soforthilfe eine Banane essen. Das hilft gegen die Wirkung der aufsteigenden Säure und beruhigt die Schleimhaut.

Lieber nicht

- Gesättigte Fette, Frittiertes und rotes Fleisch. Solche Speisen liegen zu lange im Magen und können den inneren Speiseröhrenschließmuskel schwächen.
- Koffein verschlimmert die Beschwerden.

Heilpflanzen und Ergänzungsmittel

- Vor dem Essen Aloe-vera-Saft trinken.
- Mein Lieblingsmittel gegen Sodbrennen ist Slippery Elm.
- Bei stressbedingtem Sodbrennen kann Goldfadentinktur Abhilfe schaffen. Allerdings schmeckt sie so unangenehm, dass man sie in etwas anderes hineinmischen muss.
- Tinktur der Kanadischen Gelbwurzel schmeckt besser als Goldfaden.
- Ein altes Hausmittel gegen Sodbrennen ist roher Kartoffelsaft.
- Vorbeugend mit Kurkuma würzen.

Extratipps

- Nach dem Essen nicht herumspringen oder bücken. Das schwächt den Speiseröhrenschließmuskel – die Magensäure kann in die Speiseröhre zurückfließen und Sodbrennen hervorrufen.
- Obst immer zwischen den Mahlzeiten verzehren, nicht zum Nachtisch. Dichte Proteine nicht mit dichten Kohlenhydra-

ten zusammen essen. Also Huhn lieber mit Salat und Gemüse kombinieren als mit Kartoffeln.

- Kauen, kauen, kauen.
- Lieber kleine Mahlzeiten als sehr große.
- Vor dem Essen trinken. Während einer Mahlzeit keine größeren Mengen Flüssigkeit zu sich nehmen.
- Nicht nach dem Essen hinlegen. Viel gesünder ist ein gemächlicher Spaziergang. Im Liegen kann die Magensäure leichter zurückfließen.
- Nicht Kaugummi kauen.

Stress

Stress ist eine Reaktion auf den Umgang mit belastenden Faktoren im Alltag. Manche Menschen können besser mit Stress umgehen als andere. Doch eine angemessene Reaktion ist wichtig, weil Stress zu einer Ausschüttung giftiger Substanzen ins Blut führt, die am Ende müde und reizbar machen. Außerdem belastet Stress Verdauung und Körpergewicht, behindert bestimmte Organfunktionen und treibt den Blutzucker unangemessen hoch.

Sehr starke Reaktionen auf Stress bewirken zudem eine schädliche, übermäßige Ausschüttung der Hormone Adrenalin und Kortisol. Diese Nebennierenhormone sollen den Körper auf Notsituationen einstellen – Flucht oder Kampf. Sie treiben den Puls in die Höhe, die Blutgefäße ziehen sich zusammen, und die Atmung wird tiefer. Das ist ungefährlich, solange das Ganze nicht über Stunden oder Tage anhält.

Wir können unser Gewicht nur stabil halten, wenn die Nebennieren den ganzen Tag über für einen ausgeglichenen Hormonspiegel sorgen. Das gelingt ihnen aber nicht, wenn der Körper zur falschen Zeit und über längere Zeiträume hinweg übermäßig viele Hormone produziert. Irgendwann stellen die Nebennieren ihre Dienste dann ganz ein.

Ein langfristig erhöhter Kortisolspiegel geht mit Gewichtsproblemen, Aphten (Entzündung im Mundbereich), Blutdruckproblemen, Magengeschwüren, Verdauungsstörungen, Muskelschwäche, verlegten Arterien, Gedächtnisstörungen, Erkältungen, Grippeanfälligkeit, Hautproblemen und sogar einem erhöhten Verletzungsrisiko einher. Stress setzt das ganze endokrine System (Organe und Gewebe, die Hormone produzieren) übermäßig unter Druck, behindert die Immunreaktion und kann auf diese Weise krank machen.

Ursachen

Oft lösen schon die kleinsten Probleme eine »Kampf-oder-Flucht«-Reaktion im Körper aus. Bei ganz alltäglichen Belastungen wie einem schreienden Baby, Streit oder Auseinandersetzungen, allgemeiner Unzufriedenheit, Beziehungsproblemen, Sorge um die sexuelle Leistungsfähigkeit, Schwierigkeiten in der Ehe oder am Arbeitsplatz, störenden Anrufen, Stau, Frust, Ärger, Angst oder Einsamkeit kann es zu einer unnatürlichen, längeren Ausschüttung von Stresshormonen kommen. »Entstresst« man sich nicht körperlich, beispielsweise durch Sport, um diesen Hormonstau abzubauen, werden die Nervenenden überlastet.

Auch die Nebennieren sind überbeansprucht, und man fühlt sich völlig ausgelaugt. Der menschliche Körper ist nicht dafür geschaffen, überschüssige Hormone zu neutralisieren, wenn diese nicht durch körperliche Anstrengung abgebaut werden können.

Gegenmaßnahmen

Man kann lernen, weniger auf Stressfaktoren zu reagieren. Außerdem kann eine geschickte Nahrungsauswahl den Körper beim Umgang mit Stress erheblich unterstützen.

⊕ *Empfehlenswert*

- Grüner Spargel hilft bei der Bildung roter Blutkörperchen. Spargel enthält zudem viel antioxidatives Glutathion. Dieses Enzym unterstützt eine optimale Leberfunktion, und alles, was die Leber stärkt, hat einen positiven Einfluss auf die Stimmung sowie die Fähigkeit, Stress zu bewältigen.
- Knoblauch enthält die entgiftende Substanz Allicin, die Bakterien, Viren und Pilze bekämpft, aber auch Blutdruck und Cholesterinspiegel senkt und die Stimmung hebt.
- Avocados beliefern uns mit 14 Mineralstoffen, welche die Körperfunktionen regeln und das Wachstum stimulieren. Besonders hoch ist der Gehalt an Kupfer und Eisen, die zur Regenerierung der roten Blutkörperchen und zur Vorbeugung gegen eine ernährungsbedingte Blutarmut benötigt werden. Blutarmut ist eine sehr verbreitete Ursache für Erschöpfung und die Unfähigkeit, angemessen auf Stress zu reagieren. Daneben enthalten Avocados Natrium und Kalium. Vermutlich besteht eine Verbindung zwischen Kaliummangel und Stressanfälligkeit.

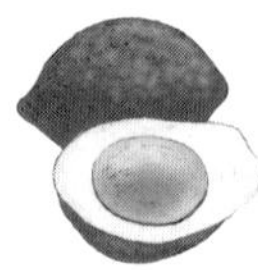

- Vollkornreis, Hülsenfrüchte, Petersilie und grünes Gemüse enthalten viel Vitamin B. Die B-Vitamine sind für die gesunde Reaktion des Nervensystems auf Stress erforderlich.
- Sprossen, grünes Gemüse und ungezuckertes Vollkornmüsli enthalten Magnesium, das bei hoher Stressbelastung offenbar verbraucht wird.

- Sonnenblumenkerne und Sesamsamen sind nicht nur eine gute Kaliumquelle, sondern enthalten auch viele B-Vitamine (besonders Vitamin B_6 und Pantothensäure) sowie Zink, das für die Gesundheit der Nebennieren von entscheidender Bedeutung ist. Bei starkem Stress geht der Spiegel dieser Nährstoffe im Blut deutlich zurück.
- Kohl liefert die antioxidativen Vitamine A, C und E, Betakarotin sowie den Mineralstoff Selen. Antioxidanzien bekämpfen schädigende freie Radikale, die bei Stress freigesetzt werden. Gleichzeitig unterstützen sie die Umwandlung von Tryptophan in Serotonin und tragen damit zu besserer Laune bei.
- Mandeln sind reich an Magnesium, das die Nebennierenfunktion genauso unterstützt wie die Verwertung essenzieller Fettsäuren. Ein niedriger Magnesiumspiegel geht häufig mit nervösen Spannungen, Angst, Reizbarkeit und Schlaflosigkeit einher. Zur besseren Verdauung die Mandeln über Nacht einweichen.
- Brombeeren, Erdbeeren und Himbeeren enthalten viel Mangan und Vitamin C. Zu wenig Vitamin C schwächt das Immunsystem. Man fühlt sich dann insgesamt gestresster und ausgelaugt.

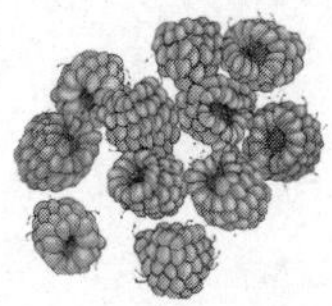

- Gurken sind wunderbar für die Verdauung und reinigen Leber und Darm. Sie enthalten jede Menge Nährstoffe, Vitamine (A, B und C) sowie Mineralien (Kalzium, Phosphor und Eisen), die besonders der Haut guttun. Eine ausreichend ernährte Leber ist in der Lage, das hormonelle Gleichgewicht zu erhalten, hebt die Laune, bewältigt Stress und schenkt strahlende Gesundheit.

⊖ *Lieber nicht*

- Koffein aus Kaffee, Schwarztee, Schokolade oder Cola setzt Adrenalin frei und erhöht damit den Stresspegel. Koffeinsucht belastet die Nebennieren, die Stresshormone produzieren. Zugleich bringen die Stresshormone den Stoffwechsel durcheinander. Vermutlich besteht ein Zusammenhang zwischen der Koffeinzufuhr und Bluthochdruck sowie einem hohen Cholesterinspiegel. Außerdem wirken sowohl Schwarztee als auch Kaffee entwässernd und entziehen damit dem Körper wichtige Nährstoffe und Spurenelemente.
- Alkohol ist ein wichtiger Stresserreger und wirkt zusammen mit bereits vorhandenem Stress geradezu mörderisch. Alkohol stimuliert die Adrenalinausschüttung, was oft Probleme wie Nervosität, Reizbarkeit und Schlafstörungen hervorruft. Übermäßiger Alkoholkonsum führt zu vermehrten Fettablagerungen im Herzen und beeinträchtigt das Immunsystem. Außerdem beschränkt Alkohol die Entgiftungsfähigkeit der Leber. Gerade unter Stress erzeugt der Körper jedoch viele Giftstoffe. Werden diese nicht abgebaut oder ausgeschieden, kann es zu Krankheiten kommen.
- Zucker hat keine essenziellen Nährstoffe, sondern bewirkt nur einen kurzfristigen Energieschub. Langfristig jedoch belastet er die Nebennieren. Das führt zu Reizbarkeit, Konzentrationsstörungen und Niedergeschlagenheit.
- Kochsalz erhöht den Blutdruck, überlastet die Nebennieren und stört die emotionale Stabilität. Verwenden Sie lieber ein Ersatzsalz auf Kaliumbasis statt des normalen Kochsalzes mit Natrium.
- Alles, was gesättigte Fettsäuren enthält, also tierische Produkte (Milch, Fleisch), aber auch Frittiertes und übliche Fer-

tigprodukte, schaden dem Körper. Margarine und andere verarbeiteten pflanzlichen Fette enthalten teilweise die außerordentlich schädlichen Transfettsäuren, die den Körper daran hindern, gesundheitsfördernde essenzielle Fettsäuren zu verwerten.

- Kuhmilch und andere Milchprodukte können den Körper belasten, weil sie Substanzen wie Kasein enthalten. Der Körper kann solche Proteine nur schwer verdauen. Außerdem können dadurch allergische Reaktionen ausgelöst werden.
- Zu viel rotes Fleisch kann Nieren und Leber überlasten, Kalzium rauben und die Verdauung verlangsamen. Das kann Nierensteine, Leberkrankheiten und Darmprobleme nach sich ziehen. Proteinreiches rotes Fleisch treibt zudem den Dopamin- und Norepinephrinspiegel im Gehirn in die Höhe. Diese Botenstoffe verstärken Angst- und Stressgefühle.
- Weißbrot, Weißmehl und polierter Reis belasten den Körper, weil sie wenig Nährstoffe, aber viele leere Kalorien liefern. Um solche Lebensmittel zu verdauen, muss der Körper die vorhandenen Vitamin- und Mineralstoffspeicher leeren.
- Einige starke Gewürze enthalten Öle, welche die Magenschleimhaut reizen können.

Kräuter

- Astragalus (Tragant) und Sibirischen Ginseng gemeinsam einnehmen, um die Anpassungsfähigkeit der Nebennieren zu stärken. Achtung: Bei Bluthochdruck sollten Sie weder Panax Ginseng (aus China) noch Amerikanischen Ginseng einnehmen. Sibirischer Ginseng erhöht Tonus und Funktion der Nebennieren und trägt damit zu einer gleichmäßigen Hormonausschüttung bei. Studien haben ergeben, dass Ginseng vor den Auswirkungen von körperlichem und geistigem Stress schützen kann. Auch Astragalus unterstützt die Stressbewältigung.

- Süßholzwurzel hat einen sehr positiven Einfluss auf eine verringerte Kortisolausschüttung. So bekommen die Nebennieren eine Ruhepause.
- Das homöopathische Mittel Avena sativa aus Hafer wirkt beruhigend.
- Rhodiola ist eine Pflanze, welche die Anpassungsfähigkeit erhöht und die natürliche Stressresistenz des Körpers verbessert. Mit Rhodiola gelangen mehr Beta-Endorphine ins Blut, was eine stressbedingte Hormonausschüttung verhindert.
- Nachtkerzenöl. Unter Stress verbraucht der Körper große Mengen Vitamine, besonders Pantothensäure, Vitamin B_5, Vitamin E und C. Außerdem fällt es dem Körper schwerer, die Nährstoffe aufzunehmen, die er so dringend benötigt. Nachtkerzenöl unterstützt die Nebennieren, indem es die Aufnahme dieser Vitamine erleichtert. Das gilt besonders für Pantothensäure.
- Kräutertee lindert viele Stresssymptome. Er wird aus den Blüten, Blättern, Samen, Stängeln oder Wurzeln bestimmter Heilkräuter gewonnen. Sie enthalten natürliche Substanzen, die dem zentralen Nervensystem und den Drüsen guttun. Probieren Sie aus, was Ihnen am besten hilft. Zur Wahl stehen Zitronenmelisse, Hopfen, Haferstroh, Kava, Ginseng, Kamille, Passionsblume, Helmkraut, Süßholz und Baldrian.
- Vorläufer der körpereigenen Wohlfühlhormone Serotonin und Norepinephrin sind die Aminosäuren Tryptophan und L-Phenylalanin. Algen bestehen zu circa 60 Prozent aus Proteinen und enthalten alle acht essenziellen Aminosäuren.

Untersuchungen zufolge konnten Kinder, die Algen aßen, bessere schulische Leistungen erzielen und besser mit Stress umgehen.

Ergänzungsmittel

- Pantothensäure (Vitamin B_5), Vitamin B_{12}, Folsäure, Magnesium, Zink und essenzielle Fettsäuren unterstützen die Arbeit der Nebennieren.
- Die folgenden Vitamine spielen ebenfalls eine entscheidende Rolle für die Nebennieren und werden nachweislich in stressigen Seiten vermehrt verbraucht. Zudem sorgen sie für mehr Genuss beim Sex: Vitamin C, Pantothensäure, Vitamin B_6, Zink, Magnesium, Vitamin B_{12} und Folsäure.
- Wer längere Zeit unter großem Stress steht, sollte die Aminosäure Tryptophan einnehmen.

Extratipps

- Verzichten Sie auf alles, was Zusatzstoffe, Konservierungsstoffe und andere Substanzen aus der Lebensmittelchemie enthält. Zusatzstoffe bedeuten für den Körper erheblichen Stress, weil sie schwerer zu verarbeiten sind. Dabei werden wertvolle Nährstoffe verbraucht, die der Körper viel besser nutzen könnte, zum Beispiel zur Stärkung des Immunsystems.
- Bewegung baut Stress ab.
- Stress lässt sich durch Yoga, Visualisierungen und Meditation erfolgreich eindämmen. Auch die fernöstlichen Bewegungsformen Tai-Chi und Qigong kommen in Betracht.

Trockene Haut

Bei trockener Haut verläuft die natürliche Abschuppung verlangsamt. Wenn der Schutzfilm auf der Haut so stark geschädigt ist, dass Reizstoffe ihn überwinden können, reagiert die Haut spröde: Sie wird rau und schuppig oder beginnt zu jucken. Im Winter verschlimmert sich das Problem meist, weil die Kälte dem natürlichen Hautfett zusetzt.

Die Haut ist das größte Organ des Körpers und hat einen Anteil von 16 Prozent am menschlichen Körpergewicht. Sie schützt nicht nur unser empfindliches Innenleben, sondern unterstützt auch Darm, Lunge und Niere durch die Ausscheidung von Schadstoffen. Außerdem reguliert sie über das Schwitzen bei Überhitzung oder eine Gänsehaut bei Kälte die Körpertemperatur.

Mögliche Ursachen

- Alter.
- Klima.
- Umweltverschmutzung.
- Stress.
- Hormonschwankungen.
- Nährstoffmängel.

Gegenmaßnahmen

Eine Ernährung, die eine ausreichend feuchte, weiche Haut bewirkt, beruht auf guter Fettversorgung.

+ *Empfehlenswert*

- Besonders wichtig sind Lebensmittel mit vielen antioxidativen Substanzen wie Beeren, Spinat, Romanasalat und Brokkoli. Sie tragen zu einer gesunden Haut bei, weil sie die Fettproduktion stimulieren, an der Kollagenherstellung beteiligt sind und vor Zellschäden schützen.
- Essenzielle Fettsäuren, besonders Omega-3-Fettsäuren und einfach ungesättigte Fette, unterstützen ebenfalls eine geschmeidigere, weichere Haut. Deshalb gehören Lachs und Tunfisch, Leinsamen, rohe Kürbiskerne, rohe, geschälte Hanfsamen, Olivenöl und Mandeln auf den Speiseplan.
- Nährstoffe für eine gesunde Haut stecken in Äpfeln, Birnen, Kohl, Vollkornreis, Gemüsesuppen, Kresse, Radieschen, Kürbis, Hirse, Algen, Pfirsichen, Pflaumen, Selleriesaft, Blumenkohl, Mangold, Vogelmiere, Oliven, Leinsamen, Rüben, Daikon und Aprikosen.

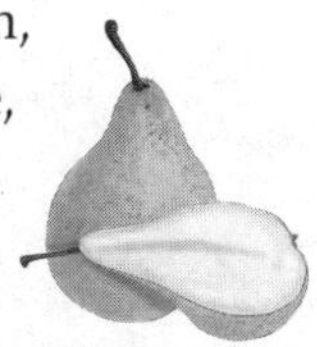

- Avocados liefern gesunde Fette, aber auch Eisen, Kalium, Magnesium und die Vitamine A, C und E. Außerdem sind sie reich an Ölen, die zur Verjüngung der Haut beitragen und die Augen abschwellen lassen.
- Ballaststoffe tragen zur regelmäßigen Darmtätigkeit bei und helfen beim Abtransport von Ausscheidungen. Gute Ballaststoffquellen sind Vollkornreis, Hirse, Quinoa, Bohnen, Erbsen, Linsen, frisches Obst und Gemüse.
- Gefiltertes Wasser oder Mineralwasser: Mindestens sechs bis acht Gläser pro Tag. Es sollte aber nicht eiskalt sein. Wasser hält den Körper feucht und spült zahllose Gifte aus. Die Haut bleibt gesund und frisch.

⊖ *Lieber nicht*

- Schwarztee, Kaffee und Alkohol.
- Salz. Zu viel Natrium lässt die Haut geschwollen aussehen.
- Starke Gewürze.
- Rotes Fleisch, Milchprodukte, stark verfeinerte oder frittierte Speisen, Nahrungsmittel mit hydrogenisierten (gehärteten) Ölen und Fetten.
- Zucker, Chemikalien, Pestizide, Tabak und Drogen sind Nährstoffräuber.

Heilpflanzen und Ergänzungsmittel

- Essenzielle Fettsäuren einnehmen, besonders Omega-3-Fettsäuren.
- Täglich Leinöl einnehmen, bis die Haut sich verbessert.
- Abwechselnd Präparate mit Nachtkerzen- oder Borretschöl nehmen.

Extratipps

- Atemübungen im Rahmen von Meditation oder Yoga lehren richtiges Atmen und tragen zur Entspannung bei.
- Keine langen, heißen Dusch- oder Wannenbäder. Sie beeinträchtigen den natürlichen Schutzfilm der Haut. Lieber kurz und warm duschen oder baden. Die Haut schonend trocken tupfen und auf die noch etwas feuchte Haut eine Feuchtigkeitscreme auftragen.
- Dem Badewasser einige Löffel Olivenöl zusetzen. Das hält die Haut geschmeidig und hinterlässt ein weiches, glattes Gefühl.
- Heizung überprüfen. Bei sehr trockener Luft bewahrt ein Luftbefeuchter die Haut vor dem Austrocknen.

- Schäumende Reinigungsmittel und Seifen gegen sanftere Mittel zur Hautreinigung austauschen. Auch zu starke Peelings können der Haut zusetzen. Nehmen Sie etwas Schonendes. Eine fette Feuchtigkeitscreme bringt rasche Linderung.
- Bewegung aktiviert und verjüngt die Haut, denn sie verbessert die Durchblutung.
- Im Freien die Haut schützen und besonders im Winter möglichst gut abdecken. Handschuhe, Mützen, Schals oder Halstücher halten warm. Auch im Winter an den Sonnenschutz denken. Benutzen Sie einen Lippenstift mit einem Sonnenschutzfaktor von mindestens 15 und tragen Sie ihn großzügig auf.
- Ausreichend Schlaf versorgt den Körper gut mit Sauerstoff und fördert die Hauternährung. Das verzögert die verstärkte Hautalterung in der kalten Jahreszeit.
- Dreimal pro Woche eine Maske aus Manukahonig auftragen. Den Honig rund 30 Minuten auf der Haut lassen, dann unter warmem Wasser abspülen. Danach fühlt sich die Haut weich, geschmeidig und jugendlich frisch an.

Übelkeit und Reisekrankheit

Übelkeit kann schwächen und die Energie rauben, bis man sich am liebsten nur noch übergeben möchte. Das Gefühl kann leicht bis schwer ausgeprägt sein.

Bei Reisekrankheit können Kopfschmerzen, Schwindel, Müdigkeit, Appetitlosigkeit und Schlaflosigkeit hinzukommen. Diese Form der Übelkeit wird in der Regel durch Reisen ausgelöst, zum Beispiel durch Seereisen.

Als weitere Ursachen kommen Luftmangel, Angst, eingeschränkte Sicht oder widersprüchliche Informationen an das Gehirn während der Bewegung in Betracht, die das Gleichgewichtsorgan im Innenohr irritieren.

Mögliche Ursachen

- Vitamin-B-Mangel.
- Leerer Magen.
- Fehlernährung.
- Lebensmittelvergiftung.
- Infektion.
- Stress.
- Verdauungsstörungen.
- Migräne.
- Magersucht.

Gegenmaßnahmen

Die folgenden Vorschläge lindern die Übelkeit.

⊕ *Empfehlenswert*

- Trockener Vollkorntoast oder Knäckebrot beruhigen den Magen.
- Misosuppe neutralisiert Magensäure.
- Kürbiskerne bringen Erleichterung.
- Ingwertee oder eine Tasse heißes Wasser mit einem Scheibchen Ingwer. Den Ingwer nicht kochen, weil das flüchtige Öl sonst zerstört wird. Wer an Gallensteinen leidet, sollte keinen Ingwer zu sich nehmen. Sonst bei Neigung zu Reisekrankheit vor und während der Fahrt Ingwertee trinken. Kinder können

in regelmäßigen Abständen etwas kandierten Ingwer bekommen, um der Übelkeit Herr zu werden.

- Vor dem Aufbruch Obst (besonders Papaya) oder gekochtes Vollkorngetreide, zum Beispiel Naturreis, essen.

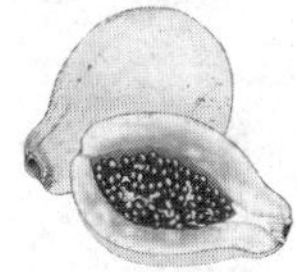

Lieber nicht

- Wer zu Reisekrankheit neigt, sollte vor und während der Reise auf Alkohol, starke Gewürze und fettes Essen verzichten.

Heilpflanzen und Ergänzungsmittel

- Vor dem Essen Chiretta nehmen. Diese Pflanze aus dem Ayurveda kann Übelkeit lindern, die durch einen empfindlichen Magen und Verdauungsstörungen verursacht wird.
- Zum Essen Verdauungsenzyme einnehmen. Das erleichtert die Nährstoffaufnahme aus der Nahrung.
- Ingwerkapseln (nicht für Schwangere geeignet). Niedrig dosiert – also in Ingwerkeksen oder Ingwertee – hilft Ingwer gut gegen morgendliche Übelkeit. In hohen Dosen strafft Ingwer den Tonus der Geschlechtsorgane und verbessert die Menstruation.
  Vorsicht: In der Frühschwangerschaft könnte das eine Fehlgeburt auslösen!
- Pfefferminztee hilft besonders, wenn die Übelkeit mit Kopfschmerzen einhergeht. Bei Reisekrankheit vor der Fahrt zwei Tropfen Pfefferminzöl in warmes Wasser geben und trinken. Das Öl kann auch auf ein Taschentuch geträufelt und unterwegs eingeatmet werden.
- Bei Übelkeit aufgrund von Stress und Aufregung hilft Melissentee.

- Auch essenzielles Ingwer- oder Kardamomöl kann Linderung bringen. Einfach drei Tropfen auf das Handgelenk oder ein Taschentuch geben und das Aroma einatmen.
- Ein gutes Multivitamin- und Multimineralpräparat einnehmen, um mögliche Nährstoffmängel abzudecken.
- Ergänzend Vitamin B_6 einnehmen.
- Bei Reiseübelkeit vor der Fahrt Magnesium und Vitamin B_6 einnehmen. Beide wirken der Übelkeit entgegen und können das Nervensystem entspannen.

Extratipps

- Unbedingt ausreichend essen. Auch Nahrungsmangel kann Übelkeit auslösen. Lieber öfter eine Kleinigkeit zu sich nehmen.
- Akupressur. Es gibt einen Druckpunkt gegen Übelkeit, den sogenannten Nei-Kuan-Punkt auf der Innenseite des Unterarms, drei Querfinger breit vom Handgelenk entfernt zwischen den Sehnen.

Speziell gegen Reisekrankheit

- Intensive Gerüche wie zum Beispiel von Motoröl, Reinigungsprodukten und Parfüms vermeiden. Sie können die Übelkeit verstärken.
- Ein fernes, feststehendes Objekt am Horizont fixieren. Dann senden die Augen keine widersprüchlichen Botschaften an das Gehirn.
- Mehr Sauerstoff. Im Auto das Fenster öffnen, im Schiff an Deck gehen.
- Reisekrankheit ist teilweise psychologisch bedingt, also am

besten durch Gespräche oder entspannende Musik davon ablenken. Lesen ist nicht ratsam.

- Viele meiner Klienten kommen besser zurecht, wenn sie durch die Nase atmen. Mit dem Daumen das rechte Nasenloch zuhalten, tief einatmen, dann durch das linke Nasenloch langsam wieder ausatmen. Zehnmal im Wechsel.

Untergewicht

Untergewicht ist schwer zu definieren, weil manche Menschen von Natur aus schlank und dabei kerngesund sind. Bei anderen beruht das Gewicht auf bestimmten Grunderkrankungen. Da es viele Gründe geben kann, ist es wichtig, die wahre Ursache zu finden.

Mögliche Ursachen

- Essstörungen wie Magersucht haben normalerweise einen psychologischen Hintergrund, der behandelt werden muss.
- Stress kann den Appetit, die Verdauung und den Stoffwechsel (insbesondere das Tempo der Kalorienverbrennung) beeinträchtigen. Stress hat einen erheblichen Einfluss darauf, was wir wann essen können.
- Resorptionsstörungen. Wenn nicht ausreichend Verdauungssäfte vorliegen, können wir Nährstoffe nicht vollständig zerlegen und aufnehmen. Das beeinflusst natürlich auch das Körpergewicht. Bei Verdauungsproblemen müssen Grunderkrankungen ausgeschlossen oder behandelt werden, zum Beispiel Morbus Crohn (siehe Seite 503), Diverkulitis (siehe Seite 349) und Colitis ulcerosa (siehe Seite 327).

- Parasiten. Auch eine unausgewogene Darmflora kann Verdauung und Nährstoffaufnahme stören und zu Gewichtsverlust führen.
- Eingeschränkte Leberfunktion. Die Leber ist sehr wichtig für die Verdauung von Proteinen, Kohlenhydraten und Fetten. Wenn die Leber ihre Arbeit nicht mehr bewältigt, leidet die Verdauung, und Makronährstoffe können nur noch bedingt aufgenommen werden.
- Schilddrüsenüberfunktion. Die Schilddrüse reguliert die Stoffwechselrate. Bei einer Überfunktion werden die Kalorien schneller verbrannt, und es kommt häufig zu Gewichtsverlust. Begleiterscheinungen sind Hitzegefühl, Schlafstörungen, Reizbarkeit, Nervosität, verstärkte Darmbewegungen und seltenere oder leichtere Monatsblutungen.
- Nahrungsmittelallergien und -unverträglichkeiten (siehe Seite 221, Allergien) und Zöliakie (siehe Seite 643) können die Verdauung und die Nährstoffaufnahme beeinträchtigen und müssen daher von einem Arzt ausgeschlossen werden.
- Ernste Erkrankungen. Jeder plötzliche, dramatische Gewichtsverlust sollte gründlich untersucht werden. Es kann eine schwere Krankheit wie Diabetes, AIDS, Krebs oder ein Trauma dahinterstecken.
- Medizinische Behandlung. Chemotherapie, Strahlentherapie oder Operationen können Patienten den Appetit rauben und zu Gewichtsverlust führen.

Gegenmaßnahmen

Was jeweils sinnvoll ist, hängt natürlich von der Ursache ab. Ohne ursächliche Behandlung wird sich das Gewicht kaum normalisieren.

Empfehlenswert

- Alfalfasprossen enthalten unglaublich viele bioverfügbare Vitamine und Mineralstoffe. Ein gutes Rundumtonikum.
- Vollkorngetreide wie Naturreis, Hafer, Hirse, Quinoa, Roggen und Buchweizen liefert B-Vitamine, die für den Stoffwechsel gebraucht werden. Damit sie optimal zu verwerten sind, nach dem Kochen einen Teelöffel Oliven-, Hanf- oder Leinöl unterrühren.
- Frisch gepresster Obst- und Gemüsesaft ist besonders gut bei Resorptionsstörungen, Krankheiten oder während der Genesungsphase. Er verbessert die Nährstoffversorgung, ohne das Verdauungssystem zu belasten.
- Essenzielle Fettsäuren aus fettem Fisch, Nüssen, Samen, Avocados und kaltgepressten Ölen. Essen Sie täglich etwas aus dieser Liste. Essenzielle Fettsäuren sind wichtig für Energie, Stoffwechsel, Nährstoffaufnahme und das hormonelle Gleichgewicht.

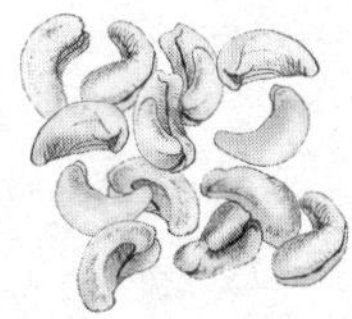

Lieber nicht

- Koffein, enthalten in Schokolade, Kaffee, Schwarztee und Cola. Koffein kurbelt den Stoffwechsel an und raubt wertvolle Nährstoffe.

Heilpflanzen und Ergänzungsmittel

- Zu den Mahlzeiten Verdauungsenzyme einnehmen, um die Nährstoffaufnahme zu unterstützen. Das gilt besonders bei Verdauungsproblemen.
- Lecithingranulat über das Essen streuen. Lecithin verbessert die Fettverdauung.

- Täglich Bockshornkleetee trinken. Er unterstützt die Verdauung, die Nährstoffaufnahme und die Gewichtszunahme.
- Tee aus Slippery-Elm-Rinde trinken. Er ist ein traditionelles Aufbaumittel für dünne und unterernährte Menschen. Einen Teelöffel Pulver in warmes Wasser rühren und langsam trinken.
- Mit Kräutern und milden Gewürzen würzen. Das verbessert die Verdauung und die Nährstoffaufnahme und macht Appetit. Geeignet sind Bockshornklee, Cayennepfeffer, Dill, Fenchel, Ingwer, Kümmel und Selleriesamen.
- Zink unterstützt den Geschmacks- und Geruchssinn sowie den Appetit.
- Täglich Magnesium einnehmen, besonders bei Stress. Stress verbraucht Magnesium, das Energie liefert und für Entspannung sorgt.
- Einen Aminosäurekomplex einnehmen, besonders bei schlechter Nährstoffaufnahme. Die Proteine aus einem solchen Präparat sind leicht verfügbar und werden für den Aufbau des Körpergewebes benötigt.

Extratipps

- Auf Parasiten, Hefepilze und Bakterien testen lassen. Bei Symptomen wie Blähungen, Durchfall und Verstopfung können unerwünschte Gäste im Darm wohnen. Sprechen Sie mit Ihrem Arzt oder einem Heilpraktiker über dieses Thema, damit entsprechende Tests durchgeführt werden können. Bis zur Diagnose Probiotika einnehmen, damit die gesunden Darmbakterien wieder die Oberhand gewinnen.
- Über den Tag verteilt sechs kleine Mahlzeiten essen und immer gründlich kauen. Das entlastet den Verdauungsapparat

und erleichtert die Nährstoffaufnahme. Beim Essen sollte stets eine entspannte Atmosphäre herrschen.

- Nicht rauchen und keine Drogen nehmen.
- Regelmäßige Olivenölmassagen. Bei Resorptionsstörungen kann der Körper auch über die Haut nährende Öle aufnehmen.
- Mäßige Bewegung wie Spaziergänge und Yoga kann den Appetit anregen und die Nährstoffaufnahme erhöhen. 20 Minuten am Tag sollten es schon sein. Auch Räkeln und tief Durchatmen vor dem Essen verbessert die Verdauung.

Unterzuckerung

Bei einer Unterzuckerung (Hypoglykämie) sinkt der Blutzuckerspiegel so stark ab, dass ein überwältigender Appetit auf schnell verfügbare Kohlenhydrate entsteht. Dann werden immer mehr zuckerhaltige Speisen verzehrt, was einen Jojo-Effekt aus Zuckerspitzen und Zuckertälern zur Folge hat. Deshalb hat man nach dem Genuss eines Schokoladenriegels bald schon Lust auf den nächsten. Durch dieses Auf und Ab wird zu viel Insulin produziert, was mit der Zeit der Bauchspeicheldrüse Probleme bereitet. Unterzuckerungen können irgendwann in einen Typ-2-Diabetes münden.

Das Blut sollte konstant bis zu zwei Teelöffel Zucker enthalten, damit Körper und Gehirn richtig funktionieren. Bei einem zu niedrigen Blutzucker ist man müde, reizbar, launisch und zittrig. Man bekommt Kopfschmerzen und entwickelt eine Gier auf Süßes oder Kohlenhydrate.

Mögliche Ursachen

- Unausgewogener Blutzucker.
- Falsche Ernährung mit zu vielen raffinierten, einfachen Kohlenhydraten.
- Schlechte Resorption (Aufnahme von Nährstoffen).
- Wenig Magensäure.
- Stress.
- Entbindung.
- Stillen.
- Überzuckerung des Körpers.
- Alkohol.
- Candida albicans (siehe Seite 306).
- Lebensmittelallergien oder -unverträglichkeiten.

Gegenmaßnahmen

Der Blutzucker kann durch Ernährung, Bewegung und angemessene Lebensweise stabilisiert werden. Der Unterschied ist frappierend.

⊕ *Empfehlenswert*

- Vollkorngetreide wie Quinoa oder Vollkornreis liefert langsam verfügbare Kohlenhydrate, die stetig etwas Zucker ins Blut abgeben. So steht ständig Energie bereit.
- Vollwertige Nahrung wie Hülsenfrüchte, Nüsse, Samen, Fisch, mageres Fleisch, Gemüse und Obst.

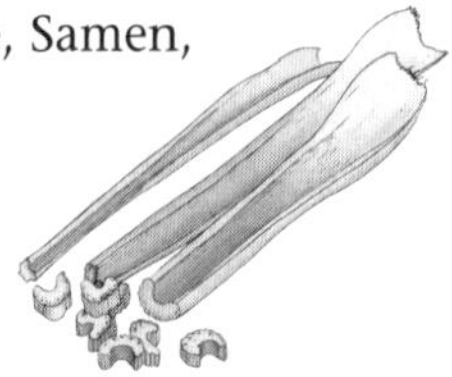

- Leberfreundliches Gemüse wie Kohl, Sauerkraut, Sprossen, Brokkoli, Kohlrabi und Artischocken.

- Grünes Gemüse, Wurzelgemüse, Avocados, Bohnen, Hülsenfrüchte, Tofu, Fisch, weißes, mageres Fleisch und Meeresgemüse.
- Mandeln und Paranüsse.
- Rohe, geschälte Hanfsamen oder Sesamsamen.
- Lebensmittel mit niedrigem glykämischem Index regulieren den Blutzucker und bezähmen die Gier nach Zucker. Sehr geeignet sind Vollkorngetreide und frisches Gemüse.

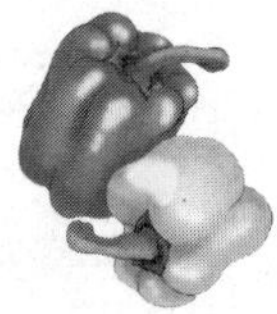

Lieber nicht

- Süßigkeiten, Zucker, Weißbrot, Limonade, Schwarztee, Kaffee, Alkohol und Schokolade führen zu weiteren Blutzuckerschwankungen und belasten die Organe.

Heilpflanzen und Ergänzungsmittel

- Spirulina oder wilde blaugrüne Algen enthalten viele Mineralstoffe und gute Proteine. Sie helfen, einen schwankenden Blutzuckerspiegel in den Griff zu bekommen.
- Vitamin-B-Präparat. Eine weitere Option ist Gelée Royale.
- Nehmen Sie täglich die folgenden Nährstoffe zum Essen ein, bis die Unterzuckerungen aufhören:
  - GTF-Chrom.
  - Zink.
  - Mangan.
  - Verdauungsenzyme.
  - Ein Aminosäuren- oder Proteinpräparat.
  - Biotin.

- In der Regel empfehle ich, nachfolgende Kräuter rotierend einzunehmen, bis sich die Unterzuckerungszustände legen. Nehmen Sie zunächst eine Sorte. Wenn die ganze Flasche leer ist und die Symptome noch anhalten, gehen Sie zum nächsten Kraut über. Ebenfalls einnehmen, bis die Flasche leer ist, erst dann mit der nächsten weitermachen.
  - Berberitze.
  - Ginseng.
  - Krauser Ampfer.
  - Kanadische Gelbwurzel.
  - Gewöhnliche Mahonie.

Extratipps

- Früh schlafen gehen, damit Leber und Gallenblase ihre Entgiftungsarbeit leisten können.
- Frühstücken. Wer mit leerem Magen das Haus verlässt, leidet garantiert an Energiemangel und Unterzucker.
- Regelmäßig essen, am besten sechsmal am Tag: Frühstück, Zwischenmahlzeit, Mittag, Zwischenmahlzeit, Abendessen und eine Kleinigkeit am späten Abend. Halten Sie sich daran – es funktioniert!
- Bis zur Stabilisierung des Blutzuckers Proteine mit Kohlenhydraten kombinieren, also Huhn und Fisch zusammen mit Salat und Gemüse. Vegetarier sollten darauf achten, ausreichend Sprossen aus Samen und Kernen, Tofu, Sesam, Mandeln, Bohnen und eventuell Eier zu essen.

Verbrennung, Verbrühung

Verbrennungen entstehen durch trockene Hitze, Verbrühungen durch feuchte Hitze. Verbrennungen werden nach Schweregrad unterschieden. Bei einer Verbrennung ersten Grades reißt die Haut nicht auf. Bei einer Verbrennung zweiten Grades entstehen Risse und Brandblasen. Schwerere Verbrennungen müssen im Krankenhaus behandelt werden.

Gegenmaßnahmen

Die folgenden Maßnahmen unterstützen den Heilungsprozess über die Ernähung.

⊕ *Empfehlenswert*

- Wasser: Wichtig für die Rehydrierung, also die Steigerung des Wassergehalts im Gewebe.
- Möhrensaft ist eine fantastische Quelle für Betakarotin, das die Heilung der Haut fördert.
- Gurkensaft eignet sich zur oberflächlichen Behandlung von Verbrennungen.
- Obst und Gemüse in leuchtenden Farben enthalten antioxidative Substanzen, die für die Heilung benötigt werden. Gemüsesäfte empfehlen sich wegen ihrer vielen Nährstoffe mit heilenden Eigenschaften.

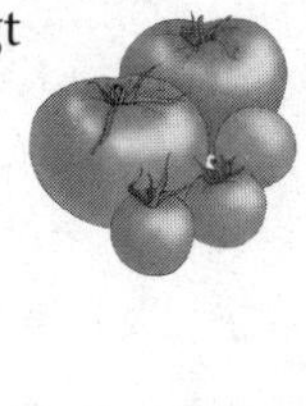

- Beeren, Brokkoli und Paprika enthalten viel Vitamin C, das die Heilung beschleunigt.

⊖ *Lieber nicht*

- Alkohol unterdrückt das Immunsystem, raubt Nährstoffe und dehydriert. Das kann die Heilung verzögern.

Heilpflanzen und Ergänzungsmittel

- Astragalus hilft dem Körper, mit dem Stress der Verbrennung fertig zu werden.
- Täglich einen Esslöffel Leinöl einnehmen. Es hat entzündungshemmende und heilende Wirkungen.
- Ein- bis zweimal täglich 50 mg Zink einnehmen.
- Ein Multivitaminpräparat mit den Vitamine A, C, E und B.
- L-Glutamin.

Extratipps

- Kleidung, die an der Wunde klebt, nicht entfernen, sondern notfalls rundherum abschneiden.
- Verbrennungen ersten und zweiten Grades sollten sofort mindestens zehn Minuten unter kaltem, fließenden Wasser gekühlt werden.
- Rohe Kartoffelscheiben können Verbrennungen kühlen.
- Niemals Butter oder fettige Salben auf Verbrennungen streichen. Sie verschlimmern die Hitze und den Schmerz.
- Nach dem Kühlen helfen Aloe-vera-Gel oder Fruchtfleisch aus Aloe-vera-Blättern gegen den Schmerz.
- Manukahonig auf Verbandmull geben und damit verbinden. Manukahonig ist ein traditionelles Heilmittel, um bei Verbrennungen Infektionen vorzubeugen und die Heilung zu beschleunigen.
- Umschläge mit Brennnesseltee gegen die Schmerzen. Den Tee können Sie auch gut trinken.
- Aus Slippery-Elm-Pulver und Milch eine Paste anrühren und auftragen. Das fördert die Heilung.

- Den verbrannten Körperteil hoch lagern, damit er nicht so stark anschwillt, und leicht abdecken, um Infektionen vorzubeugen.

Verdauungsstörungen

Verdauungsstörungen sind keine abgegrenzte Erkrankung, sondern ein Oberbegriff für Beschwerden nach dem Essen. Typische Symptome sind übermäßiges Aufstoßen, Blähungen und Sodbrennen.

Mögliche Ursachen

- Zu viel gegessen.
- Fettreiche Speisen.
- Zu viel oder zu wenig Magensäure.
- Hastiges Essen, ohne ausreichend zu kauen.

Gegenmaßnahmen

Bessere Ernährung und bessere Essgewohnheiten einführen! Gegen Magenprobleme und Verdauungsbeschwerden gibt es verschiedene Mittel.

⊕ *Empfehlenswert*

- Birnen- und Pfirsichsaft.
- Ingwerpulver in Wasser mit einem Spritzer Limettensaft.
- Pürierte Banane in Birnen- oder Mangosaft.
- Apfelessig tut der Verdauung sehr gut. In etwas warmes Wasser geben und vor dem Essen in kleinen Schlucken trinken.

- Misosuppe, Vollkorngetreide, frisches Obst und Gemüse sind gut gegen Blähungen.
- Spargel, Sellerie, Wassermelone und Petersilie (Petersilie erfrischt zugleich den Atem!). Diese Sorten entwässern und helfen damit, den Darm durchzuputzen. Auch Koriander sorgt für einen angenehmen Atem.

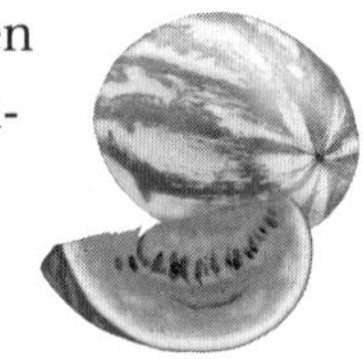

- Umeboshi-Pflaumen gelten als das japanische Alka Seltzer.
- Ananas enthält das verdauungsfördernde Enzym Bromelain.

Lieber nicht

- Stark gewürzte Speisen, Fast Food, Fertigkost und Frittiertes.
- Koffein, Alkohol und kohlensäurehaltige Getränke.
- Sahnige, fette Speisen, vollfetter Käse und auf Weizen basierende Lebensmittel erhöhen die Gasbildung im Darm.

Heilpflanzen und Ergänzungsmittel

- Hilfreich sind Slippery Elm, Pfefferminze, Kamille und Thymian.
- Fencheltee schmeckt süßlich und ist gut gegen Blähungen und Krämpfe.
- Vor jeder Mahlzeit ein Glas Aloe-vera-Saft trinken.
- L-Glutamin.
- Enzianwurzel gegen allgemeine Verdauungsbeschwerden.
- Betain-Salzsäure bei saurem Reflux (Rückfluss bzw. Sodbrennen).

»Irgendwann schlug der Stress in meinem Leben mir gewaltig auf den Magen. Ich war mit meinem Latein am Ende und fühlte mich einfach erbärmlich. Nach mehreren enttäuschenden Arztbesuchen und einigen Terminen bei einer Ernährungsberaterin wurde die Sache klarer: Das Problem war meine kohlenhydratreiche, nährstoffarme Ernährung in Verbindung mit Stress. Damals empfahl mir eine Freundin Gillians ›Du bist, was du isst‹, und seither hatte ich nie mehr Probleme mit der Verdauung. Ich habe ein besseres Körperbewusstsein, ernähre mich vernünftig, habe jede Menge Sünden abgelegt und achte auf meinen Umgang mit Stress.«

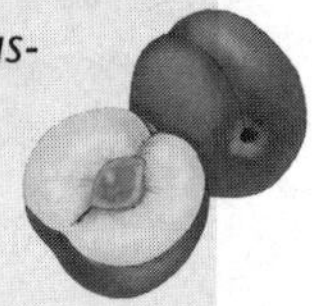

Extratipps

- Bei Bohnen zur Vorverdauung einen Streifen Kombu (Seetang) mitkochen.
- Regelmäßig kleine Mahlzeiten essen, weder zu viel noch zu wenig. Wenn der Magen lange leer bleibt, geht die Sekretion von Verdauungsenzymen zurück. Das löst Blähungen aus.
- Beim Essen aufgenommene Luft bildet Gasbläschen. Deshalb lieber kleine Bissen nehmen und mit geschlossenem Mund gründlich kauen. Außerdem nicht aus dem Strohhalm trinken.
- Frische Luft tut gut. Nach dem Essen zehn Minuten zügig gehen, dann wandert die Luft schneller durch den Verdauungsapparat, und man fühlt sich bald besser.
- Obst zwischendurch essen, nie zum Nachtisch. Wer direkt nach einem proteinreichen Gericht mit Geflügel, Fisch oder Fleisch Obst zu sich nimmt, wird garantiert übelriechende

Winde von sich geben. Dasselbe gilt für die Kombination von Obst mit Brot, Reis oder Kartoffeln.

- Nur warme Getränke trinken und keinerlei Eis verwenden. Nicht zum Essen, sondern vor dem Essen trinken, sonst kommt es leicht zu Blähegefühlen.
- Kommerzielle Antazida neutralisieren die Magensäure, regen den Magen aber langfristig dazu an, noch mehr Säure zu erzeugen.

Verstopfung

Bei Verstopfung fällt die Darmentleerung schwer. Ein gut funktionierender Darm sollte regelmäßig mühelos Stuhlgang haben, möglichst zweimal täglich. Wer lange auf der Toilette sitzt und Mühe hat, den Stuhl herauszupressen, oder kleine »Kaninchenköddel« von sich gibt, leidet möglicherweise an Verstopfung. Mit großer Wahrscheinlichkeit ist auch die Leber gestaut. Ein träger Darm kann zahlreiche ernste, mitunter irreparable Gesundheitsprobleme auslösen. Doch die meisten Darmprobleme lassen sich bei rechtzeitiger Behandlung gut beheben.

Mögliche Ursachen

- Falsche Ernährung.
- Mangel an Ballaststoffen.
- Bewegungsmangel.
- Zu wenig Wasser.
- Innerliche Schadstoffbelastung des Blutes.
- Gestörte Darmflora.

Gegenmaßnahmen

Mit den folgenden Maßnahmen sollte der Darm in Schwung kommen.

⊕ *Empfehlenswert*

- Anregend für die Darmtätigkeit sind eingeweichte Feigen und Dörrpflaumen, eingeweichter Leinsamen, gemahlener Leinsamen, Leinöl, Olivenöl, Vollkornreis, Haferflocken, Äpfel, geriebene, rohe Möhren und Kürbis sowie Pinienkerne.
- Zum Frühstück mit einem Mangosmoothie beginnen.
- Brokkoli, Weißkohl, Sauerkraut, Rosenkohl, Sprossen aus Samen und rohe, geschälte Hanfsamen stärken die Leber.
- Dunkelgrünes, mineralstoffreiches Blattgemüse.

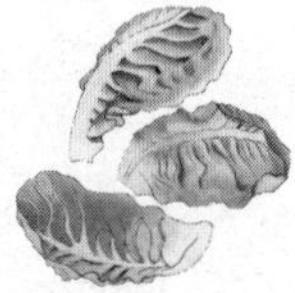

- Mindestens einen Liter stilles Wasser oder andere Flüssigkeit am Tag. Am besten geeignet sind stilles Quellwasser, Kräutertees, Gemüsesäfte und vielleicht hin und wieder reiner Fruchtsaft.

⊖ *Lieber nicht*

- Rotes Fleisch.
- Gesättigte Fette.
- Milchprodukte.
- Stark gewürzte und scharfe Speisen.
- Zucker und Süßigkeiten.
- Schwarztee und Kaffee.

Heilpflanzen und Ergänzungsmittel

- Kräutertees trinken, zum Beispiel Brennnessel, Löwenzahn und Bockshornklee, aber auch Löwenzahnkaffee.

- Magnesium einnehmen. Es ist wichtig für eine normale Darmtätigkeit und für die Funktion der Leber.
- Slippery-Elm-Pulver.
- Wenn der Darm sich überhaupt nicht rührt, eignen sich Cascara sagrada (Baumrindenextrakt), Sennesblätter oder türkischer Rhabarber.

Extratipps

- Gleich morgens nach dem Aufwachen eine Tasse warmes Wasser mit einem Spritzer Zitrone trinken. Wiederholen Sie dies zwei Stunden vor dem Schlafengehen. Das reinigt den Körper.
- Mäßig Sport treiben, denn Bewegungsmangel lähmt auch den Darm. Leichter Sport stimuliert die Muskeltätigkeit des Dickdarms und damit das Wandern des Stuhlgangs durch den Darm.
- Sehr langsam essen und gründlich kauen. Die Verdauung beginnt im Mund und ist Voraussetzung für die Darmentleerung.
- Bei chronischer Verstopfung können drei Wochen lang die folgenden Nährmittel eingesetzt werden. Anschließend die Menge langsam reduzieren und nach Erfolg ganz absetzen. Empfehlenswert sind Aloe vera, Triphala, wilde, blaugrüne Algen oder Spirulina, rote Chrysanthemen-Essenz, Leinöl, Flohsamen, Mariendistel, Vitamin C mit Bioflavonoiden, Vitamin-B-Komplex auf Reisbasis und Magnesium.
  Anschließend: Erwünschte Darmbakterien (Acidophilus), zu jeder Mahlzeit Verdauungsenzyme, Leinsamen, Kürbiskerne und schwarzer Sesam.
- Kaufen Sie sich einen Hocker von 25 bis 30 cm Höhe und stel-

len Sie diesen vor die Toilette. Wenn Sie nun auf der Toilette sitzen, setzen Sie die Füße auf den Hocker. Auf diese Weise nimmt der Körper eine Hockstellung ein, welche die Darmtätigkeit anregt. Die Bewegung aktiviert den Übergang zwischen Dünndarm und Dickdarm, so dass die Bakterien aus dem Dickdarm nicht so leicht in den Dünndarm zurückschlüpfen können.

- Ergänzend flüssiges Chlorophyll einnehmen.

Winterblues

Der Winterblues beschreibt eine Erkrankung, bei der die Betroffenen in den Wintermonaten depressiv und lethargisch werden. Symptome sind Müdigkeit, Apathie, Gewichtszunahme, Appetit auf Trostessen, übermäßiges Essen sowie vermehrte Ängste.

Mögliche Ursachen

Tageslicht regt die Zirbeldrüse zur Melatoninproduktion an. Melatonin hilft bei der Regulierung des Tagesrhythmus und beeinflusst die Stimmung. Eine Vorstufe für Melatonin ist die »Wohlfühlsubstanz« Serotonin. Wenn die Zirbeldrüse im Winter nicht genügend Tageslicht bekommt, kann sie nicht richtig arbeiten. Deshalb gehen an den kürzeren Tagen mit dichterer Wolkendecke und wenig Zeit im Freien der Serotonin- und der Melatoninspiegel zurück, was sich auf Stimmung und Antriebskraft auswirkt.

Gegenmaßnahmen

Über die Ernährung kann man einiges tun, um Energiepegel und Stimmung zu heben.

⊕ *Empfehlenswert*

- Vollkorn. Komplexe Kohlenhydrate aus Naturreis, Quinoa, Hirse, Hafer und Roggen verbessern den Transport von Tryptophan ins Gehirn. Dort wird Tryptophan in Serotonin umgewandelt.
- Viel Tryptophan steckt in Bananen, Huhn, Lachs, Pute, Hafer, Naturreis und Sojaprodukten wie Tempeh und Tofu.
- Brauhefeflocken enthalten viele B-Vitamine, die für die normale Hirnchemie gebraucht werden. Nicht verwenden, wenn Sie Hefe schlecht vertragen.
- Kürbis- und Sonnenblumenkerne sowie Hanf- und Leinsamen enthalten Zink und essenzielle Fettsäuren, die für die Gehirnfunktion und den Hormonhaushalt unerlässlich sind.

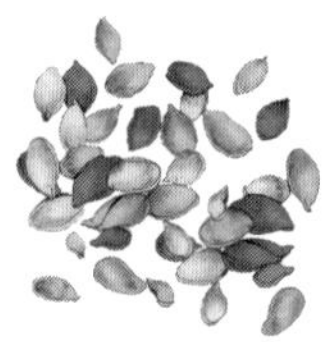

⊖ *Lieber nicht*

- Weizen begünstigt Depressionen und Energiemangel.
- Alles, was einen Energie- und Stimmungsabfall bewirkt: Zucker, Alkohol, Koffein, raffinierte Kohlenhydrate und stark verarbeitete Lebensmittel erzeugen erst ein Hoch, gefolgt von einem Tief. Selbst wenn das Verlangen nach solchen Produkten sehr groß ist – langfristig verstärken sie Trägheitsgefühle und Depressionen.

Heilpflanzen und Ergänzungsmittel

- Johanniskraut einnehmen. Es kann den Serotoninspiegel erhalten und hat sich als wirksames, nebenwirkungsarmes Mittel gegen depressive Verstimmungen erwiesen. Nicht zusätzlich zu anderen Medikamenten einnehmen.

- Tee aus Zitronenmelisse, Pfefferminze und Kamille vertreibt Depressionen und beruhigt.
- Fischölkapseln sind wichtig für die Normalisierung der Gehirnchemie. Bei depressiven Erkrankungen besteht oft ein Mangel an essenziellen Fettsäuren.

Extratipps

- Jeden Morgen ins Freie gehen. Das ist wichtig für die Rhythmisierung des Körpers und die Laune.
- Jeden Tag Bewegung, am besten im Freien und mindestens 20 Minuten. Geeignet ist alles, was Spaß macht: Radfahren, Spaziergänge, Joggen, Skaten, Seilspringen oder Trampolinspringen. In jedem Fall sollte der Kreislauf in Schwung kommen. Sport führt zudem zur Freisetzung von stimmungsaufhellenden Endorphinen.
- Tageslichtleuchten verwenden. Das Licht wird in Lux gemessen. Eine normale Glühlampe erhellt ein Zimmer auf etwa 800 Lux. Vollspektrumleuchten haben bis zu 10 000 Lux. Die Lichtaufnahme kann auch durch das Öffnen von Vorhängen und Rollläden oder durch Arbeiten am Fenster erhöht werden.
- Informationen über spezielle Geräte für eine Lichttherapie einholen.

Würmer

Würmer sind Parasiten, die den Magendarmtrakt besiedeln. Es sind viel mehr Menschen betroffen, als man glaubt. Zu den Würmern zählen Madenwürmer, Spulwürmer und Bandwürmer. Sie verbreiten sich zum Beispiel durch Fernreisen, qualitativ minderwertiges, industriell verarbeitetes Fleisch, aber auch nach der Schwächung des Immunsystems durch Antibiotika und Impfungen. Eine zuckerreiche Ernährung mit vielen verfeinerten Produkten und Milchprodukten schafft eine ideale Umgebung, in der Würmer gut gedeihen.

Eine Infektion äußert sich durch Appetitmangel oder stark vermehrten Appetit, Heißhunger auf Süßigkeiten, Schwäche, Bauchschmerzen, Durchfall, Blutarmut, Juckreiz am After und Gewichtsverlust. Manchmal sind Larven im Stuhl erkennbar, manchmal bestehen auch überhaupt keine Symptome.

Würmer können zu Nährstoffmängeln führen, was eine ganze Armada anderer Probleme wie Wachstumsstörungen, Infektanfälligkeit und Blutarmut nach sich ziehen kann. Bei Nachweis von Würmern und anderen Parasiten sollte immer der Eisenspiegel überprüft werden.

Mögliche Ursachen

- Verzehr von unzureichend gegartem Fleisch oder Fisch.
- Selten rohes Gemüse.
- Barfußlaufen in warmem, feuchtem Klima.
- Mangelnde Hygiene.
- Ansteckung bei infizierten Haustieren.

Gegenmaßnahmen

Würmer müssen unverzüglich behandelt werden, weil der Befall erhebliche Folgen nach sich ziehen kann. Gehen Sie zum Arzt. Darüber hinaus kann man auch selbst aktiv werden.

⊕ *Empfehlenswert*

- Sesamsamen, Kürbiskerne und Feigen helfen gegen Würmer.
- Ananas hilft besonders gegen Bandwürmer. Bromelain aus frischer Ananas tötet Bandwürmer ab. Essen Sie auch das Herz der Ananas, das am meisten Bromelain enthält.
- Rohe Zwiebeln und Knoblauch.
- Gemüsesaft. Wer es mag, kann auch etwas rohen Knoblauch beifügen.

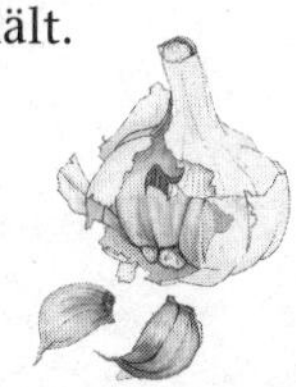

⊖ *Lieber nicht*

- Zucker, raffinierte Kohlenhydrate, stark verarbeitete Nahrung, Alkohol und süße Früchte (abgesehen von Feigen und Ananas). Würmer lieben den darin enthaltenen Zucker.
- Fleisch, Fisch oder Geflügel, das nicht vollständig durchgegart ist oder bei Zimmertemperatur gelagert wurde. Auf Schweinefleisch und Wurstwaren mit Schweinefleisch ganz verzichten.
- Milchprodukte können die Schleimbildung anregen. In einem verschleimten Verdauungstrakt gedeihen Würmer sehr gut. Auch Weizen und anderes glutenhaltiges Getreide (Roggen, Hafer, Gerste), Soja, Zitrusfrüchte, Fleisch und Eier fördern die Schleimbildung.

Heilpflanzen und Ergänzungsmittel

Eine pflanzliche Behandlung wird zehn Tage lang durchgeführt. Danach eine Woche Pause einlegen und dann weitere zehn Tage behandeln, um alle Würmer loszuwerden, die seit der ersten Behandlung geschlüpft sind.

- Löwenzahnsaft.
- Zweimal täglich vor dem Essen Aloe-vera-Saft trinken. Er reinigt den Darm und unterstützt die Heilung.
- Dreimal täglich auf leeren Magen Schwarze-Walnuss-Extrakt (Juglans nigra) einnehmen.
- Zusätzlich eine kleine Hand voll Kürbiskerne und/oder eine Knoblauchzehe essen. Das erhöht die Wirksamkeit. Den Knoblauch können Sie auch hacken und mit Miso und Wasser verzehren. Frische, zerdrückte Knoblauchzehen können Wurmeier abtöten.

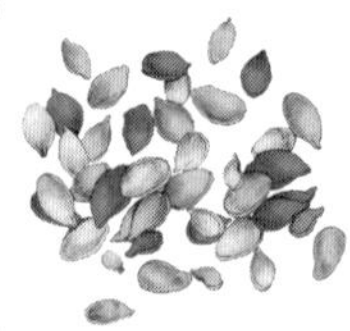

- Weitere hilfreiche Heilpflanzen sind Beifuß, Rhabarberwurzel, Enzianwurzel, Nelken und Wermut. Während der Behandlung abends vor dem Schlafen eine Tasse Beifußtee trinken.
- Grapefruitsamenextrakt zur innerlichen Anwendung: Dreimal täglich 20 Tropfen in Wasser geben. Mit zehn Tropfen Grapefruitsamenextrakt auf zwei Liter Wasser können Sie auch Ihr Gemüse waschen, wenn es Bakterien oder Parasiten enthalten könnte.
- Bockshornklee, Cayennepfeffer, Fenchelsamen, Kurkuma, Leinsamen und Thymian schmecken gut, unterstützen das Immunsystem und reinigen den Darm.
- Dreimal täglich Slippery-Elm-Tee trinken. Das reinigt den Darm und lässt ihn schneller heilen.

Extratipps

- Sehr sorgfältig die Hände waschen und täglich die Fingernägel gründlich schrubben.
- Unterwäsche, Bettzeug und Handtücher nach jedem Gebrauch möglichst heiß waschen.
- Unter Umständen alle Familienmitglieder und andere, die engen Kontakt hatten, mitbehandeln.
- Gegen Juckreiz im Analbereich äußerlich Ringelblumensalbe oder Hamamelissalbe auftragen.
- Eine Knoblauchzehe in die Strümpfe oder Schuhe legen. Über die Haut gelangt der Knoblauch ins Blut. Sie werden zwar nach Knoblauch riechen, aber ein paar Tage lässt sich das aushalten.
- Zur Wiederherstellung der Darmflora Probiotika einnehmen, zum Beispiel Acidophiluskapseln.

Zöliakie

Wer an Zöliakie leidet, kann das Klebereiweiß Gluten nicht verdauen, das zum Beispiel in Weizen, Roggen, Hafer und Gerste vorliegt. Das Protein Gliadin im Gluten schädigt bei diesem Erkrankungsbild die Schleimhaut des Dünndarms, behindert so die Nährstoffaufnahme und kann eine ernste Mangelernährung verursachen. Laut Schätzungen sind etwa ein Prozent der Bevölkerung von Zöliakie betroffen. Die Diagnose kann bereits im Babyalter gestellt werden, sobald der erste Getreidebrei gefüttert wird, doch viele Menschen erfahren erst mit über vierzig von ihrer Erkrankung. Unbehandelt kann es zu ernsten Folgeerkrankungen wie Unfruchtbarkeit oder Osteoporose kommen.

Mögliche Symptome

- Durchfall.
- Blähbauch.
- Gewichtsverlust.
- Blasser, faulig stinkender Stuhl, der in der Toilette oben schwimmt und schwer wegzuspülen ist.
- Muskel- und Gelenkschmerzen.
- Man nimmt einfach nicht zu.
- Müdigkeit.
- Nährstoffmängel.

Mögliche Ursachen

- Genetische Veranlagung.
- Nahrungsmittelallergien.
- Glutenintoleranz.
- Anormale Autoimmunreaktion.

Gegenmaßnahmen

Bei Verdacht auf Zöliakie sollte der Hausarzt einen Test durchführen. Anschließend muss die Ernährung umgestellt werden, weil sonst das Wohlbefinden dauerhaft stark leidet.

⊕ *Empfehlenswert*

- Glutenfreies Getreide wie Vollkornreis, roter Reis, Wildreis, Buchweizen, Quinoa, Hirse, Amaranth, Polenta und Mais.
- Zerdrückte Bananen mit Slippery-Elm-Pulver und Pfeilwurzel versetzen. Das ergibt einen nahrhaften Brei für Babys und Kleinkinder mit Zöliakie.

- Bohnen, Nüsse und Samen.
- Obst, Gemüse, Fisch, mageres, weißes Fleisch, Eier und Meergemüse.

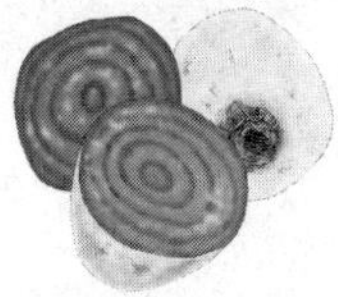

⊖ *Lieber nicht*

- Glutenhaltiger Alkohol wie Bier, Wein, Whisky und Wodka.
- Eis und abgepackte Lebensmittel, insbesondere Suppen, die Gluten enthalten.
- Weizen, Roggen, Gerste, Kamut, Dinkel und Hafer enthalten Gluten.
- Gewürzte Speisen und Saucen in Restaurants. Häufig enthalten Lebensmittel Gluten, von denen man es nicht erwartet.

Heilpflanzen und Ergänzungsmittel

- Vor jeder Mahlzeit Aloe-vera-Saft einnehmen. Er unterstützt die Verdauung und die Darmfunktion.
- Alfalfatee trinken. Er ist extrem nährstoffreich und bei angegriffener Verdauung besonders nützlich.
- Tee aus Krausem Ampfer nährt das Blut.
- Slippery-Elm-Pulver kann den Darm beruhigen.
- Zu den Mahlzeiten Enzyme einnehmen, welche die Eiweißverdauung verbessern. Papein aus Papayas unterstützt zum Beispiel die Verdauung von Weizengluten, wenn der Körper mindestens sechs Monate lang glutenfrei ernährt wurde.

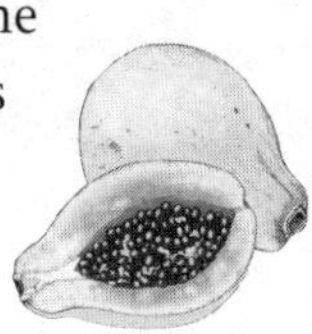

- Flüssige Superstars wie flüssige Algen, Spirulina und andere grüne Nahrungsmittel liefern die dringend benötigten Mineralstoffe und Vitamine.

- Flüssige B-Vitamine, besonders Vitamin B_6.
- Zink.
- Pyridoxal-5-Phosphat.

Extratipps

- Sie dürfen ruhig im Restaurant essen, sollten aber selbstbewusst genug sein, Fragen zur Zubereitung und zur Glutenfreiheit eines Gerichts zu stellen.
- Prüfen Sie, ob Sie vielleicht nicht nur auf den Kleberanteil, sondern auch auf die Weizenhülse reagieren. Manche Lebensmittel sind zwar glutenfrei, aber nicht weizenfrei, und erzeugen dieselbe Reaktion. Auch ein Test auf Laktoseintoleranz lohnt sich, da diese oft mit einer Weizen- oder Glutenintoleranz einhergeht.

Dank

Ich danke Euch allen bei Penguin, allen voran Kate Adams für Deine Hingabe.

Aber auch Sarah Rollason, die bis ans Ende der Welt gehen würde, um meine Botschaft vom guten Essen weiterzugeben. Noch einen Kakaoriegel?

Meine Anerkennung gilt Nicola, Jo und Luigi. Euch drei lade ich zu einem Mangosmoothie ein.

Danke, Paula und Vicky – und auch Hannah.

Voller Wärme denke ich an alle meine Klienten der letzten Jahre. Den Mitgliedern meines Internetclubs gratuliere ich zur Entschlossenheit auf ihrem Weg. Und ich umarme all die Millionen Zuschauer auf der Welt, die meine Sendungen sehen und unterstützen.

Ein gewaltiger Dank gilt Josie. Komm, wir gönnen uns noch einen Löffel rohe Hanfsamen, damit wir durchhalten.

Relton, Martin und Ilona danke ich für ihre Hilfe, meinen Auftrag voranzutreiben.

Von ganzem Herzen danke ich meinem geliebten Howard. Deine Weisheit und Leidenschaft inspirieren mich.

Und ich denke in Dankbarkeit an Oscar, der so viel Licht und Liebe in mein Leben brachte.

Register